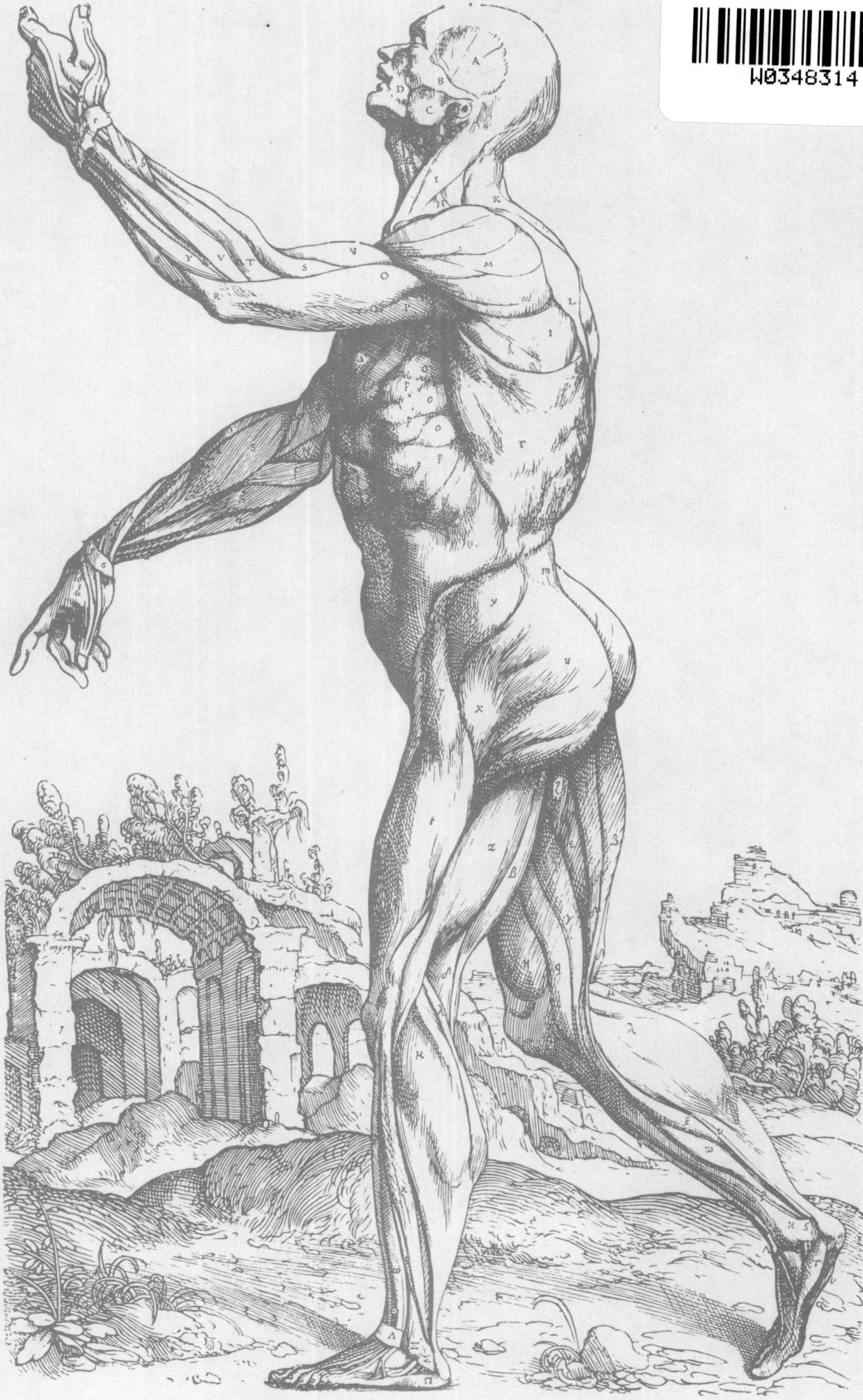

SOBOTTA/BECHER · Atlas der Anatomie des Menschen

Band 1

SOBOTTA/BECHER

Atlas der Anatomie des Menschen

Begründet von Dr. med. J. Sobotta †, ehem. o. ö. Professor der Anatomie und Direktor des Anatomischen Instituts in Bonn

Fortgeführt von o. ö. Prof. Dr. med. et phil. H. Becher, ehem. Direktor des Anatomischen Instituts der Universität Münster i. W.

Herausgegeben und bearbeitet von

Prof. Dr. med. H. Ferner, Vorstand der I. Anatomischen Lehrkanzel der Universität Wien

Prof. Dr. med. J. Staubesand, Direktor des Anatomischen Instituts der Universität Freiburg i.Br.

Band 1: Regionen, Knochen, Bänder, Gelenke und Muskeln

Band 2: Eingeweide

Band 3: Zentralnervensystem, Autonomes Nervensystem, Sinnesorgane und Haut, Periphere Leitungsbahnen

Urban & Schwarzenberg · München - Berlin - Wien

SOBOTTA/BECHER

Atlas der Anatomie des Menschen

Herausgegeben und bearbeitet von

Prof. Dr. med. H. Ferner
Vorstand der I. Anatomischen Lehrkanzel der Universität Wien

Prof. Dr. med. J. Staubesand
Direktor des Anatomischen Instituts der Universität Freiburg i. Br.

Band 1

Regionen, Knochen, Bänder, Gelenke und Muskeln

365 großenteils farbige Tafelbilder

17., neubearbeitete Auflage

Urban & Schwarzenberg · München - Berlin - Wien 1972

Der Begründer dieses Atlaswerkes, Herr Professor Dr. med. JOHANNES SOBOTTA, wurde am 31. 1. 1869 in Berlin geboren und ist am 20. April 1945 in Bonn gestorben, wo er zuletzt als o. ö. Professor der Anatomie und Direktor des Anatomischen Instituts der Universität tätig war.

Anschriften der Herausgeber:

Professor Dr. med. Helmut Ferner, Vorstand der I. Anatomischen Lehrkanzel der Universität Wien
Währingerstraße 13, A-1090 Wien

Professor Dr. med. Jochen Staubesand, Direktor des Anatomischen Instituts der Albert-Ludwigs-Universität
Albertstraße 17, 7800 Freiburg i. Br.

Zu den Vorsatzseiten: Die Vorsatzbilder beziehen sich auf das Stoffgebiet des vorliegenden Bandes und zeigen Wiedergaben anatomischer Zeichnungen aus dem 1543 in Basel erschienenen Werk *Andreae Vesalii de corporis humani fabrica libri septem.* Nach Studien in Löwen, Paris und Padua, wo er eine bescheidene Stelle als Explicator chirurgiae innehatte, war ANDREAS VESALIUS (* Brüssel 1514, † 1564) Leibarzt Karls V. und Philips II. in Madrid. Er gilt als Begründer der neuzeitlichen Anatomie.

Deutsche Ausgaben mit Erscheinungsjahr:

1. Auflage: J. F. Lehmanns Verlag, München 1904
2.–11. Auflage: J. F. Lehmanns Verlag, München 1913–1944
ab 12. Auflage: Urban & Schwarzenberg, 1948
13. Auflage: 1953
14. Auflage: 1956
15. Auflage: 1957
16. Auflage: 1967 (ISBN 3-541-02816-5)
17. Auflage: 1972 (ISBN 3-541-02817-3)

Lizenzausgaben:

Arabische Ausgabe
Al Ahram, Cairo/Ägypten 1978/1979

Englische Ausgabe (mit Nomenklatur in Englisch)
SOBOTTA/FIGGE, Atlas of Human Anatomy
Urban & Schwarzenberg, München–Berlin–Wien 1974

Englische Ausgabe (mit Nomenklatur in Latein – PNA)
SOBOTTA/BECHER, Atlas of Human Anatomy
Urban & Schwarzenberg, Baltimore–Munich 1977

Französische Ausgabe
Atlas d'Anatomie Humaine
Urban & Schwarzenberg,
München–Wien–Baltimore 1977

Italienische Ausgabe
Atlante di anatomia
USES, Firenze 1974

Griechische Ausgabe
Gregory Parisianos, Athen 1977

Japanische Ausgabe
Igaku-Shoin Ltd., Tokyo 1974

Portugiesische Ausgabe
Atlas de Anatomia Humana
Editora Guanabara Koogan, Rio de Janeiro 1976

Spanische Ausgabe
Atlas de Anatomia Humana
Ediciones Toray, Barcelona 1974

Türkische Ausgabe
Insan Anatomisi Atlasi
Urban & Schwarzenberg,
München–Wien–Baltimore 1977

Satz und Druck: Kastner & Callwey, Buch- und Offsetdruckerei, München. Printed in Germany 120482

ISBN 3-541-02817-3

Vorwort zur siebzehnten Auflage

Die Konzeption SOBOTTAS blieb auch für die neuen Herausgeber bestimmend. Um den *Atlas*charakter des Werkes wieder stärker in den Vordergrund zu stellen, haben sie auf einen die Kontinuität der Bildfolge zerstückelnden Text vollständig verzichtet. Nur die bewährten Muskeltabellen über Ursprünge, Ansätze, Innervationsverhältnisse und Funktionen blieben erhalten und wurden – wo irgend möglich – neben die zugehörigen Tafeln gestellt.

Die Planung eines großen Teils der neu aufgenommenen Figuren lag noch bei Herrn Prof. Dr. H. BECHER. Die überaus exakte Ausführung dieser Illustrationen ist das Verdienst des wissenschaftlichen Malers, Herrn Prof. E. LEPIER (Wien).

Ein von studentischer Seite immer wieder geäußerter Wunsch, die Abbildungslegenden den Figuren unmittelbar zuzuordnen, konnte im Interesse der leichteren Benutzbarkeit des Werkes durch das Entgegenkommen des Verlages berücksichtigt werden. Diesem Ziel diente auch die Vereinfachung des alphabetischen Stichwortverzeichnisses. Der Nomenklatur wurden konsequent die Pariser Nomina Anatomica (1955) mit den letzten Ergänzungsempfehlungen (New York 1960 und Wiesbaden 1965) zugrunde gelegt (vgl. Nomina Anatomica. 3rd Ed. Excerpta Medica Foundation, Amsterdam – New York – London – Paris – Milan – Tokyo – Buenos Aires 1968).

Bei den mühevollen Korrekturarbeiten hat Frl. stud. med. G. ADELMANN wertvolle Hilfe geleistet. Für die Bearbeitung des Sachverzeichnisses danken die Herausgeber Frau M. ENGLER.

Den Inhabern des Verlages URBAN & SCHWARZENBERG und ihren Mitarbeitern – vor allem Herrn Dr. R. DEGKWITZ und Herrn K. GULLATH – sei für ihr verständnisvolles Eingehen auf die Wünsche der Herausgeber auch an dieser Stelle herzlich gedankt.

Heidelberg und Freiburg i. Br.
Februar 1972

H. FERNER
J. STAUBESAND

Aus dem Vorwort zur ersten Auflage

Ich beabsichtige in diesem Werke einen Atlas zu bringen, der in erster Linie den praktischen Bedürfnissen des Medizinstudierenden und dessen, der Medizin studiert hat, also des Arztes, entspricht. Es soll kein Atlas für den Fachanatomen sein. Eine möglichste Beschränkung auf das unbedingt Notwendige schien mir daher in erster Linie für die Abfassung dieses Buches maßgebend.

Würzburg, im Oktober 1903 — J. Sobotta

Aus dem Vorwort zur vierzehnten Auflage

Ich habe auch bei der Bearbeitung dieses Bandes geglaubt, die bewährten Eigenarten des Buches unverändert erhalten zu sollen, denn die Verbreitung und Beliebtheit des Werkes sprechen für seine Güte und die Richtigkeit seiner Anlage und Durchführung ... Über Absicht und Bedeutung des Werkes vermag ich dem nichts hinzuzufügen, was Sobotta im Vorwort der ersten Auflage zum Ausdruck gebracht hat. Dies gilt heute wie damals, da es darauf ankommt, dem Studierenden der Medizin ein Buch zur unmittelbaren und praktischen Verwendung während des anatomischen Präparierens an die Hand zu geben und dem Arzte die Möglichkeit rascher, bildlich einprägsamer und knapper Wiederholung und Erinnerung anatomischer Gegebenheiten in der Praxis und bei operativem Handeln zu schaffen.

Münster (Westf.), im Oktober 1956 — H. Becher

Aus dem Vorwort zur sechzehnten Auflage

Die neu hinzugekommenen Figuren zeigen u. a. Schädelbilder, Muskelursprungs- und -ansatzbilder für Kopf und Extremitäten sowie Beckenbilder mit Angabe der geburtshilflich wichtigen Durchmesser und Größen. Die Zeichnungen wurden von dem wiss. Maler, Prof. Erich Lepier ... in bewährter Meisterschaft ausgeführt.

Münster (Westf.), im März 1967 — H. Becher

Inhalt

Seite

Vorwort . . . . V–VI

Der menschliche Körper IX

Allgemeine Richtungs- und Lagebezeichnungen des Körpers X

Abkürzungsverzeichnis XI

Kurze Erläuterungen über Herkunft, Bedeutung und Betonung der anatomischen Namen mit einem alphabetischen Glossar . . . . XII–XVI

Körperregionen 1– 5

Knochen

Allgemeine Osteologie 7– 11

Rumpfskelet 13– 27

Schädel 29– 63

Schultergürtel und obere Extremität 65– 76

Beckengürtel und untere Extremität 77– 92

Gelenke und Bänder

Wirbelsäule, Brustkorb und Schädel 93–105

Schultergürtel und obere Extremität 107–115

Beckengürtel und untere Extremität 117–137

Muskeln

Rumpf, Nacken und Beckenboden 139–166

Kopf und Hals 167–188

Obere Extremität 189–224

Untere Extremität 225–259

Alphabetisches Stichwortverzeichnis 261–270

Der menschliche Körper, corpus humanum

Der menschliche Körper gliedert sich in folgende Hauptabschnitte:
- Kopf *(caput)*,
- Rumpf *(truncus)*,
- obere Gliedmaßen *(membra superiora)* und
- untere Gliedmaßen *(membra inferiora)*.

An diesen Hauptteilen werden unterschieden:
- Gesicht *(facies)*, der vorn oder ventral gelegene Teil des Kopfes,
- Hals *(collum* oder *cervix)*, der letztere Ausdruck besonders in adjektivischen Bezeichnungen,
- Rücken *(dorsum)*, die hintere oder dorsale Rumpffläche, die sich am Hals in den Nacken *(nucha)* fortsetzt,
- Brust *(pectus)* und
- Bauch *(abdomen* oder *venter)* an der vorderen oder ventralen Fläche des Rumpfes.
- Der Damm *(perineum)* bildet eine zwischen After und Geschlechtsöffnung gelegene, weder zum Bauch noch zum Rücken gehörende Region.

Die frei beweglichen Extremitäten *(membra libera)* sind im Schulter- bzw. Beckengürtel so mit dem Rumpf verwachsen, daß ihre proximalen Abschnitte nicht ohne weiteres als Bestandteile der Gliedmaßen zu erkennen sind.

Vom Rumpf zum freien Ende der Extremitäten bestehen das *membrum* superius aus:
- Oberarm *(brachium)*,
- Unter- oder Vorderarm *(antebrachium)* und
- Hand *(manus)*,

das *membrum inferius* aus:
- Oberschenkel *(femur)*,
- Unterschenkel *(crus)* und
- Fuß *(pes)*.

Der menschliche Körper wird von der Haut *(integumentum commune, cutis)* bedeckt, die als Schutzschicht, Ausscheidungsorgan (Hautdrüsen!) und Empfänger für nervöse Reize (die meisten Rezeptoren liegen im Bindegewebe unmittelbar unter der Epidermis) dient. Man unterscheidet echte und scheinbare Körperöffnungen. *Echte* Körperöffnungen sind die Mundspalte *(os* bzw. *rima oris)*, die beiden Nasenlöcher *(nares)*, der After *(anus)*, bei der Frau die Mündung von Scheide *(ostium vaginae)* und Harnröhre *(ostium urethrae externum)*. Die Frau besitzt also sechs echte Körperöffnungen, der Mann dagegen nur fünf, da bei ihm Harn- und Geschlechtswege nach einer gemeinsamen Endstrecke, der Harnsamenröhre, auf der *glans penis* im *ostium urethrae externum* münden. *Scheinbare* Körperöffnungen bilden die Lidspalten *(rimae palpebrarum)* und die äußeren Gehörgangsöffnungen *(pori acustici externi)*.

Während die Gliedmaßen vor allem aus Knochen, Gelenken (mit ihren Hilfsapparaten) und Muskeln (mit ihren bindegewebigen Hüllsystemen) sowie kleineren und größeren Fettpolstern bestehen, wozu noch die ernährenden Blutgefäße und die versorgenden Nerven kommen, enthalten Kopf und Rumpf innerhalb der von Knochen und (meist auch) Muskeln gebildeten Körperwand die in Höhlen liegenden inneren Organe, auch Eingeweide *(viscera)* genannt. Es handelt sich um die Organe der Verdauungs-, Atmungs-, Harn- und Geschlechtssysteme sowie um das Herz, den Motor für das in den Gefäßen kreisende Blut. Im Bereich des Schädels sind die Sinnesorgane und das Gehirn, im Wirbelkanal das Rückenmark untergebracht.

Der Orientierung an den Körperteilen dienen die sog. Regionen *(regiones corporis humani)*. Wo sie durch Muskeln, Sehnen oder Knochen eine mehr oder weniger dreieckige Begrenzung besitzen, spricht man von *trigona*. Deutlich vertiefte Stellen nennt man Gruben *(fossae)*, flachere oder kleinere Eindellungen *foveae*. Besondere Bezeichnungen führen Handteller *(palma manus)*, Handrücken *(dorsum manus)*, Fußsohle *(planta pedis)* und Fußrücken *(dorsum pedis)*. Über Lage, Namen und Abgrenzung der einzelnen Regionen orientieren die Fig. 1–5.

Allgemeine Richtungs- und Lagebezeichnungen des Körpers

Die folgenden Termini bezeichnen die gegenseitige Lage von Organen und Teilen des Körpers zueinander, z. T. ohne Rücksicht auf die Stellung des Körpers im Raum, sowie Lage und Richtung an den Extremitäten. Diese Begriffe werden nicht nur der menschlichen Anatomie, sondern auch der praktischen Medizin und der vergleichenden Anatomie gerecht.

A. Allgemeine Bezeichnungen

anterior – posterior = vorne – hinten (z. B. aa. tibiales anterior et posterior)

ventralis – dorsalis = bauchwärts – rückenwärts gelegen

superior – inferior = oben – unten (z. B. conchae nasales superior et inferior)

cranialis – caudalis = kopfwärts – schwanzwärts gelegen

dexter – sinister = rechts – links (z. B. aa. iliacae communes dextra et sinistra)

internus – externus = innenliegend – außenliegend

superficialis – profundus = oberflächlich gelegen – tief gelegen (z. B. mm. flexores digitorum superficialis et profundus)

medius oder intermedius = in der Mitte zwischen 2 anderen Gebilden liegend (z. B. die concha nasalis media liegt in der Mitte zwischen concha nasalis superior und inferior)

medianus = in der Mittellinie gelegen (z. B. fissura mediana des Rückenmarks)
Durch einen „medianen Sagittalschnitt" wird der Körper in zwei spiegelbildlich gleiche Teile zerlegt.

medialis – lateralis = gegen die Mitte des Körpers gelegen, gegen die Seite zu gelegen (z. B. fossae inguinales medialis et lateralis)

frontalis = in der Stirnebene (Frontalebene) liegend, auch zur Stirn ziehend (z. B. processus frontalis maxillae)

longitudinalis = längsverlaufend (z.B. m. longitudinalis superior)

sagittalis = in einer Sagittalebene liegend, die vertikal (senkrecht) auf der Frontalebene steht (z. B. sutura sagittalis des Schädels)

transversalis = in einer Transversalebene liegend, aber auch zum musculus transversus abdominis gehörend

transversus = querverlaufend (z. B. processus transversus des Brustwirbels)

B. Richtungs- und Lagebezeichnungen für die Extremitäten

proximalis – distalis = gegen die Extremitätenwurzel zu gelegen – gegen das Extremitätenende zu gelegen (z. B. articulationes radioulnares proximalis et distalis)

Für die Brustgliedmaße:
radialis – ulnaris = auf der Radialseite – auf der Ulnarseite gelegen (z. B. aa. radialis et ulnaris)

Für die Hand:
palmaris (volaris) – dorsalis = hohlhandwärts – handrückenwärts gelegen (z. B. aponeurosis palmaris)

Für die Beckengliedmaße:
tibialis – fibularis = auf der Tibial-, auf der Fibularseite gelegen (z. B. a. tibialis anterior)

Für den Fuß:
plantaris – dorsalis = fußsohlenwärts – fußrückenwärts gelegen (z. B. aa. plantares lateralis et medialis, a. dorsalis pedis).

Abkürzungsverzeichnis

ant. = anterior oder anterius
a. = arteria, aa. = arteriae
art. oder artic. = articulatio
caud. = caudalis, -le
cran. = cranialis, -le
dist. = distalis, -le
dors. = dorsalis, -le
ext. = externus, -a, -um
fac. = facies
inc. = incisura
inf. = inferior oder inferius
int. = internus, -a, -um
lat. = lateralis, -le
lig. = ligamentum, ligg. = ligamenta
m. = musculus, mm. = musculi
med. oder medial. = medialis, -le
median. = medianus, -a, -um
n. = nervus, nn. = nervi
obl. oder obliq. = obliquus, -a, -um
oss. = ossis oder ossa, ossium
post. oder poster. = posterior oder posterius
proc. = processus
prof. = profundus
prot. = protuberantia
prox. = proximalis, -le
r. = ramus, rr. = rami
spin. = spina, spinae
sup. oder super. = superior oder superius
superfic. = superficialis, -le
sut. = sutura
transv. = transversus, -a, -um
tuberc. = tuberculum
tuberos. = tuberositas
v. = vena, vv. = venae
ventr. = ventralis, -le

Hinweis zu den farbigen Tafelbildern

Den mehrfarbigen Figuren dieses Bandes liegen didaktische Überlegungen zugrunde: Kontraste sollten verstärkt, natürlicherweise schwer Unterscheidbares leichter erkennbar gemacht werden. Die für verschiedene Gewebe (wie Sehnen, Knorpel, Knochen, Muskulatur) und Leitungsbahnen (Arterien, Venen, Lymphgefäße, Nerven) verwendeten Farben sind also anders als beim Lebenden und beim Toten oder bei der konservierten Leiche.

Abweichungen des Farbtones und der Farbintensität (z. B. in den Darstellungen von Muskeln, Blutgefäßen und Nerven) bei verschiedenen Figuren dieses Bandes beruhen zumeist darauf, daß die Vorlagen in einer zeitlichen Folge entstanden und von verschiedenen Zeichnern (K. Hajek, Prof. E. Lepier, H. v. Eickstedt, W. Wohlschlegel) hergestellt worden sind.

Kurze Erläuterungen über Herkunft, Bedeutung und Betonung der anatomischen Namen

I. Allgemeines

Die 1895 seitens der Anatomischen Gesellschaft gesichteten Basler anatomischen Namen (= B.N.A.) und 1955 erneut revidierten [Pariser Nomina anatomica (=P.N.A.)] fremdsprachigen, international gebräuchlichen Namen in der Anatomie (Nomina anatomica 3rd ed., Amsterdam, New York, London, Paris, Milan, Tokyo, Buenos Aires, 1968) stammen zum großen Teil aus dem Altertum. Nur verhältnismäßig wenige Benennungen sind später hinzugekommen. Die große Mehrzahl der heute gebräuchlichen offiziellen Namen ist der lateinischen Sprache entlehnt, nicht wenige stammen aus dem Griechischen und wurden später mehr oder weniger latinisiert. Nur noch ganz wenige Namen sind orientalischen Sprachen (Arabisch, Aramäisch) entnommen. Sie sind in ihrer grammatikalischen Form aber so latinisiert, daß ihre ursprüngliche Herkunft kaum noch erkennbar ist.

Da das griechische Alphabet nicht unwesentlich vom lateinischen abweicht, werden Namen griechischer Sprache in lateinischen Buchstaben geschrieben.

Schreibweise und Betonung der Namen griechischer Abkunft

Das griechische Kappa (k) wird mit c wiedergegeben, das Chi (ch) mit ch, das Phi (ph) mit ph, das Psi (ps) mit ps, das Xi (x) mit x, das Theta (th) mit th, der sog. Spiritus asper mit h; Gamma (g) vor Gamma, Kappa (k), Chi (ch) und Xi (x) wird wie n gesprochen (z. B. aggeion = angeion, agkos = ankos); da griechische Worte, die mit Rho (= r) beginnen, über dem Rho den Spiritus asper tragen, sind sie lateinisch mit rh zu schreiben, z. B. rhomboideus u. a. Von den Vokalen und Diphthongen der griechischen Sprache werden das *O* mega (langes O) und *O* mikron (kurzes O) beide mit o geschrieben, ebenso beide E, sowohl das (kurze) Epsilon wie das (lange) Eta; Ypsilon, Alpha, Jota wie im Griechischen. Der Diphthong Epsilon-Jota wird latinisiert (wie im Neugriechischen) wie i gesprochen, z. B. Aristeidēs (gr.) latinisiert: Aristides; gelegentlich auch mit e wie tracheia (gr.) latinisiert: trachéa. Der Diphthong O mikron-Jota wird oe geschrieben und gesprochen (oikos gr. = oecus lat., z. B. oeconomia), Alpha-Jota wird zu ae, Alpha-Ypsilon zu au, Omikron-Ypsilon zu u, Epsilon-Ypsilon zu eu. Die Substantiv- und Adjektivendungen werden latinisiert (z. B. sternon in sternum, isthmos in isthmus; das Adjektiv von thorax: thorakikos in thorácicus); in der Regel wird dann auch die lateinische Deklination verwendet (seltener die griechische, z. B. hypóphysis, Gen. hypophyseos). Vielfach werden, wie es schon in römischer Zeit in ausgedehntem Maße üblich war, griechische Substantive mit lateinischen Adjektivendungen versehen (z. B. centralis, abgeleitet von [latinisiert] centrum, gr. to kentron). Aussprache und Betonung der der griechischen Sprache entnommenen latinisierten Namen richten sich, wie das allgemein z. B. bei unseren Fremdwörtern üblich ist, nach den lateinischen Regeln. Es gilt auch die alte Betonungsregel: vocalis ante vocalem brevis est, von der nur dann abgewichen wird, wenn der Vokal, aus griechischem Diphthong entstanden, gedehnt ist. (Strich über dem Vokal = Länge, Haken = Kürze, Akzent = Betonung; der griechische Vokal Epsilon ist mit e, Eta mit ē angegeben).

II. Spezielle Erläuterung der anatomischen Namen dieses Bandes in alphabetischer Anordnung (Glossar)

(gr) heißt aus dem Griechischen abgeleitet. Die übrigen Namen entstammen der lateinischen Sprache bis auf wenige besonders vermerkte Ausnahmen. v. = von

abdomen	Bauch
accessorius	hinzutretend; 11. Hirnnerv
acetabulum	v. acetum = Essig, Essigschälchen; Hüftgelenkspfanne
acromialis	Adj. v. acromion
acromion	akromion (gr.) Schulterhöhe
affixus	angeheftet
ala	Flügel
alaris	flügelartig
alveolaris	zur Alveole gehörig
alveolus	kleine Höhlung, Fach für die Zahnwurzel
amphiarthrosis	arthron (gr.) Gelenk, amphi (gr.) um, herum; straffes Gelenk
analis	Adj. v. anus
antebrachium	Unter- oder Vorderarm
anulus	kleiner Ring
anus	(eigentl. Ring) After
apertura	Öffnung
aponeurosis	platte Sehne
arcuatus	gebogen
arcus	Bogen
arteria	Schlagader v. aer (gr.) Luft u. tereo enthalte; da man früher glaubte, in ihnen sei Luft enthalten
articularis	Adj. v. articulatio
articulatio	Gelenk
atlas	1. Halswirbel
auricularis	zum Ohr gehörig; ohrenförmig
axis	Achse
basilaris	v. basis (gr.) Basis, Grundlage; zur (Schädel-)Basis gehörig
bulla	Blase, Kapsel
calcanearis	Adj. v. calcaneus
calcaneus	Fersenbein
calvaria	Schädeldach
calx	Ferse
canalis	v. canna Rohr; Kanal
caninus	zum Eckzahn, dens caninus, gehörig
capitatus	mit Kopf versehen
caput, capitis	Kopf
caroticus	Adj. v. arteria carotis (gr.) Kopfschlagader
cingulum	Gürtel
circumferentia	Umkreis
clavicula	v. clavis Schlüssel; Schlüsselbein
carpeus	zur Handwurzel gehörig
carpus	v. karpos (gr.) Handwurzel
cartilago	Knorpel
cerebellaris	Adj. v. cerebellum
cerebellum	Kleinhirn
cerebralis	Adj. v. cerebrum
cerebrum	Großhirn
cervicalis	Adj. v. cervix
cervix	Hals
chondros	(gr.) Knorpel
chorda tympani	v. chorde (gr.) Darmsaite; Nerv in der Paukenhöhle
clivus	Hügel, Abhang
coccygeus	v. kokkyx (gr.) Kuckuck; zum Steißbein gehörend
concha	v. konché (gr.) Muschel
condylaris	Adj. v. condylus
condylus	condylos (gr.) eigentlich Fingerknöchel; Gelenkkopf
conoideus	v. konos (gr.) Keil; keilförmig
coracoideus	v. korax (gr.) Rabe und -eides (gr.) ähnlich; rabenschnabelähnlich
corona	Kranz, Krone
coronalis	kranzförmig, kronenförmig
coronoideus	v. korone (gr.) Krähe und -eides (gr.) ähnlich; hakenähnlich
cornu	Horn
costa	Rippe
costalis	Adj. v. costa
costarius	synonym: costalis
coxa	Hüfte
cranium	Kopf
cribrosus	siebartig
crista	Leiste, Kante
crista galli	Hahnenkamm
cruciatus	eigentlich gekreuzigt; gekreuzt, kreuzförmig
crus	eigentlich Schenkel; Unterschenkel
cubitus	Ellenbogen
decussatus	v. decussis die Zahl X; gekreuzt
deltoideus	delta- (gr. Buchstabe) förmig
diaphragma	v. dia (gr.) auseinander und phrasso (gr.) abtrennen; Scheidewand
diaphysis	v. dia (gr.) mitten durch und phyo (gr.) wachse; Mittelstück des Röhrenknochens
diarthrosis	v. dia (gr.) durch und arthron (gr.) Gelenk; freie Gelenkverbindung
diploë	(gr.) eigentlich Doppelteil; Substanz zwischen den beiden Tafeln des Schädeldaches
diploicus	Adj. v. diploë
discus	v. discos (gr.) Scheibe
epicondylus	v. epi (gr.) auf und condylos; der auf dem condylus liegende Fortsatz
epiphysis, epiphyseos	Gen. v. epi (gr.) darauf und phyein (gr.) wachsen lassen; Endstück der Röhrenknochen
epistropheus	v. strepho (gr.) wende; 2. Halswirbel, jetzt axis
ethmoidalis	v. ethmos (gr.) Sieb und eides (gr.) ähnlich; siebartig
facies	Gesicht, Außenfläche
fascia	Binde
fascialis	Adj. v. fascia
fasciculus	Diminutiv v. fascis = Bündel; Strang
femoralis	Adj. v. femur

femur	Oberschenkel, auch Oberschenkelbein
fibula	Spange; Wadenbein
fibularis	zur Fibula gehörig
fonticulus	kleine Quelle
foramen	Loch
fovea	Grube
frons	Stirn
fundus	Boden, Grund
gaster	(gr.) Bauch; Magen
geniculum	Dim. v. genu
genu, -nus	Knie
glandula	Dim. v. glans Eichel; Drüse
glutaeus	v. gloutos (gr.) Hinterbacke
hallux	die große Zehe
hamatus	mit Haken versehen
hamulus	v. hamus Haken, Häkchen
hiatus	v. hiare klaffen, Spalt
hyoideus	zum Zungenbein gehörig
hypochondrium	v. hypo (gr.) unter und chondros (gr.) Knorpel; seitlicher Oberbauch unterhalb der Rippenknorpel
hypoglossus	v. hypo (gr.) unter und glossa (gr.) Zunge; unter der Zunge
hypophysis, hypophyseos	v. hypo (gr.) unten und phyein (gr.) wachsen; eigentlich, was unten angewachsen ist; Hirnanhang
humerus	eigentlich Schulter; Oberarm
ilia	v. ile die Weiche; Darmbein
iliacus	z. Darmbein gehörig
impressio	Eindruck
incisivus	eigentlich z. Schneiden geeignet, v. dens incisivus Schneidezahn; os incisivum
incisura	Einschnitt
inguen	Leistengegend
inguinalis	Adj. v. inguen
ischiadicus	zum Gesäß gehörig
ischium	ischion (gr.) Gesäß
jugularis	Adj. v. iugulum
jugulum	Drosselgrube
junctura	Verbindung
labyrinthicus	v. labyrinthos (gr., eigentlich ägyptisch); Labyrinth
lambdoideus	Lambda- (gr. Buchstabe) förmig
lamina	Platte, Schicht
larynx, -gis	larynx (gr.) Kehlkopf
ligamentum	v. ligare binden; Band
lumbalis	Adj. v. lumbus
lumbus	Lende
lunatus	mondförmig
major	größer
mala	Wange
malaris	z. Wange gehörig
malleolaris	Adj. v. malleolus
malleolus	Dim. v. malleus Hammer; Hämmerchen
mamillaris	Adj. v. mamilla Brustwarze
mandibula	Unterkiefer
mandibularis	z. Unterkiefer gehörig
manubrium	Handgriff
margo	Rand
mastoideus	v. mastos (gr.) Brustwarze, eides (gr.) ähnlich; brustwarzenförmig
maxilla	Oberkiefer
meatus	v. meare gehen; Gang, Durchgang
meniscus	v. mene (gr.) Mond, Halbmond
mentum	Kinn
metacarpus	aus meta (gr.) nach und carpos (gr.) Hand, eigentlich Nachhand; Mittelhand
metatarsus	aus meta (gr.) nach und tarsos (gr.) Fußwurzel, eigentlich Nachfuß; Mittelfuß
minor	kleiner
musculus	v. mus Maus, eigentlich kleines Mäuschen, in der alten Anatomie Mäuslein genannt; Muskel
m. abductor	v. abducere wegführen
m. adductor	v. adducere heranführen
m. anconeus	agkon (gr.) Ellenbogen; Ellenbogenmuskel
m. biceps	zweiköpfiger Muskel
m. brachialis	Oberarmmuskel
m. brachioradialis	aus brachium und radius; Oberarmspeichenmuskel
m. buccinator	Hornbläser, Wangenmuskel
m. coracobrachialis	Rabenschnabel-Oberarm-Muskel
m. corrugator supercilii	v. corrugare runzeln; Muskel, der die Augenbraue runzelt
m. cremaster	(gr.) Aufhänger; Hebemuskel des Hodens
m. digastricus	zweibäuchiger Muskel
m. epicranius	epi (gr.) auf, kranion (gr.) Schädel; Muskel, der auf dem Schädel liegt
m. extensor	Streckmuskel
m. flexor	Beugemuskel
m. frontalis	Stirnmuskel
m. gastrocnemius	gaster (gr.) Bauch, kneme (gr.) Schienbein; Muskelbauch, der auf dem Schienbein liegt
m. gemellus	gemellus Zwilling
m. gracilis	schlanker Muskel
m. iliocostalis	Darmbein-Rippen-Muskel
m. infraspinatus	unterer Schulterblattmuskel; Muskel, der unterhalb der spina scapulae liegt
mm. intercostales	Zwischenrippenmuskeln
mm. interossei	Zwischenknochenmuskeln
mm. interspinales	Muskeln, die zwischen den Wirbeldornfortsätzen liegen
mm. intertransversarii	Muskeln, die zwischen den Wirbelquerfortsätzen liegen
m. latissimus	eigentlich der breiteste Muskel
m. levator	Hebemuskel
m. longissimus	eigentlich der längste Muskel
m. lumbricalis	Regenwurmmuskel
m. masseter	masseter (gr.) der Kauer; Kaumuskel
m. mentalis	Kinnmuskel
m. multifidus	vielfach gespaltener Muskel
m. mylohyoideus	v. mylos (gr.) Mahlstein- (zahn); Muskel, der vom Unterkiefer zum Zungenbein zieht
m. obturatorius	Muskel, der etwas (das foramen obturatum) verstopft
m. omohyoideus	v. omos (gr.) Schulter; Schulter-Zungenbein-Muskel

m. opponens	Muskel, der opponiert (gegenüberstellt)
m. orbicularis oculi	orbis Kreis; kreisförmiger Muskel des Auges
m. orbicularis oris	kreisförmiger Muskel des Mundes
m. palmaris	palma flache Hand; Muskel der Hohlhand
m. pectineus	pecten Kamm; Muskel des Beckenkamms
m. pectoralis	pectus Brust; Brustmuskel
m. peroneus	perone (gr.) Wadenbein; Wadenbeinmuskel
m. piriformis	birnenförmiger Muskel
m. pronator teres	runder Einwärtsdreher
m. psoas	psoa (gr.) Lende; Lendenmuskel
m. pterygoideus	Muskel, der vom Flügelfortsatz (des Keilbeins) entspringt
m. pyramidalis	pyramidenförmiger Muskel
m. quadratus	viereckiger Muskel
m. quadriceps	vierköpfiger Muskel
m. rhomboideus	rautenförmiger Muskel
m. rotator	der Dreher; Drehmuskel
m. sartorius	sartor Schneider; Schneidermuskel
m. scalenus	v. scalenos (gr.) ungleichseitig; dreieckiger Muskel
m. semimembranosus	halbmembranöser Muskel
m. semispinalis	semi halb; Halbdornmuskel, zieht vom Querfortsatz zum Dornfortsatz
m. semitendinosus	halbsehniger Muskel
m. serratus	gezackter Muskel, Sägemuskel
m. soleus	v. solea Seezunge; Schollenmuskel
m. spinalis	Muskel zieht von Dornfortsatz zu Dornfortsatz
m. splenius	splenion (gr.) Pflaster; Riemenmuskel
m. sternalis	Muskel des Brustbeins (Var.)
m. sternocleidomastoideus	sternum, kleis (gr.) Schüssel, mastos (gr.) Brustwarze; Muskel, der vom Brustbein und Schlüsselbein zum Warzenfortsatz des Schläfenbeins zieht
m. sternohyoideus	Muskel, der vom Brustbein zum Zungenbein zieht
m. sternothyroideus	Brustbein-Schildknorpel-Muskel
m. stylohyoideus	Muskel, der vom proc. styloideus zum Zungenbein zieht
m. subclavius	Unterschlüsselbein-Muskel
m. subcostalis	Muskel, der unter den Rippen gelegen ist
m. supraspinatus	oberer Schulterblattmuskel; Muskel, der oberhalb der spina scapulae liegt
m. subscapularis	Unterschulterblattmuskel
m. supinator	Auswärtsdreher
m. temporalis	v. tempus Schläfe; Schläfenmuskel
m. tibialis	Schienbeinmuskel
m. trapezius	trapezförmiger Muskel, beide Muskeln bilden ein Trapez
m. triangularis	dreieckiger Muskel
m. triceps	dreiköpfiger Muskel
m. vastus	sehr großer Muskel
myologia	Muskellehre

nasus	Nase
navicularis	kahnförmig
nucha	Nacken (aus dem Arabischen)
nuchalis	Adj. v. nucha

obliquus	schräg
obturatus	verstopft, v. obturare
occipitalis	Adj. v. occiput
occiput	(aus ob und caput) Hinterhaupt
olecranon	(gr.) eigentlich Kopf des Ellenbogens; Ellenbogen
opticus	eigentlich opticos (gr.), zum Sehen gehörig
orbita	eigentlich Wagenspur, seit langem: Augenhöhle
orbitalis	Adj. v. orbita
os, oris	Mund
os, ossis	Knochen
os pneumaticum	v. pneuma (gr.) Luft; lufthaltiger Knochen
os pubis	Schambein
os sacrum	Kreuzbein
osteologia	v. osteon (gr.) der Knochen und logos (gr.) die Lehre; Knochenlehre

palatum	Gaumen
parietalis, -le	v. paries Wand; Scheitel
parotis	v. para (gr.) neben und ous (gr.) Ohr
patella	Kniescheibe
pecten	Kamm
pectineus	zum Kamm gehörig
pectus	Brust
pelvinus	zum Becken gehörig
pelvis	Becken
perineum	Damm; Gegend zwischen After und äußeren Geschlechtsteilen
periosteum	Knochenhaut
petrosus	petra (gr.) Felsen; zum Felsenbein gehörig
phalanx	v. phalanx (gr.) Glied, Reihe, Kette, entspr. der Schlachtordnung
pharyngeus	Adj. v. pharynx
pharynx	pharynx (gr.) Rachen
pisiformis	erbsenförmig
planta pedis	Fußsohle
platysma	v. platys (gr.) breit; Hautmuskel des Halses und Gesichts
pollex	Daumen
poples	Kniekehle
popliteus	Adj. v. poples
porus	poros (gr.) Öffnung, Weg, Durchgang
processus	Fortsatz
promontorium	Vorgebirge, von prominere, hervorragen
pterygoideus	pterygoides (gr.) flügelähnlich
pulpa	eine weiche Masse im Innern (z. B. des Zahnes)
pulposus	Adj. v. pulpa
pyramis	pyramis (eigentlich ägyptisch) Pyramide

radius	Speiche des Rades
rectus	gerade
retinaculum	Band, das zum Halten (retinere) dient
rostrum	Schnabel

sagitta	Pfeil
scaphoideus	skaphe (gr.) Nachen; nachenförmig
scapula	Schulterblatt
scapularis	Adj. v. scapula
septum	Scheidewand

sesamoideus ...... sesamkornähnlich
sigmoideus .... sigma- (gr. Buchstabe) förmig
sinus .... Busen, Vertiefung, Bucht
sphenoidalis ...... v. sphen (gr.) Keil; zum Keilbein gehörig
spina .... Dorn
spinosus .... Adj. v. spina
squama .... Schuppe
squamosus .... schuppig, zur Schuppe gehörig
sternalis, e .... Adj. v. sternum
sternum .... sternon (gr.) Brustbein
styloideus .... v. stylos (gr.) Griffel; griffelförmig

sulcus .... Furche
superciliaris ...... Adj. v. supercilium
supercilium ...... Augenbraue
sura .... Wade
sustentaculum ..... Stütze
sutura .... v. suere nähen; Naht
symphysis .... v. syn (gr.) mit u. phyein (gr.) wachsen; Verwachsung, Form der Knochenverbindung
synarthrosis ...... v. syn (gr.) mit und arthron (gr.) Gelenk; Knochenverbindung; im besonderen durch Faserknorpel
synchondrosis ..... v. synchondrosis (gr.) Verbindung von Knochen durch Knorpel
syndesmosis ...... v. syn (gr.) mit u. desmos (gr.) Band; Knochenverbindung durch Bindegewebe
synovia .... Gelenkschmiere

talus............ eigentl. Würfel; Sprungbein
tegmen .... Decke
tegmentalis .... Adj. v. tegmen
tegmentum .... Dach
temporalis .... v. tempora Schläfen; zu den Schläfen gehörig
tendineus .... zur Sehne gehörig
tendo .... Sehne, v. tendere spannen
teres .... rund
terminalis .... zur Grenze gehörig
thoracicus .... Adj. v. thorax
thorax .... (gr.) eigentlich Brustharnisch; Brustkorb
thyroideus .... v. thyreoeides (gr.) schildartig
tibia .... Schienbein
trigonum .... Dreieck
triquetrus, -a, -um . dreieckig
trochanter .... v. trochos (gr.) Rad; Rollhügel
trochlea .... (gr.) eigentlich Rolle, Form einer Gelenkfläche
trochlearis .... Adj. v. trochlea
tuba auditiva ..... aus tuba Trompete und audire hören; Hörtrompete
tuber .... Höcker
tuberculum .... Dim. v. tuber
tuberositas .... Vorsprung, Rauhigkeit am Knochen
turcicus .... türkisch
tympanicus ...... v. tympanon (gr.) Pauke
tympanum........ eigentlich Trommel; Paukenhöhle

ulna .... Elle
uncinatus .... hakenartig
uncus .... Haken
unguicularis ...... zum Nagel gehörig
unguis .... Nagel

vagina .... Scheide
vaginalis .... Adj. v. vagina
vertebra .... v. vertere drehen; Wirbel
vestibulum .... Vorhof
vomer .... Pflugscharbein

zygomaticus....... v. zygon (gr.) Joch; zum Jochbein gehörig

Weiterführendes Schrifttum zur Nomenklatur:

1) American Pocket Medical Dictionary. A dictionary of the principal terms used in medicine, nursing, pharmacy, dentistry, veterinary science and allied biological subjects. 19th Ed., B. Saunders Comp., Philadelphia–London 1953.

2) Kopsch, F., K.-H. Knese: Nomina anatomica. Vergleichende Übersicht der Basler, Jenaer und Pariser Nomenklatur. 5. Aufl., G. Thieme, Stuttgart 1957.

3) Krüger, G.: Der anatomische Wortschatz. 9. Aufl., S. Hirzel, Leipzig 1969.

4) Michler, M., J. Benedum: Einführung in die medizinische Fachsprache. Medizinische Terminologie für Mediziner und Zahnmediziner auf der Grundlage des Lateinischen und Griechischen. Springer, Berlin–Heidelberg–New York 1972.

5) Nomina Anatomica. Third Ed. Prepared by the International Anatomical Nomenclature Committee appointed by the Fifth International Congress of Anatomists held at Oxford in 1950 and approved at the Sixth International Congress held at Paris in 1955, and including revisions approved at the Seventh and Eighth International Congresses of Anatomists held respectively at New York in 1960 and at Wiesbaden in 1965. Excerpta Medica Foundation. Amsterdam–New York–London–Paris–Milan–Tokyo–Buenos Aires 1968.

6) Nomina Embryologica. June 1970 Revision. Presented for adoption Leningrad, August 1970. Federation of American Societies for Experimental Biology, Bethesda, Maryland.

7) Nomina Histologica. Draft prepared for the Ninth International Congress of Anatomists, Meditsina, Moscow 1970.

8) Schulze, P., Ch. Donalies: Kleines erläuterndes Wörterbuch der Anatomie. VEB G. Thieme, Leipzig 1969.

9) Triepel, H., R. Herrlinger: Die anatomischen Namen, ihre Ableitung und Aussprache. 27. Aufl., J. F. Bergmann, München 1965.

Körperregionen

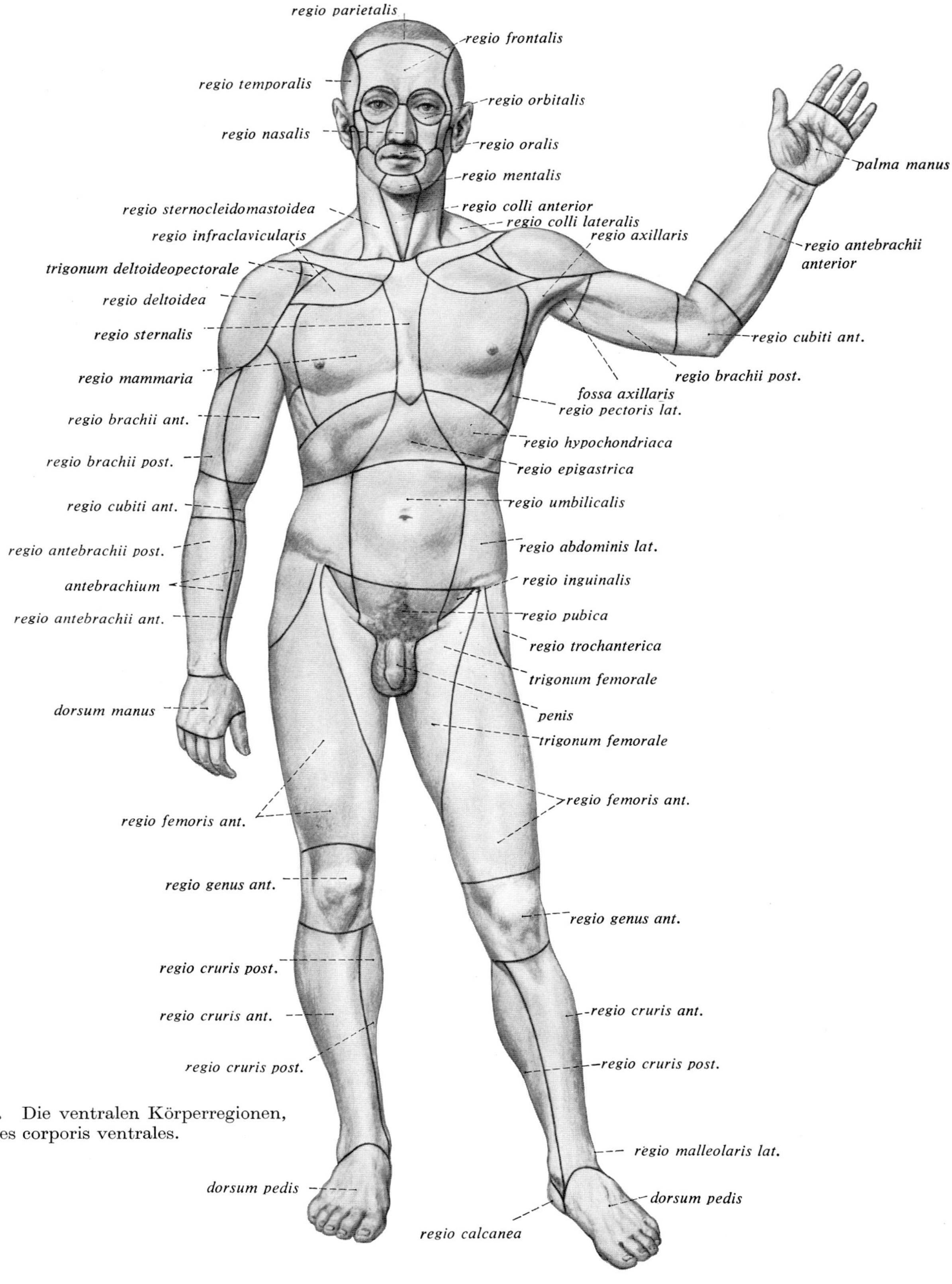

Fig. 1. Die ventralen Körperregionen, regiones corporis ventrales.

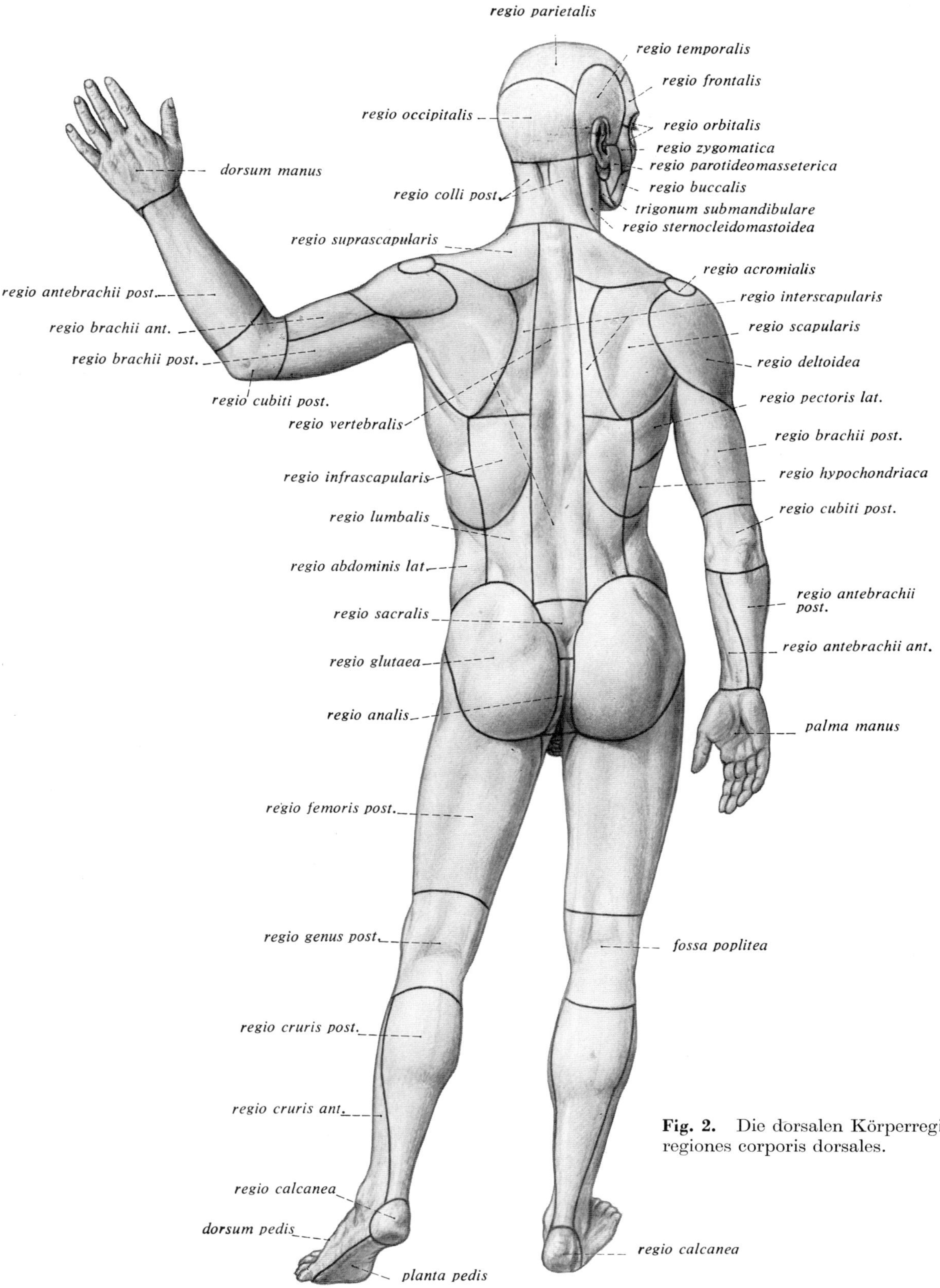

Fig. 2. Die dorsalen Körperregionen, regiones corporis dorsales.

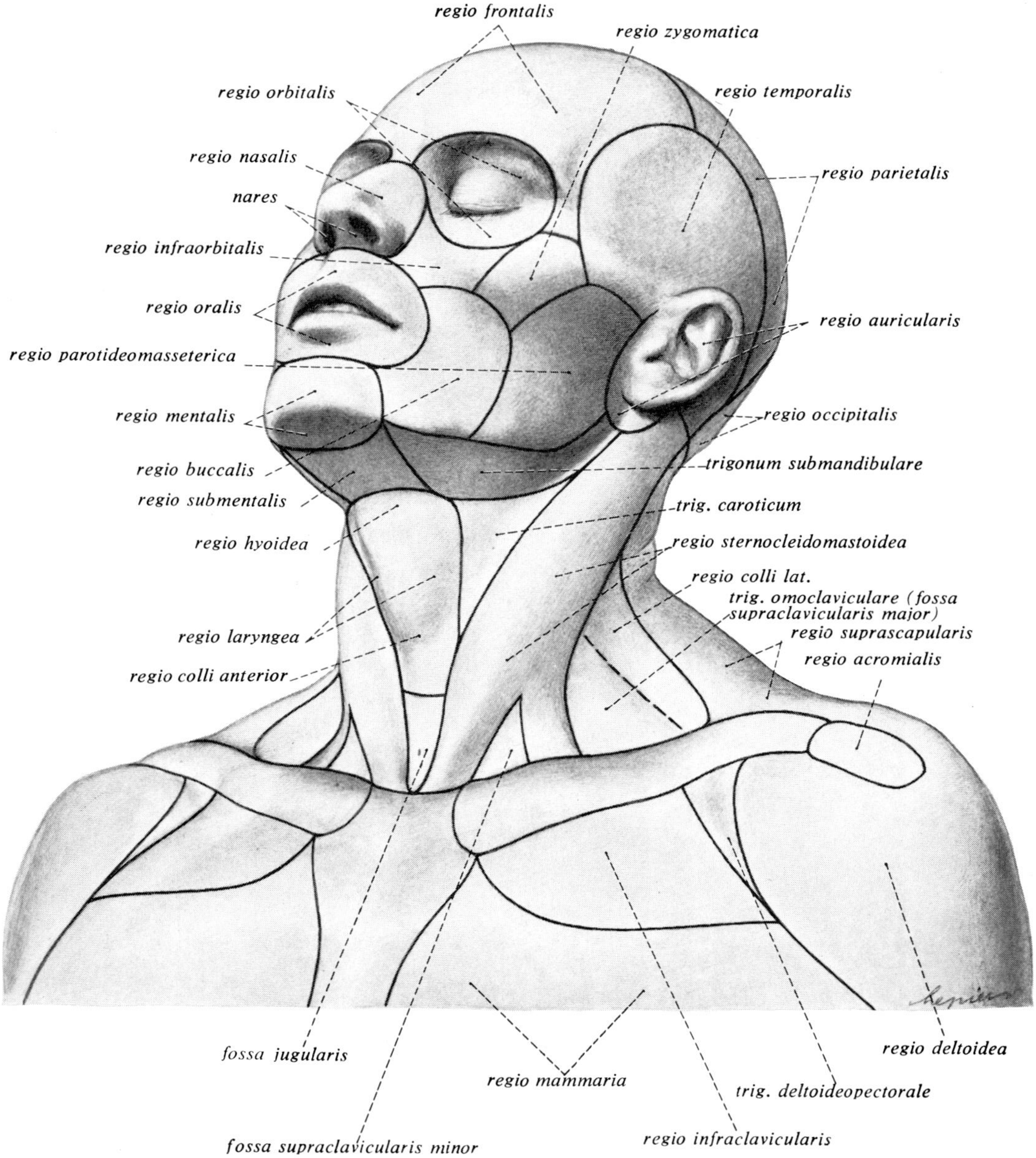

Fig. 3. Regionen von Kopf und Hals, Ventralseite.

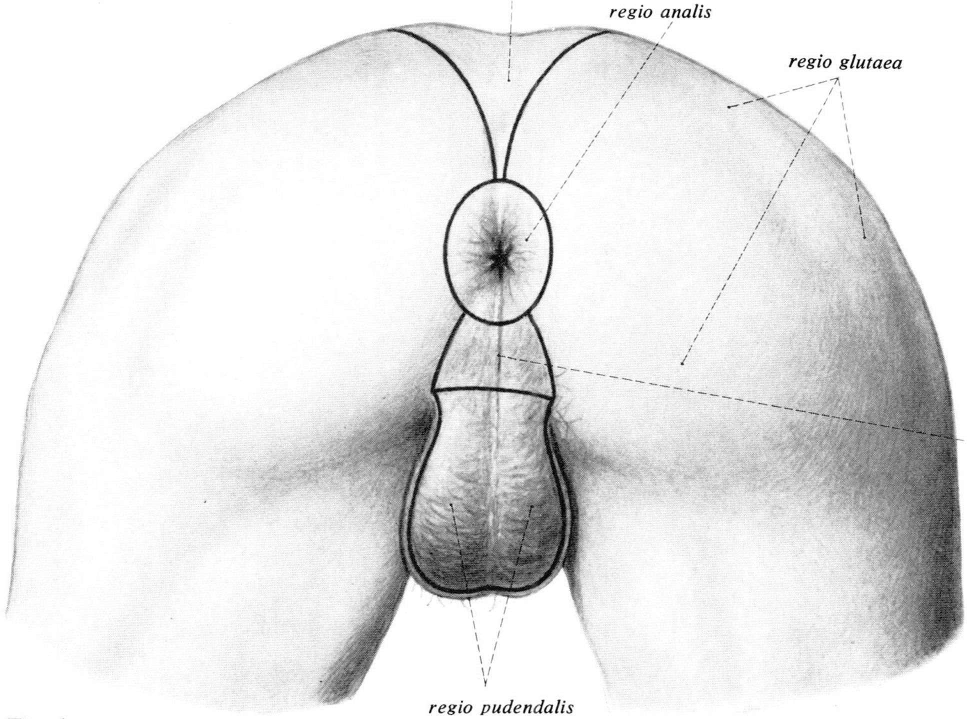

Fig. 4

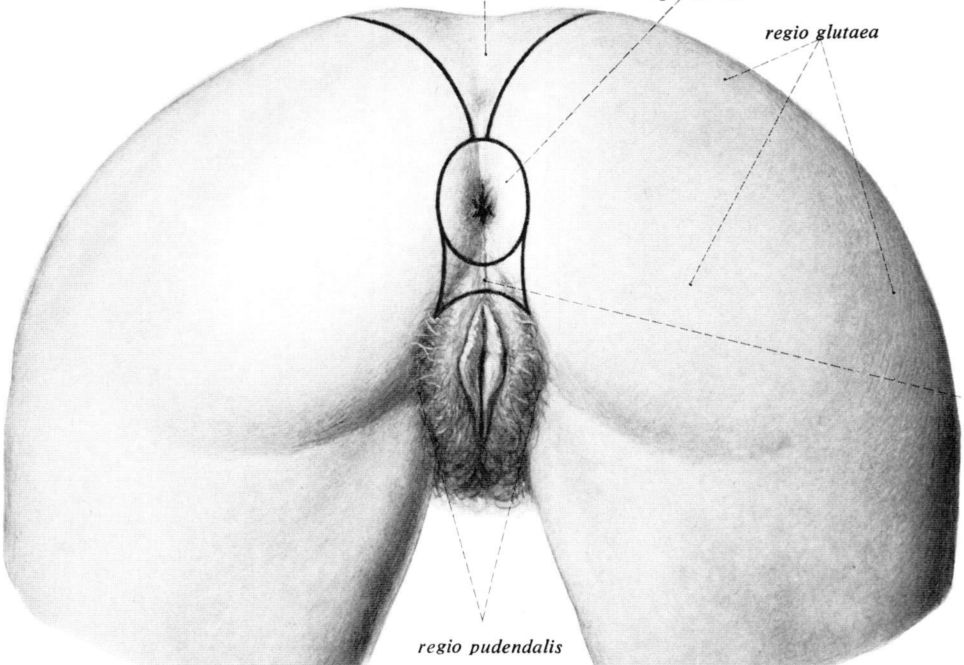

Fig. 5

Fig. 4 und 5. Regionen des Dammes, perineum, männlich und weiblich.

Allgemeine Osteologie

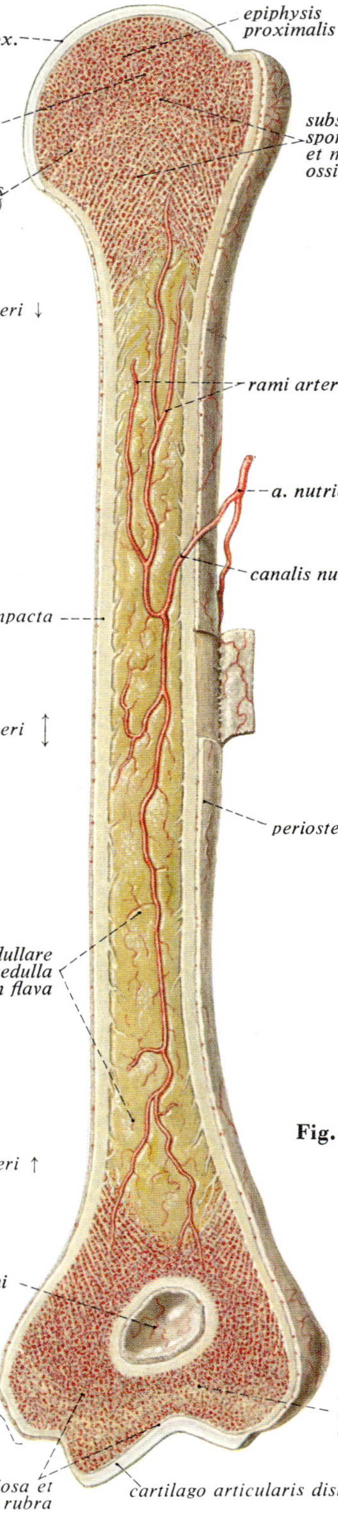

Fig. 6

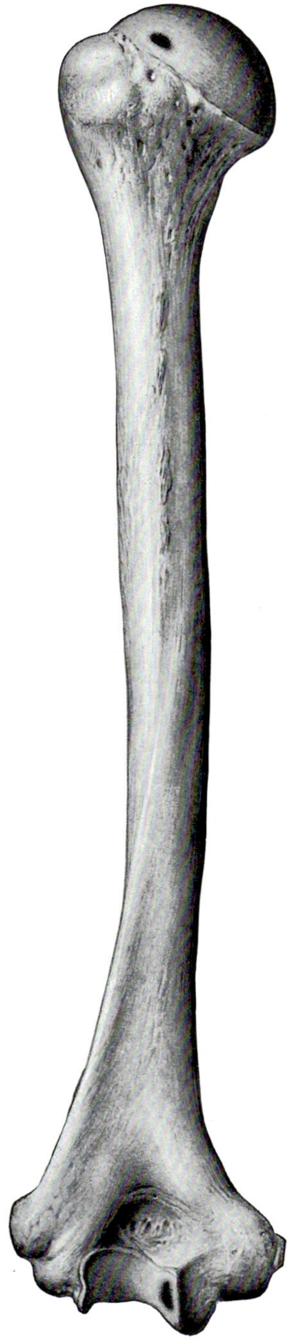

Fig. 7

Fig. 6 u. 7. Oberarmbein, humerus, als Beispiel eines Röhrenknochens, os longum. **Fig. 6.** Längsschnitt des Knochens mit Periost, Gelenkknorpel, Knochenmark und Gefäßen. Epiphysenlinien noch erkennbar. **Fig. 7.** Ansicht des mazerierten Knochens von dorsal.

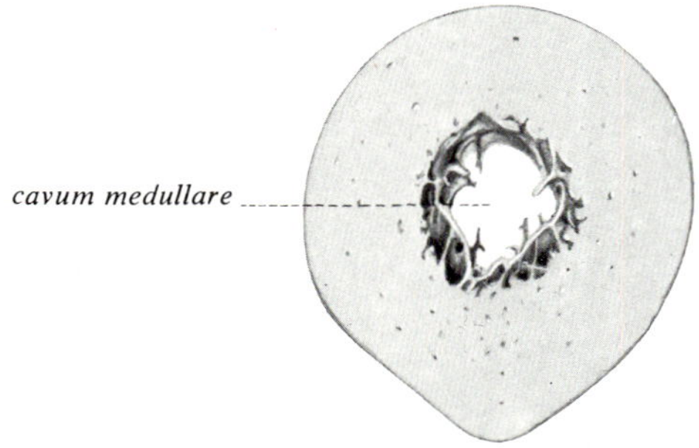

Fig. 8. Querschnitt eines Röhrenknochens, os longum, mit axialem Markraum, cavum medullare.

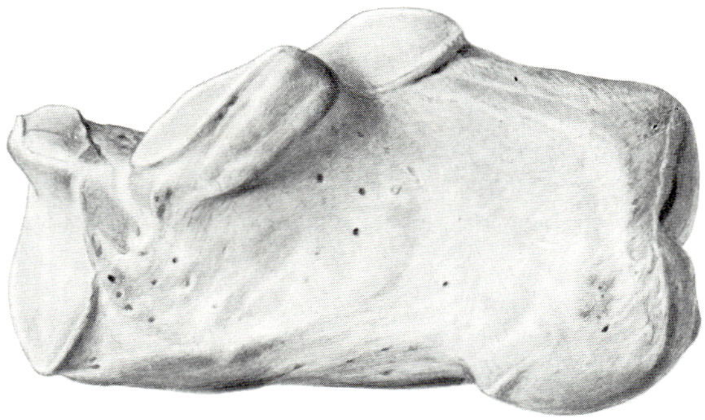

Fig. 9. Fersenbein, calcaneus, als Beispiel eines kurzen Knochens, os breve.

Fig. 10. Brustbein, sternum, als Beispiel eines platten Knochens.

Fig. 11. Schläfenbein, os temporale, durchgeschnitten, mit lufthaltigen Räumen, cellulae mastoideae, als Beispiel eines os pneumaticum.

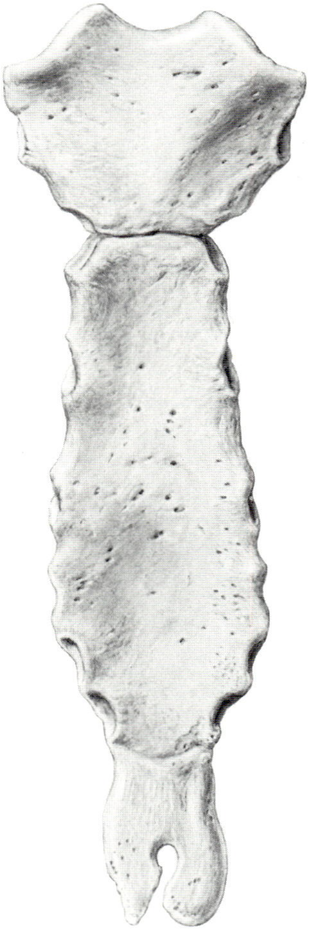

Fig. 10

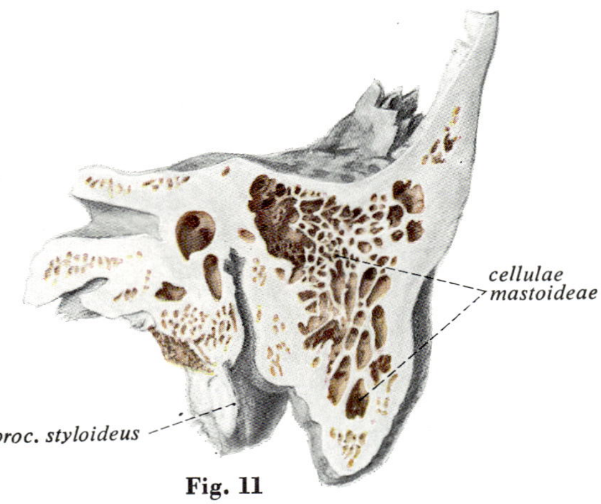

Fig. 11

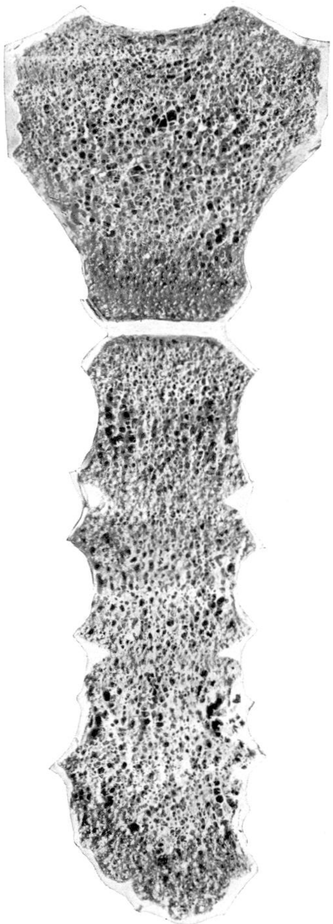

Fig. 12

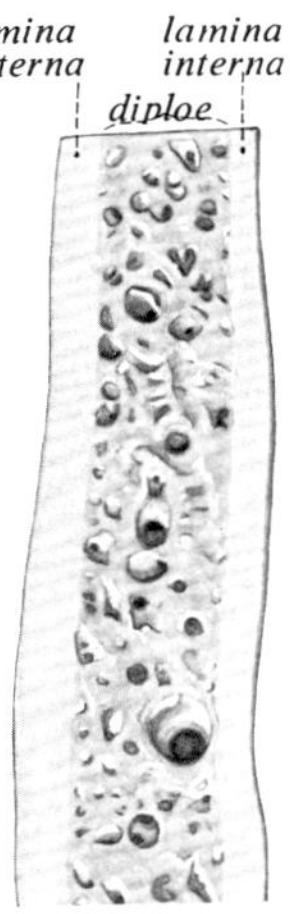

Fig. 13

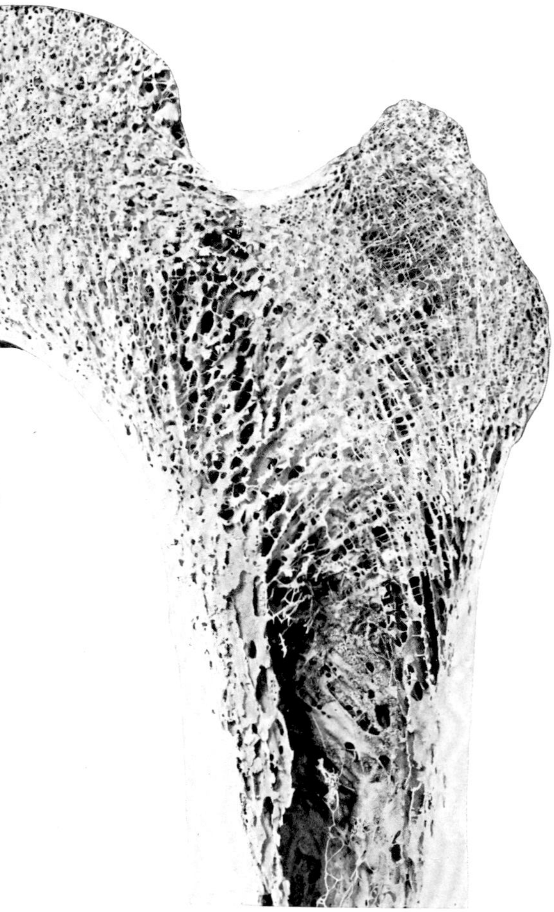

Fig. 14

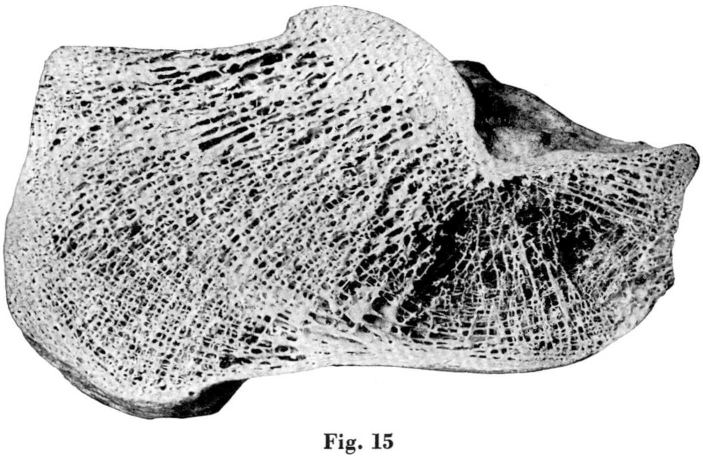

Fig. 15

Fig. 12. Der Fläche nach durchgeschnittenes Brustbein, sternum. Der Faserknorpel der synchrondrosis sternalis zwischen manubrium und corpus sterni erscheint hell.

Fig. 13. Schnitt durch einen platten Schädelknochen, os planum cranii.

Fig. 14. Frontaler Längsschnitt des proximalen Endes des Oberschenkelbeins, femur.

Fig. 15. Sagittaler Längsschnitt des Fersenbeins, calcaneus.

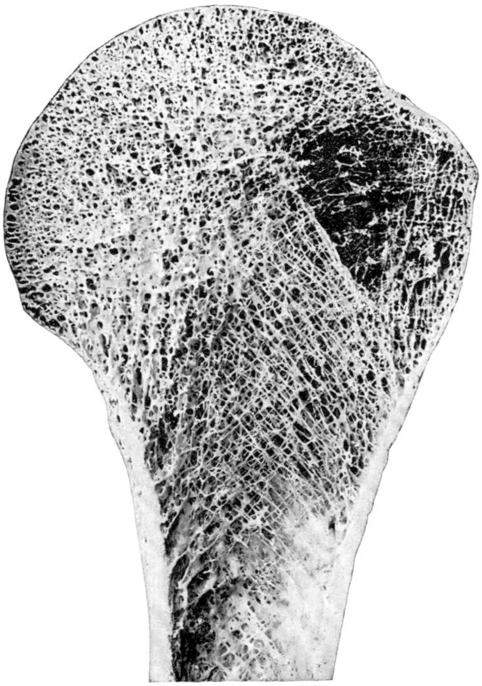

Fig. 16. Frontaler Längsschnitt durch das proximale Ende des Oberarmbeins, humerus.

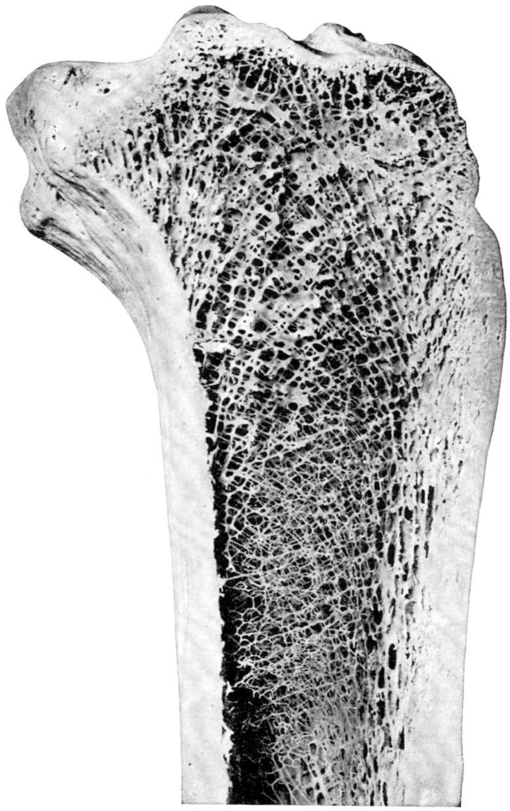

Fig. 17. Sagittaler Längsschnitt durch das proximale Ende des Schienbeins, tibia.

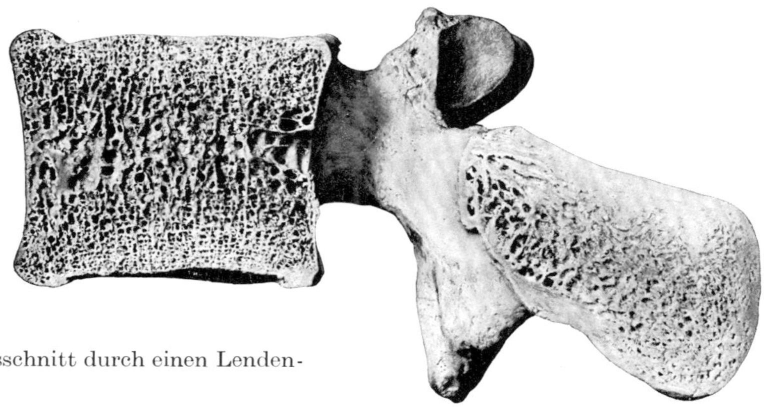

Fig. 18. Sagittaler Längsschnitt durch einen Lendenwirbel.

Beachte die Architektur der Spongiosabälkchen, die in bestimmten Knochen deutliche „trajektorielle Systeme" bilden (z. B. Fig. 14, 15, 16).

Knochen

Rumpfskelett

Tabellarische Zusammenfassung der Baumerkmale der „typischen“ Wirbel

	7 Halswirbel *	12 Brustwirbel	5 Lendenwirbel	Kreuzbein aus 5 Wirbeln
Endflächen der Wirbelkörper	rechteckig, klein	dreieckig	bohnenförmig, groß	verschmolzen
Wirbelloch	groß, dreieckig 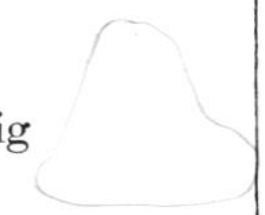	rund	klein, dreieckig 	canalis sacralis
Gelenkflächen (-fortsätze)	schräg nach dorsal abdachend	frontal gestellt	sagittal gestellt	crista sacralis intermedia
Querfortsätze	processus transversi	keulenförmig mit foveae costales transversales	processus mamillares et accessorii	crista sacralis lateralis
Dornfortsätze	horizontal, kurz, zweigeteilt	steil kaudalwärts gerichtet	horizontal, seitlich abgeplattet, massiv	crista sacralis mediana
Rippenrudimente	ventraler Teil des processus transversus und tuberculum dorsale	keine, da die Rippen ausgebildet sind	processus costarii	partes laterales
Kennzeichnendes Merkmal	foramen transversarium	foveae costales superior et inferior	processus mamillares et accessorii	Synostose der Wirbel

* Die ersten beiden Halswirbel, atlas und axis (epistropheus), sind nicht „typische“ Halswirbel, sie weisen besondere Baumerkmale auf.

Fig. 19. Wirbelsäule, columna vertebralis, Ventralansicht. **Fig. 20.** Dorsalansicht. **Fig. 21.** In der Ansicht von der linken Seite. Die fovea costalis transversalis fehlt hier bereits am 10. Brustwirbel.

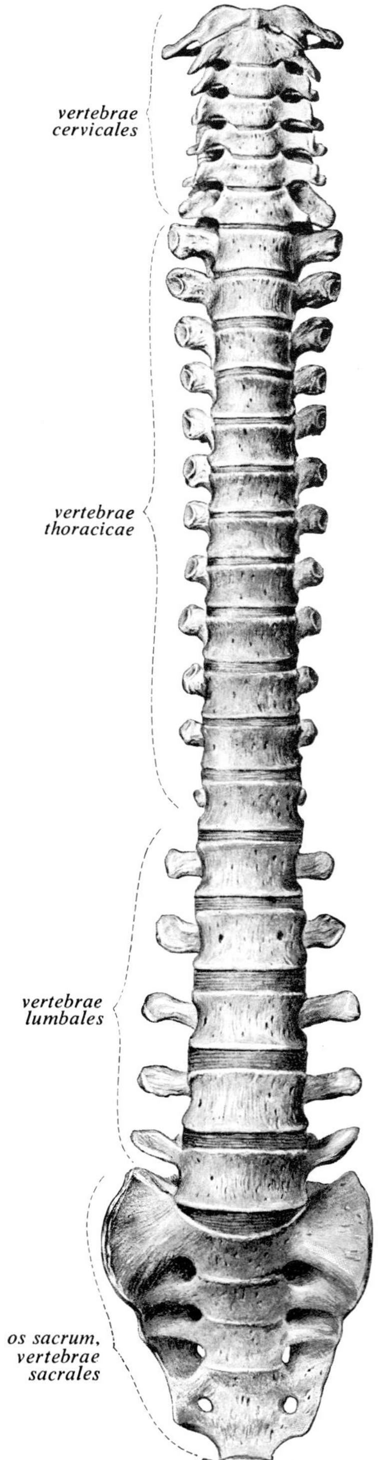

Fig. 19

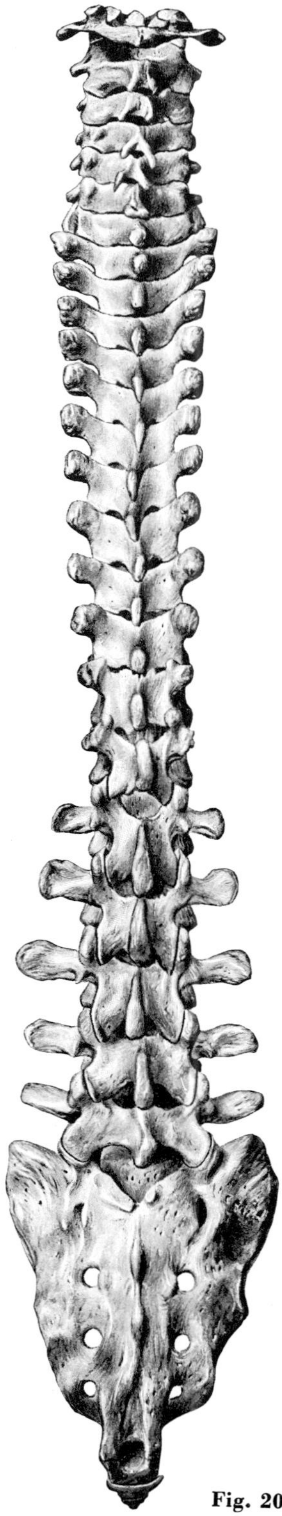

Fig. 20

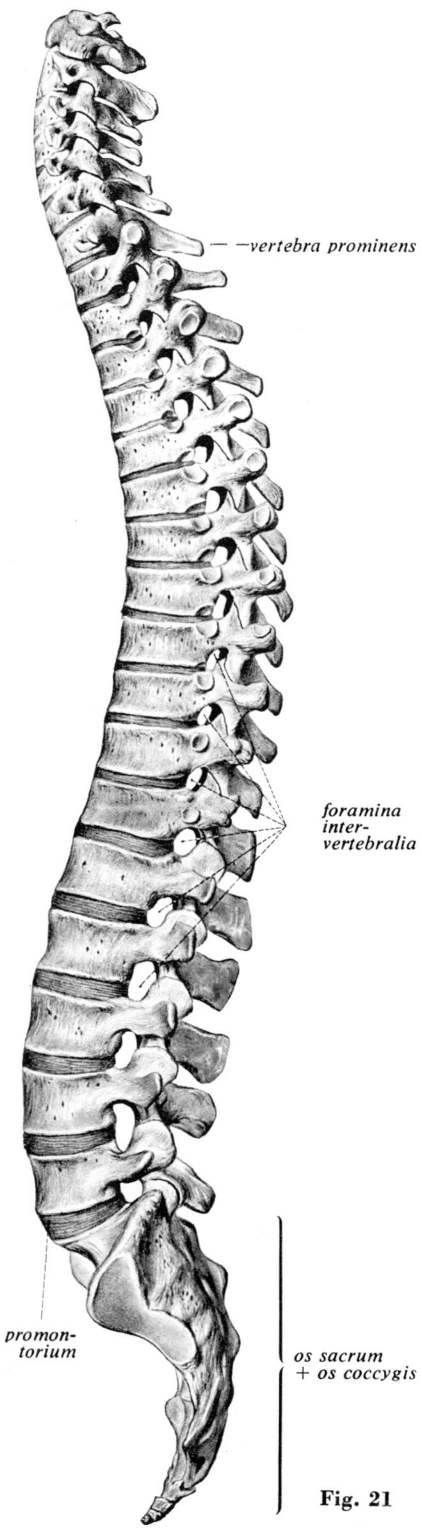

Fig. 21

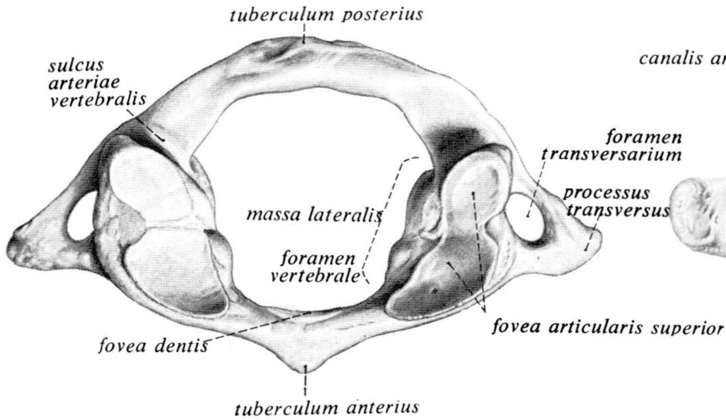

Fig. 22. Atlas. Kranialansicht.

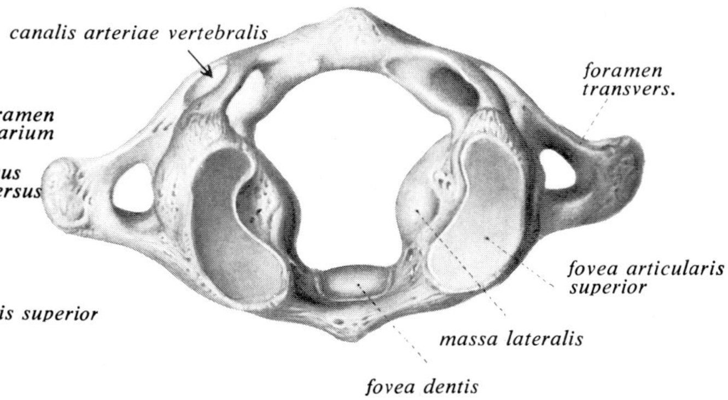

Fig. 23. Atlas. Kranialansicht mit geschlossenem sulcus arteriae vertebralis (Var.).

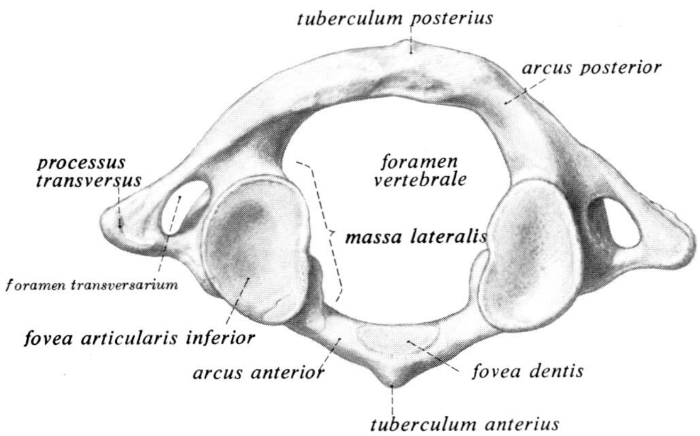

Fig. 24. Atlas. Kaudalansicht.

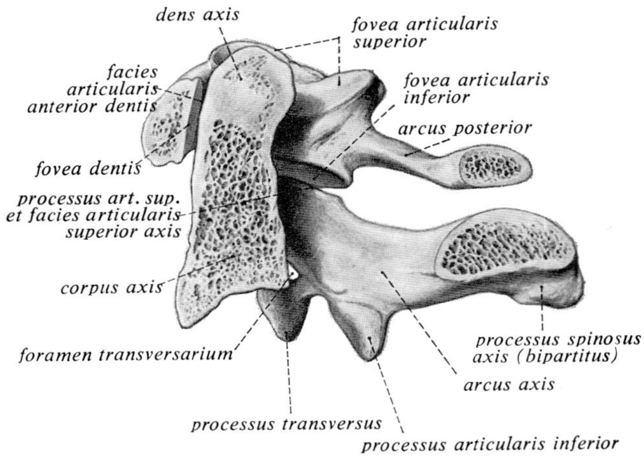

Fig. 25. Mediansagittalschnitt durch atlas and axis.

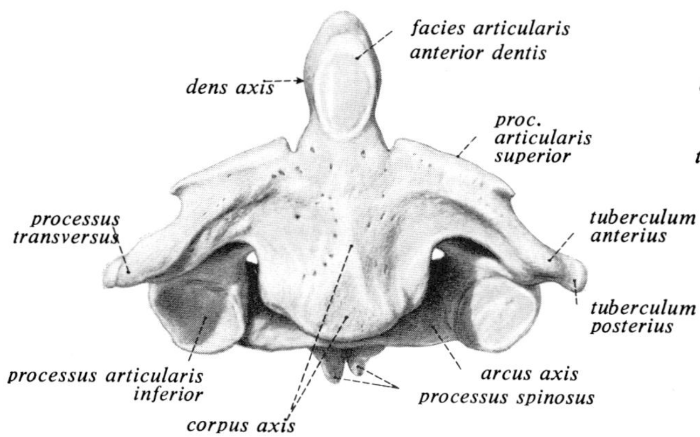

Fig. 26. Axis [epistropheus]. Ventralansicht.

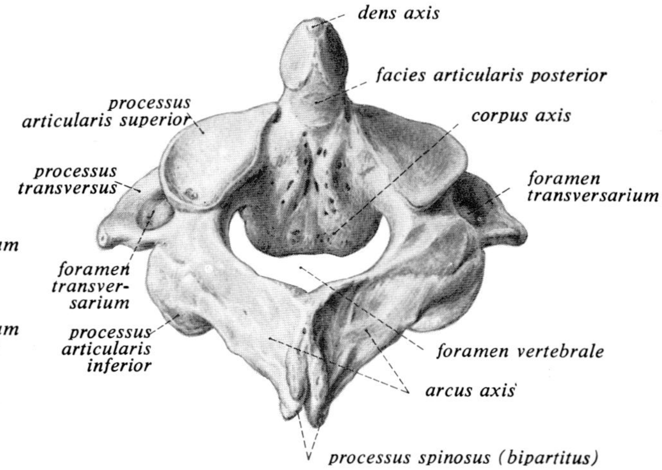

Fig. 27. Axis [epistropheus]. Dorsalansicht.

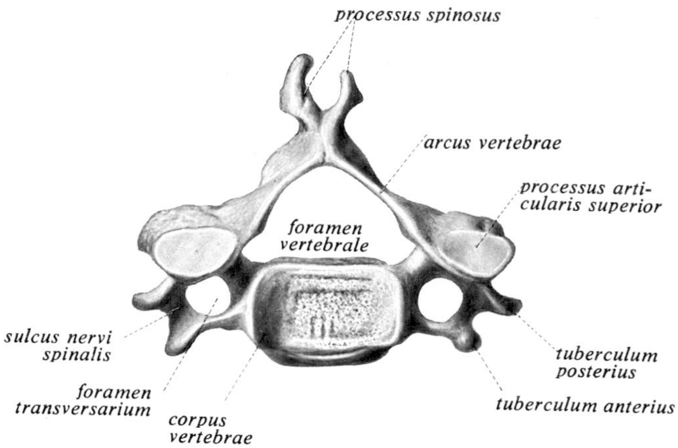

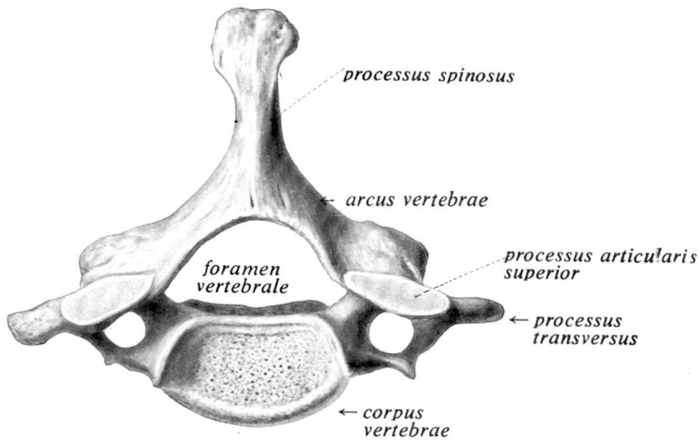

Fig. 28. 5. Halswirbel, vertebra cervicalis V, Kranialansicht.

Fig. 29. 7. Halswirbel, vertebra prominens, Kranialansicht.

Fig. 30. Halswirbelsäule, columna cervicalis, Dorsalansicht, etwas von rechts betrachtet. Die römischen Zahlen links bedeuten die Zahl der Halswirbel.

Fig. 31. Halswirbelsäule, columna cervicalis, Ventralansicht. * Kranialwärts umgebogene Seitenränder der Wirbelkörper, sog. Randzacken.

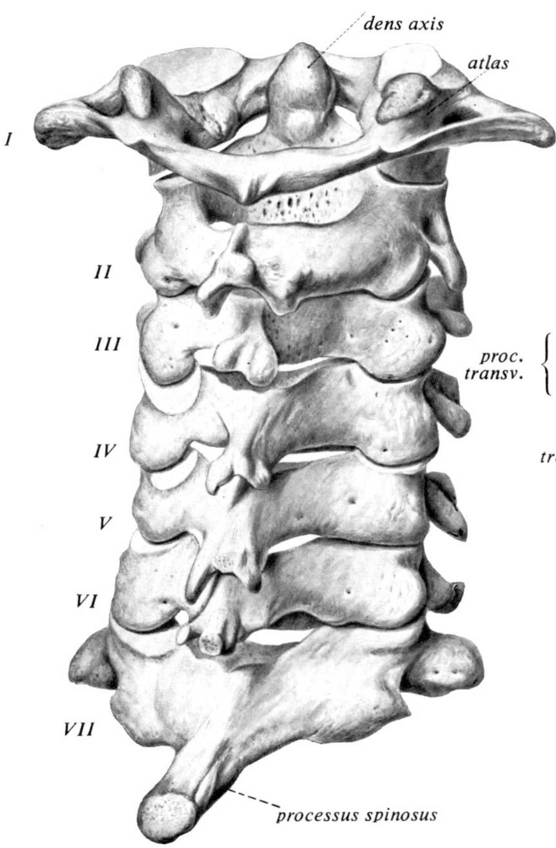

Fig. 30

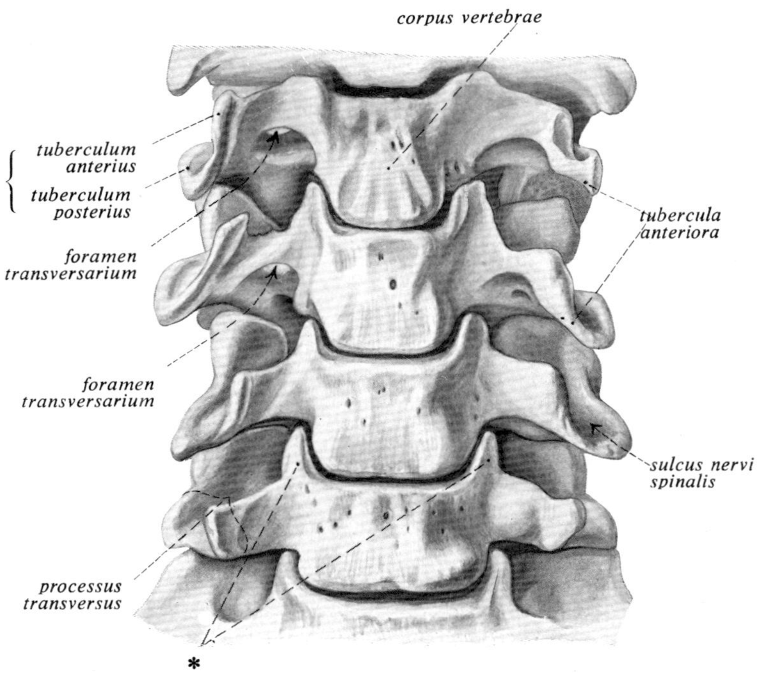

Fig. 31

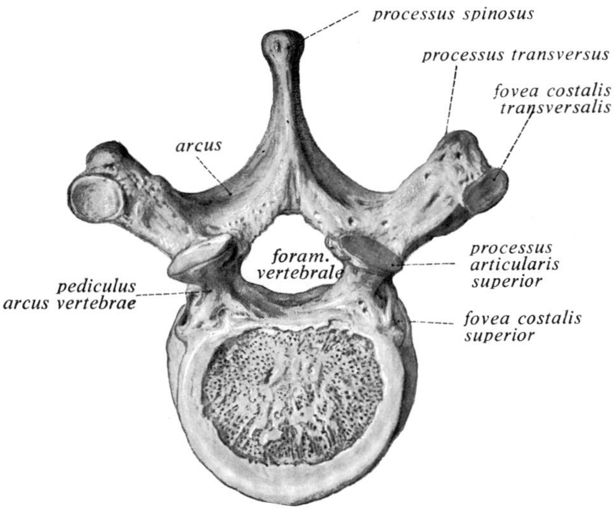

Fig. 32. 6. Brustwirbel, vertebra thoracica, von oben.

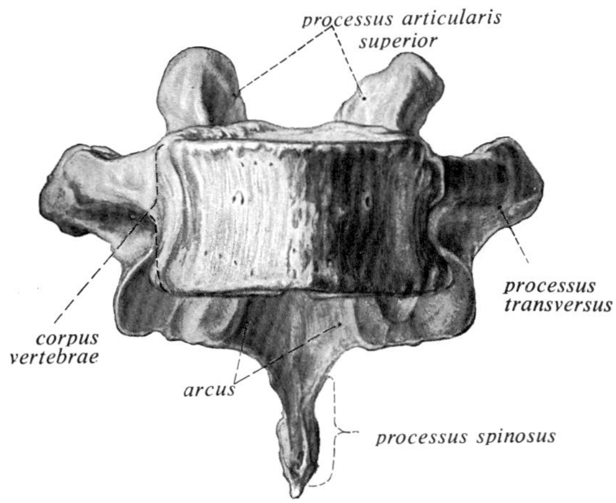

Fig. 33. 10. Brustwirbel, vertebra thoracica, von vorne.

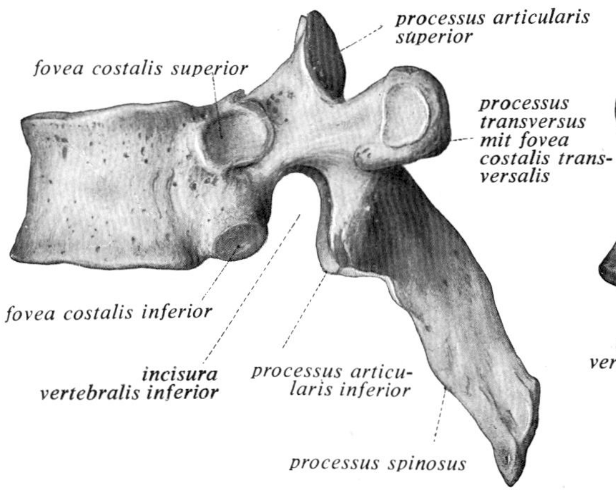

Fig. 34. 6. Brustwirbel, vertebra thoracica, von der linken Seite.

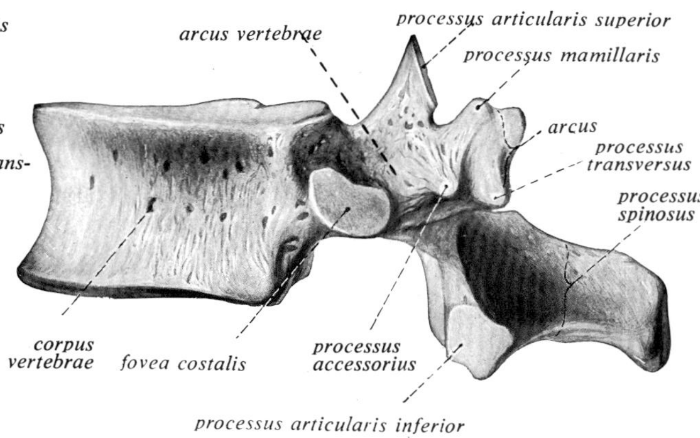

Fig. 35. 12. Brustwirbel, vertebra thoracica, von der linken Seite.

Beachte: Die 2.-9. Brustwirbel besitzen jederseits drei Gelenkflächen für Rippen: je eine obere (halbe) am Körper für die zugehörige Rippe, je eine untere (halbe) am Körper für die folgende Rippe und je eine am Querfortsatz für die zugehörige Rippe.

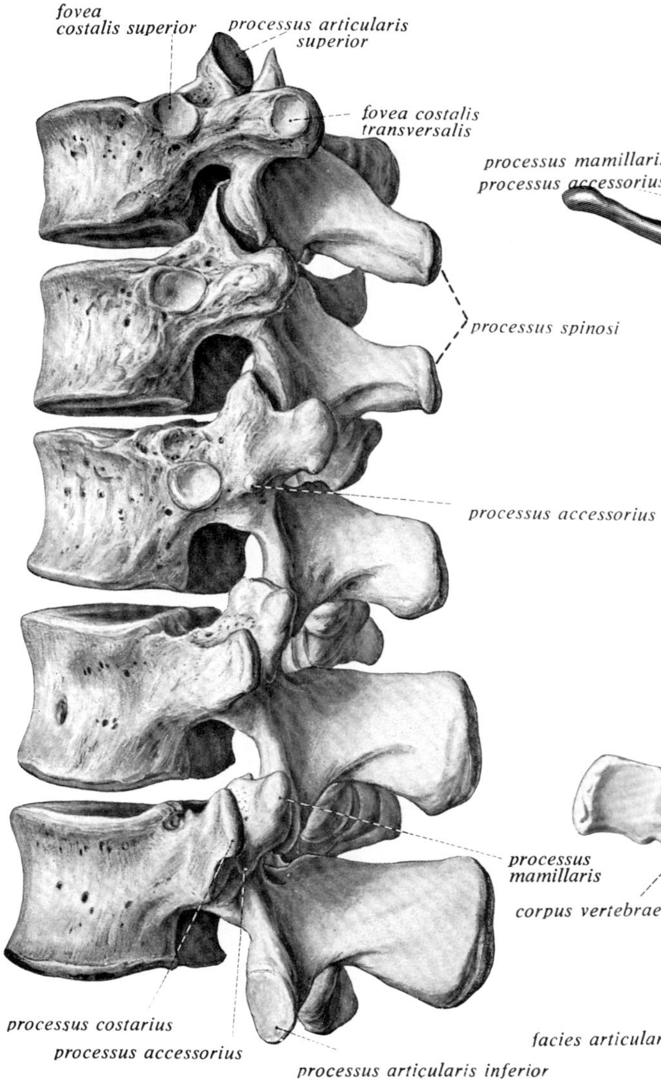

Fig. 36. Die drei kaudalen Brustwirbel, vertebrae thoracicae X–XII, und die beiden kranialen Lendenwirbel, vertebrae lumbales I und II, linke Seitenansicht.

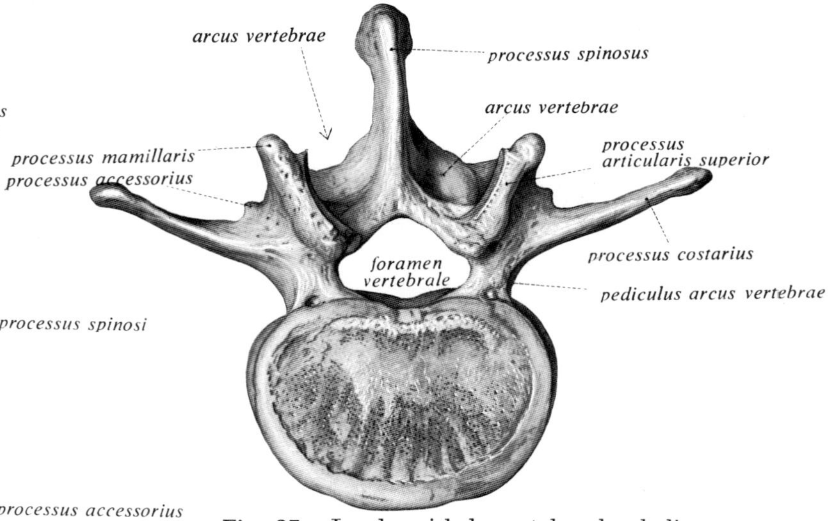

Fig. 37. Lendenwirbel, vertebra lumbalis, Kranialansicht.

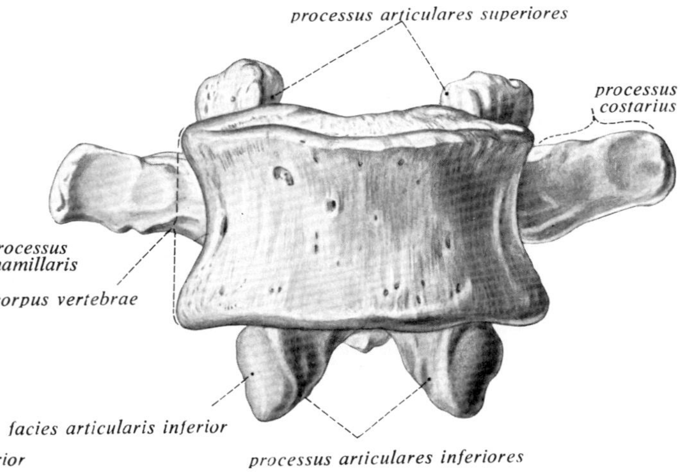

Fig. 38. Lendenwirbel, vertebra lumbalis, Ventralansicht.

Beachte die Massenzunahme der Wirbelkörper kaudalwärts: Die beiden unteren Wirbel der Figur **36** sind Lendenwirbel, sie haben keine gelenkig verbundenen Rippen mehr, sondern als Rippenrudiment einen processus costarius. Die Gelenkflächen der Gelenkfortsätze sind bei den Brustwirbeln frontal nach hinten abdachend, bei den Lendenwirbeln sagittal stehend (Ante- und Retroflexion möglich). Die Dornfortsätze der Lendenwirbel sind massiv plattenförmig und verlaufen horizontal.

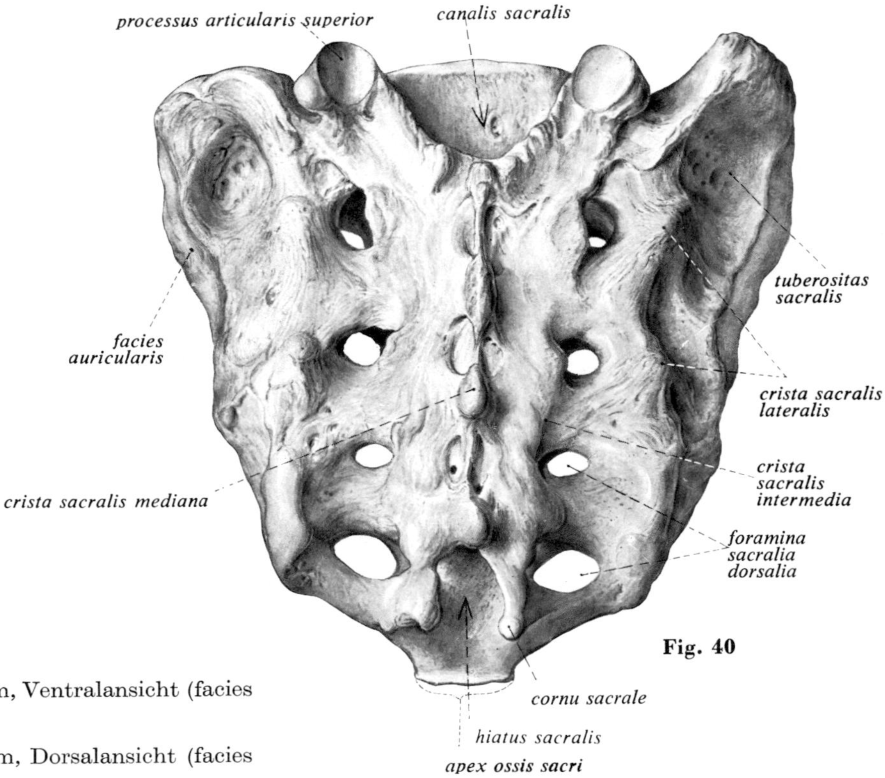

Fig. 40

Fig. 39. Kreuzbein, os sacrum, Ventralansicht (facies pelvina).

Fig. 40. Kreuzbein, os sacrum, Dorsalansicht (facies dorsalis).

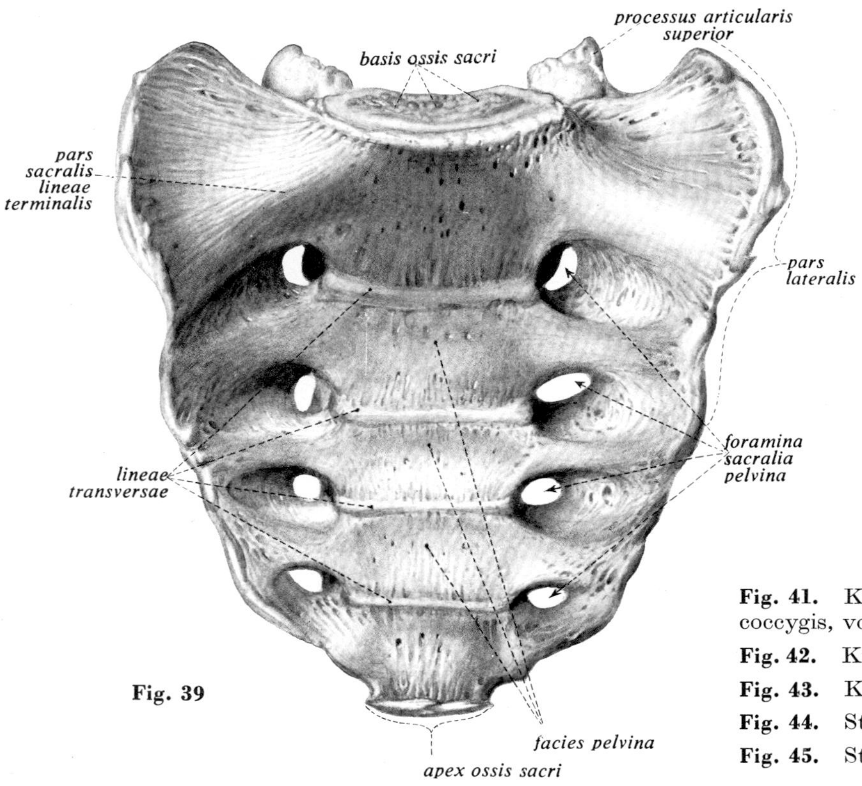

Fig. 39

Fig. 41. Kreuzbein, os sacrum, und Steißbein, os coccygis, von rechts.

Fig. 42. Kreuzbein, os sacrum, Mediansagittalschnitt.

Fig. 43. Kreuzbein, Kranialansicht. Basis ossis sacri.

Fig. 44. Steißbein, os coccygis, Ventralansicht.

Fig. 45. Steißbein, os coccygis, Dorsalansicht.

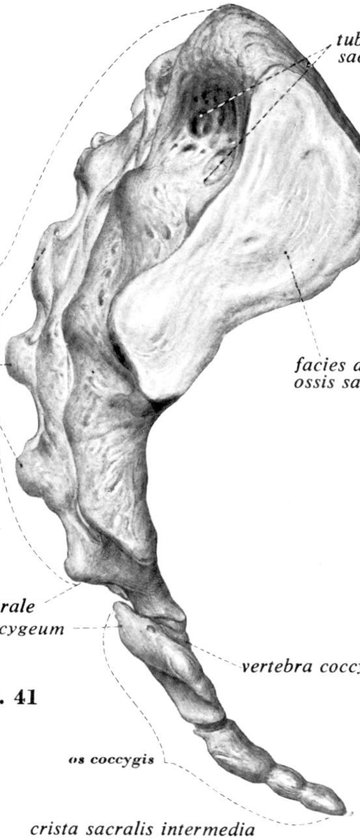

Fig. 41

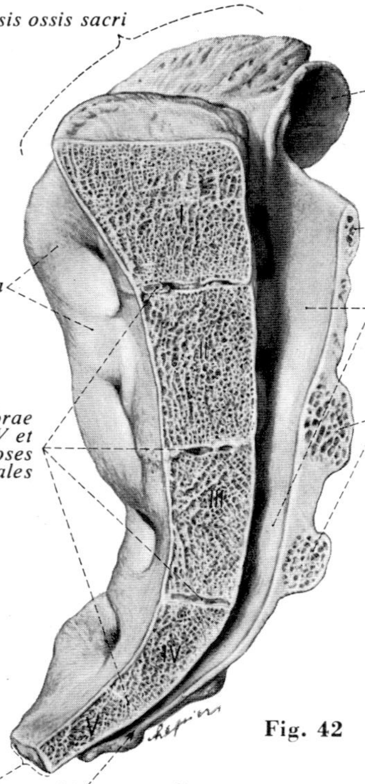

Fig. 42

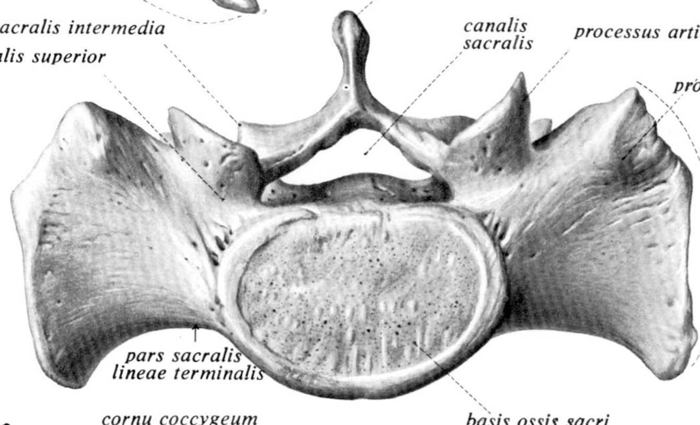

Fig. 43

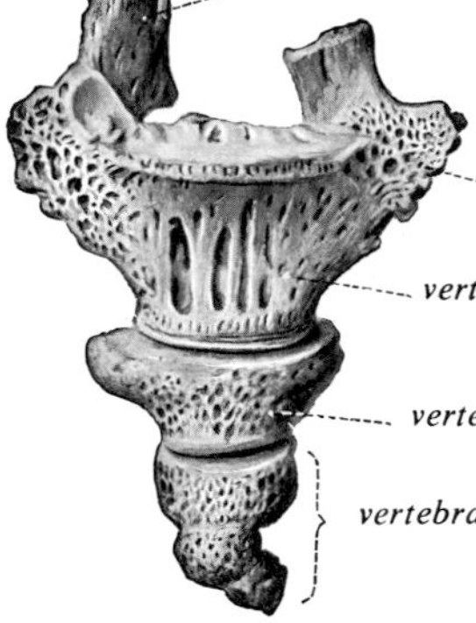

Fig. 44

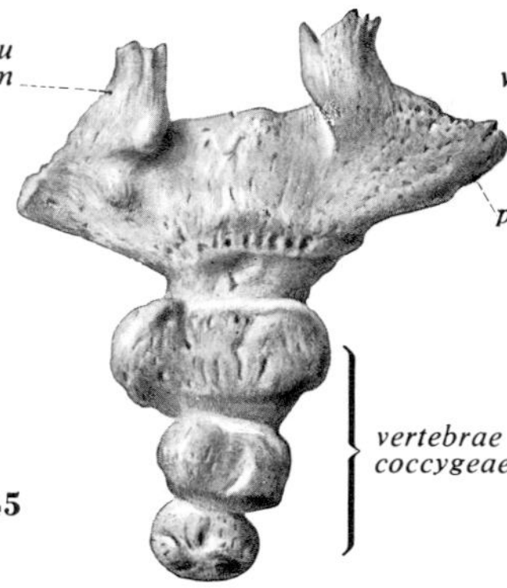

Fig. 45

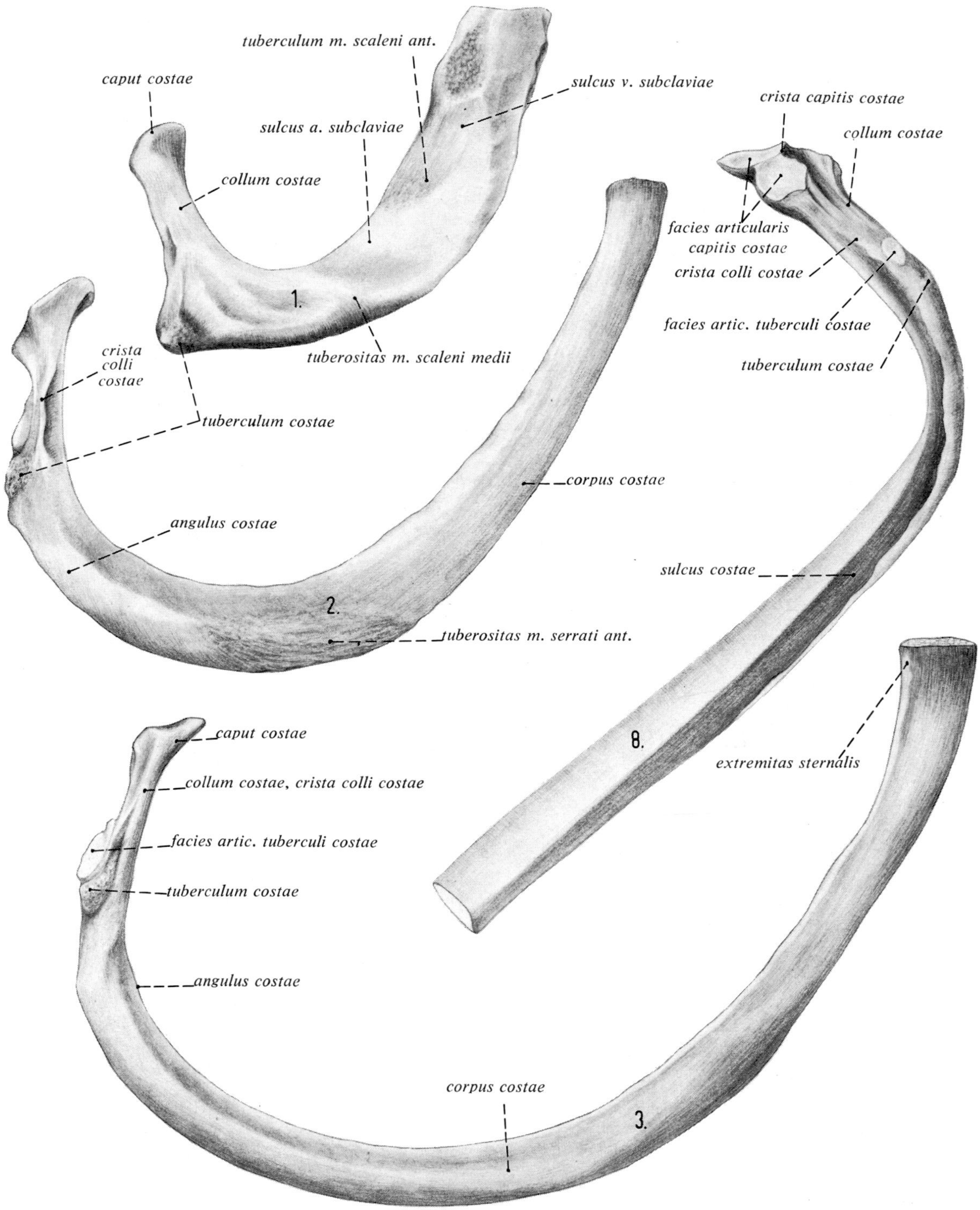

Fig. 46. 1., 2., 3. und 8. Rippe der rechten Thoraxseite von oben gesehen ohne cartilagines costales. Die gekürzte 8. Rippe von der Unterseite her gesehen.

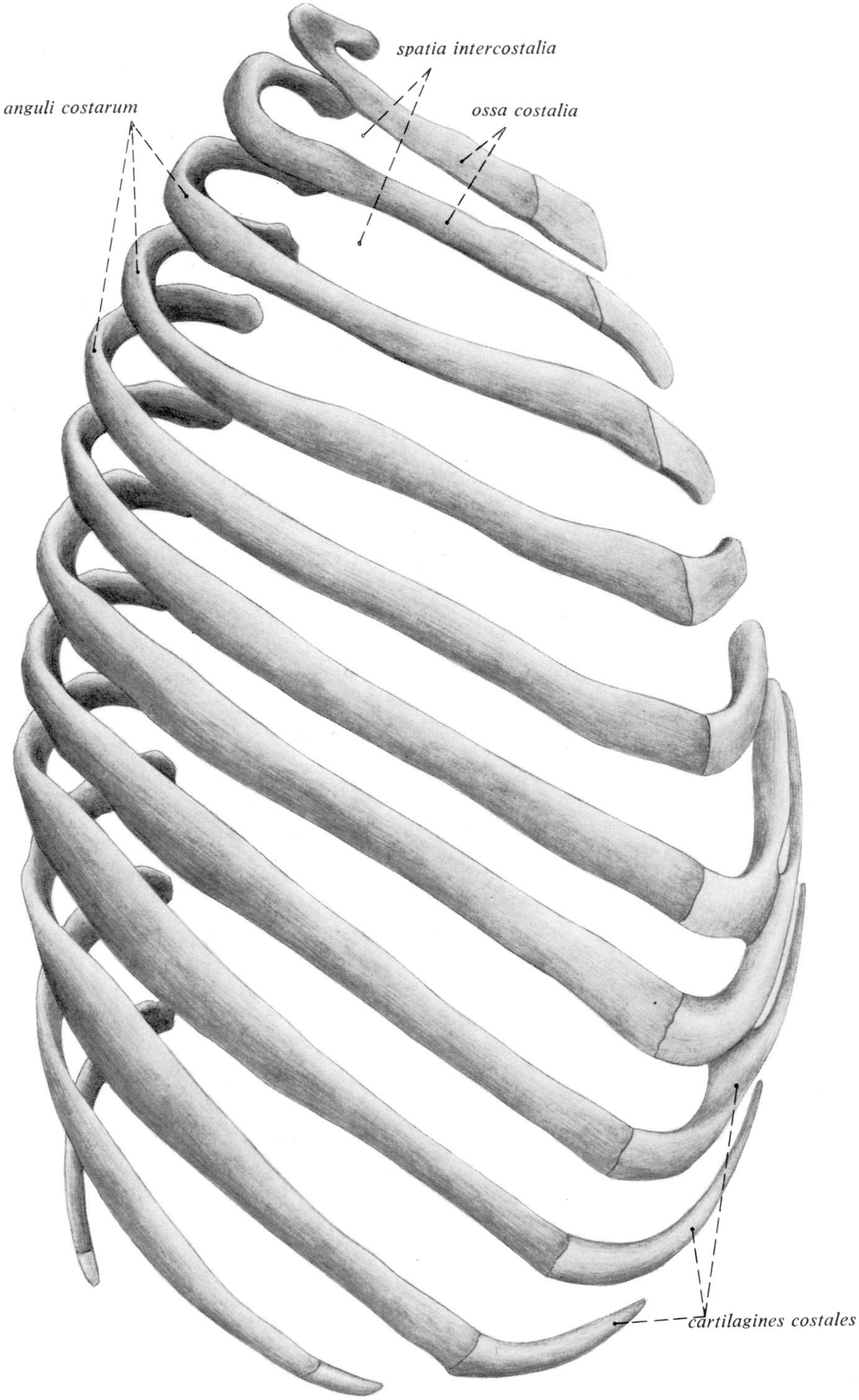

Fig. 47. Die Rippen der rechten Thoraxseite in natürlichen Abständen.

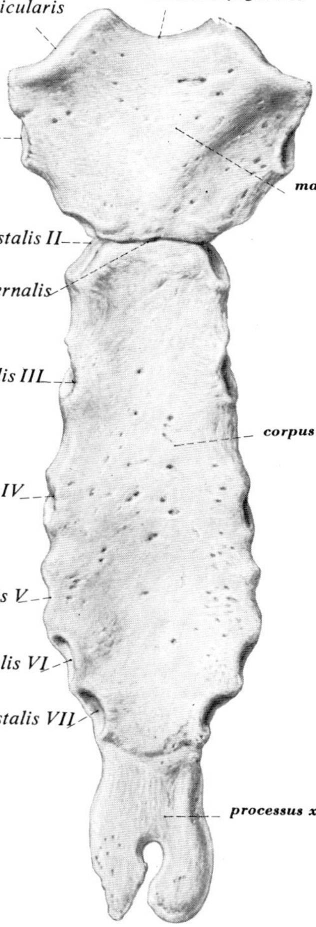

Fig. 48

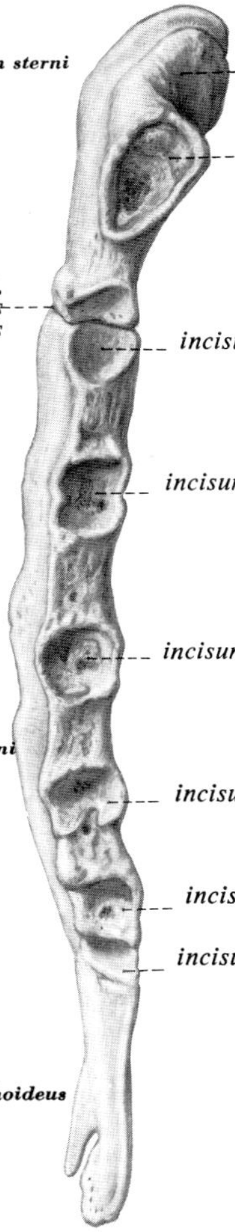

Fig. 49

Fig. 48 u. 49. Brustbein, sternum, eines Erwachsenen. Fig. 48 Ventralansicht. Fig. 49 Lateralansicht.

Fig. 50. Ansicht des median halbierten Rumpfskelets mit Schulter- und Beckengürtel (linke Hälfte) von lateral. Schultergürtelknochen, os coxae und proximales Femurstück blau.

Fig. 51. Ansicht des median halbierten Rumpfskelets mit Schulter- und Beckengürtel (linke Hälfte) von median. Schultergürtelknochen und os coxae blau.

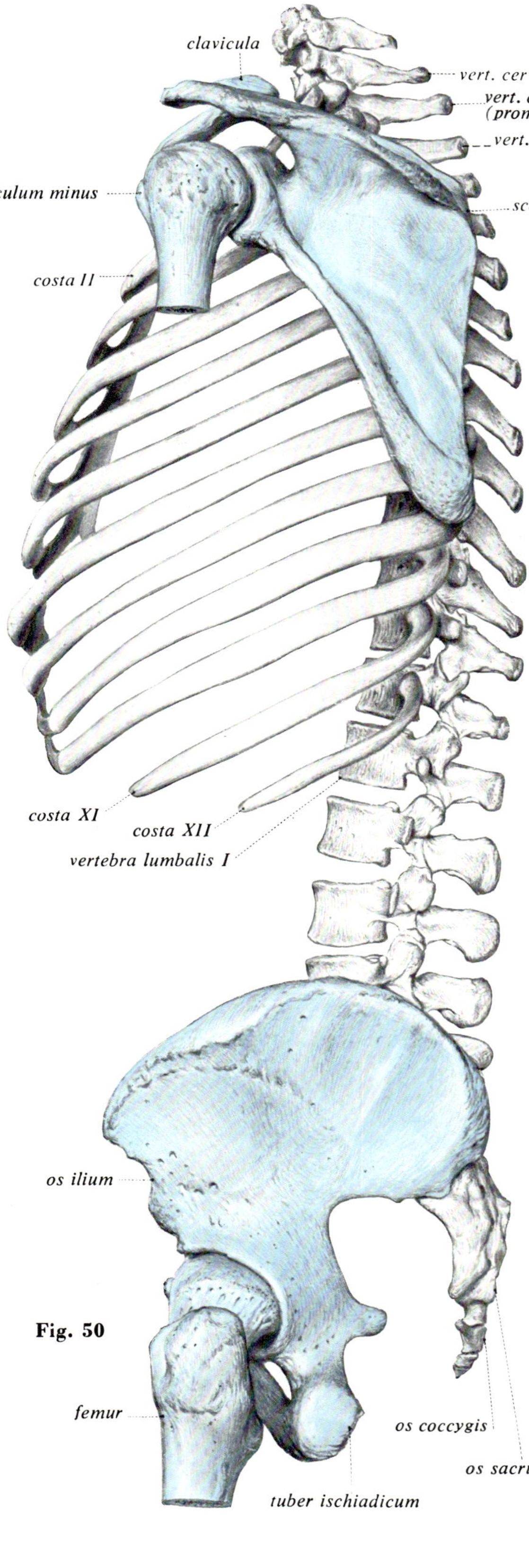
clavicula
vert. cervicalis VI
vert. cervicalis VII (prominens)
vert. thoracica I
tuberculum minus
scapula
costa II
costa XI
costa XII
vertebra lumbalis I
os ilium
femur
os coccygis
os sacrum
tuber ischiadicum

Fig. 50

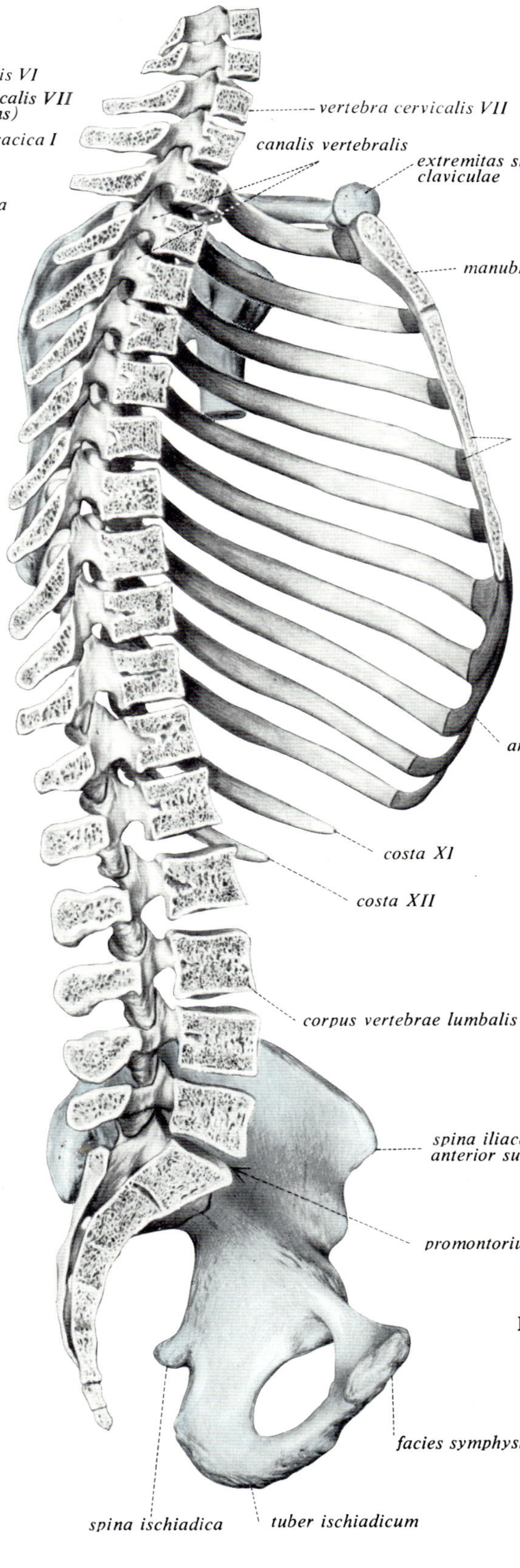
vertebra cervicalis VII
canalis vertebralis
extremitas sternalis claviculae
manubrium sterni
corpus sterni
arcus costalis
costa XI
costa XII
corpus vertebrae lumbalis III
spina iliaca anterior superior
promontorium
facies symphysialis
spina ischiadica
tuber ischiadicum

Fig. 51

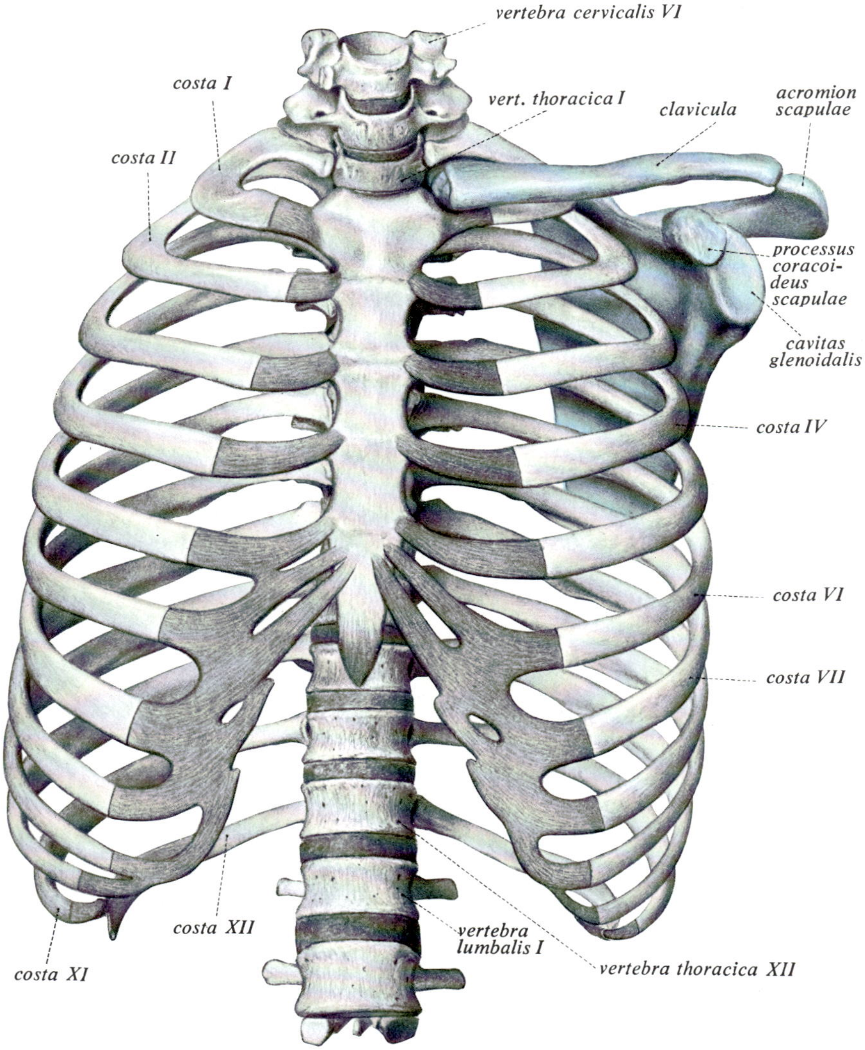

Fig. 52. Brustkorb, thorax, (leichte Inspirationsstellung) mit dem linken Schultergürtel (blau). Ventralansicht.

Beachte: Der Ansatz der 2. Rippe entspricht dem angulus sterni, d. h. der Verbindungsstelle (synchondrosis) von manubrium und corpus sterni. Dieser Querwulst am sternum ist meist unter der Haut tastbar und gestattet es, die seitlich davon gelegene 2. Rippe beim Lebenden zu bestimmen.

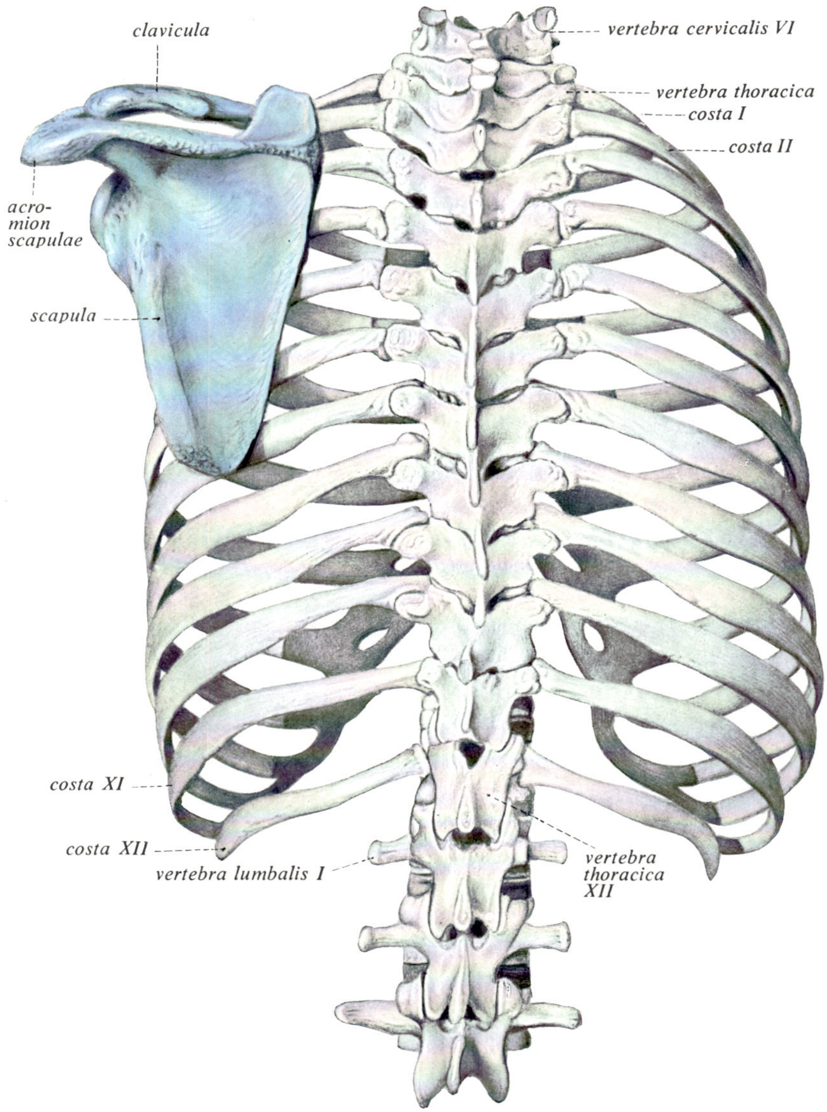

Fig. 53. Brustkorb, thorax, (leichte Inspirationsstellung) mit dem linken Schultergürtel (blau). Dorsalansicht.

Beachte: Die obere Thoraxapertur, apertura thoracis superior, wird vom 1. Brustwirbel der 1. Rippe und dem manubrium sterni mit seiner incisura jugularis begrenzt. Die untere Thoraxapertur, apertura thoracis inferior, ist vom 12. Brustwirbel, der 12. Rippe und dem knorpeligen Rippenbogen, arcus costalis, umrandet.

Knochen

Schädel

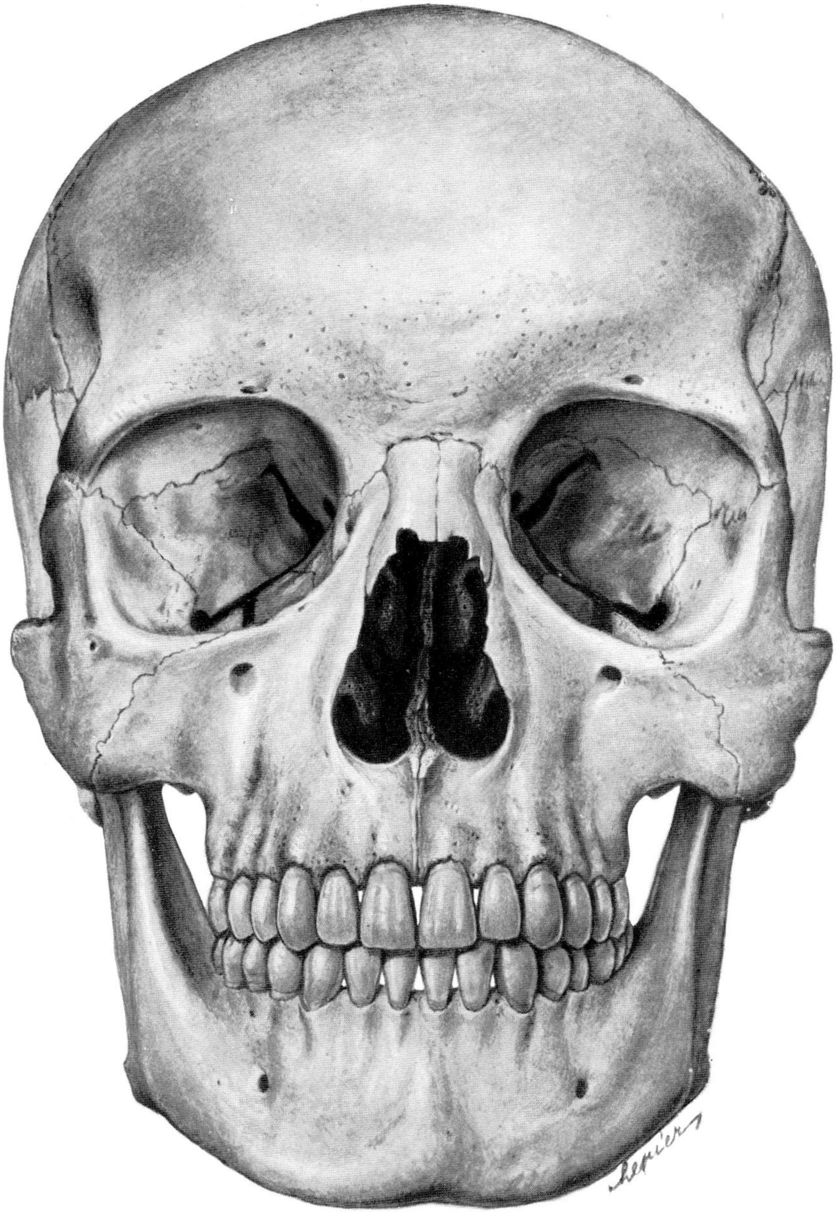

Fig. 54. Ansicht des Schädels von vorn.

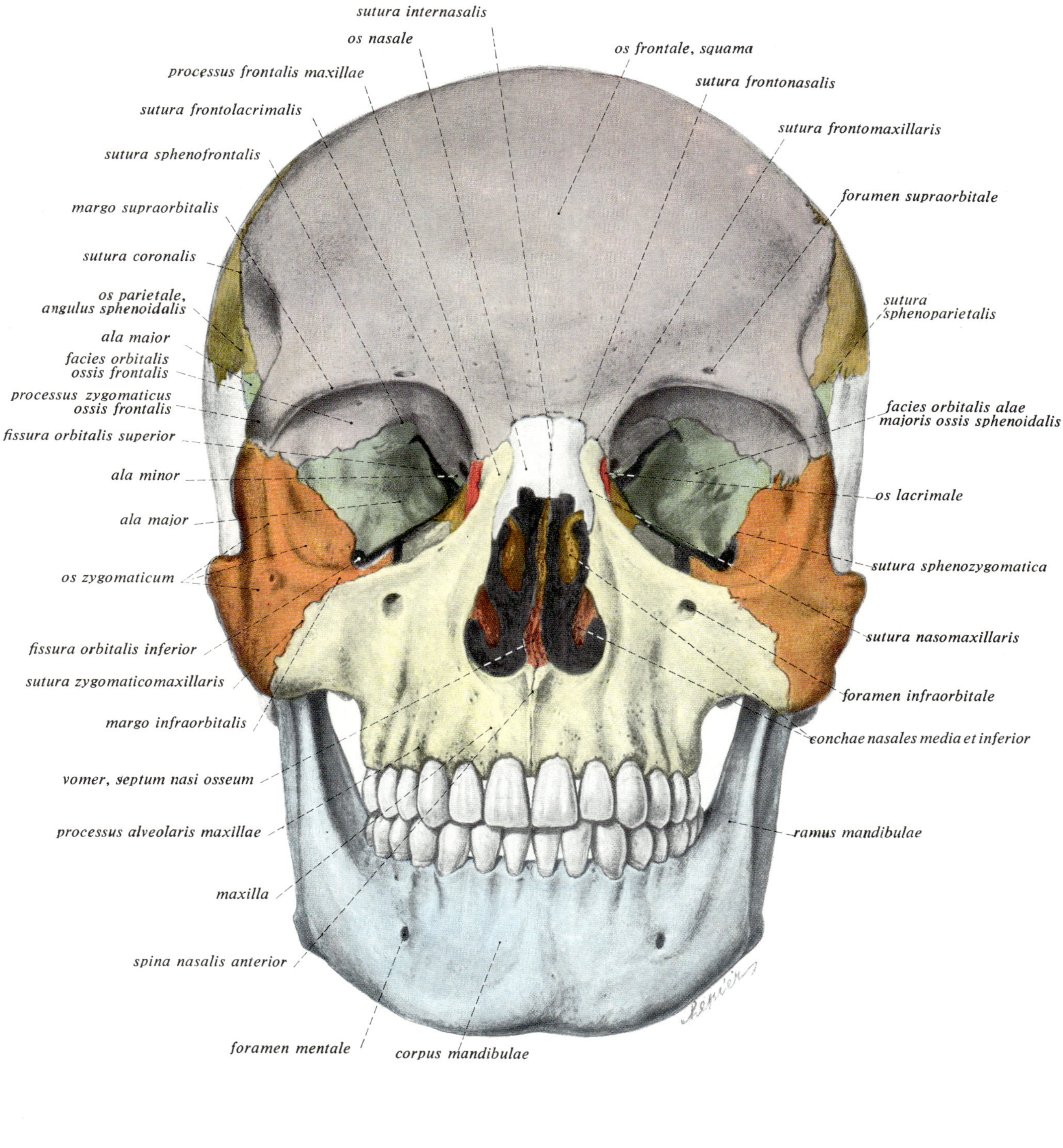

Fig. 55. Ansicht des Schädels von vorn. Die sichtbaren Knochen sind durch verschiedene Farben gegeneinander abgesetzt.

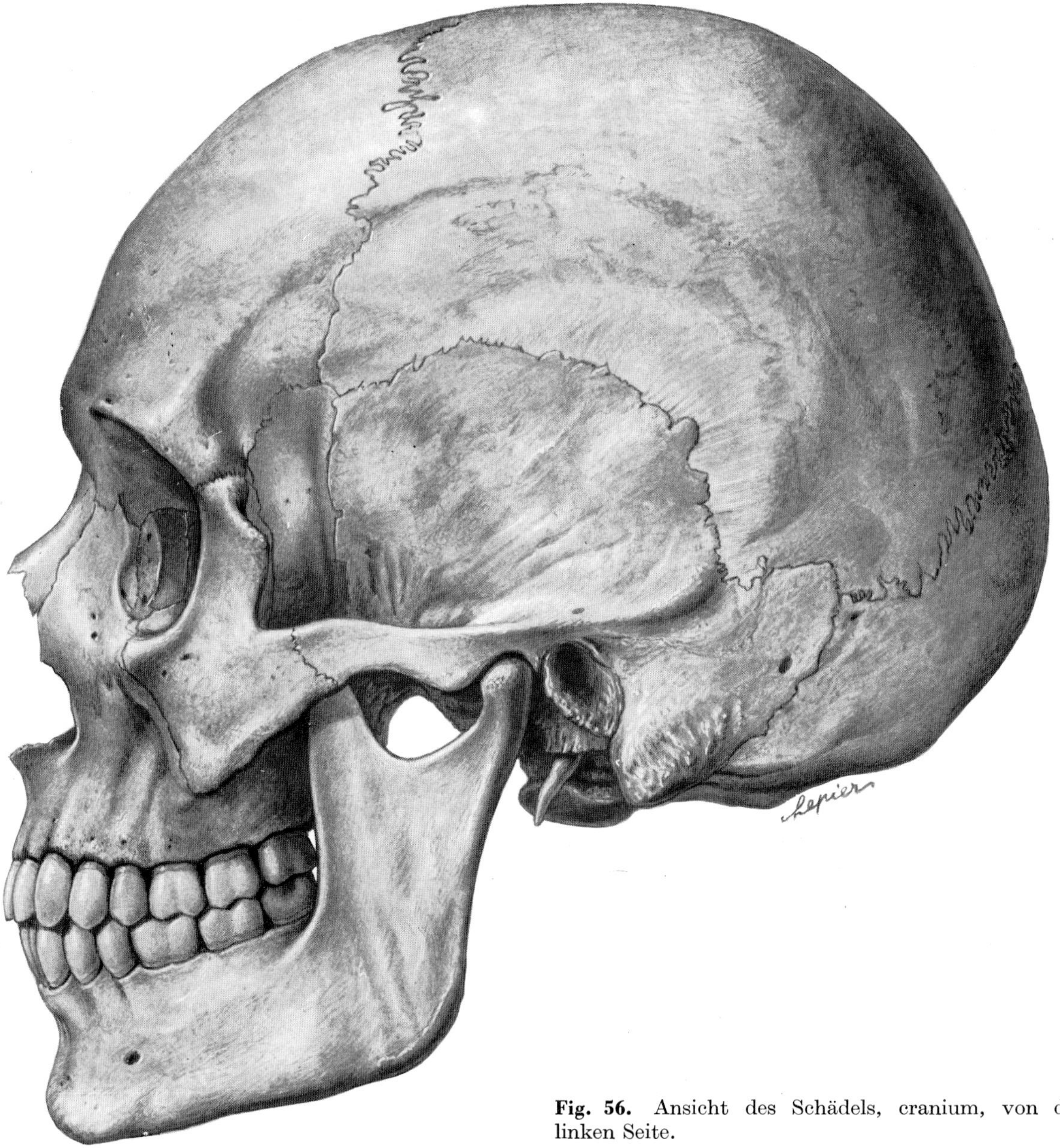

Fig. 56. Ansicht des Schädels, cranium, von der linken Seite.

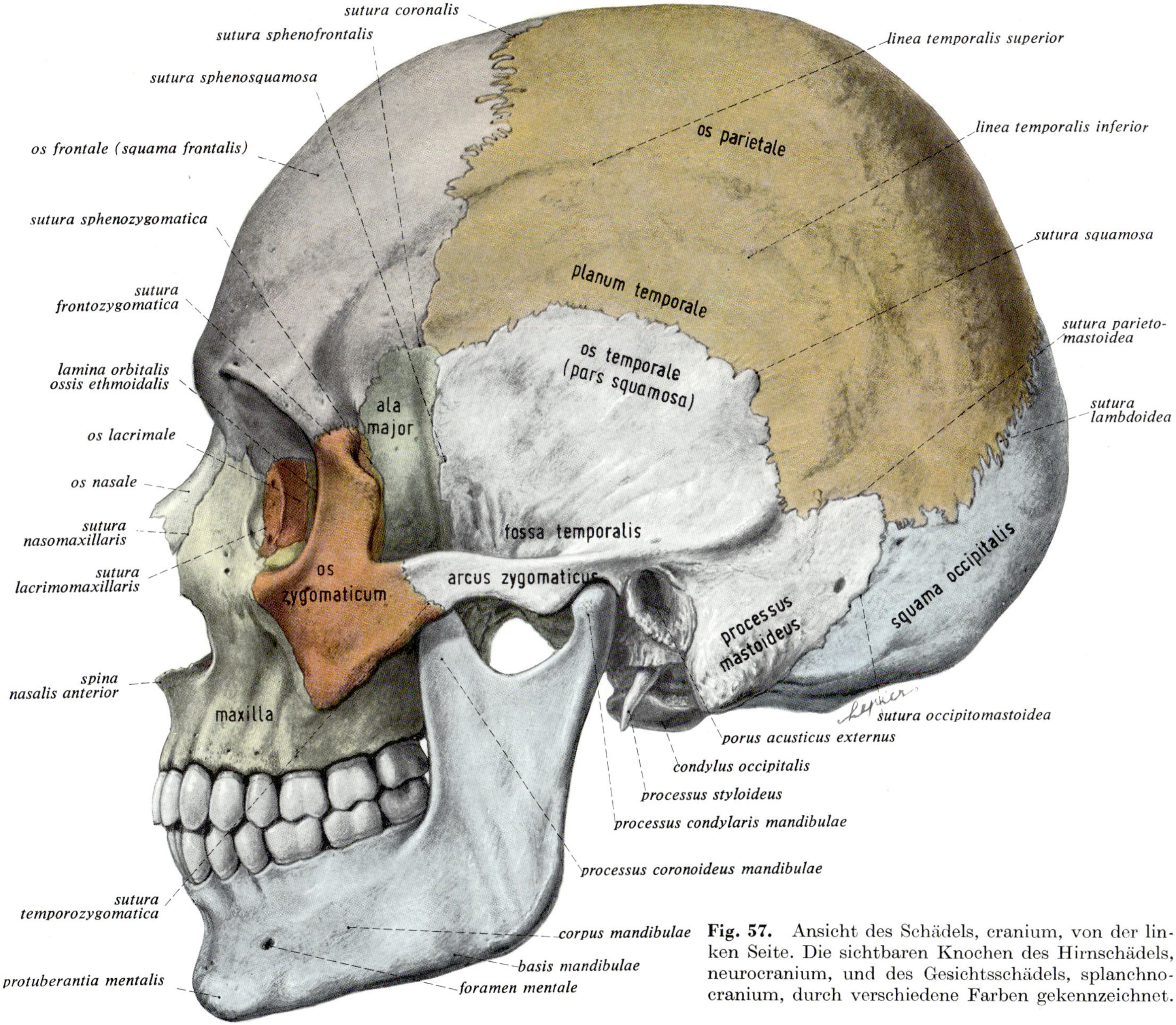

Fig. 57. Ansicht des Schädels, cranium, von der linken Seite. Die sichtbaren Knochen des Hirnschädels, neurocranium, und des Gesichtsschädels, splanchnocranium, durch verschiedene Farben gekennzeichnet.

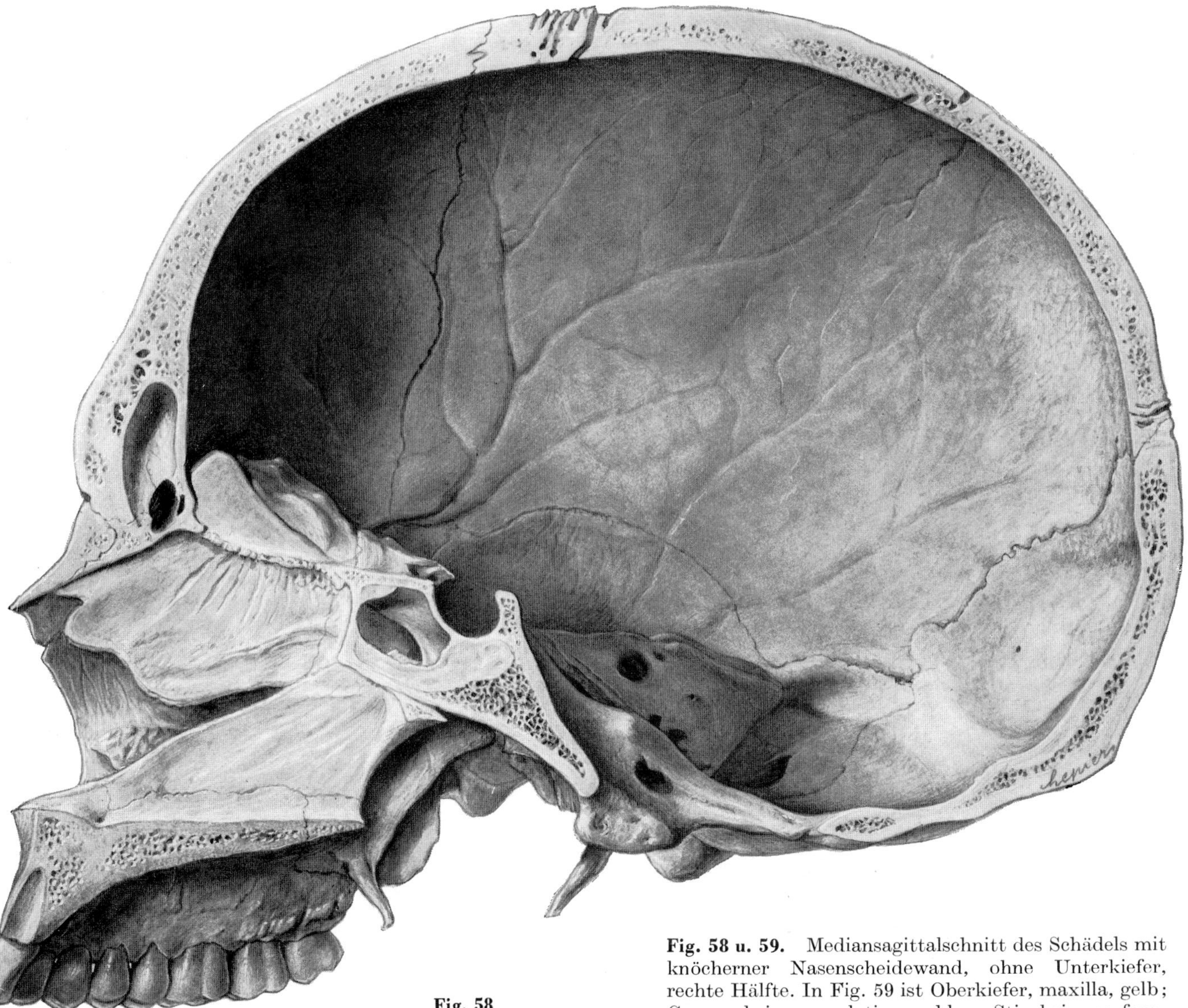

Fig. 58

Fig. 58 u. 59. Mediansagittalschnitt des Schädels mit knöcherner Nasenscheidewand, ohne Unterkiefer, rechte Hälfte. In Fig. 59 ist Oberkiefer, maxilla, gelb; Gaumenbein, os palatinum, blau; Stirnbein, os frontale, violett; Keilbein, os sphenoidale, grün; Schläfenbein, os temporale, ungefärbt; Pflugscharbein, vomer, rot; Hinterhauptsbein, os occipitale, blau; Siebbein, os ethmoidale, orange; Scheitelbein, os parietale, braun.

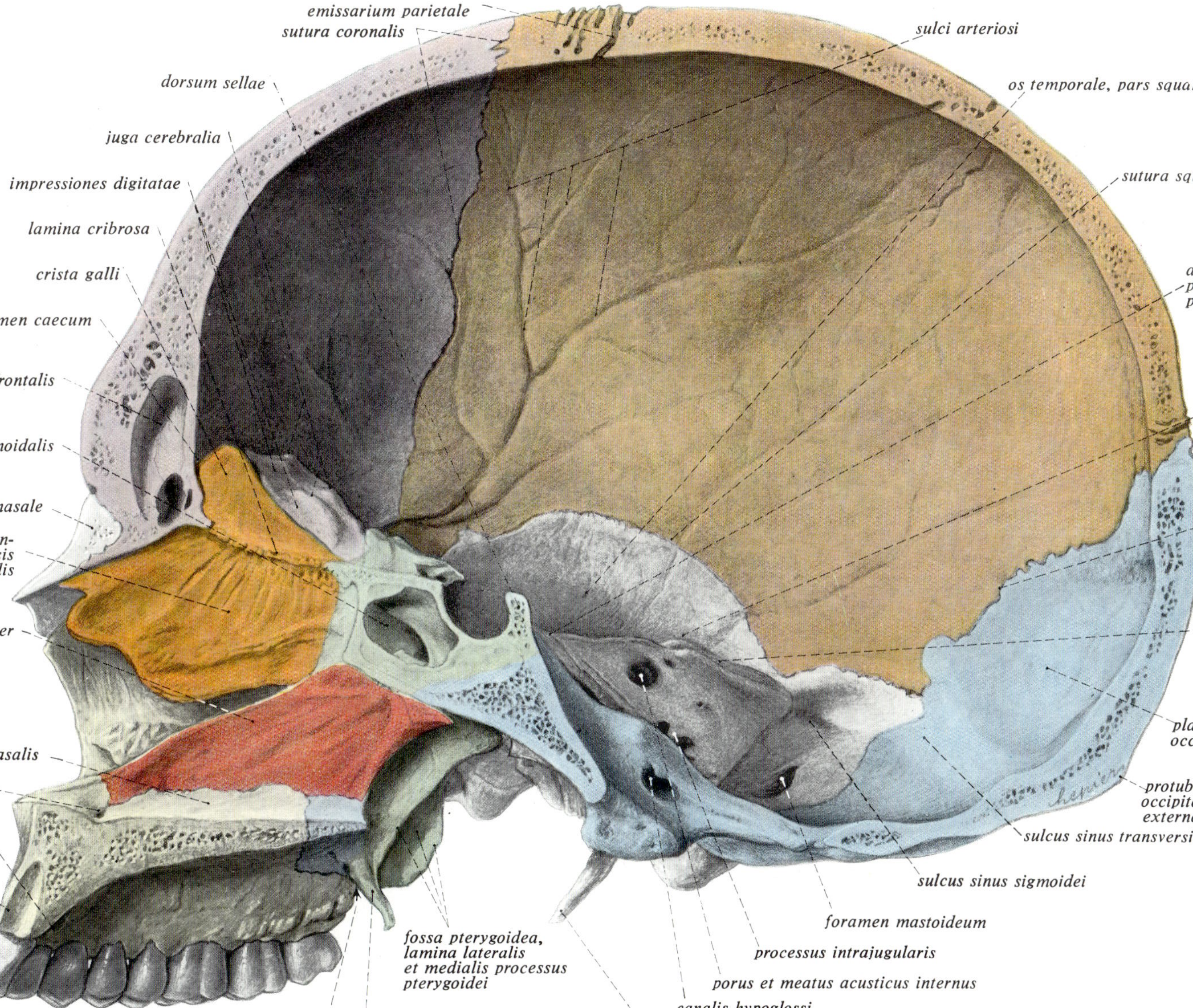
emissarium parietale
sutura coronalis
sulci arteriosi
dorsum sellae
os temporale, pars squamosa
pars orbitalis ossis frontalis
juga cerebralia
impressiones digitatae
sutura squamosa
lamina cribrosa
crista galli
apex partis petrosae
foramen caecum
sinus frontalis
eminentia arcuata
sinus sphenoidalis
os nasale
sutura lamb-doidea
lamina perpendicularis ossis ethmoidalis
septum nasi osseum
vomer
sulcus sinus petrosi sup.
planum occipitale
crista nasalis
apertura nasalis canalis incisivi
protuberantia occipitalis externa
sulcus sinus transversi
foramen incisivum
alveola dentis incisivi primi sinistri
sulcus sinus sigmoidei
foramen mastoideum
fossa pterygoidea, lamina lateralis et medialis processus pterygoidei
processus intrajugularis
porus et meatus acusticus internus
canalis hypoglossi
hamulus pterygoideus
incisura pterygoidea
processus styloideus

Fig. 59

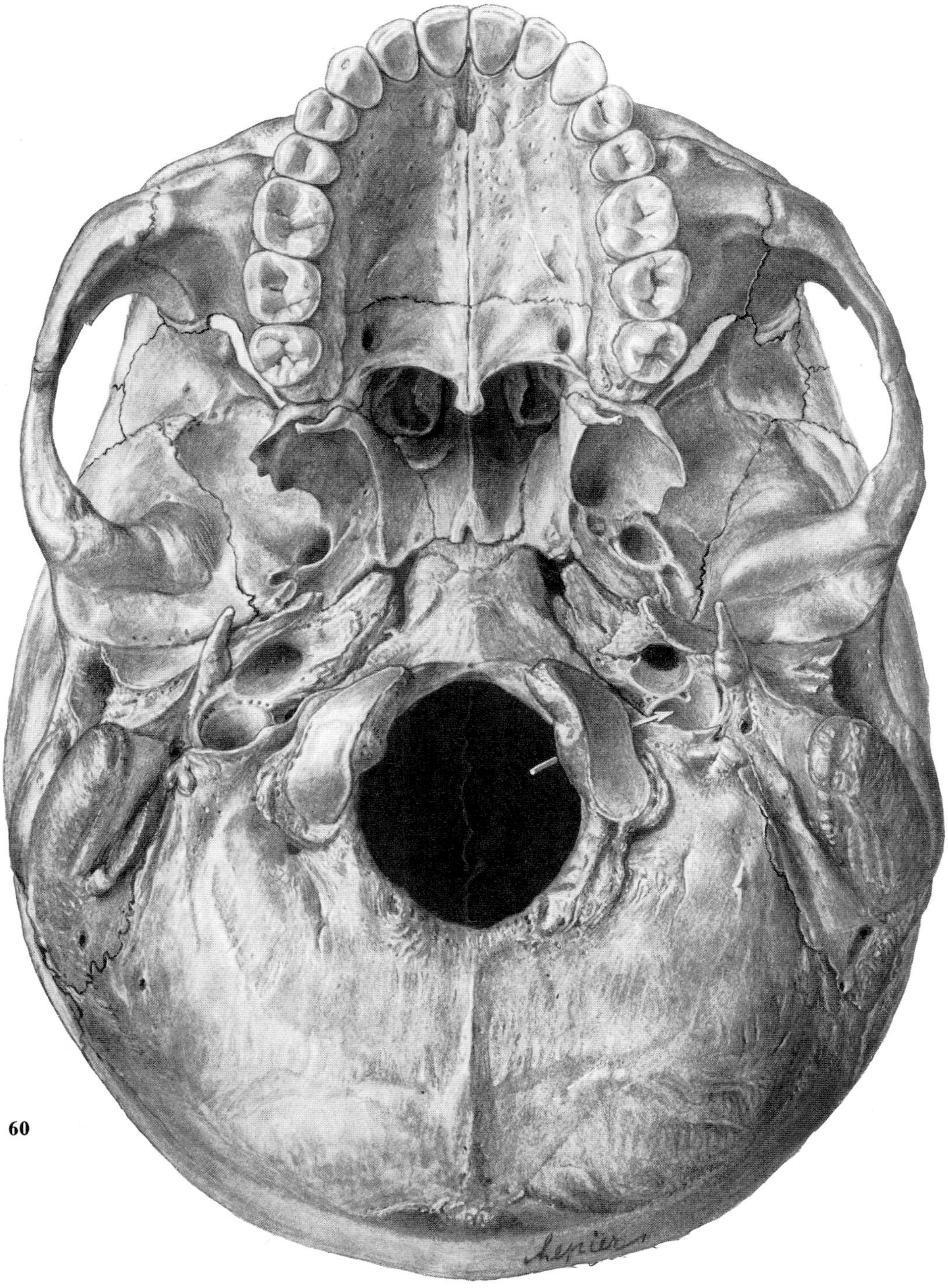

Fig. 60

Fig. 60 u. 61. Schädelbasis ohne Unterkiefer von unten, basis cranii externa. Pfeil im linken canalis hypoglossi.

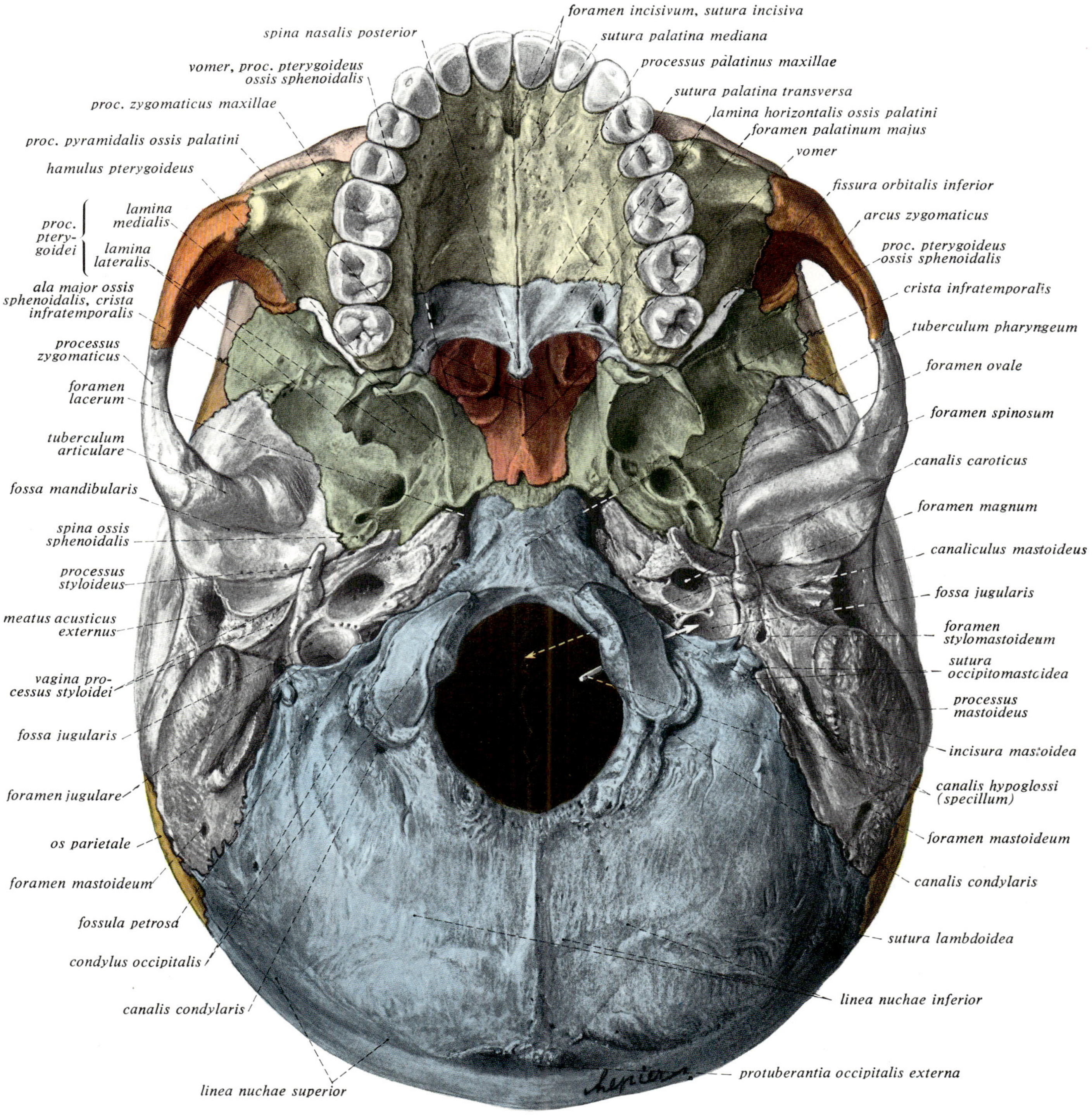
foramen incisivum, sutura incisiva
spina nasalis posterior
sutura palatina mediana
processus palatinus maxillae
vomer, proc. pterygoideus ossis sphenoidalis
sutura palatina transversa
proc. zygomaticus maxillae
lamina horizontalis ossis palatini
foramen palatinum majus
proc. pyramidalis ossis palatini
vomer
hamulus pterygoideus
fissura orbitalis inferior
proc. pterygoidei
lamina medialis
lamina lateralis
arcus zygomaticus
proc. pterygoideus ossis sphenoidalis
ala major ossis sphenoidalis, crista infratemporalis
crista infratemporalis
tuberculum pharyngeum
processus zygomaticus
foramen ovale
foramen lacerum
foramen spinosum
tuberculum articulare
canalis caroticus
fossa mandibularis
foramen magnum
spina ossis sphenoidalis
canaliculus mastoideus
processus styloideus
fossa jugularis
meatus acusticus externus
foramen stylomastoideum
sutura occipitomastoidea
vagina processus styloidei
processus mastoideus
fossa jugularis
incisura mastoidea
foramen jugulare
canalis hypoglossi (specillum)
os parietale
foramen mastoideum
foramen mastoideum
canalis condylaris
fossula petrosa
sutura lambdoidea
condylus occipitalis
linea nuchae inferior
canalis condylaris
protuberantia occipitalis externa
linea nuchae superior

Fig. 61

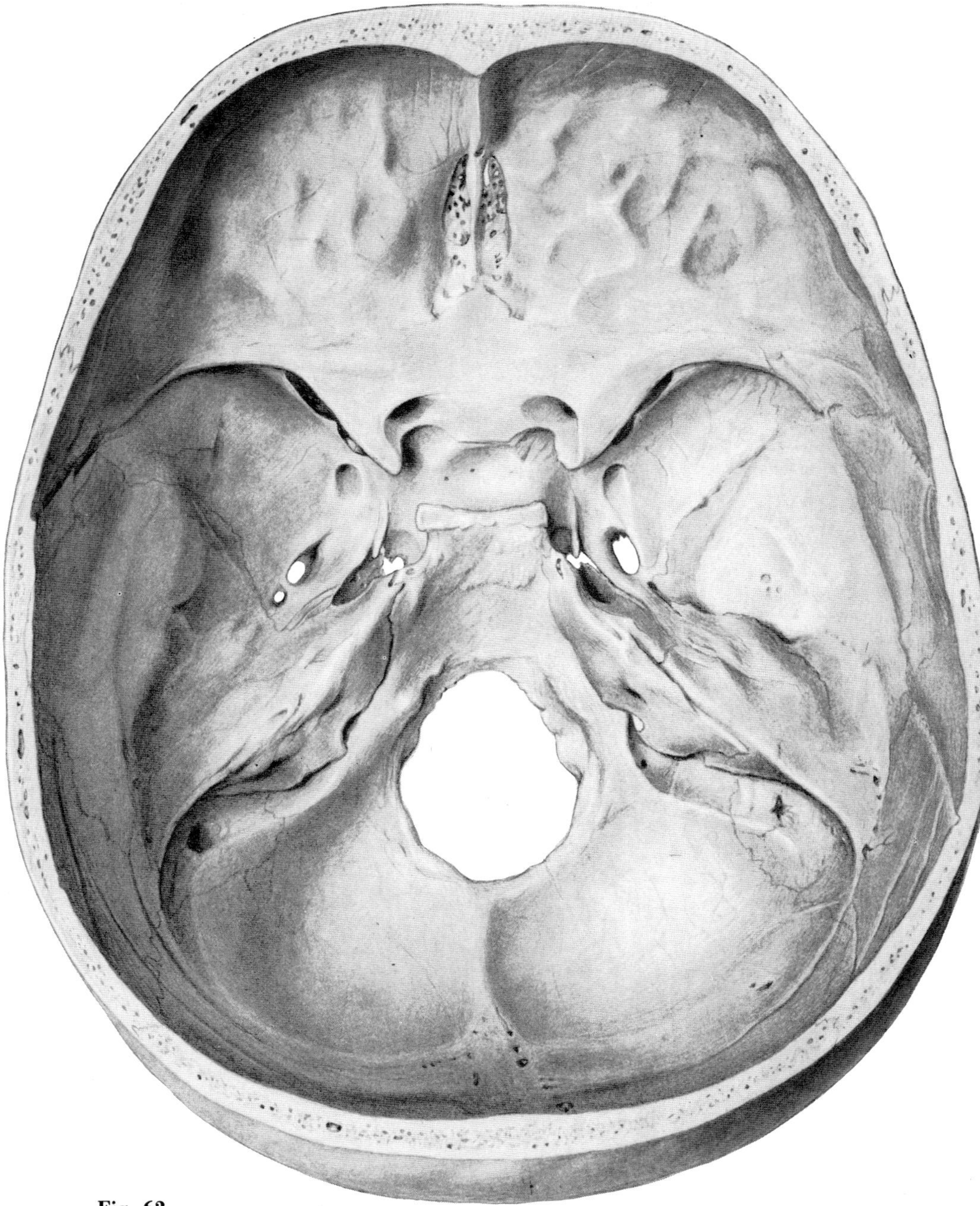

Fig. 62

Fig. 62 u. 63. Innere Schädelbasis, basis cranii interna. In Fig. 63 sind die sichtbaren Knochen durch verschiedene Farben gegeneinander abgesetzt.

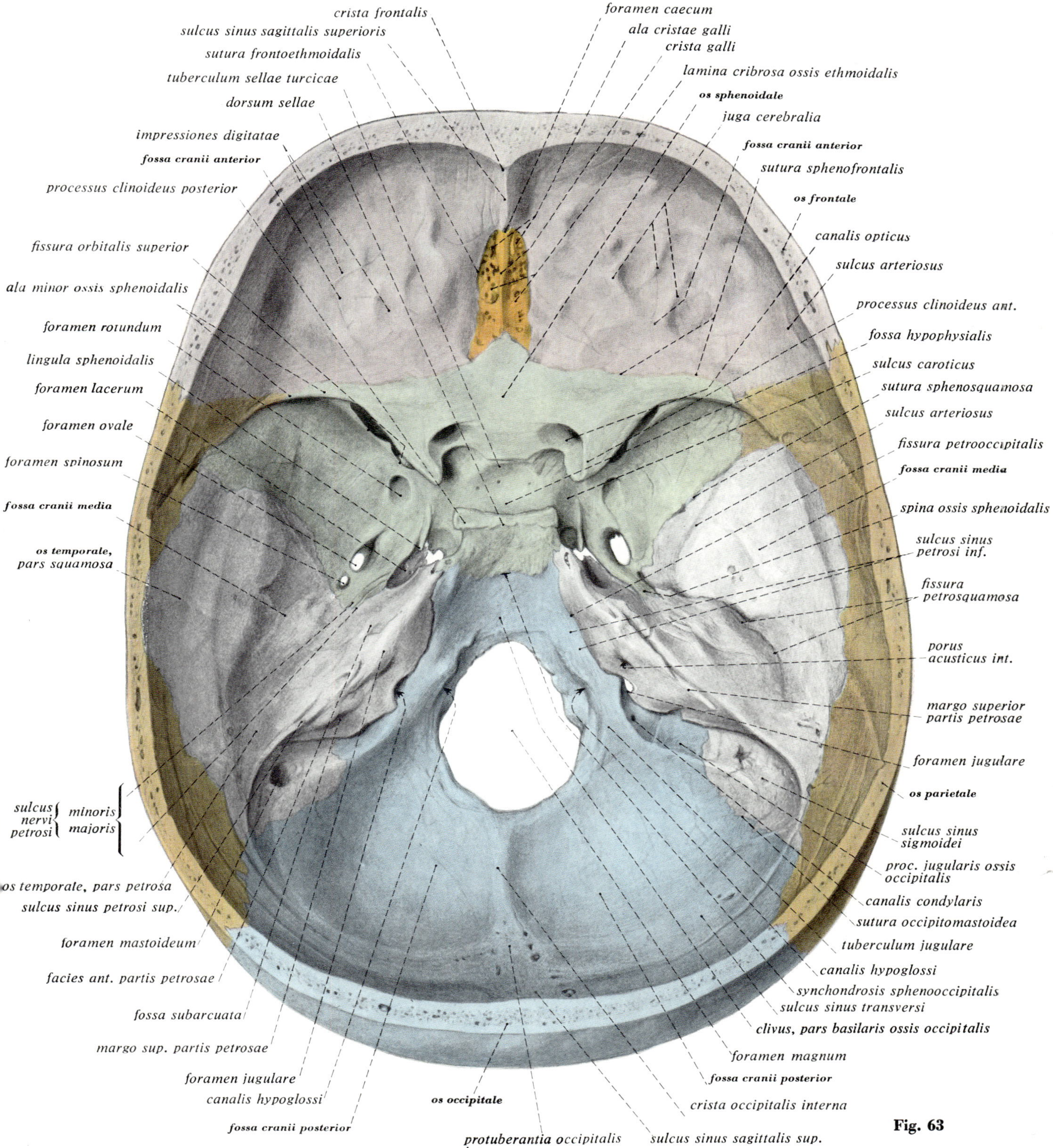
crista frontalis
sulcus sinus sagittalis superioris
sutura frontoethmoidalis
tuberculum sellae turcicae
dorsum sellae
impressiones digitatae
fossa cranii anterior
processus clinoideus posterior
fissura orbitalis superior
ala minor ossis sphenoidalis
foramen rotundum
lingula sphenoidalis
foramen lacerum
foramen ovale
foramen spinosum
fossa cranii media
os temporale, pars squamosa
sulcus nervi petrosi minoris majoris
os temporale, pars petrosa
sulcus sinus petrosi sup.
foramen mastoideum
facies ant. partis petrosae
fossa subarcuata
margo sup. partis petrosae
foramen jugulare
canalis hypoglossi
fossa cranii posterior
os occipitale
protuberantia occipitalis interna
foramen caecum
ala cristae galli
crista galli
lamina cribrosa ossis ethmoidalis
os sphenoidale
juga cerebralia
fossa cranii anterior
sutura sphenofrontalis
os frontale
canalis opticus
sulcus arteriosus
processus clinoideus ant.
fossa hypophysialis
sulcus caroticus
sutura sphenosquamosa
sulcus arteriosus
fissura petrooccipitalis
fossa cranii media
spina ossis sphenoidalis
sulcus sinus petrosi inf.
fissura petrosquamosa
porus acusticus int.
margo superior partis petrosae
foramen jugulare
os parietale
sulcus sinus sigmoidei
proc. jugularis ossis occipitalis
canalis condylaris
sutura occipitomastoidea
tuberculum jugulare
canalis hypoglossi
synchondrosis sphenooccipitalis
sulcus sinus transversi
clivus, pars basilaris ossis occipitalis
foramen magnum
fossa cranii posterior
crista occipitalis interna
sulcus sinus sagittalis sup.

Fig. 63

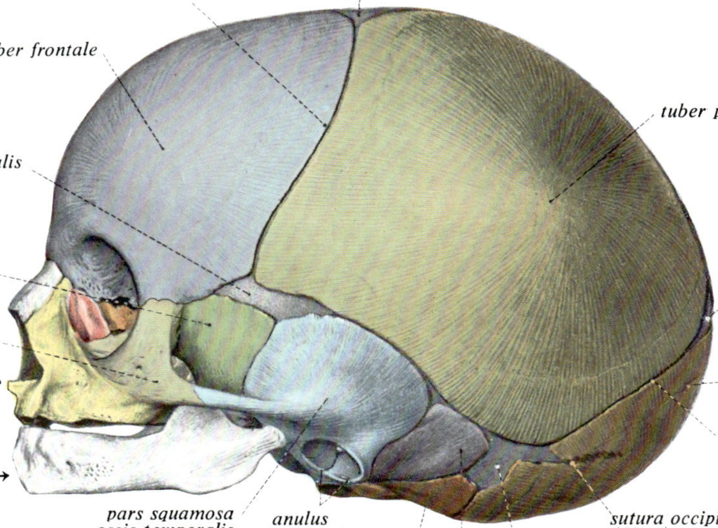

Fig. 64

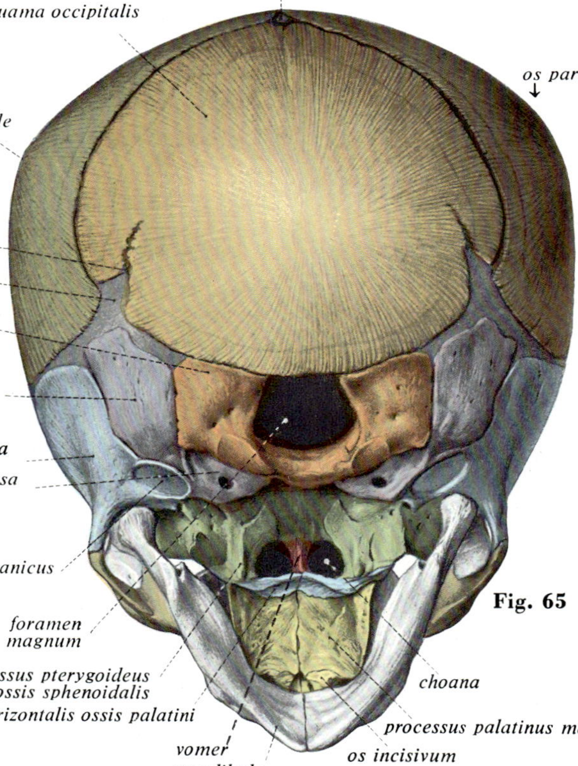

Fig. 65

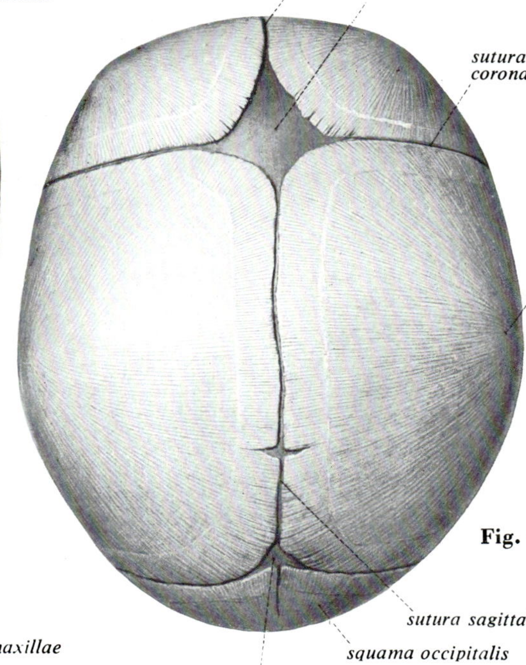

Fig. 66

Fig. 64–66. Schädel, cranium, eines Neugeborenen. Fig. 64 Seitenansicht. Fig. 65 Ansicht von hinten und unten. Fig. 66 Ansicht von oben.

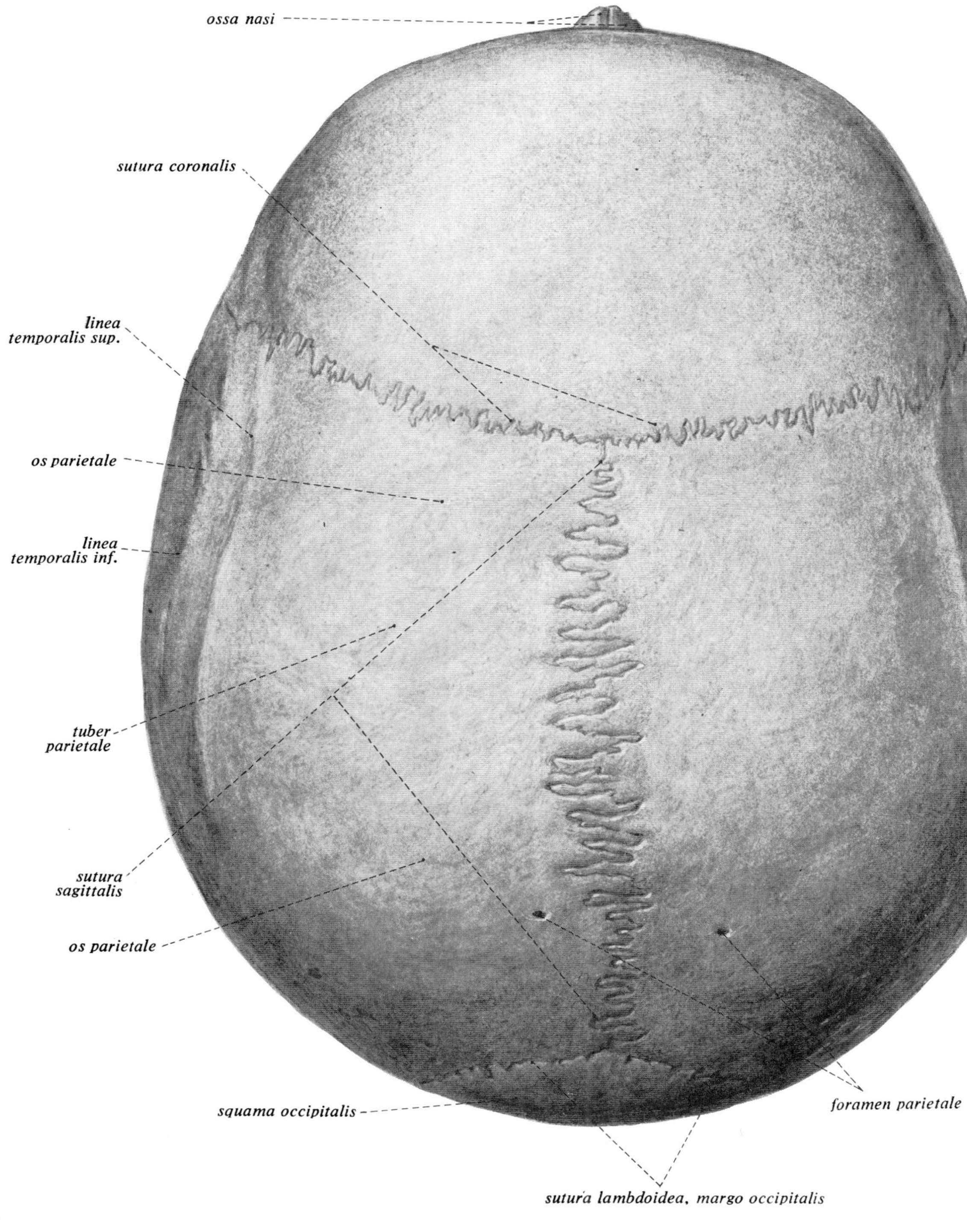

Fig. 67. Schädeldach, calvaria, von oben.

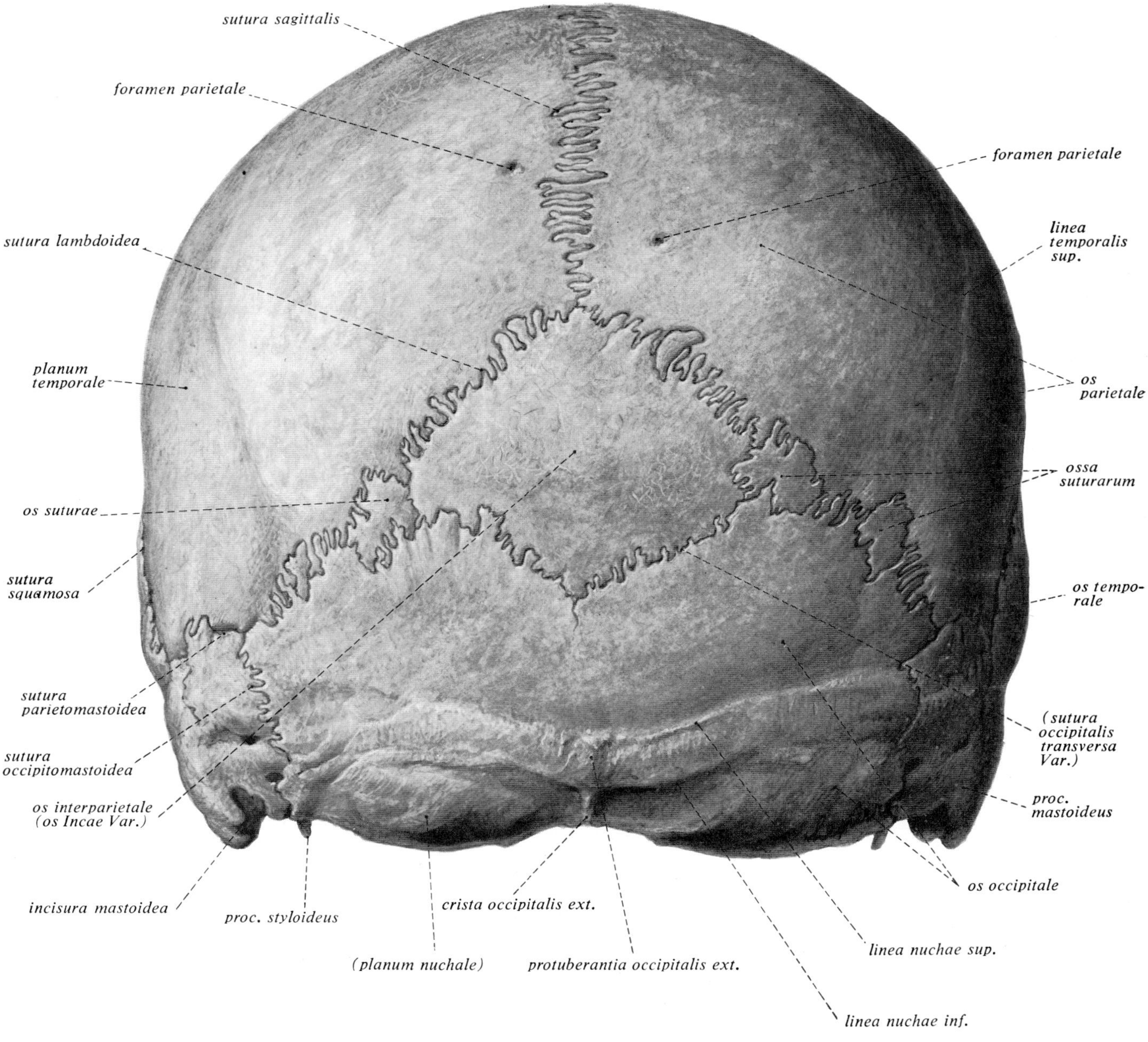

Fig. 68. Ansicht des Schädels, cranium, von dorsal. Knochennähte, mehrere Naht- oder Schaltknochen. Nähte noch wenig verknöchert. Sogenanntes Inkabein, os interparietale.

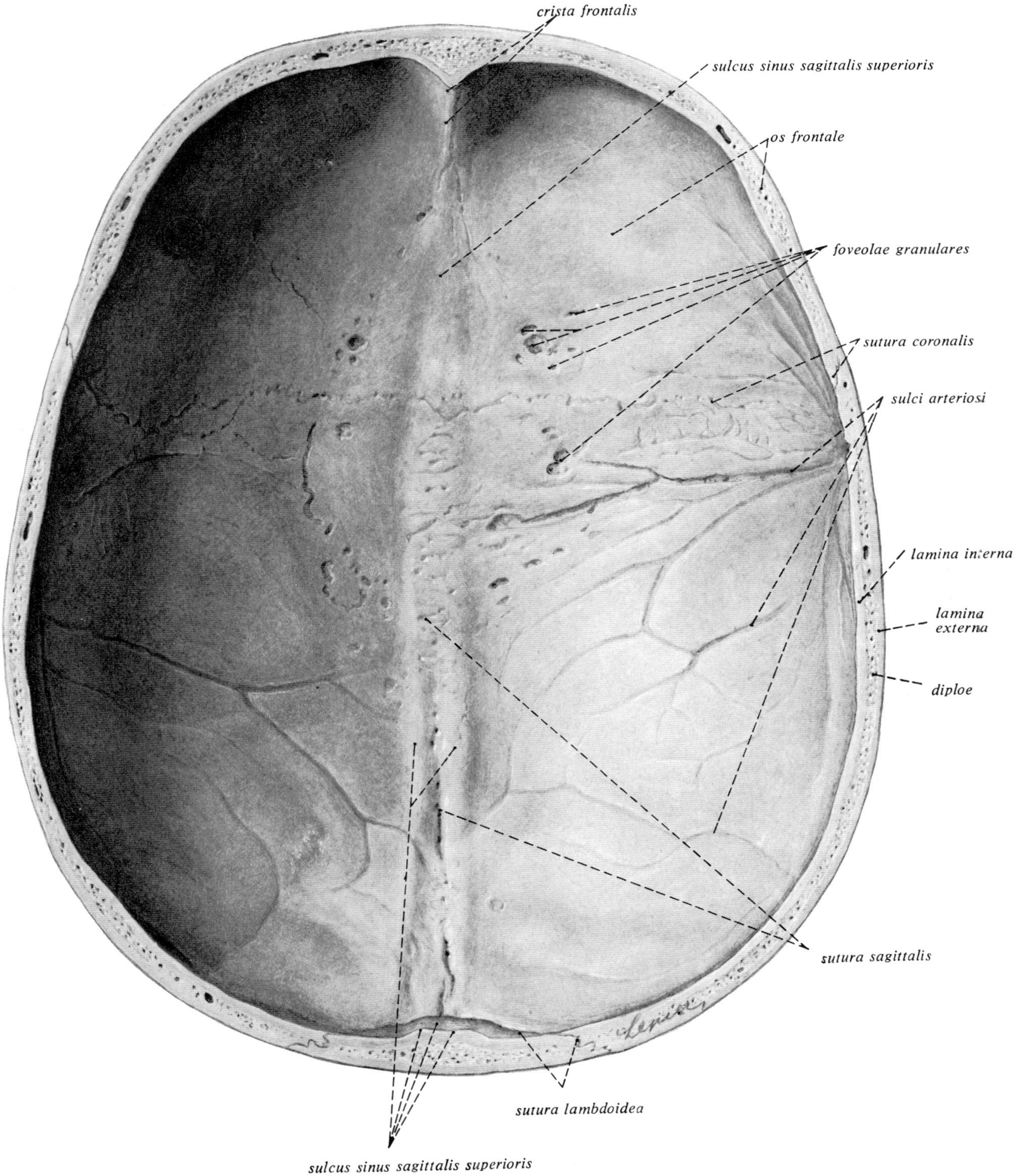

Fig. 69. Innenansicht des Schädeldaches, calvaria.

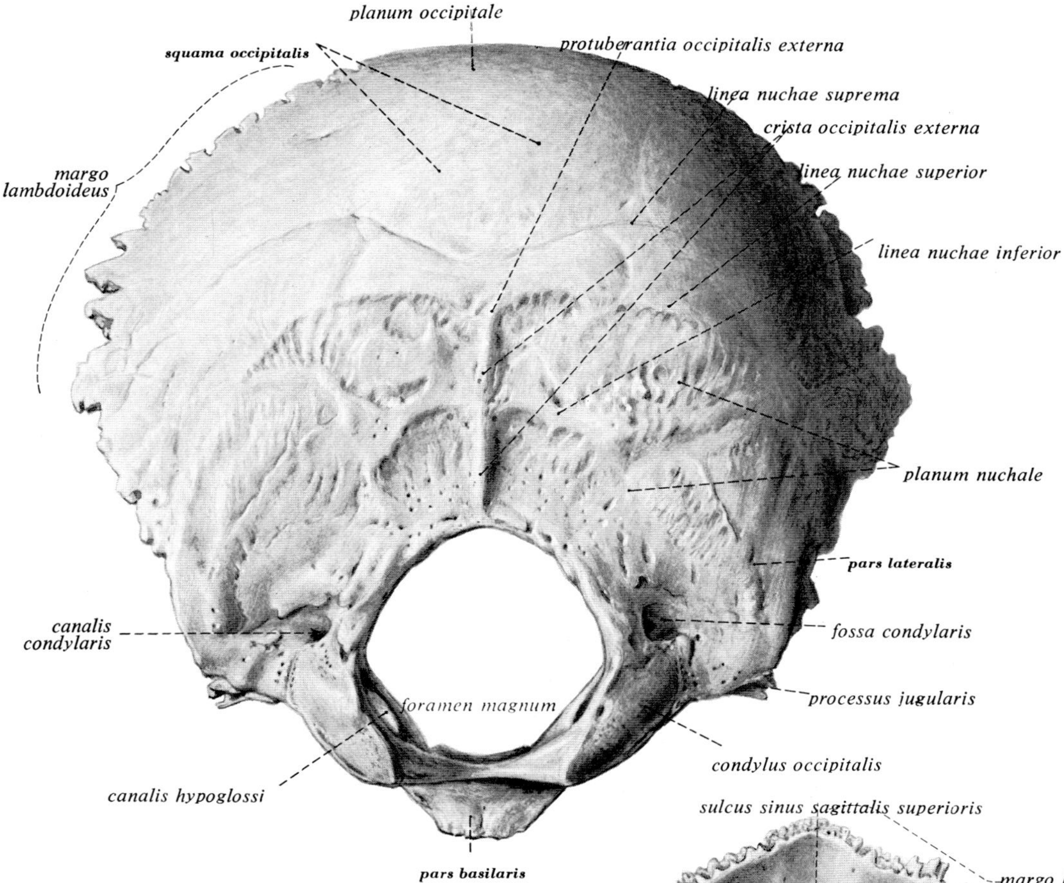

Fig. 70. Hinterhauptsbein, os occipitale, von hinten (außen).

Fig. 71. Hinterhauptsbein, os occipitale. Ansicht von innen.

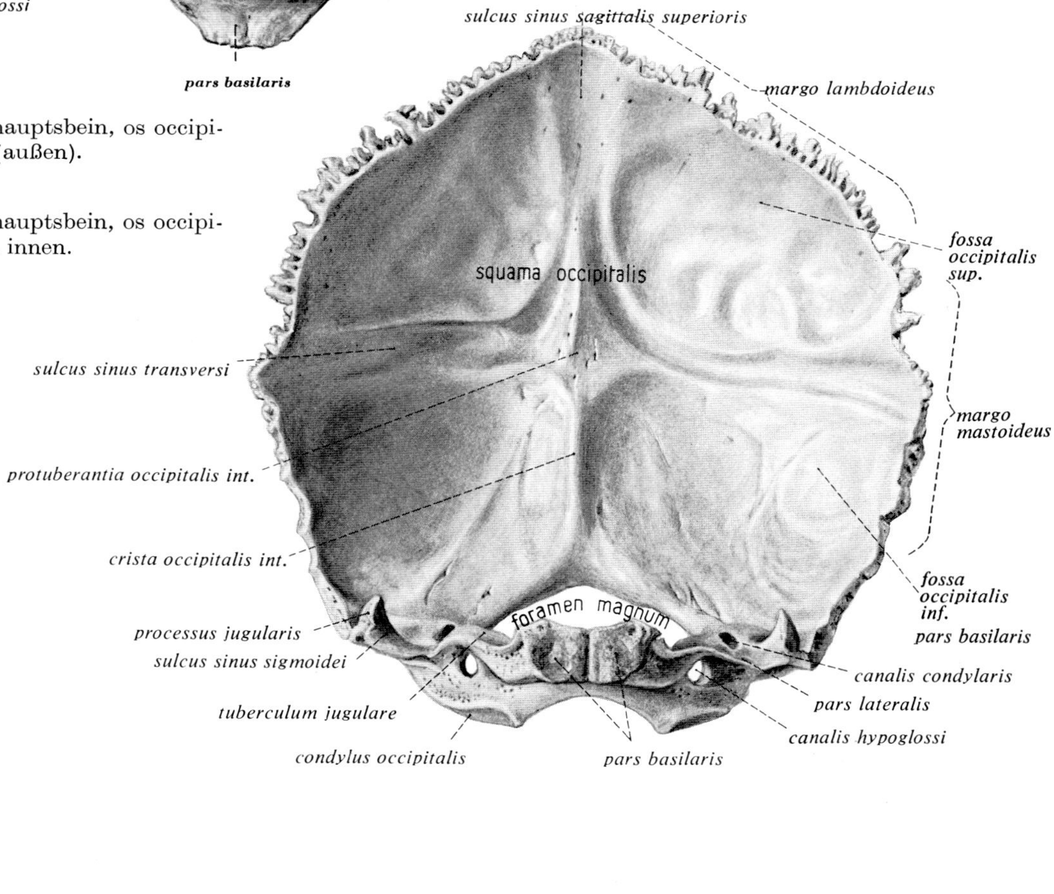

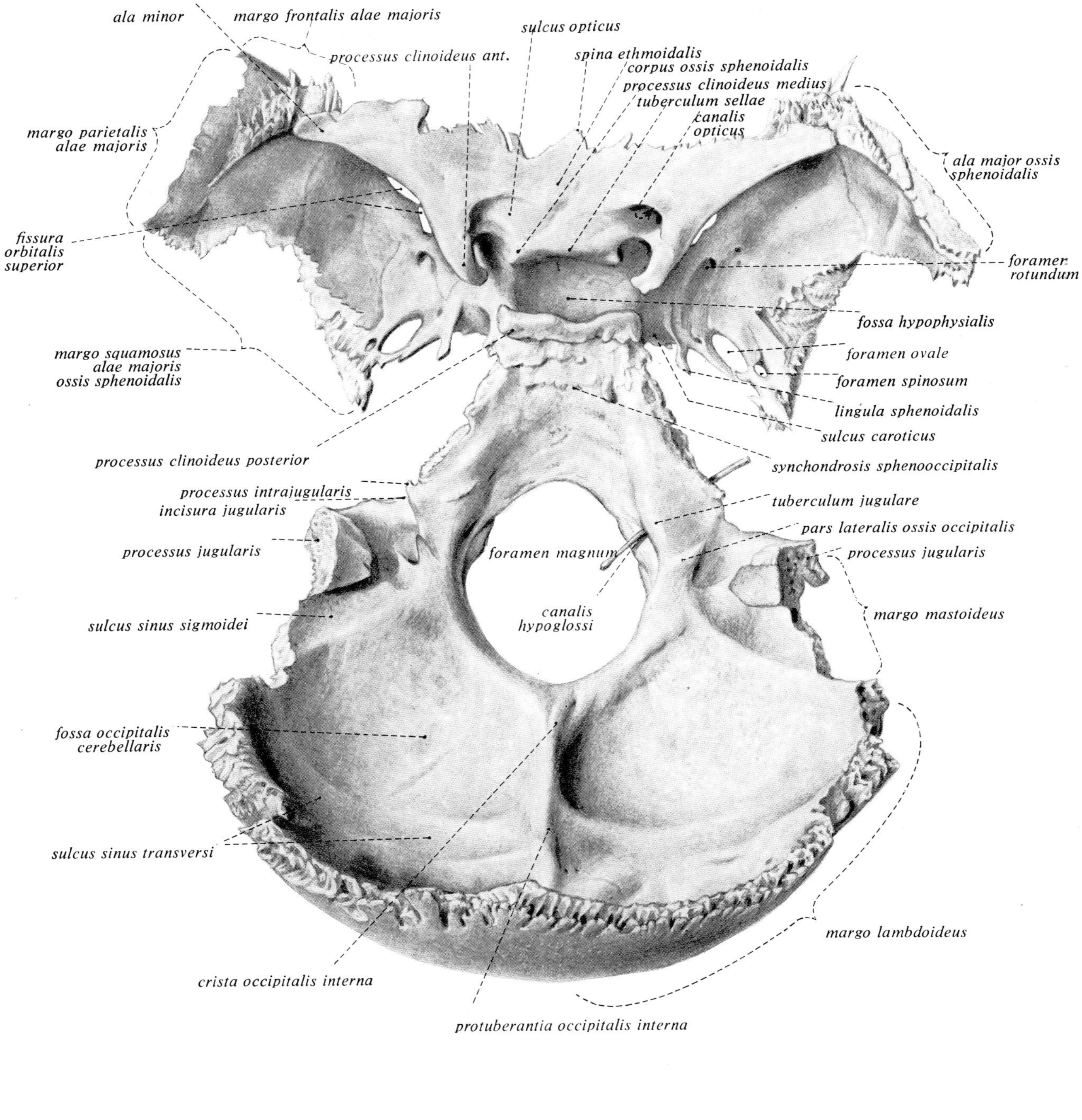

Fig. 72. Hinterhaupts- und Keilbein, os occipitale und os sphenoidale. Innenansicht. Da es sich um Knochen eines jugendlichen Erwachsenen handelt, sind noch Reste des synchondrosis sphenooccipitalis vorhanden. Die pars petrosa des Schläfenbeins in den Buchten zwischen os occipitale und os sphenoidale ist nicht abgebildet.

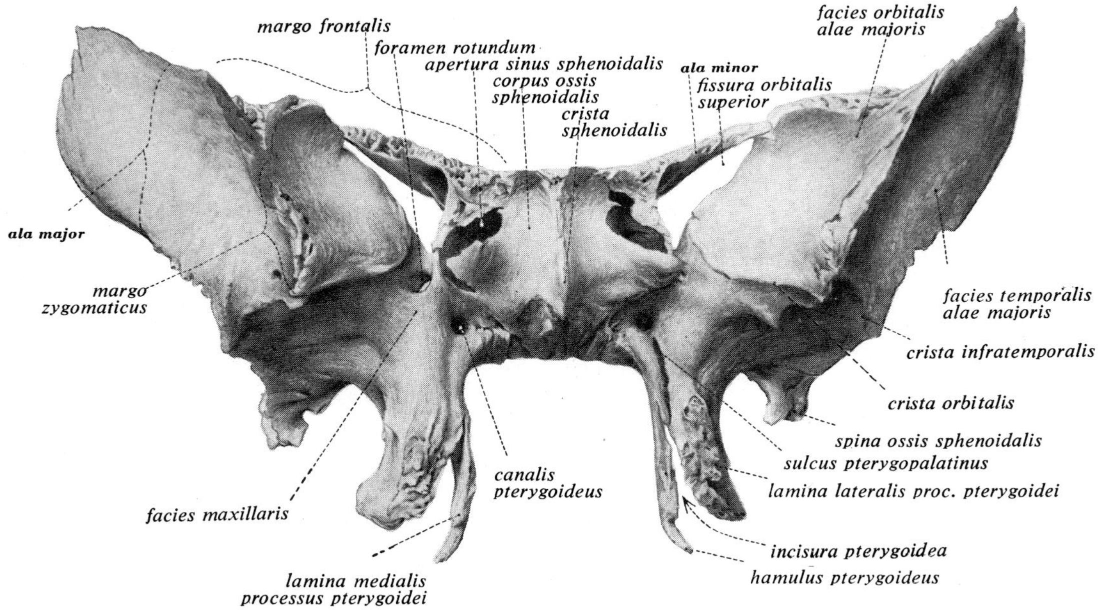

Fig. 73. Keilbein, os sphenoidale, Ansicht von ventral.

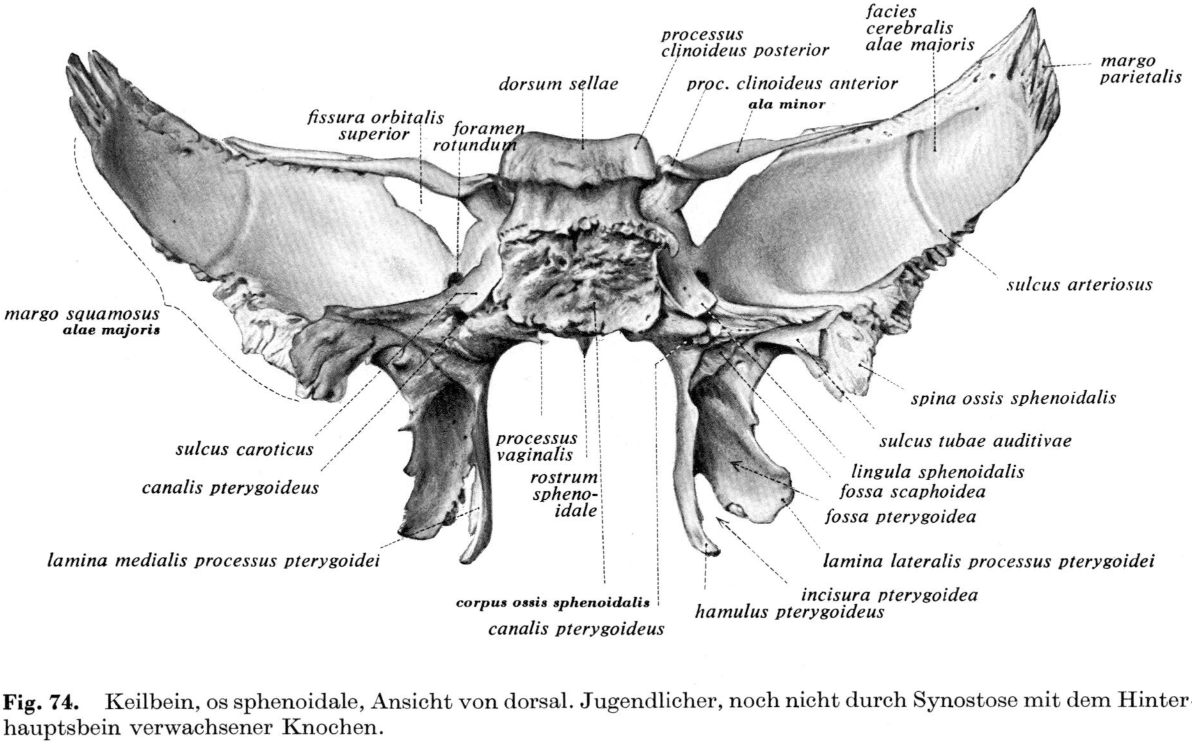

Fig. 74. Keilbein, os sphenoidale, Ansicht von dorsal. Jugendlicher, noch nicht durch Synostose mit dem Hinterhauptsbein verwachsener Knochen.

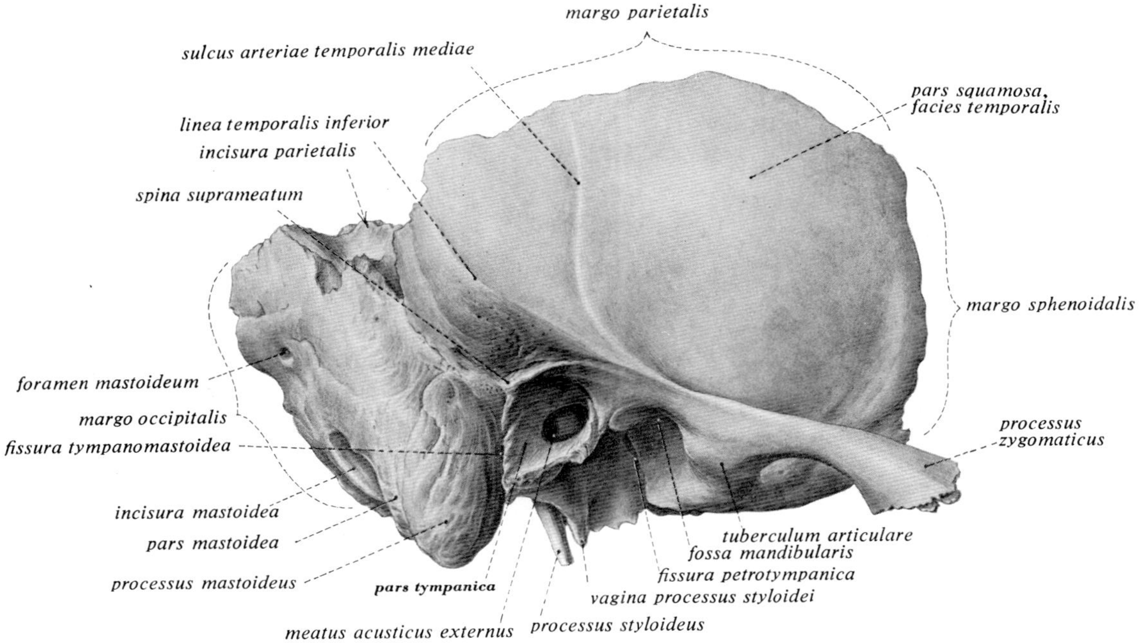

Fig. 75

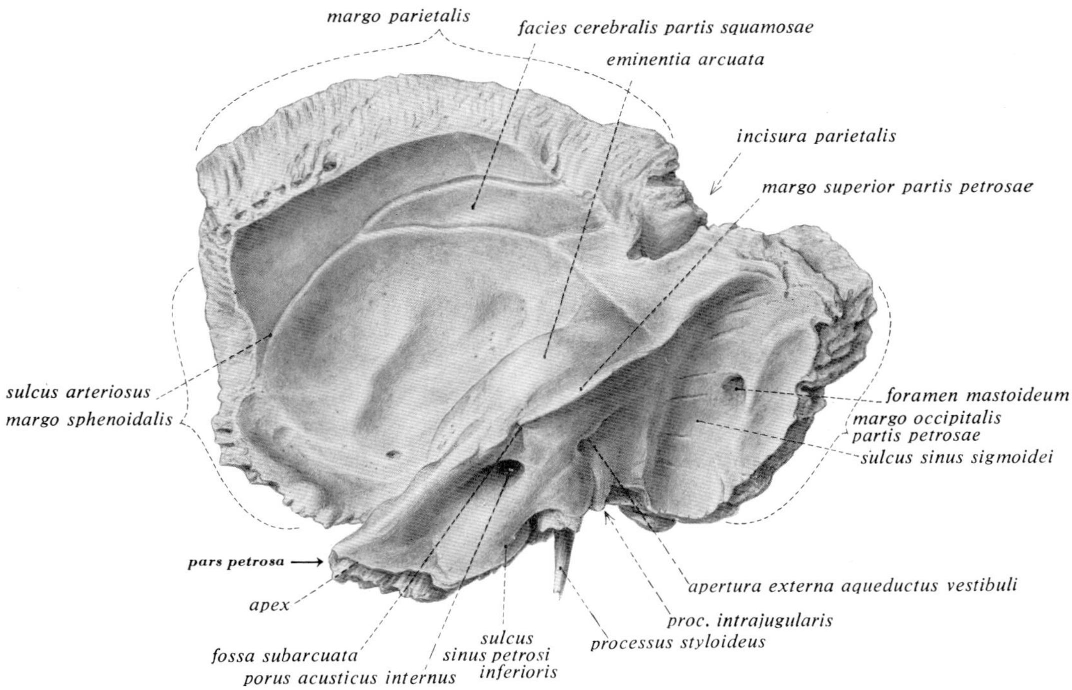

Fig. 76

Fig. 75 u. 76. Rechtes Schläfenbein, os temporale. Fig. 75 Außenansicht, Fig. 76 Innenansicht.

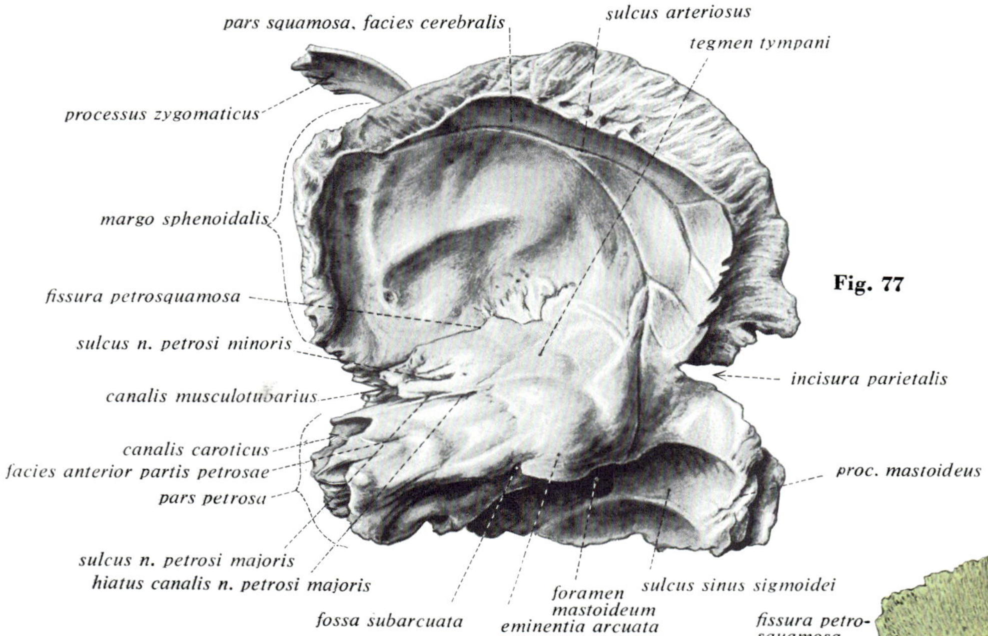

Fig. 77

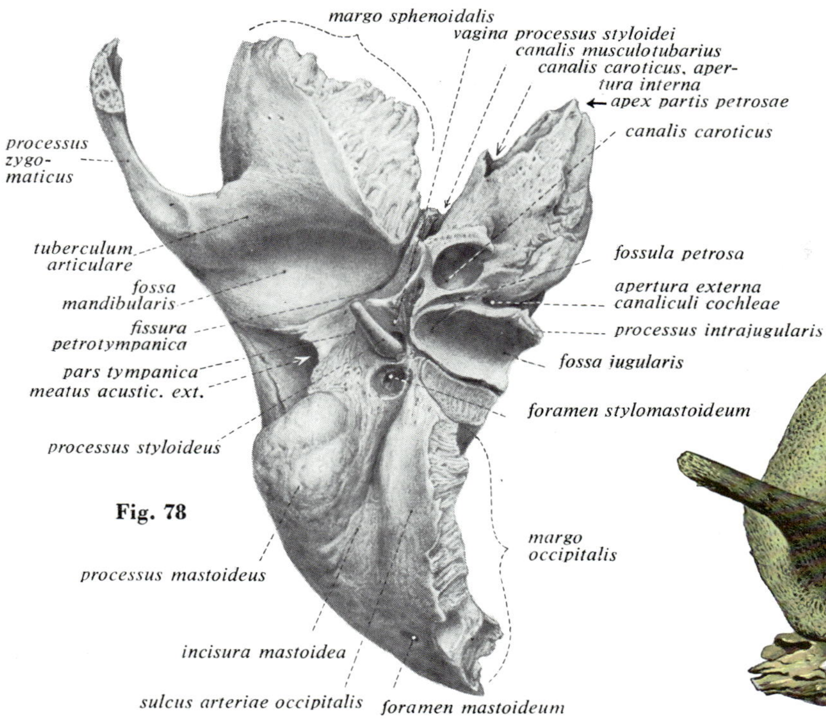

Fig. 78

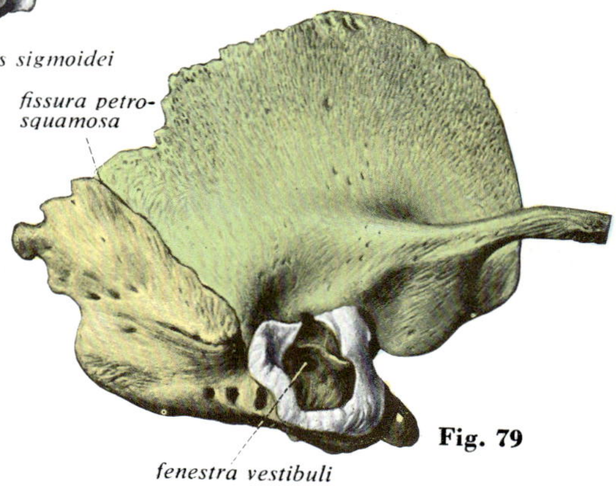

Fig. 79

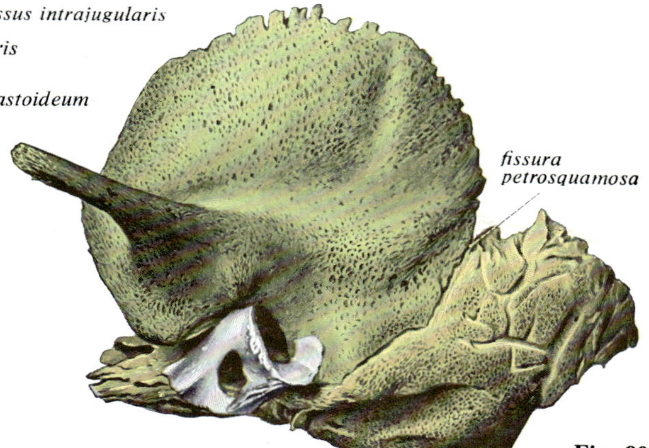

Fig. 80

Fig. 77. Rechtes Schläfenbein, os temporale, Innenansicht (von der Spitze der Pyramide).
Fig. 78. Rechtes Schläfenbein, os temporale, Ansicht von unten.
Fig. 79 u. 80. Rechtes bzw. linkes Schläfenbein, os temporale, eines Neugeborenen. In Fig. 79 und 80 sind die pars squamosa grün, die pars petrosa gelb, die pars tympanica grau dargestellt.

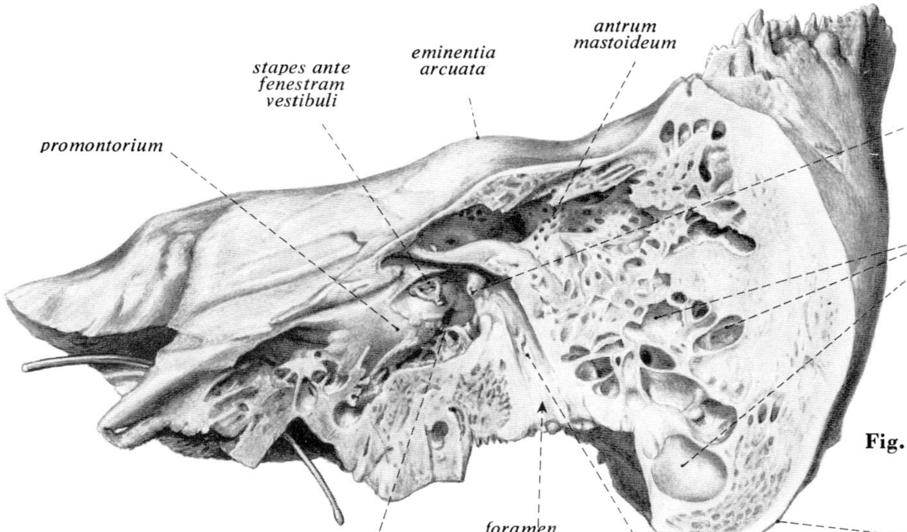

Fig. 81

Fig. 81–84. Sägeschnitte des Schläfenbeins, os temporale. Fig. 81 linkes Schläfenbein, von medial, Sonde im canalis caroticus, Fig. 82 laterale Hälfte.

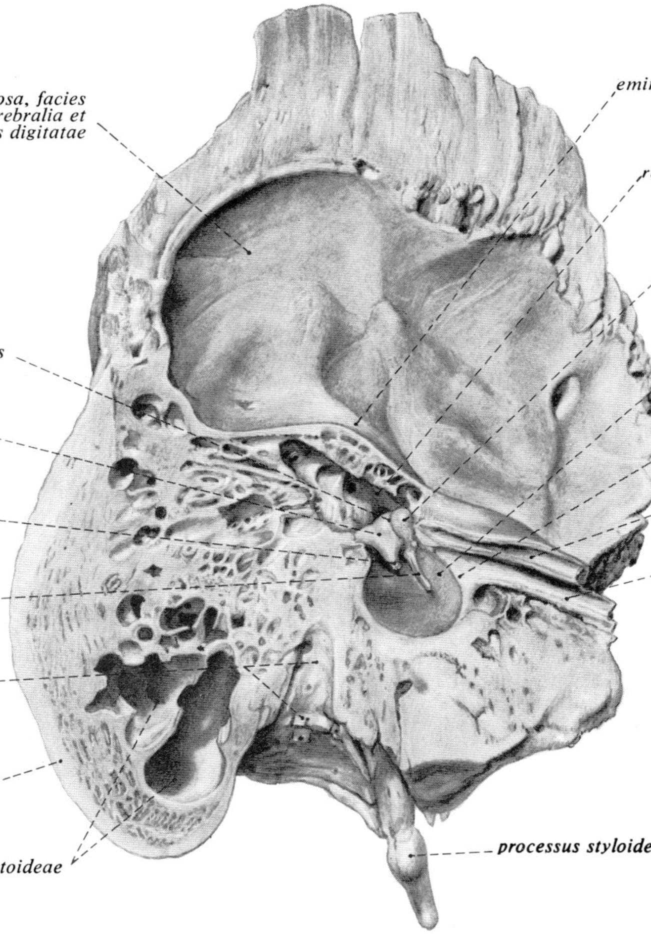

Fig. 82

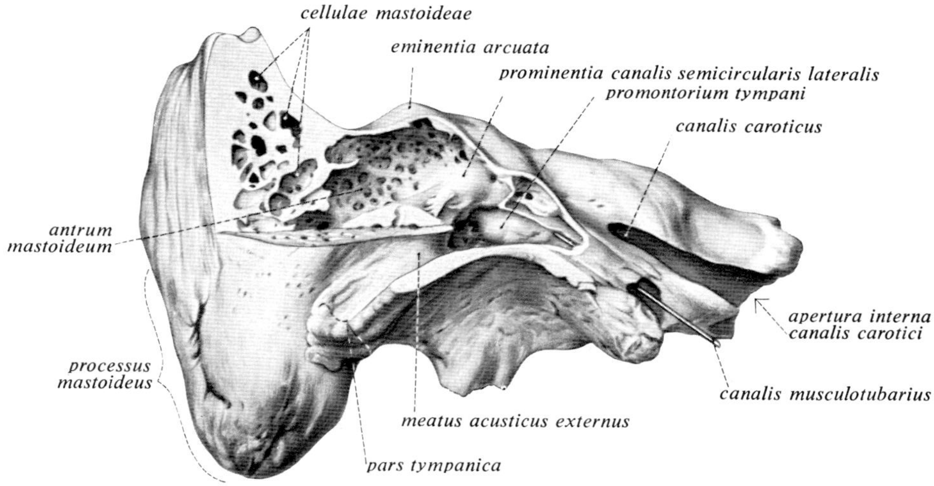

Fig. 83. Rechtes Schläfenbein, os temporale, von ventral. Cellulae mastoideae, antrum, Paukenhöhle und äußerer Gehörgang sowie ein Teil des canalis musculotubarius sind durch Sägeschnitte eröffnet.

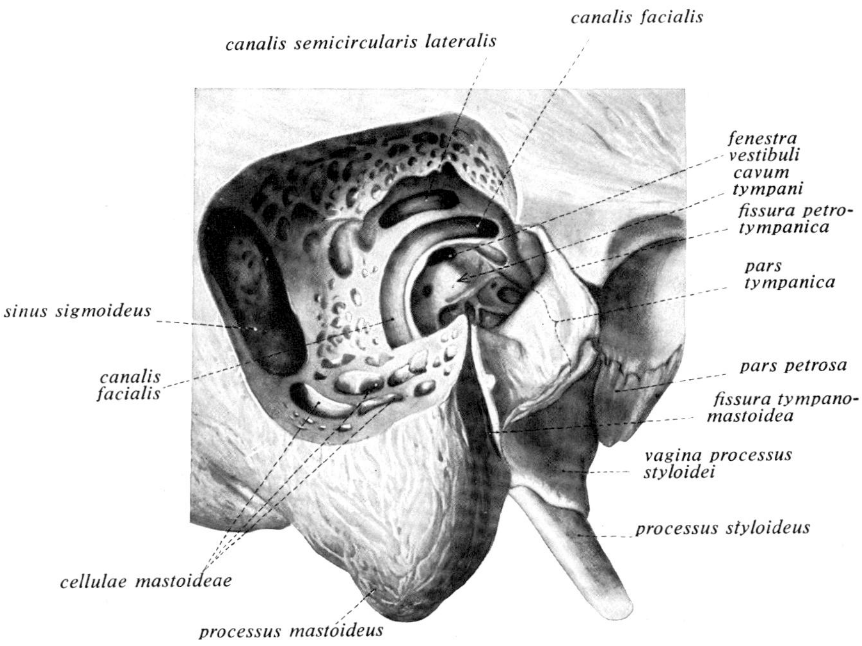

Fig. 84. Rechtes Schläfenbein, os temporale, von außen aufgemeißelt, Ansicht von lateral. Darstellung der Binnenräume mit den Lagebeziehungen zwischen sinus sigmoideus, canalis facialis und Knochenräumen des Gleichgewichts- und Gehörorgans.

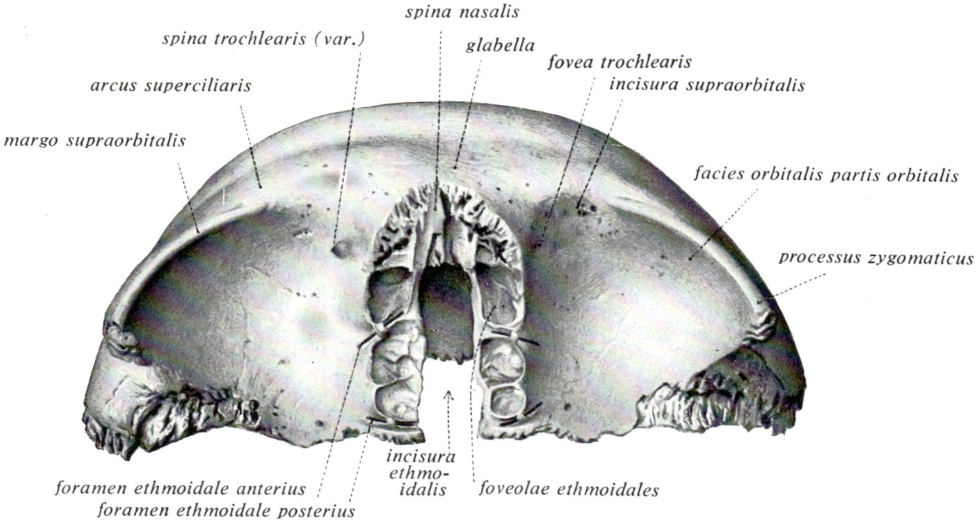

Fig. 85. Stirnbein, os frontale, Ansicht von unten.

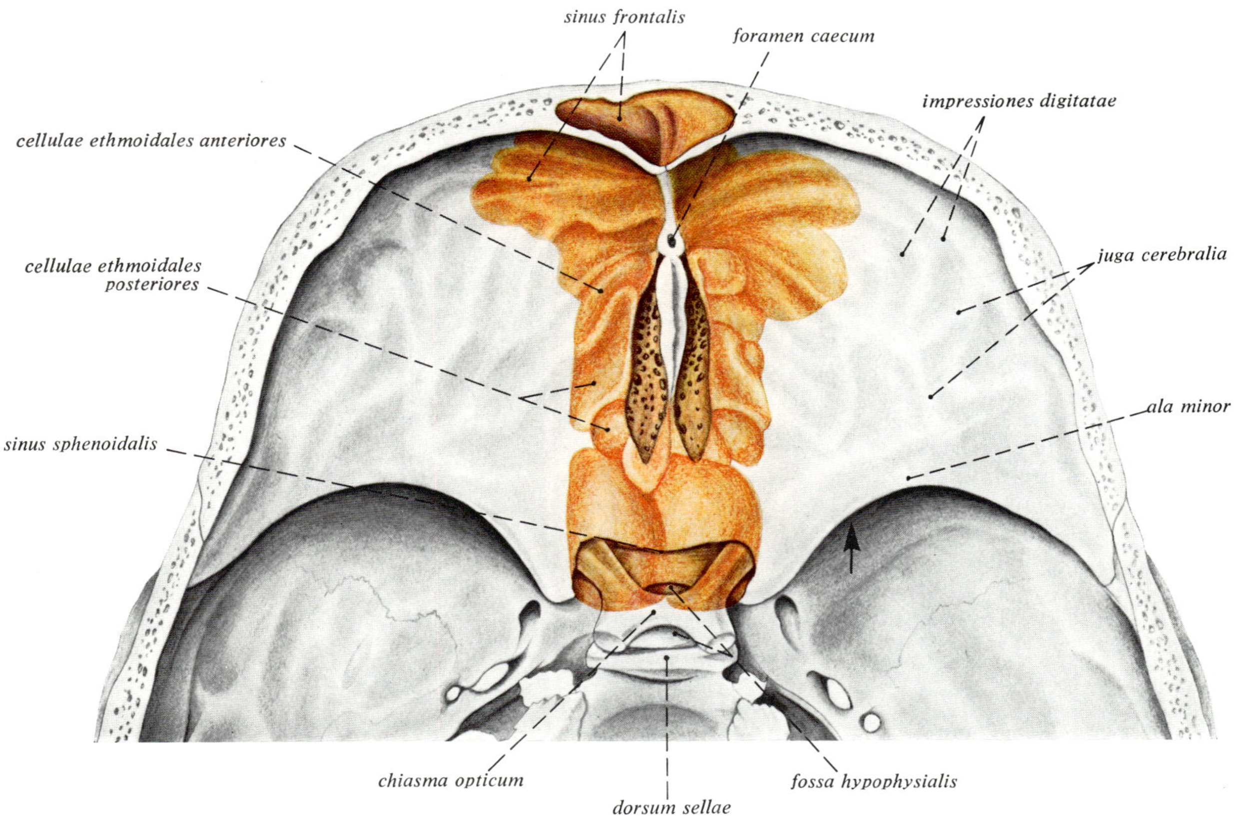

Fig. 86. Nasennebenhöhlen, sinus paranasales, und ihre Projektion auf die vordere Schädelgrube, von der sie teilweise nur durch dünne Knochenplättchen getrennt sind. Der Pfeil zeigt in den Eingang der fissura orbitalis superior.

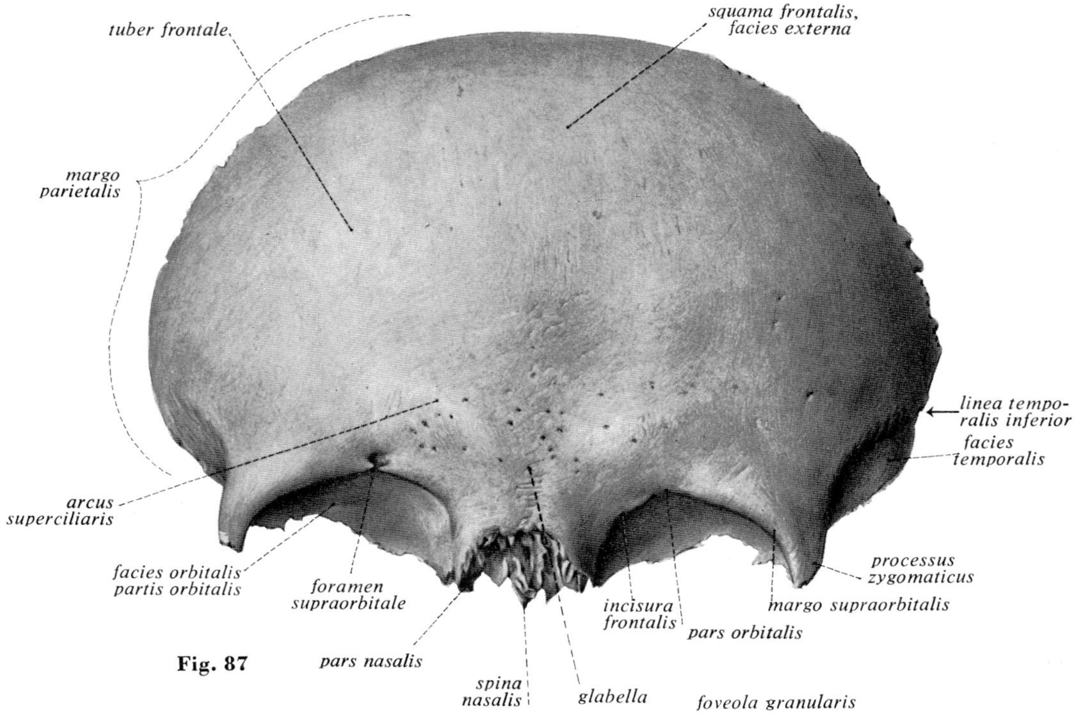

Fig. 87

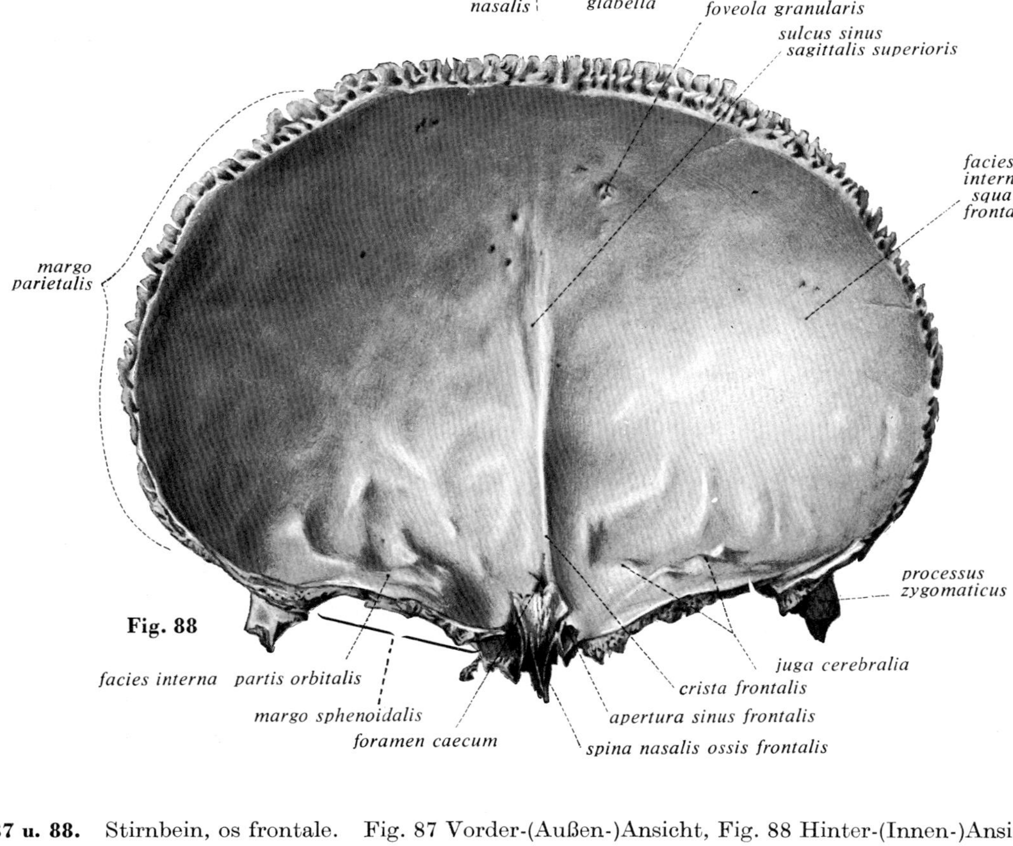

Fig. 88

Fig. 87 u. 88. Stirnbein, os frontale. Fig. 87 Vorder-(Außen-)Ansicht, Fig. 88 Hinter-(Innen-)Ansicht.

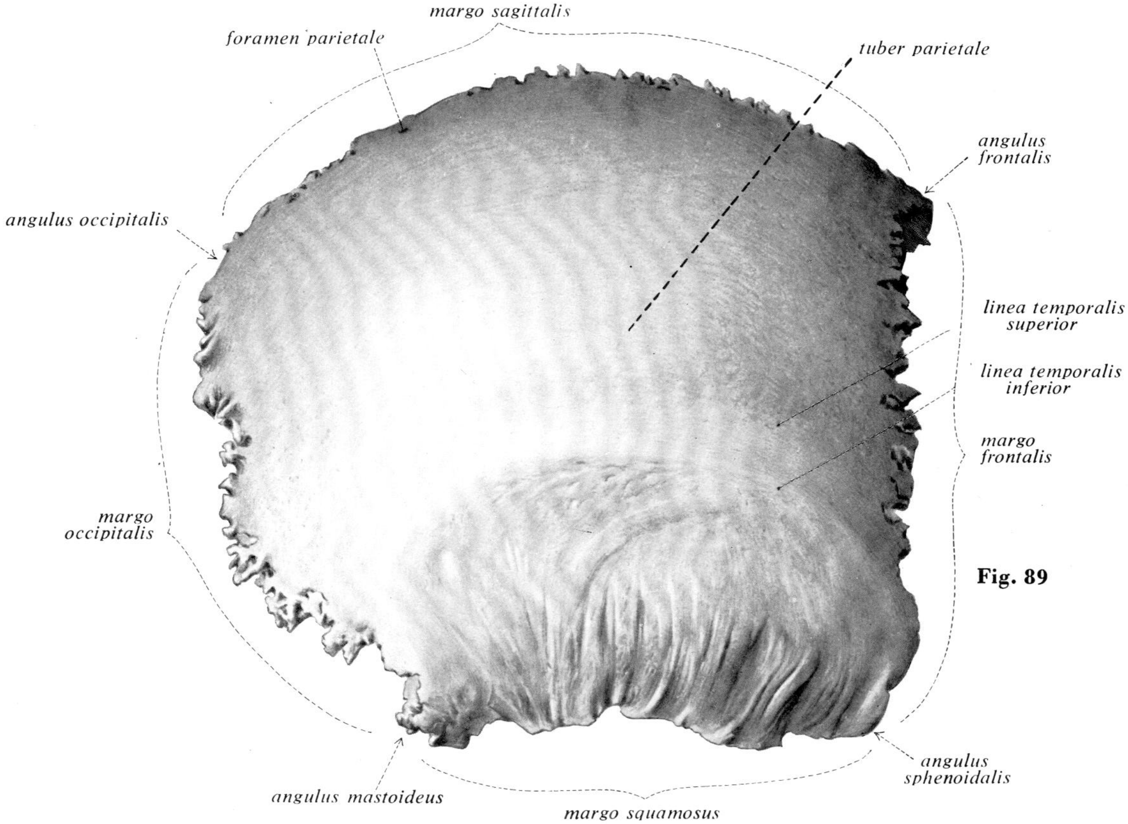

Fig. 89

Fig. 89 u. 90. Rechtes Scheitelbein, os parietale. Fig. 89 Ansicht von außen. Fig. 90 Ansicht von innen.

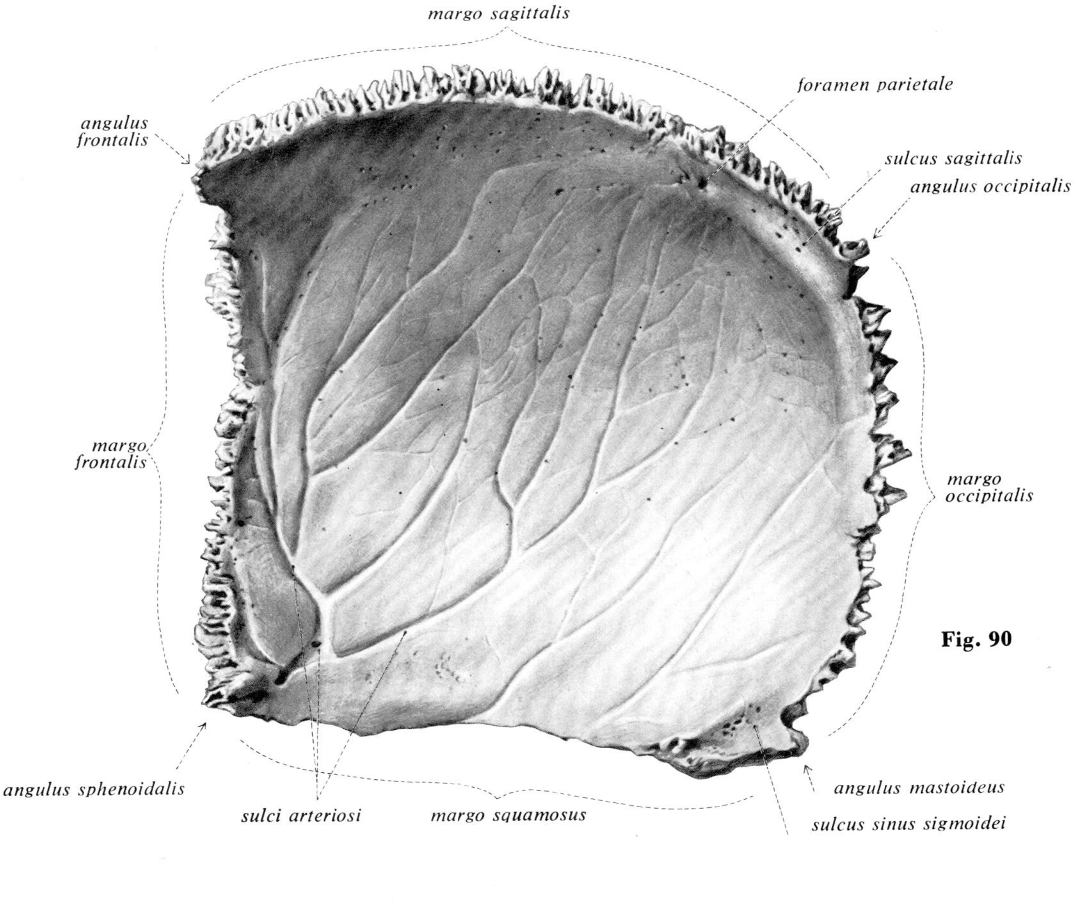

Fig. 90

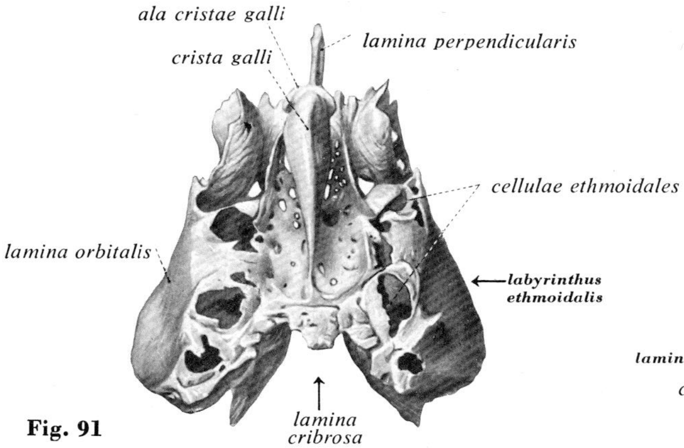

Fig. 91

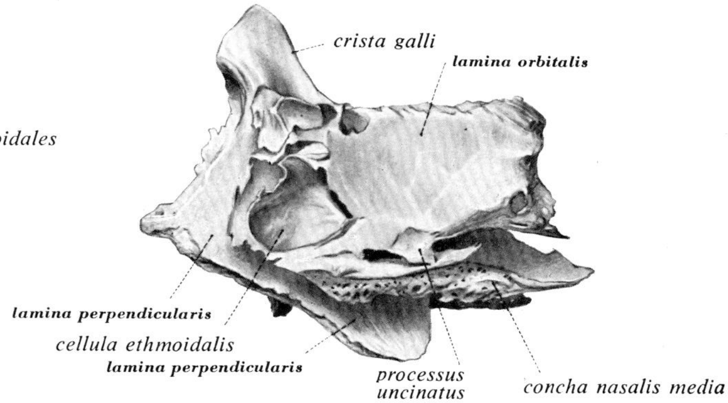

Fig. 92

Fig. 91 u. 92. Siebbein, os ethmoidale.
Fig. 91 Ansicht von oben, Fig. 92 Seitenansicht.

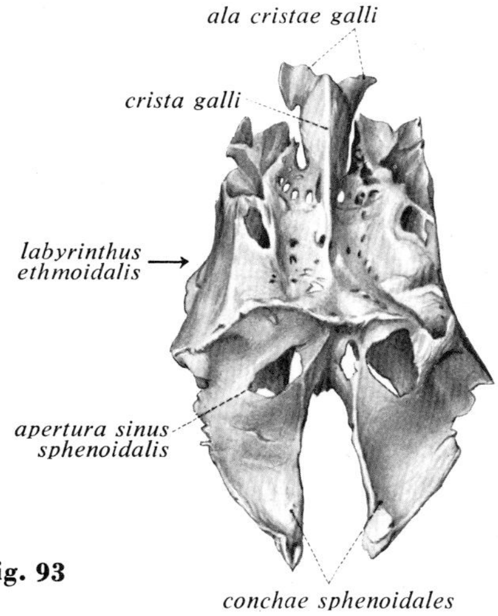

Fig. 93

Fig. 93. Siebbein, os ethmoidale, und conchae sphenoidales, Ansicht von oben–hinten.

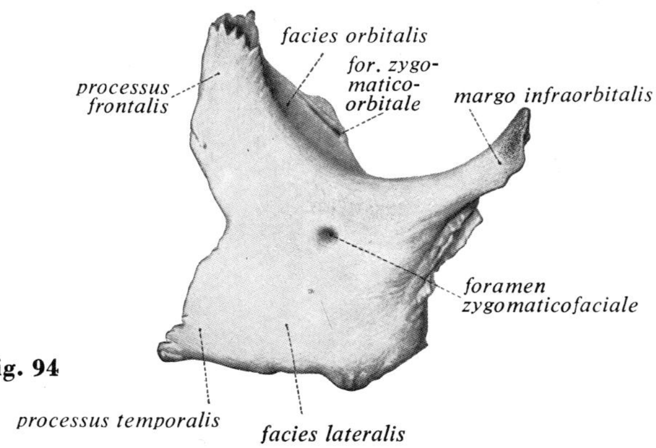

Fig. 94

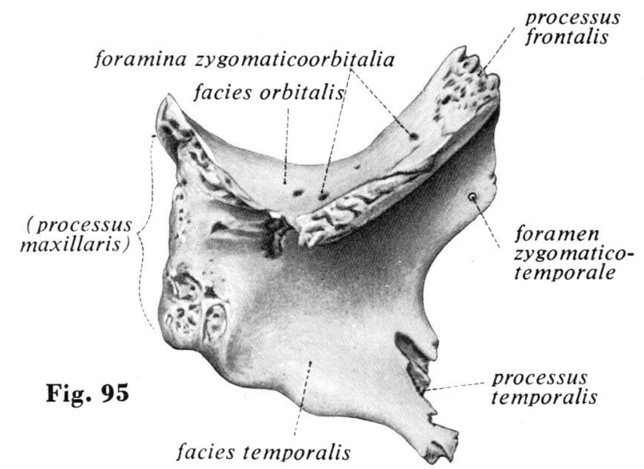

Fig. 95

Fig. 94 u. 95. Rechtes Jochbein, os zygomaticum. Fig. 94 Lateral-, Fig. 95 Temporalfläche.

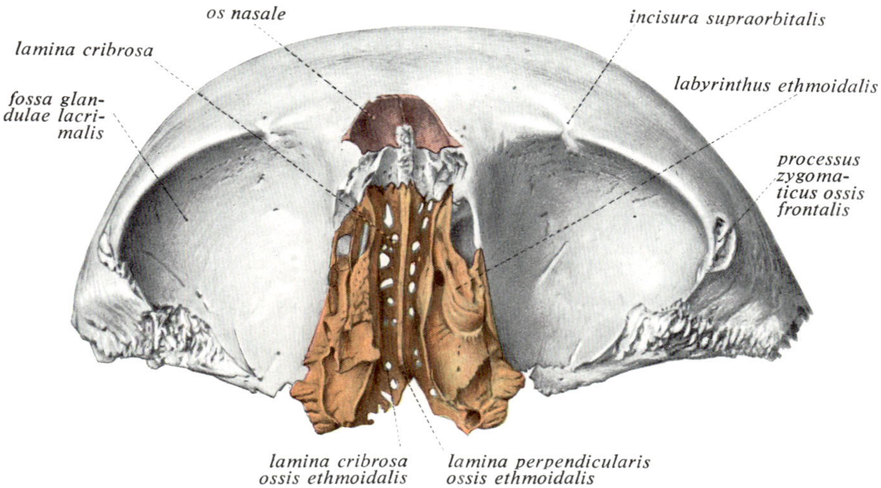

Fig. 96. Stirnbein, os frontale, mit dem größten Teil des Siebbeins, os ethmoidale, und den Nasenbeinen, ossa nasalia, Ansicht von unten. Stirnbein ungefärbt, Siebbein orange, Nasenbein rot.

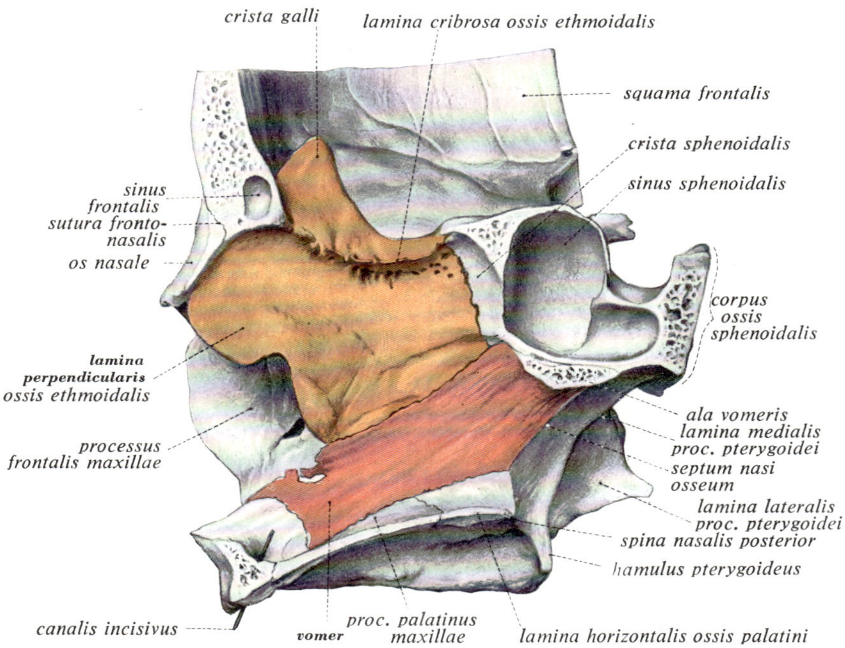

Fig. 97. Knöcherne Nasenscheidewand, septum nasi osseum, Ansicht von links. Siebbein, os ethmoidale, orange; Pflugscharbein, vomer, rot.

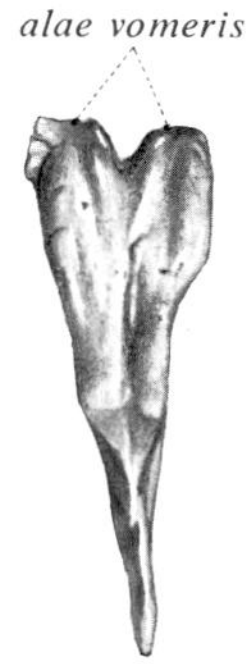

Fig. 98

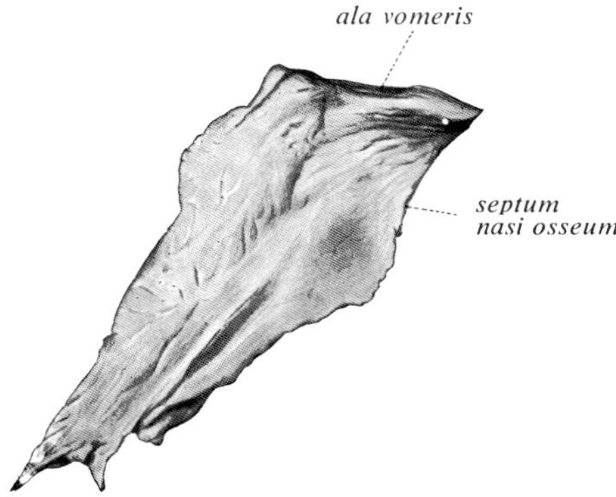

Fig. 99

Fig. 98 u. 99. Pflugscharbein, vomer.
Fig. 98 Ansicht von hinten, Fig. 99 Seitenansicht.

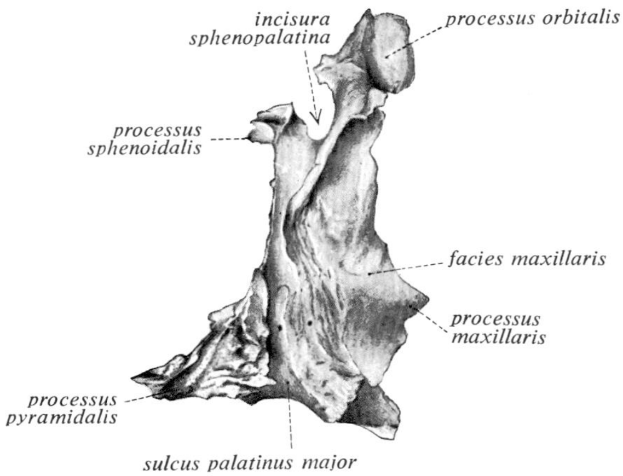

Fig. 100

Fig. 100–102. Rechtes Gaumenbein, os palatinum. Fig. 100 Lateral-, Fig. 101 Hinter-, Fig. 102 Medialansicht.

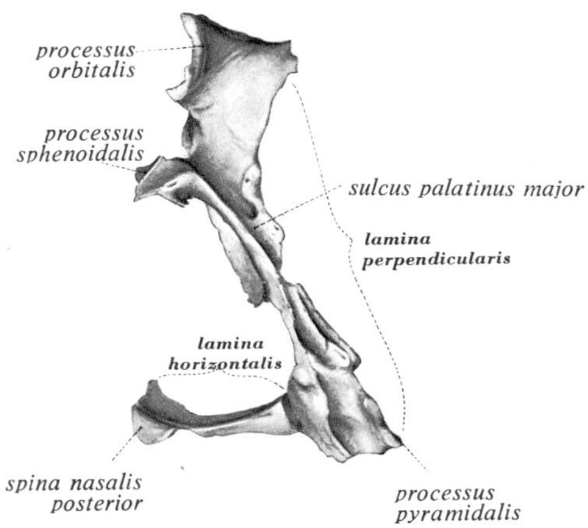

Fig. 101

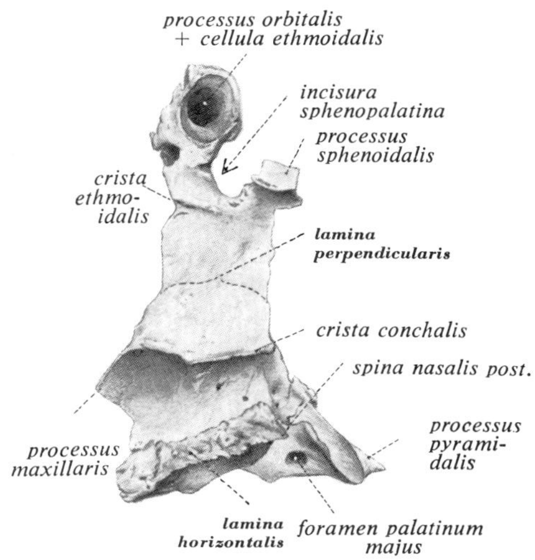

Fig. 102

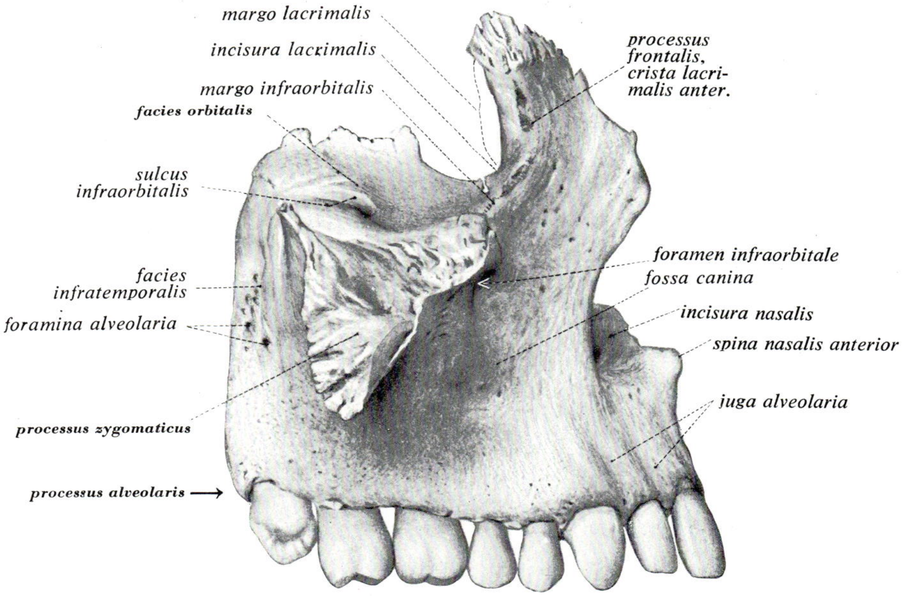

Fig. 103. Außen-(Lateral-)Ansicht des rechten Oberkiefers, maxilla.

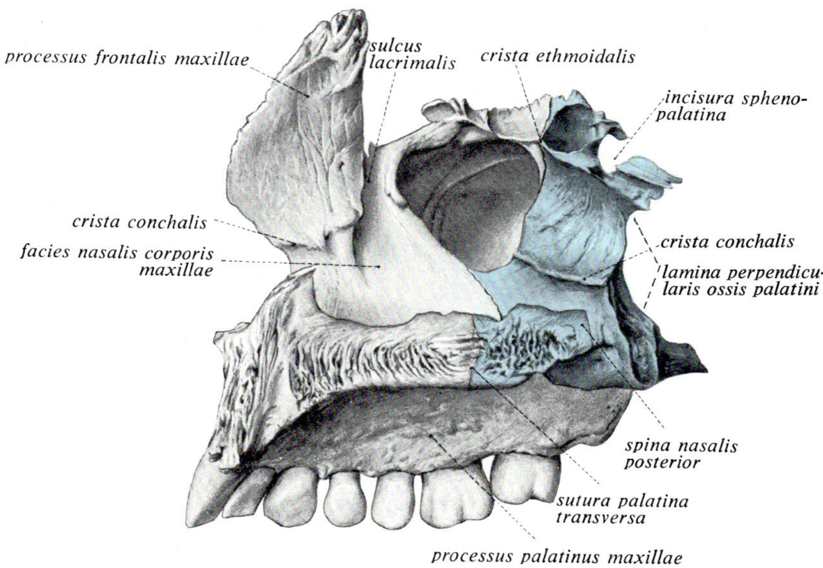

Fig. 104. (Rechter) Oberkiefer, maxilla, und (rechtes) Gaumenbein, os palatinum. Gaumenbein blau.

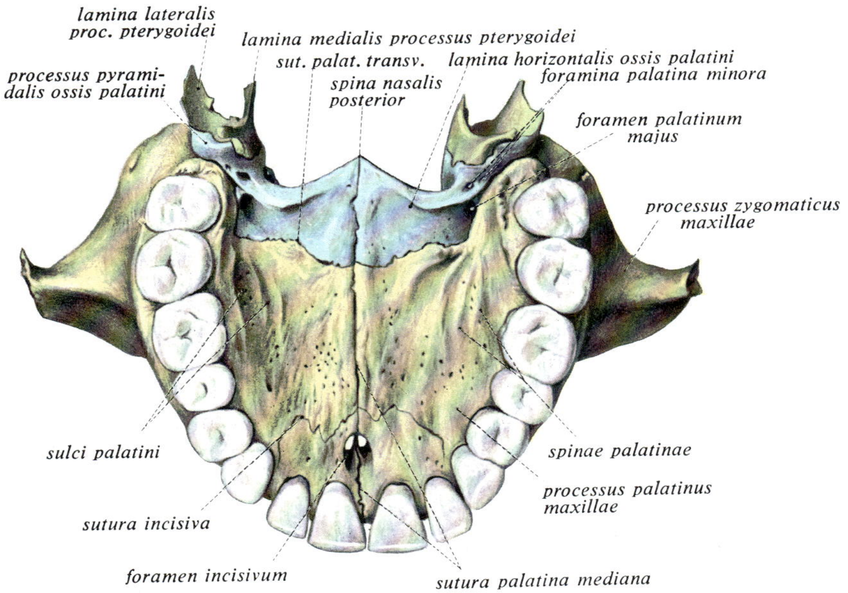

Fig. 105

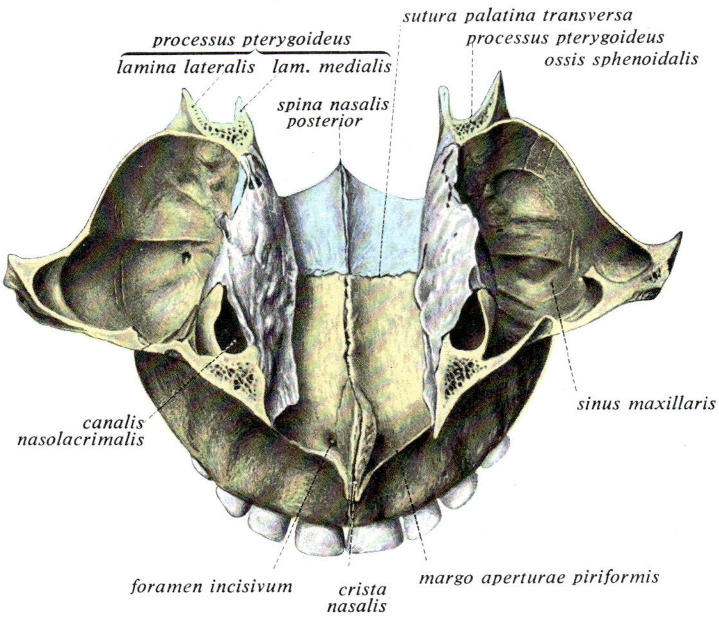

Fig. 106

Fig. 105 u. 106. Harte Gaumenplatte, os palatinum. Fig. 105 Oralansicht. Oberkiefer, maxilla, gelb; Gaumenbein, os palatinum, blau; Keilbein, os sphenoidale, grün. Fig. 106 Nasalansicht (mit sinus maxillaris und unterer Muschel).

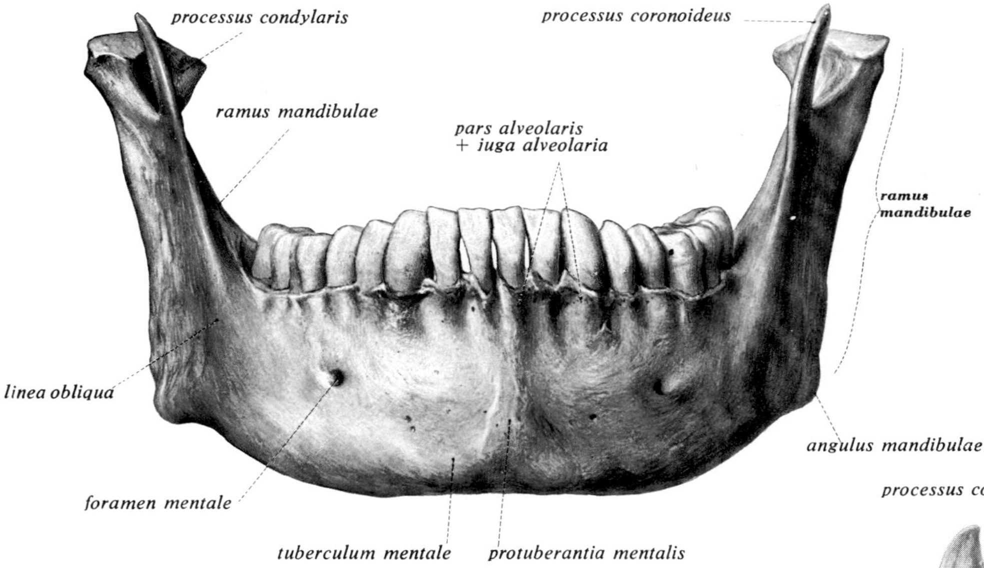

Fig. 107. Unterkiefer, mandibula, Vorderansicht.

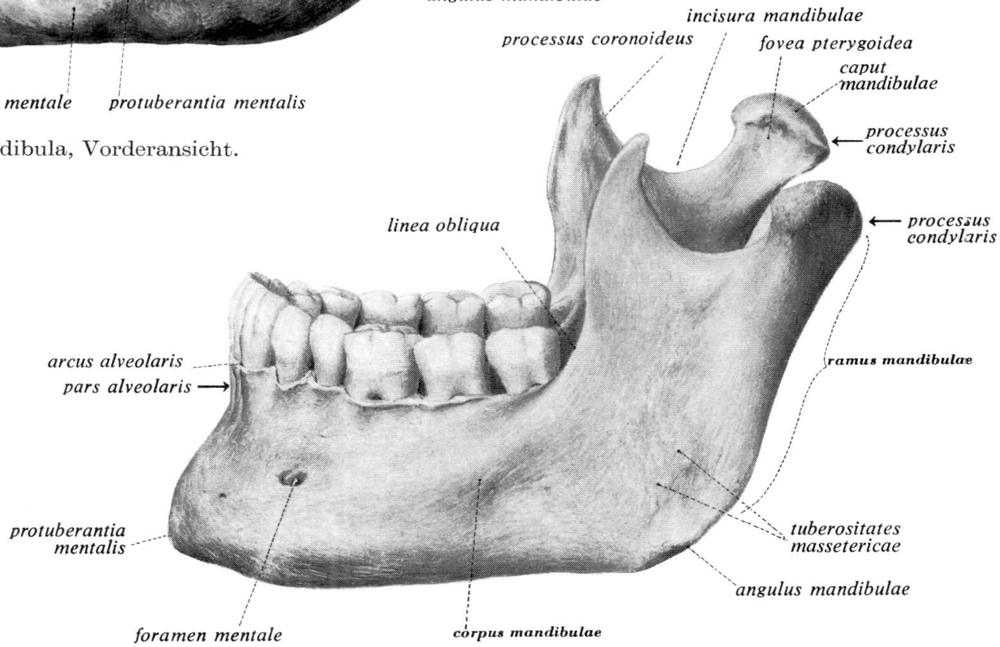

Fig. 108. Unterkiefer, mandibula, Seitenansicht.

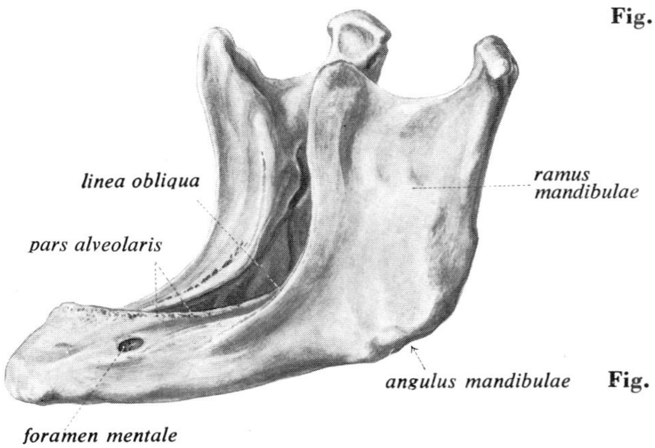

Fig. 109. Unterkiefer, mandibula, einer Greisin.

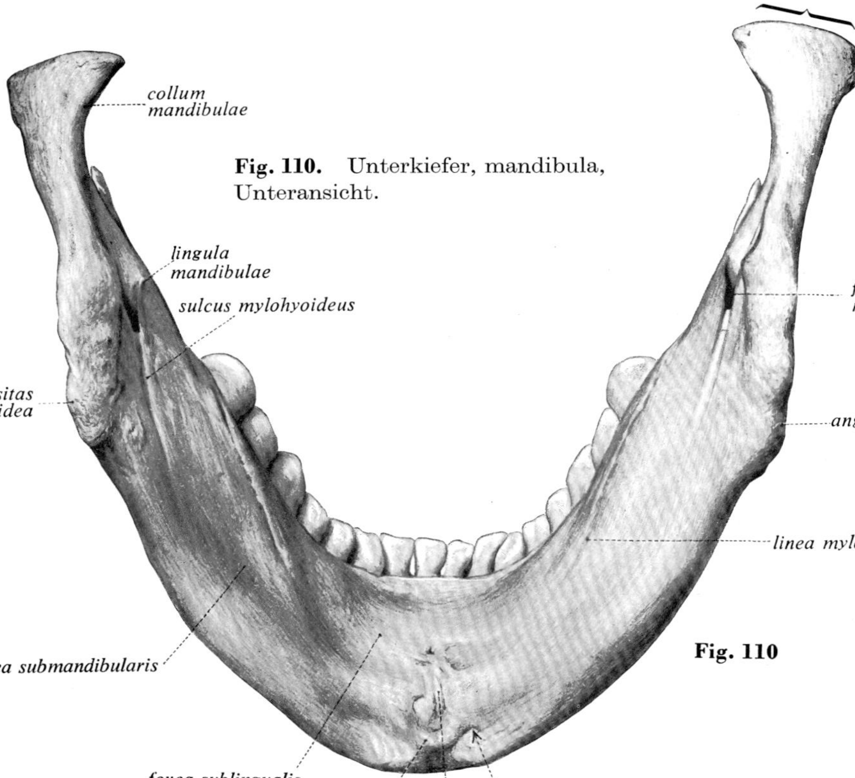

Fig. 110

Fig. 110. Unterkiefer, mandibula, Unteransicht.

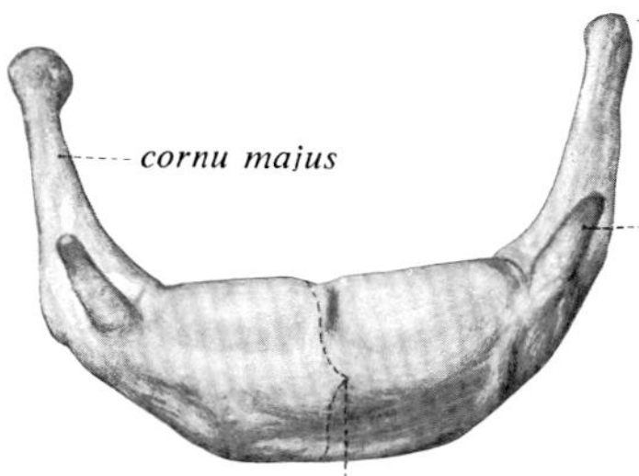

Fig. 112

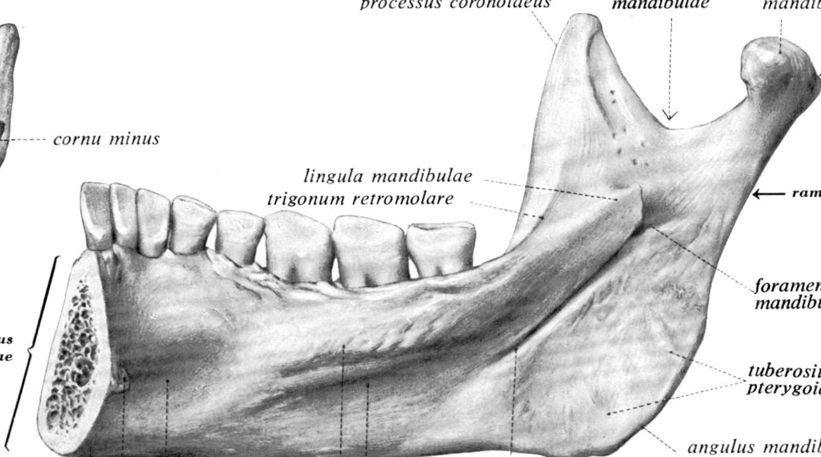

Fig. 111

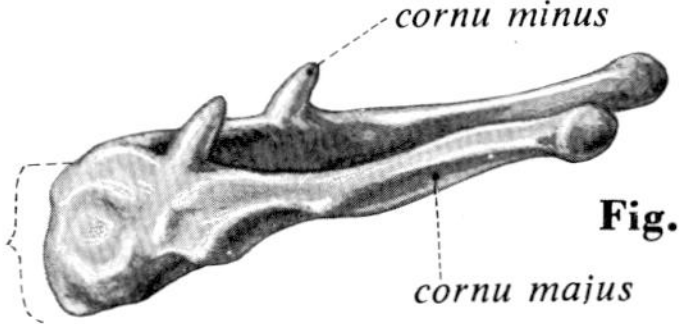

Fig. 113

Fig. 111. Unterkiefer, mandibula, halbiert; Ansicht von medial.
Fig. 112. Zungenbein, os hyoideum, von vorn und oben gesehen.
Fig. 113. Zungenbein, os hyoideum, Seitenansicht.

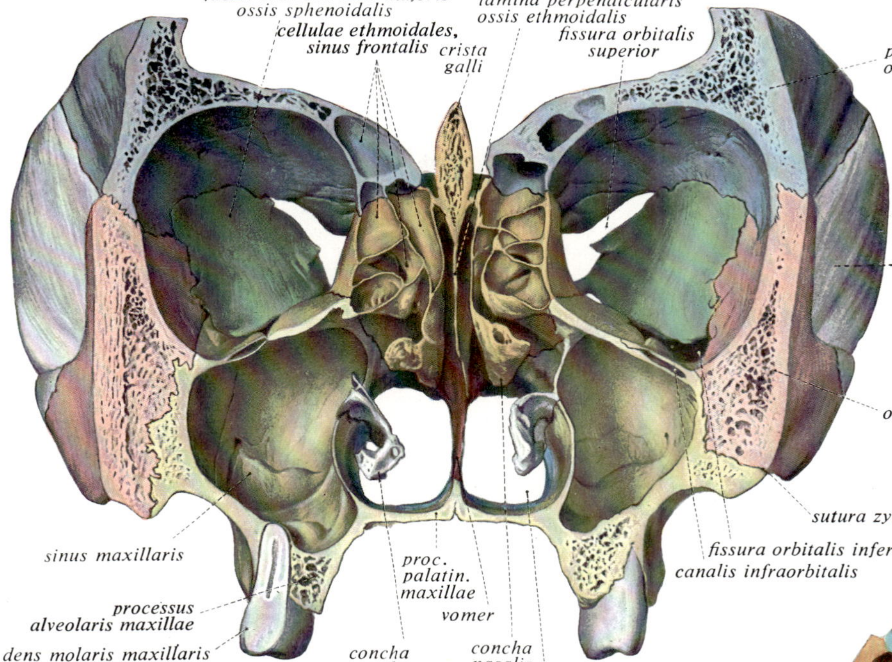

Fig. 114

In Fig. 114–116 sind Stirnbein, os frontale, violett; Siebbein, os ethmoidale, orange; Oberkiefer, maxilla, gelb; Keilbein, os sphenoidale, grün; Gaumenbein, os palatinum, blau; Pflugscharbein, vomer, und Tränenbein, os lacrimale, rot; untere Muschel, concha nasalis inferior, und Schläfenbein, os temporale, ungefärbt. Jochbein, os zygomaticum, in Fig. 114 rot.

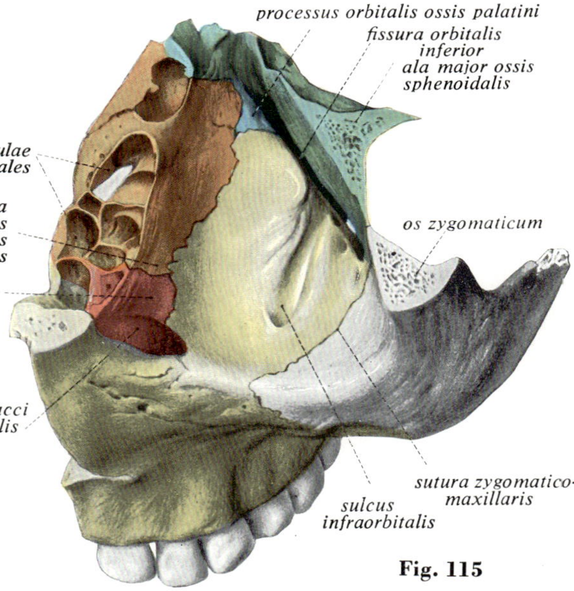

Fig. 115

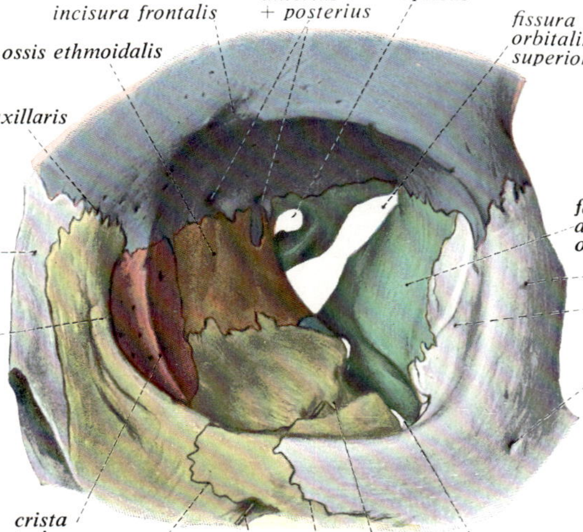

Fig. 116

Fig. 114. Frontalschnitt durch den vorderen Teil des Schädels, cranium. Augenhöhle, orbita; Nasenhöhle, cavum nasi osseum; Kieferhöhle, sinus maxillaris; Siebbeinlabyrinth, labyrinthus ethmoidalis.
Fig. 115. Untere Wand der linken Augenhöhle, orbita, obere Wand abgesägt.
Fig. 116. Vorderansicht der linken Augenhöhle, orbita.
***** Sonde im canalis infraorbitalis

Fig. 117. Mediale Wand der linken Augenhöhle, orbita, und der Flügelgaumengrube, fossa pterygopalatina. Erklärung der Farbgebung rechts unten.

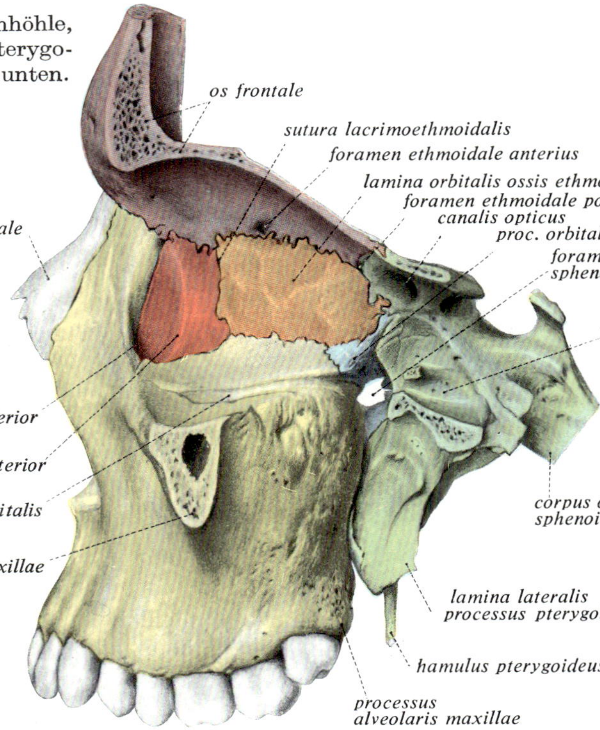

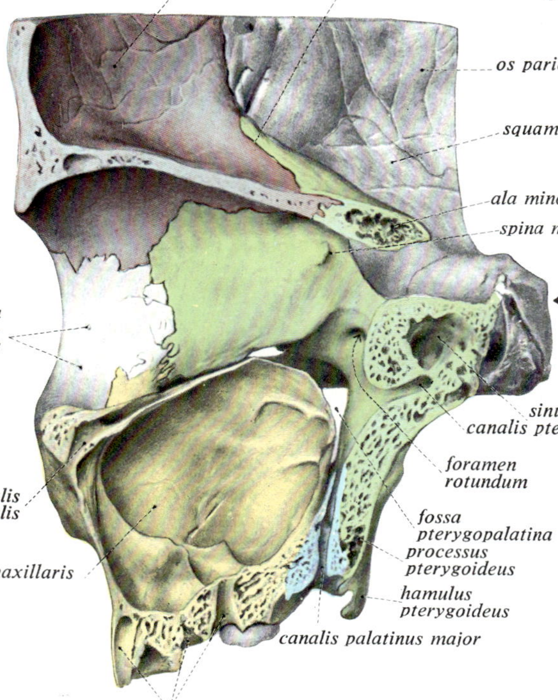

Fig. 118. Laterale Wand der rechten Augenhöhle, orbita, sinus maxillaris, fossa pterygopalatina.

Fig. 119. Ansicht der rechten lateralen Nasenwand, facies lateralis nasi.

Fig. 120. Die gleiche Ansicht, nach Abtragung der mittleren Muschel. Die obere Muschel ist nicht scharf von der mittleren getrennt.

Fig. 121. Linke Flügelgaumengrube, fossa pterygopalatina, Außenansicht, Jochbogen durchsägt.

In Fig. 119–121 sind Stirnbein, os frontale, violett; Tränenbein, os lacrimale, rot; Siebbein, os ethmoidale, orange; Oberkiefer, maxilla, gelb; Gaumenbein, os palatinum, blau; Keilbein, os sphenoidale, grün; in Fig. 120 Siebbein intensiv orange.

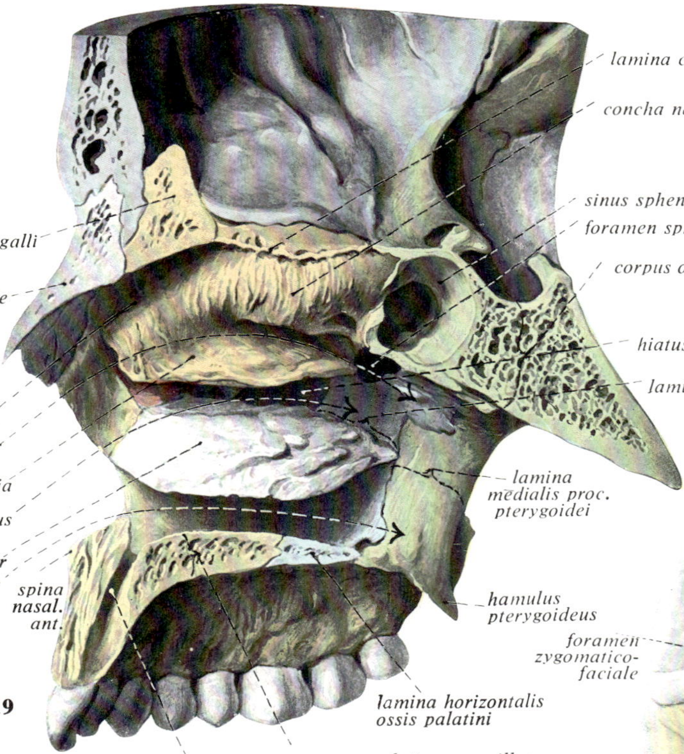

Fig. 119

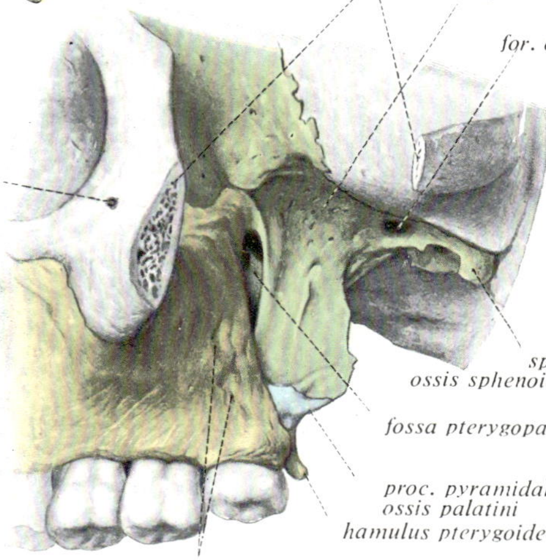

Fig. 121

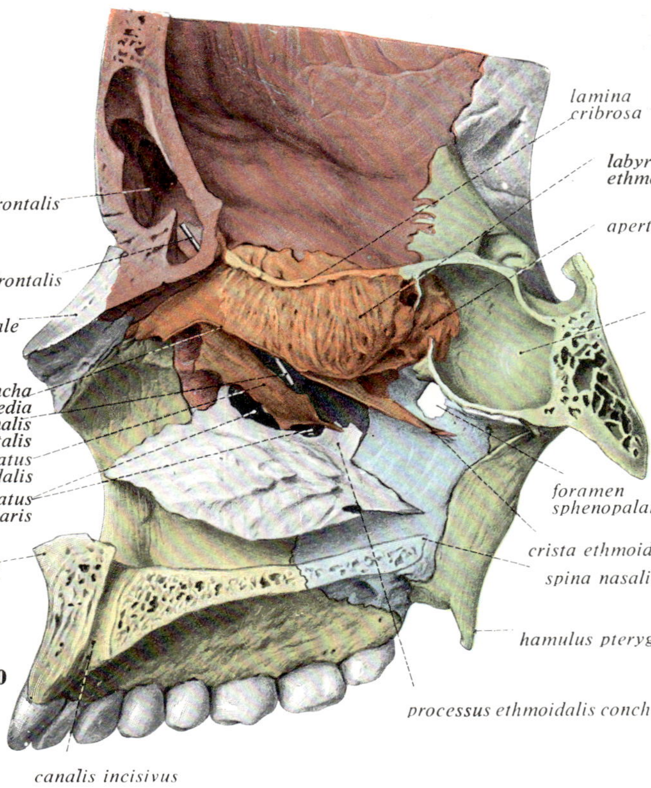

Fig. 120

Knochen

Schultergürtel und obere Extremität

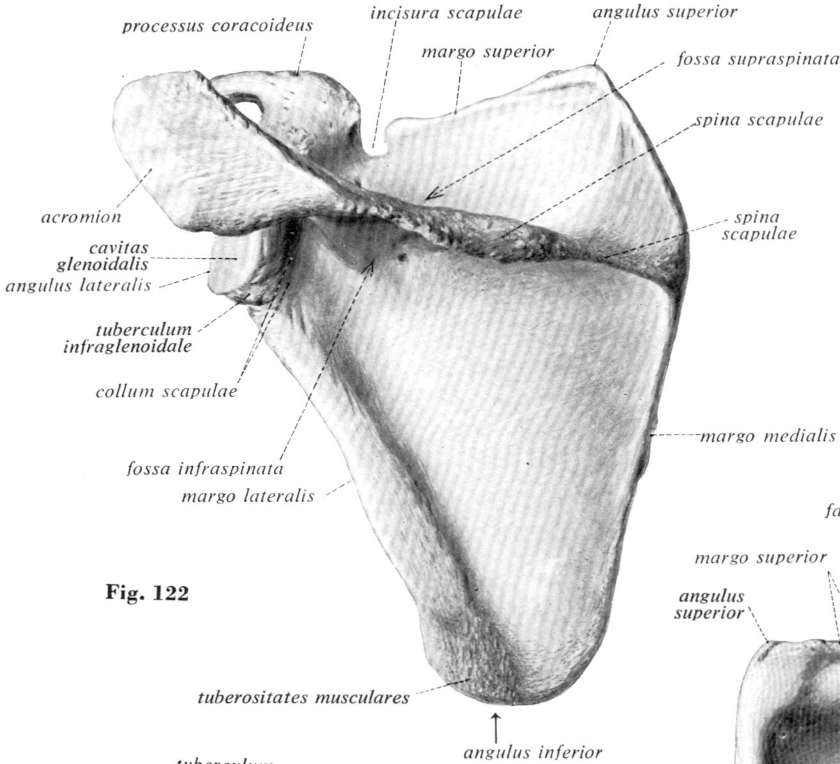

Fig. 122

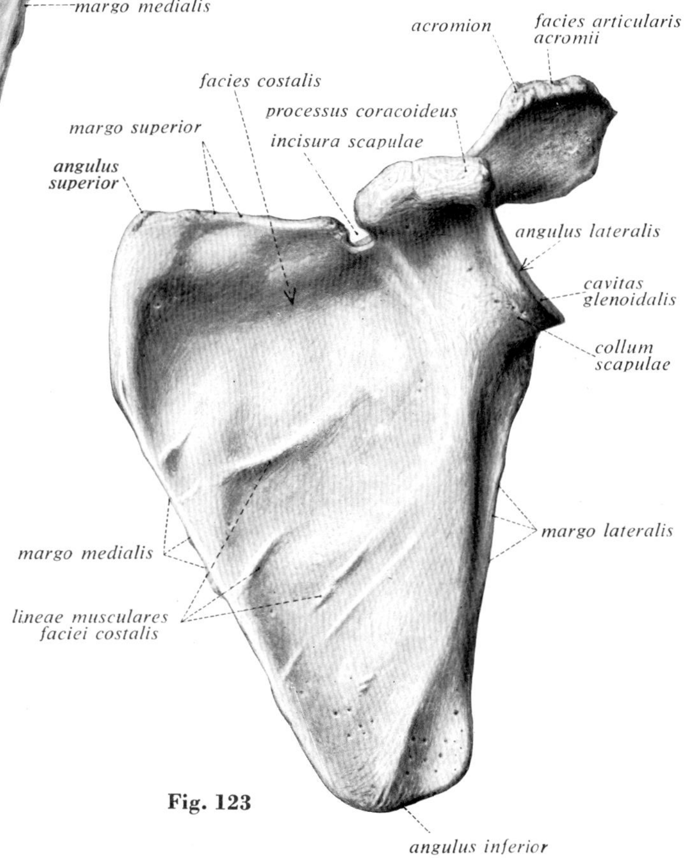

Fig. 123

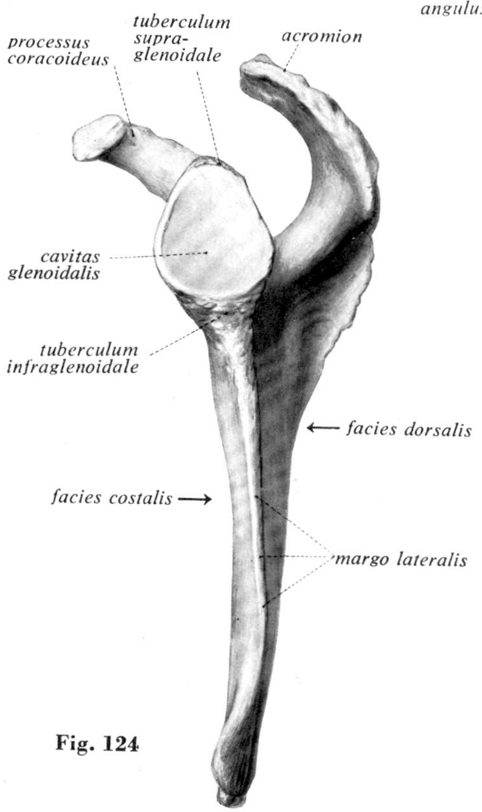

Fig. 124

Fig. 122–124. Linkes Schulterblatt, scapula. Fig. 122 Ansicht von dorsal. Fig. 123 Ansicht von ventral. Fig. 124 Ansicht von lateral.

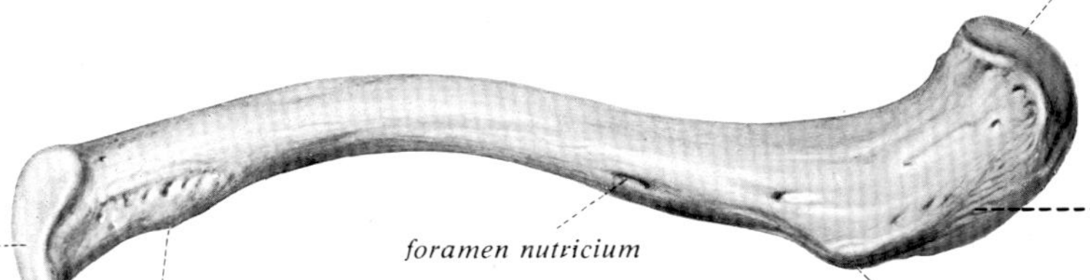

Fig. 125

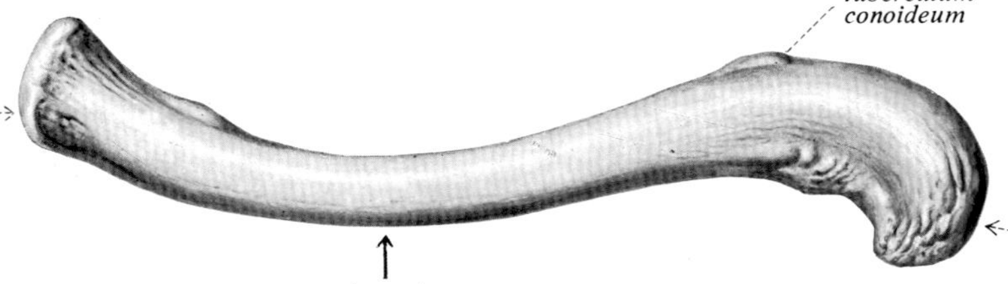

Fig. 126

Fig. 125 u. 126. Linkes Schlüsselbein, clavicula. Fig. 125 Kaudalansicht. Fig. 126 Kranialansicht.

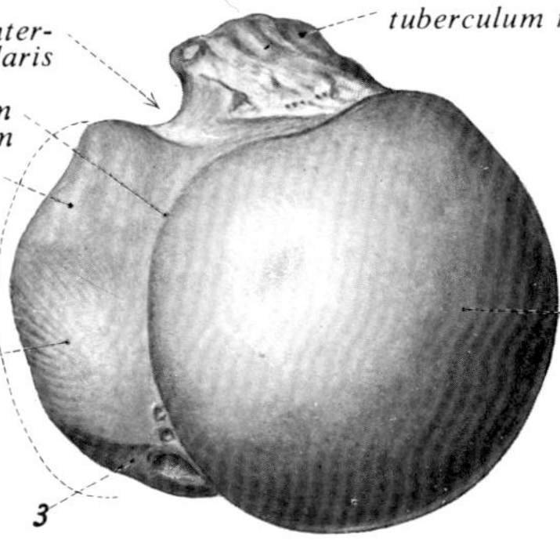

Fig. 127. Linker Oberarmkopf, caput humeri, Proximalansicht:
1 Facette für den m. supraspinatus, 2 für den m. infraspinatus, 3 für den m. teres minor.

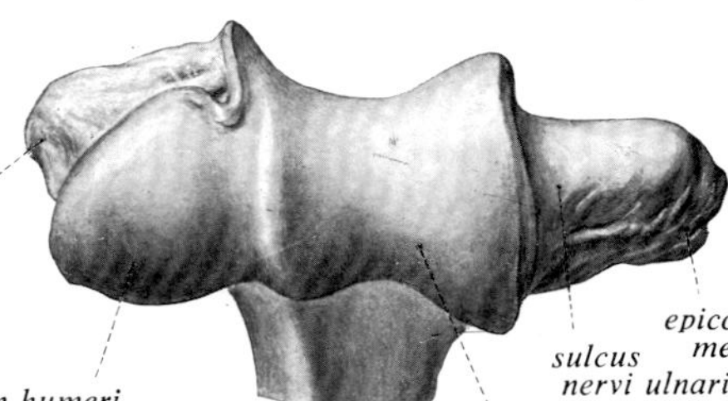

Fig. 128. Distales Endstück des linken Oberarmbeins, humerus, Distalansicht.

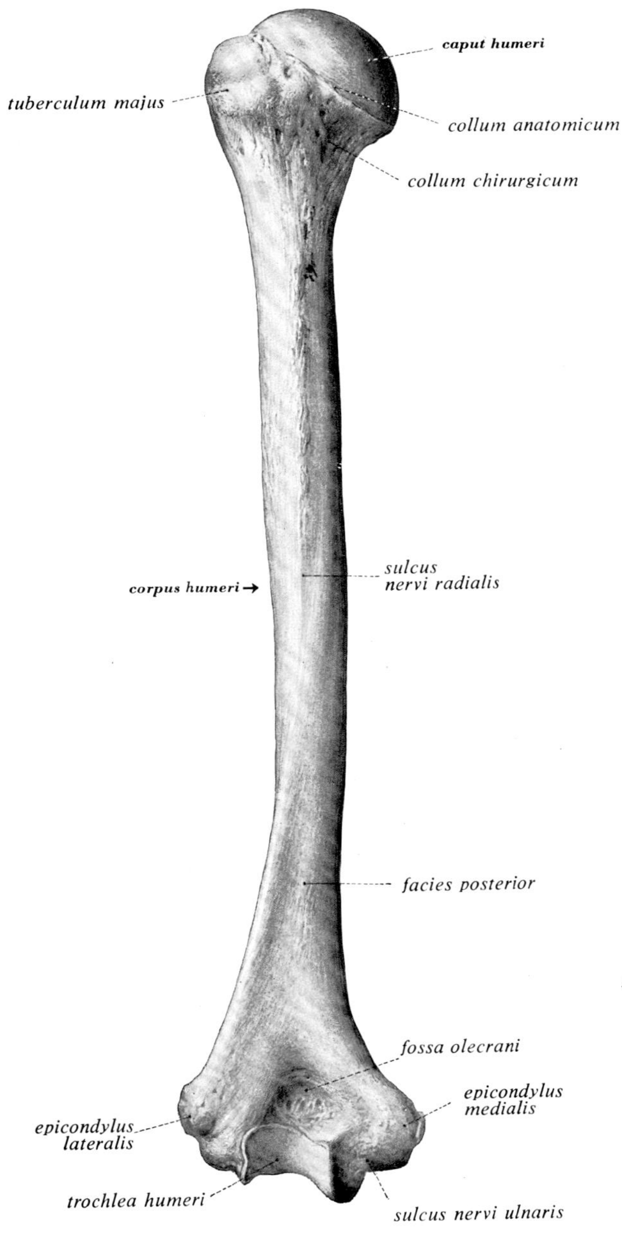

Fig. 129

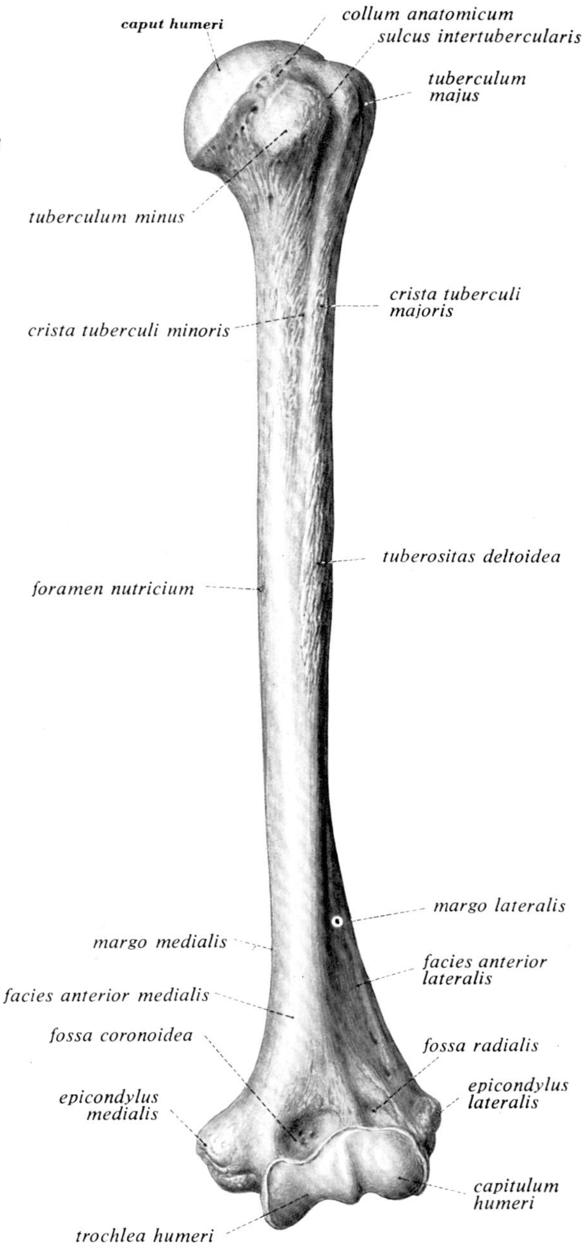

Fig. 130

Fig. 129 u. 130. Linkes Oberarmbein, humerus. Fig. 129 Dorsal-, Fig. 130 Vorderansicht.

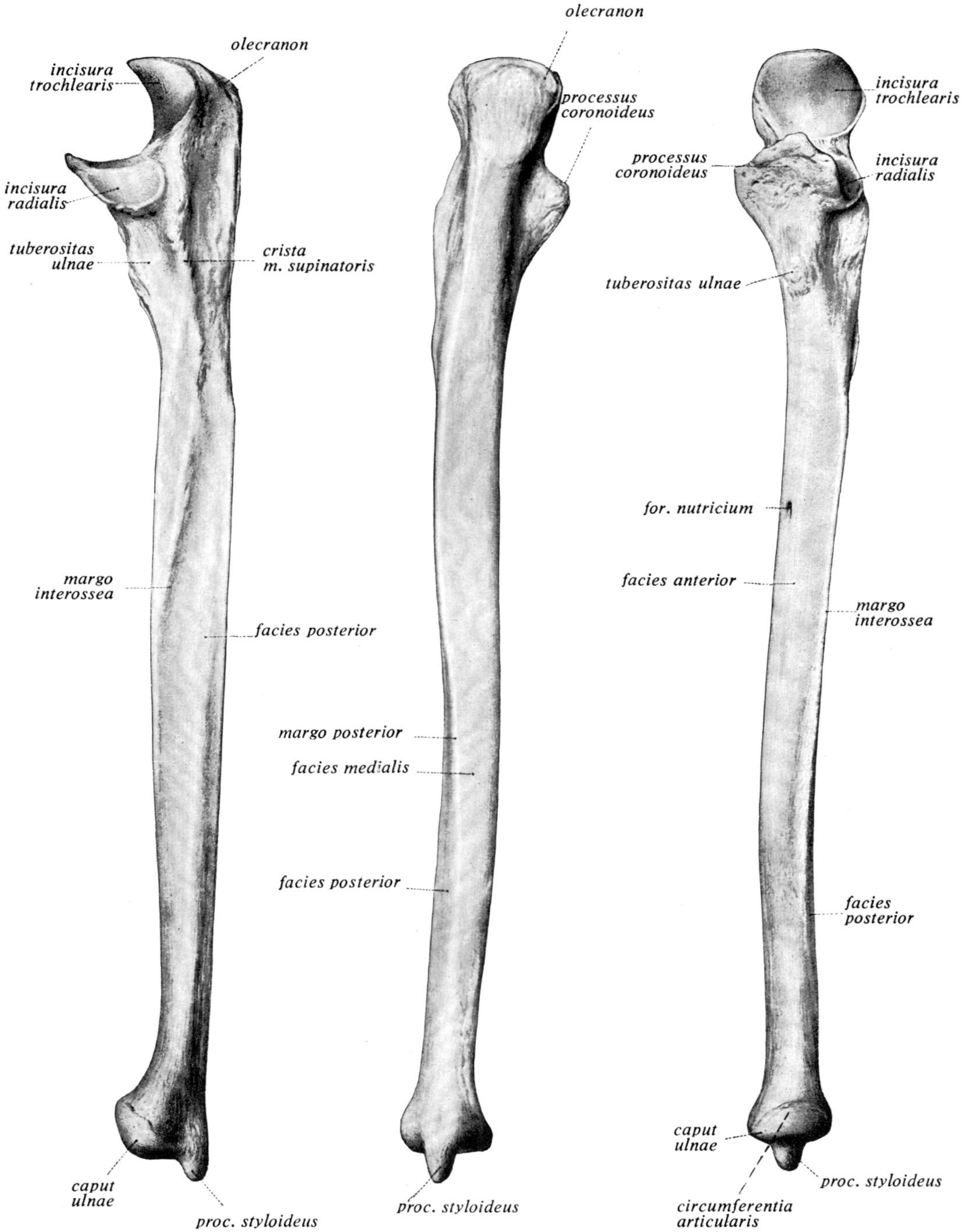

Fig. 131 **Fig. 132** **Fig. 133**

Fig. 131–133. Linke Elle, ulna. Fig. 131 Ansicht von radial. Fig. 132 Ansicht von dorsal. Fig. 133 Ansicht von palmar.

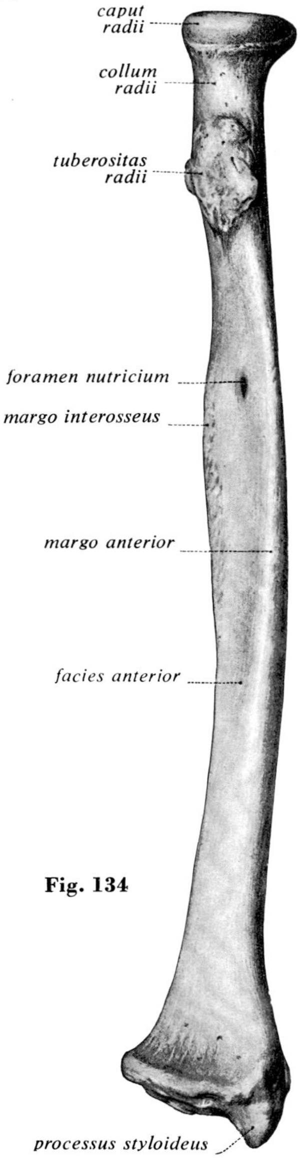

Fig. 134

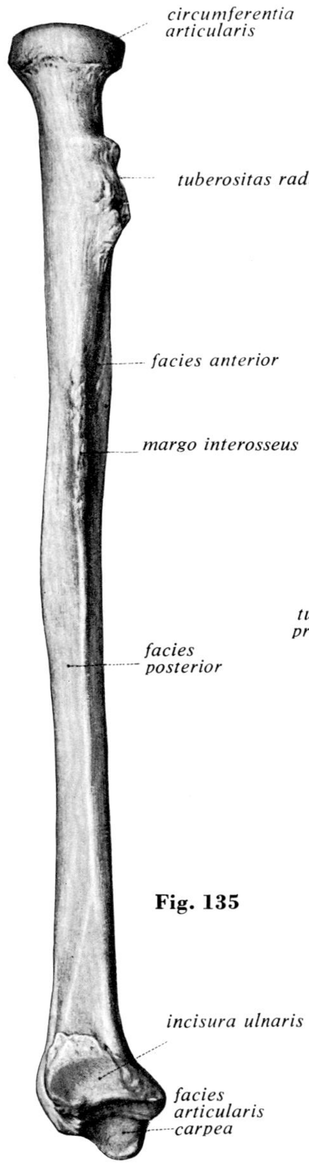

Fig. 135

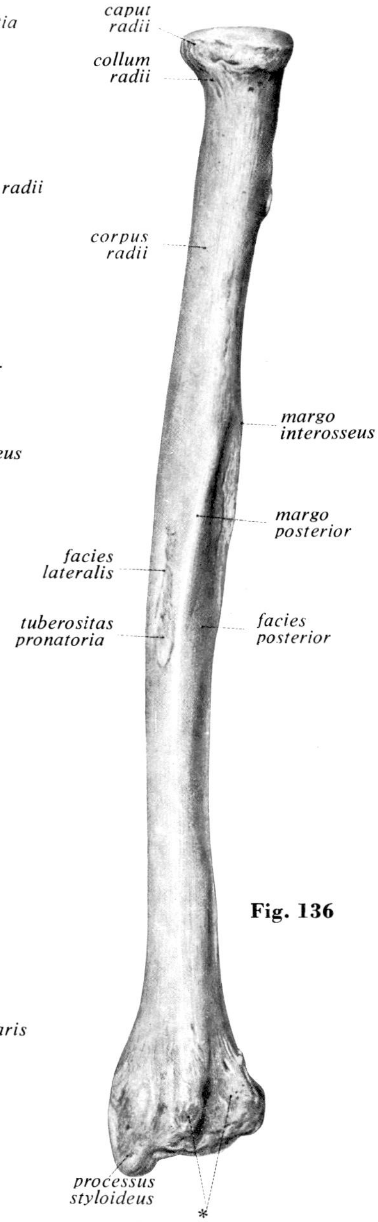

Fig. 136

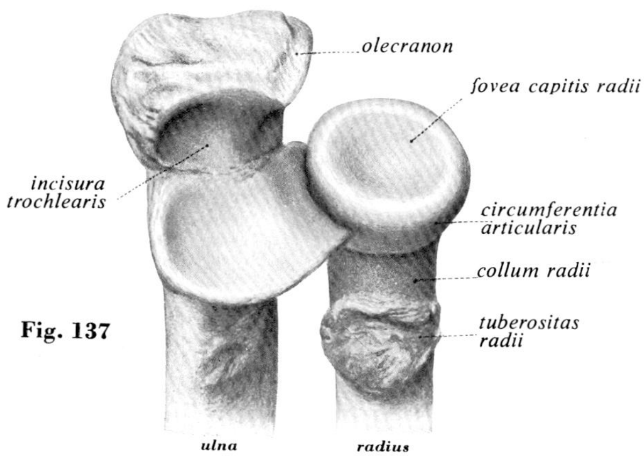

Fig. 137

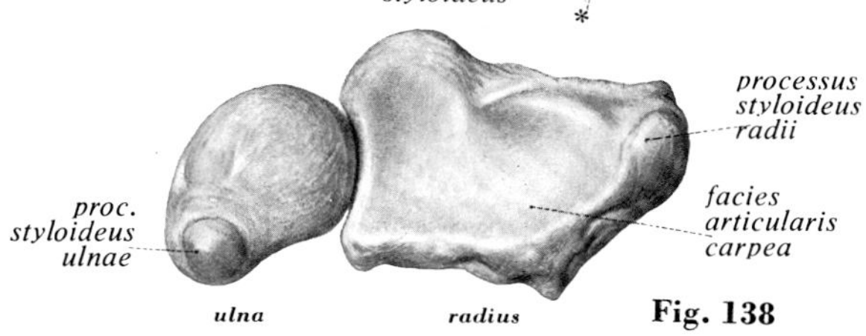

Fig. 138

Fig. 134. Linke Speiche, radius, Palmaransicht.
Fig. 135. Linke Speiche, radius, Medialansicht.
Fig. 136. Linke Speiche, radius, Dorsalansicht.
Fig. 137. Proximalenden von radius und ulna.
Fig. 138. Distalenden von radius und ulna. Distalansicht.

* Furchen (und Leisten) für die Extensorensehnen

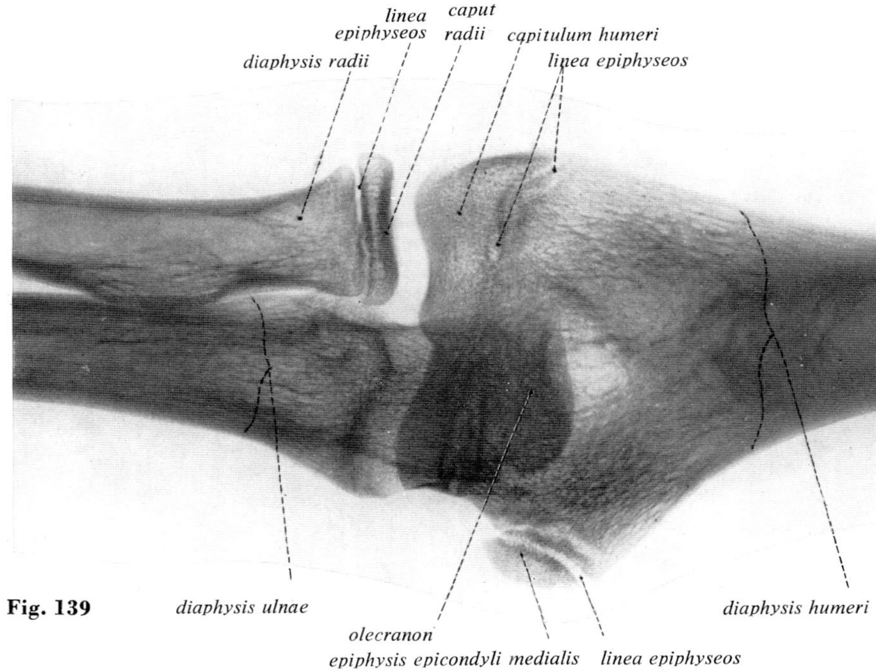

Fig. 139

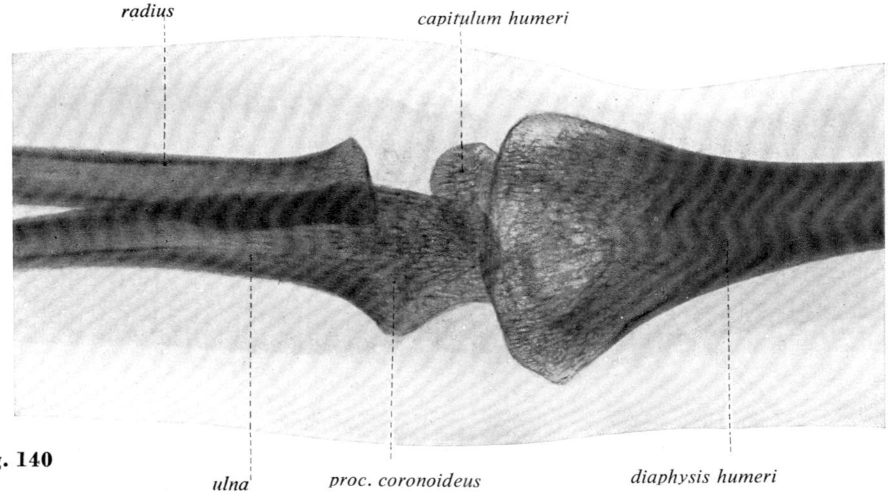

Fig. 140

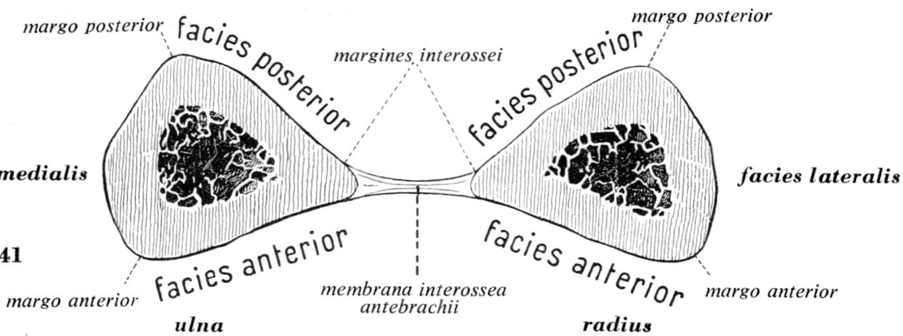

Fig. 141

Fig. 139. Röntgenbild der Ellbogengegend, regio cubiti, eines 17jährigen.
Fig. 140. Röntgenbild der Ellbogenregion, regio cubiti, eines 5½jährigen Jungen.
Fig. 141. Flächen und Kanten der linken Vorderarmknochen (etwa in der Mitte ihrer Länge durchtrennt).

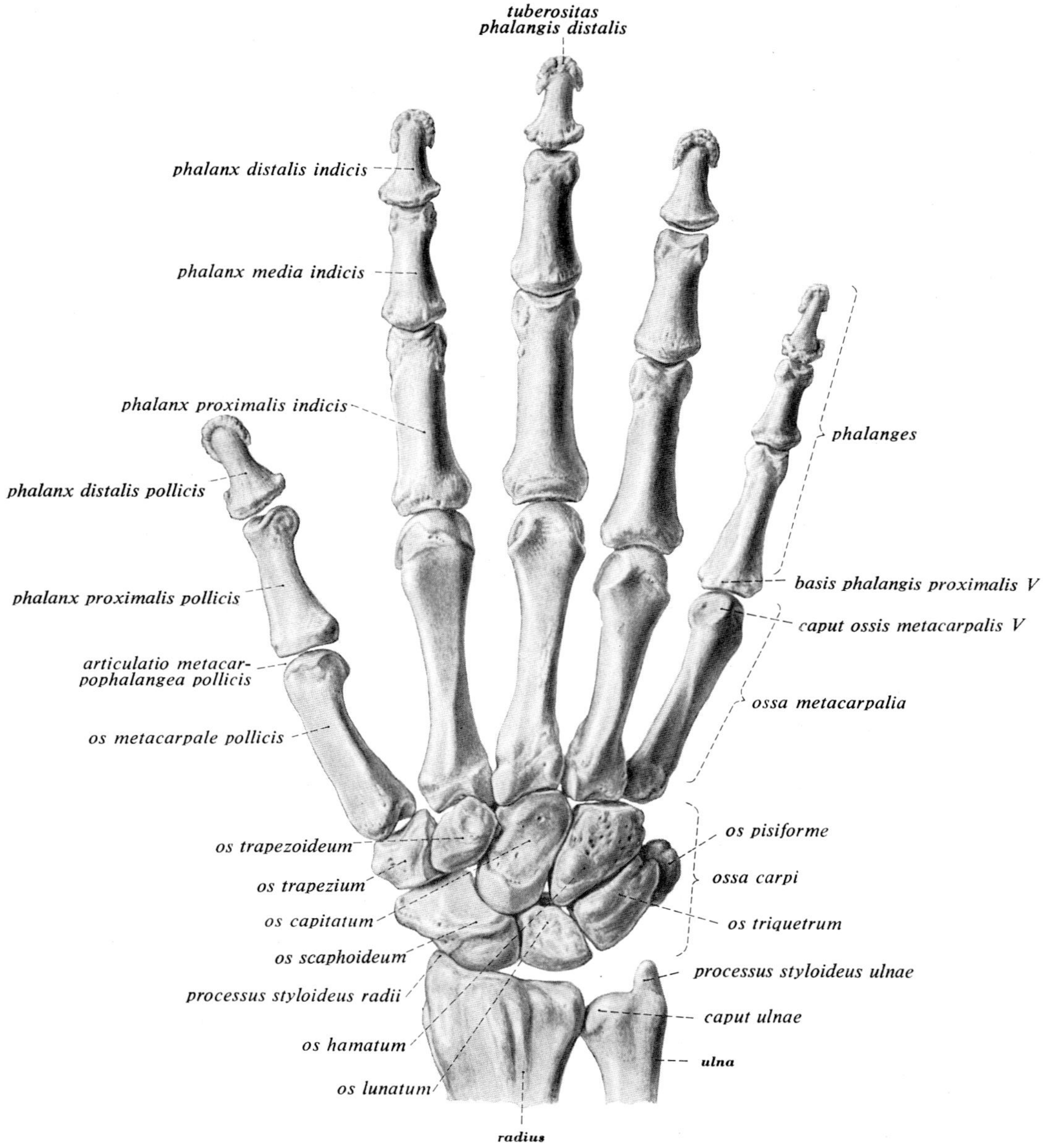

Fig. 142. Skelet der rechten Hand mit gestreckten, leicht gespreizten Fingern und den distalen Enden der Unterarmknochen. Dorsalansicht. Natürliche Lage der Knochen.

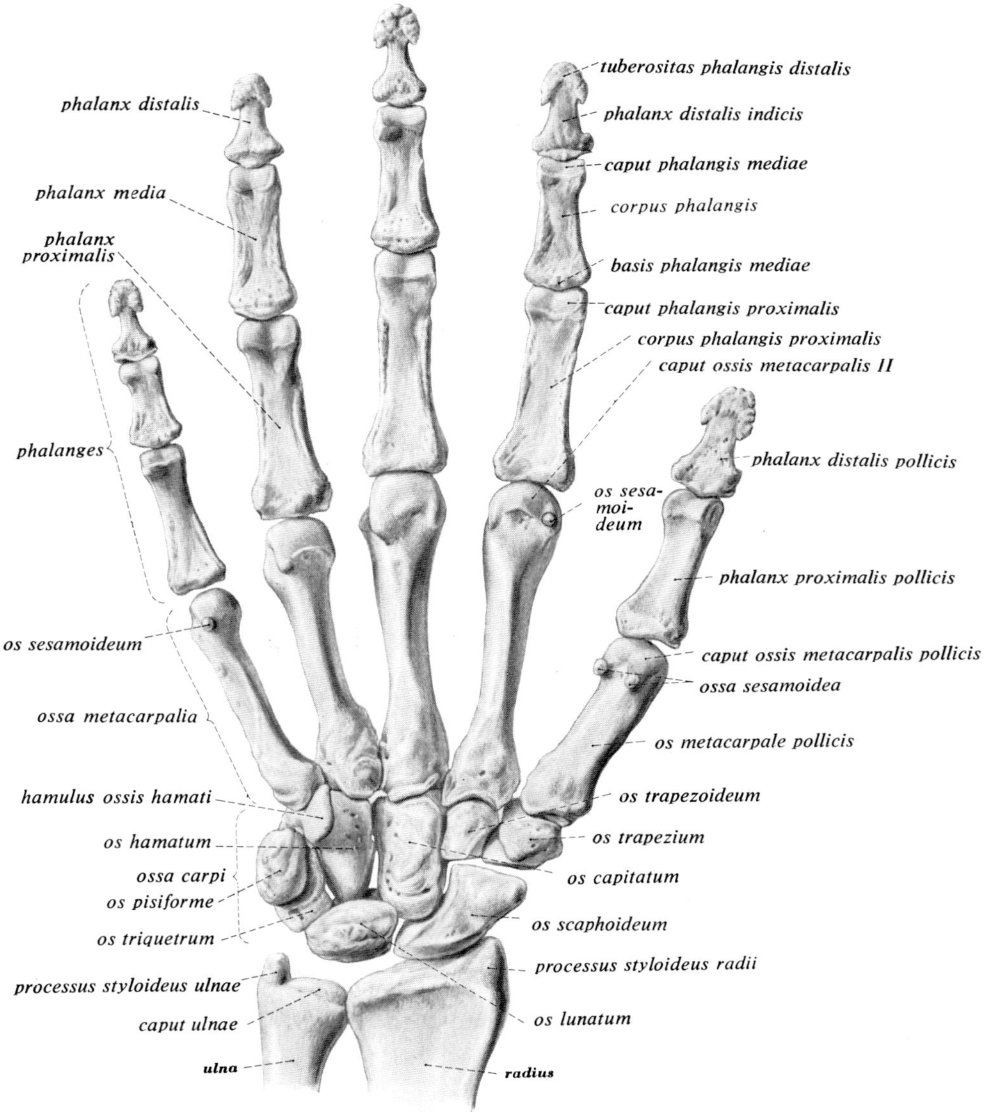

Fig. 143. Skelet der rechten Hand (dasselbe Präparat wie in Fig. 142). Palmaransicht.

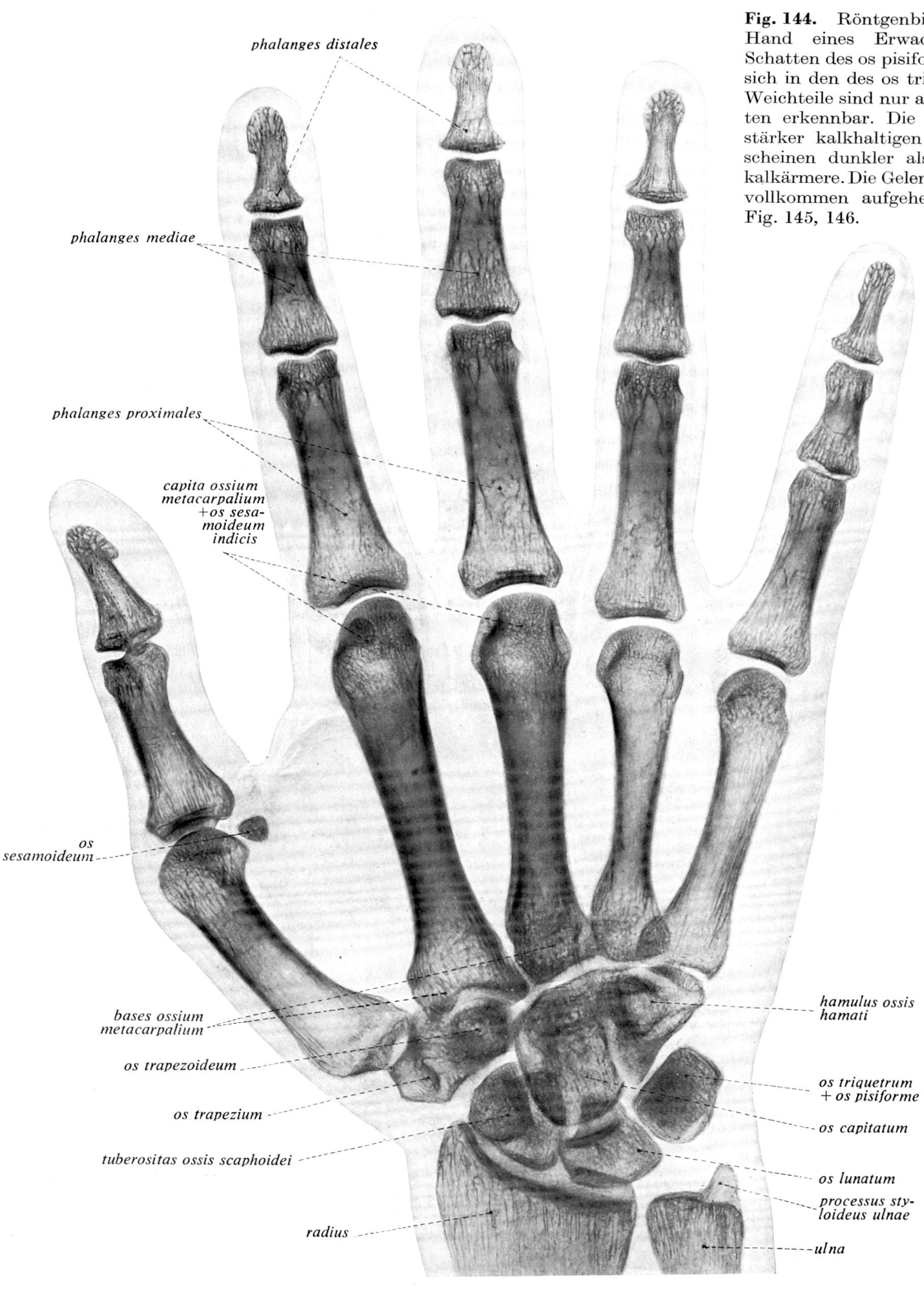

Fig. 144. Röntgenbild der linken Hand eines Erwachsenen. Der Schatten des os pisiforme projiziert sich in den des os triquetrum. Die Weichteile sind nur als helle Schatten erkennbar. Die dickeren und stärker kalkhaltigen Knochen erscheinen dunkler als dünne oder kalkärmere. Die Gelenkknorpel sind vollkommen aufgehellt. Vgl. mit Fig. 145, 146.

Fig. 145. Röntgenbild der linken Hand eines 15½jährigen. Die distalen Epiphysen von radius und ulna sowie die distalen bzw. proximalen Epiphysen der Mittelhandknochen und Phalangen sind noch nicht mit den Diaphysen verwachsen. Beachte die deutlichen Epiphysenlinien.

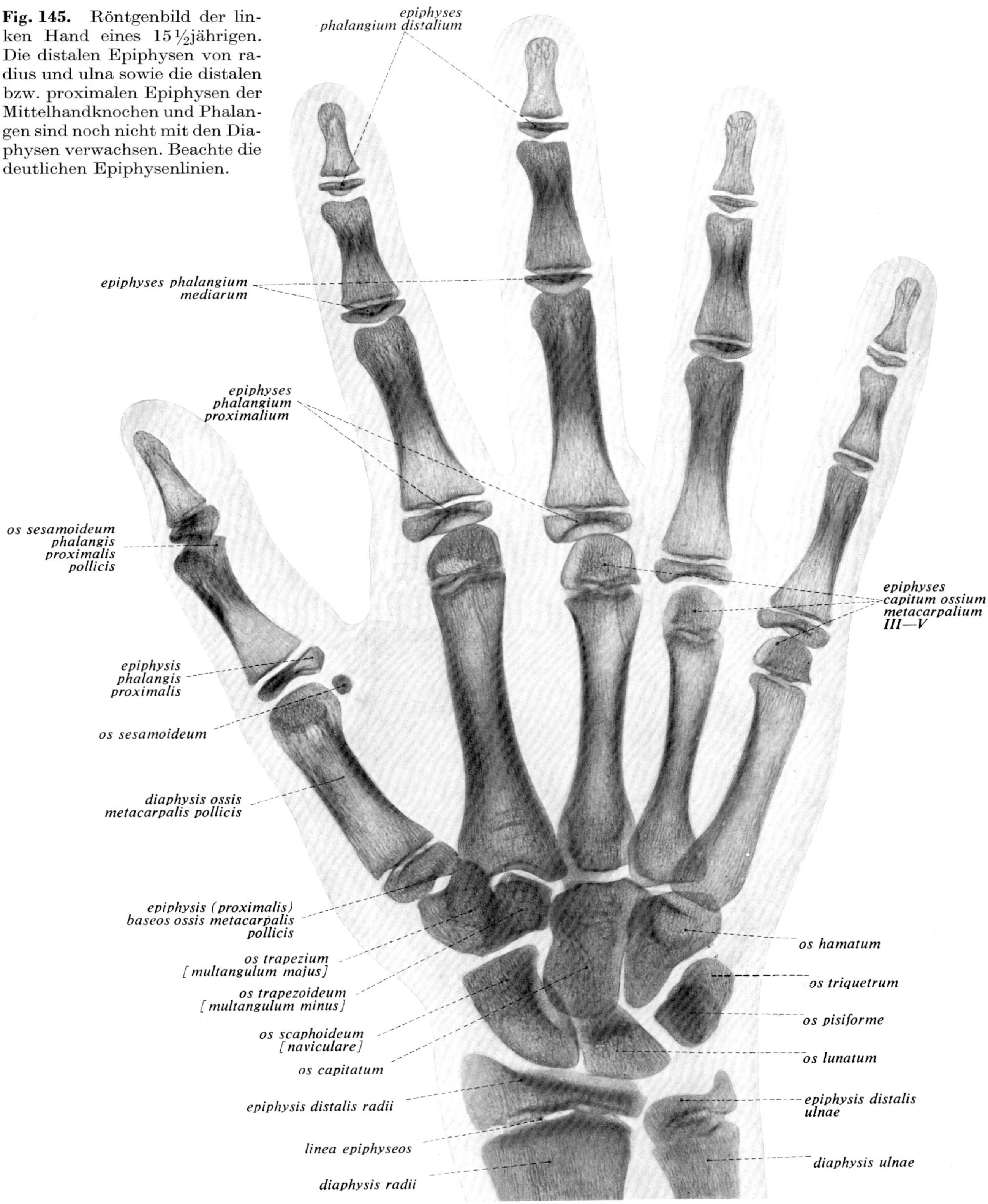

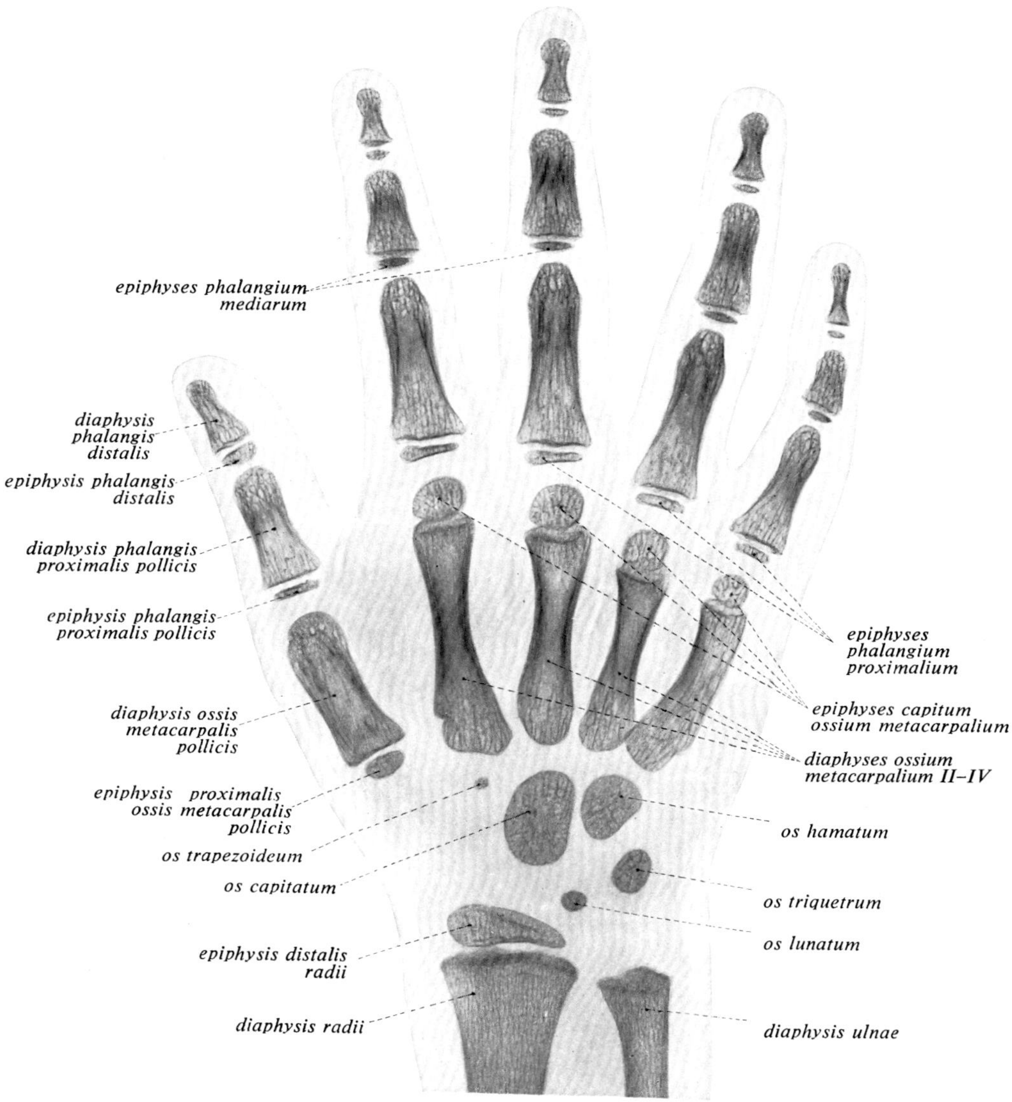

Fig. 146. Röntgenbild der Hand eines 5 ½jährigen Jungen. Die Phalangen der Finger haben nur eine proximale Epiphyse, die ossa metacarpalia II–V nur eine distale. Aus dieser Sicht erweist sich das os metacarpale pollicis als proximale Phalange des Daumens. Die Knochenkerne des os trapezoideum und os lunatum sind noch sehr klein, der Knochenkern des os scaphoideum fehlt. Es ist daher möglich, das Alter von Kindern durch Untersuchung der Knochenkerne zu bestimmen.

Knochen

Beckengürtel und untere Extremität

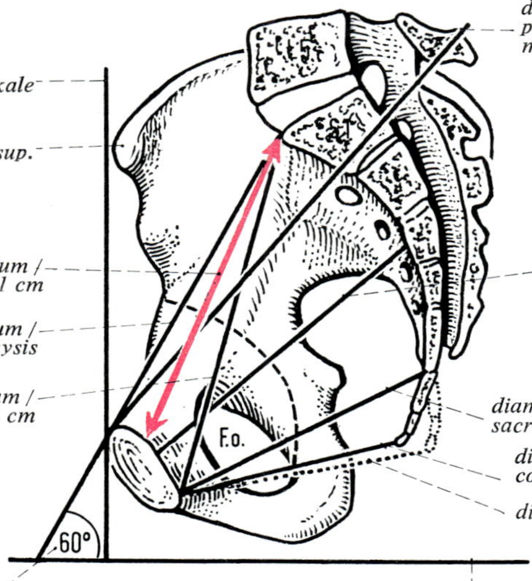

Fig. 147. Medianschnitt durch das Becken einer erwachsenen Frau mit Angabe der geburtshilflich wichtigen Durchmesser und Achsen. Conjugata „anatomica": vom promontorium zum oberen Rand der Symphyse; conjugata („vera" = „gynaecologica"): vom promontorium zu dem am weitesten vorspringenden Punkt des hinteren Symphysenrandes. Die gestrichelte Linie entspricht der Beckenachse, axis pelvis.

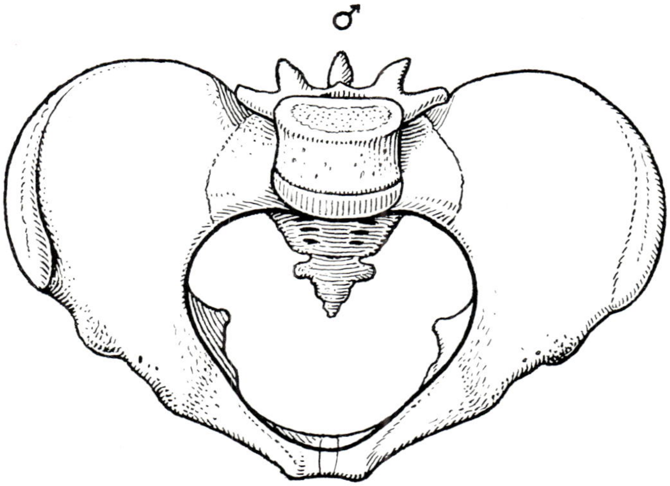

Fig. 148a. Männliches Becken: Beckeneingang herzförmig, kleines Becken zum Ausgang hin trichterförmig verengt, angulus subpubicus.

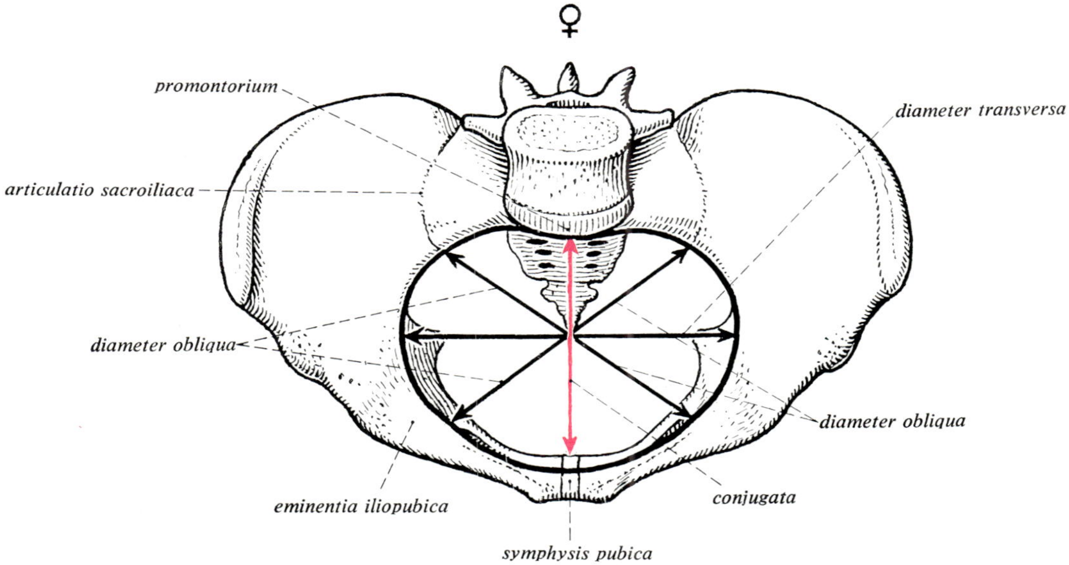

Fig. 148b. Weibliches Becken: Beckeneingang queroval, kleines Becken zylindrisch, zum Ausgang hin nicht verengt, arcus pubis.

Beachte die Geschlechtsverschiedenheiten, besonders in der Form, der Größe und den Durchmessern des Beckeneingangs, auch bezüglich des Kreuzbeins und der Stellung der Darmbeinschaufeln. Linker schräger Durchmesser, diameter obliqua I = 12,5 cm: von der eminentia iliopubica links zur rechten articulatio sacroiliaca; rechter schräger Durchmesser, diameter obliqua II = 12,5 cm: von der eminentia iliopubica rechts zur linken articulatio sacroiliaca; **conjugata = 11 cm:** vom promontorium zu dem am weitesten vorspringenden Punkt des hinteren Symphysenrandes (roter Pfeil).

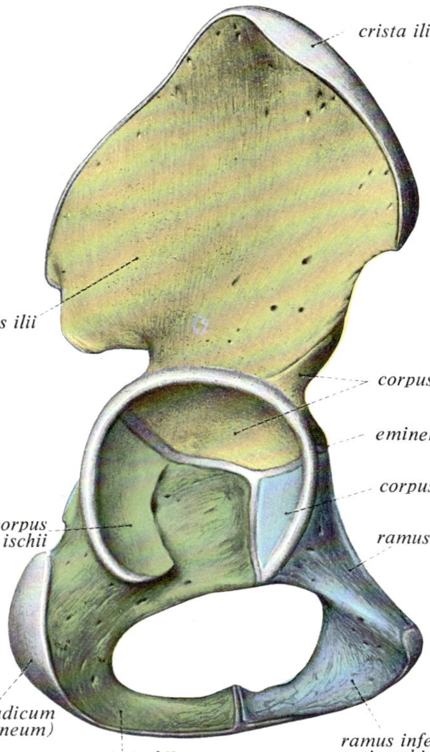

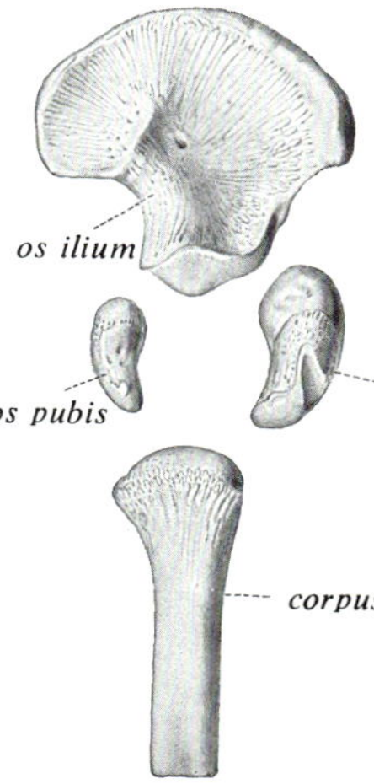

Fig. 150. Rechtes Hüftbein, os coxae, und rechter Femur vom Neugeborenen (mazeriert).

Fig. 149. Hüftbein, os coxae, eines etwa 6jährigen Kindes, Ansicht von lateral. Darmbein gelb, Sitzbein grün, Schambein blau. Die 3 Anteile sind durch eine sternförmige Synchondrosis (Knorpelfuge), später Synostosis, zum os coxae im Bereiche des acetabulum vereinigt.

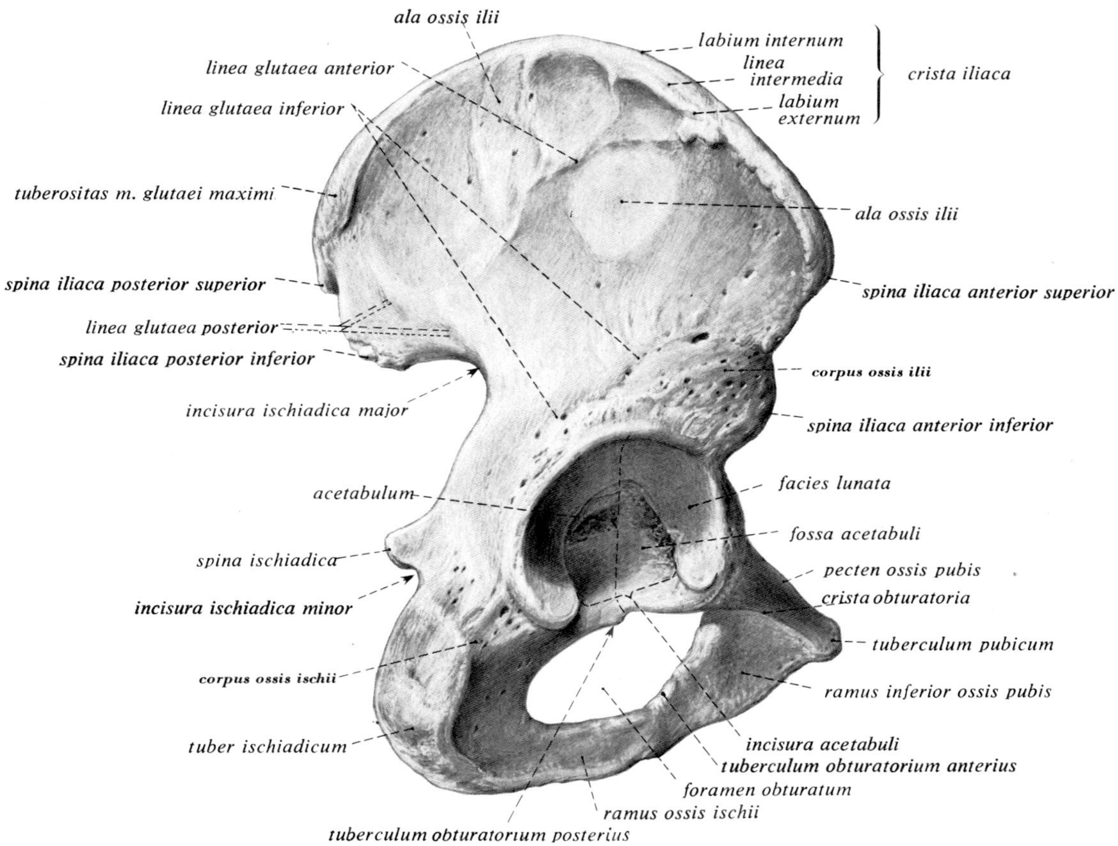

Fig. 151. Rechtes Hüftbein, os coxae, Ansicht von lateral.

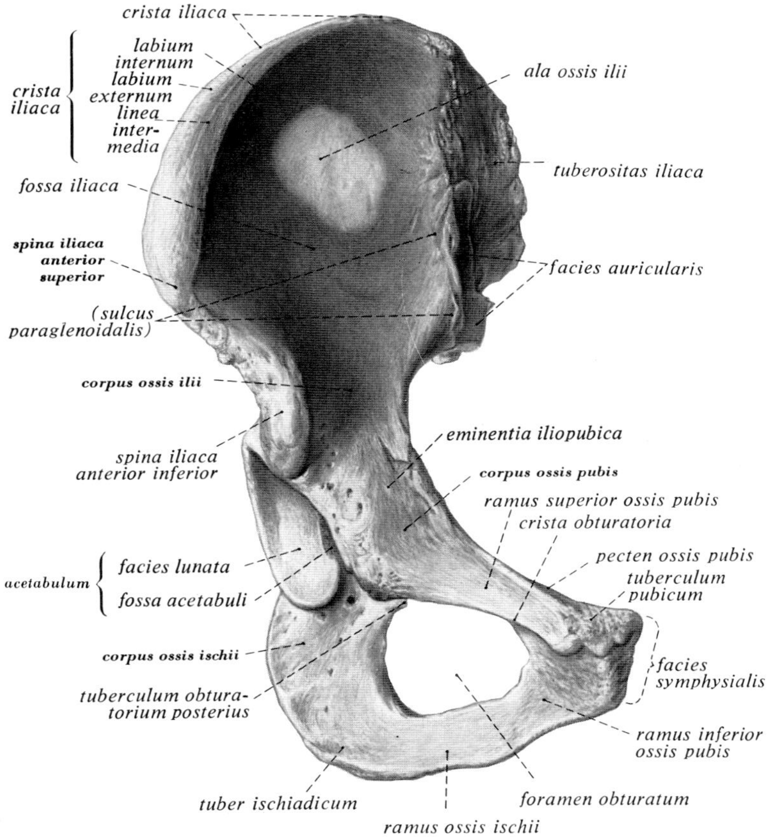

Fig. 152. Rechtes Hüftbein, os coxae, Ventralansicht.

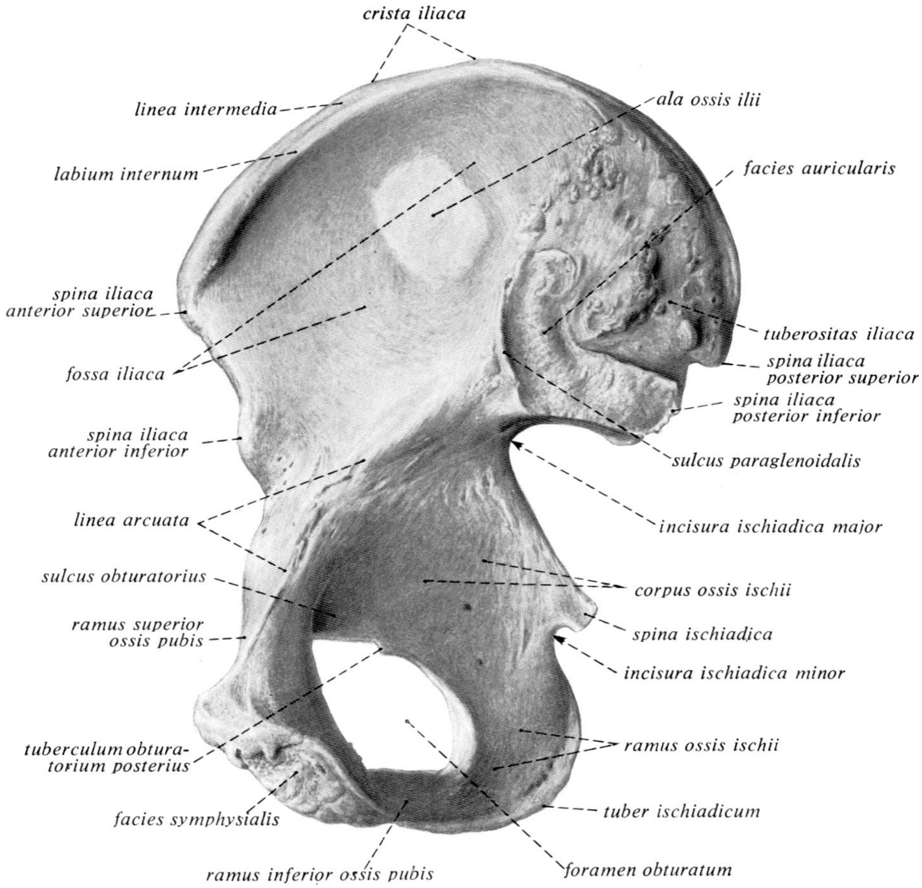

Fig. 153. Rechtes Hüftbein, os coxae, Ansicht von oben medial.

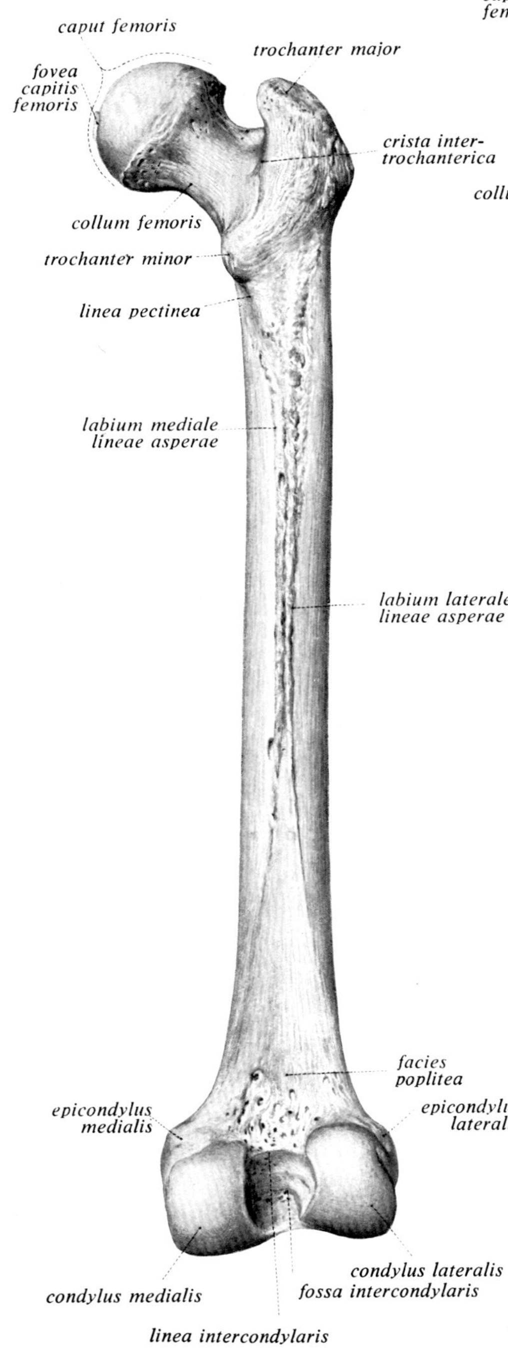

Fig. 154

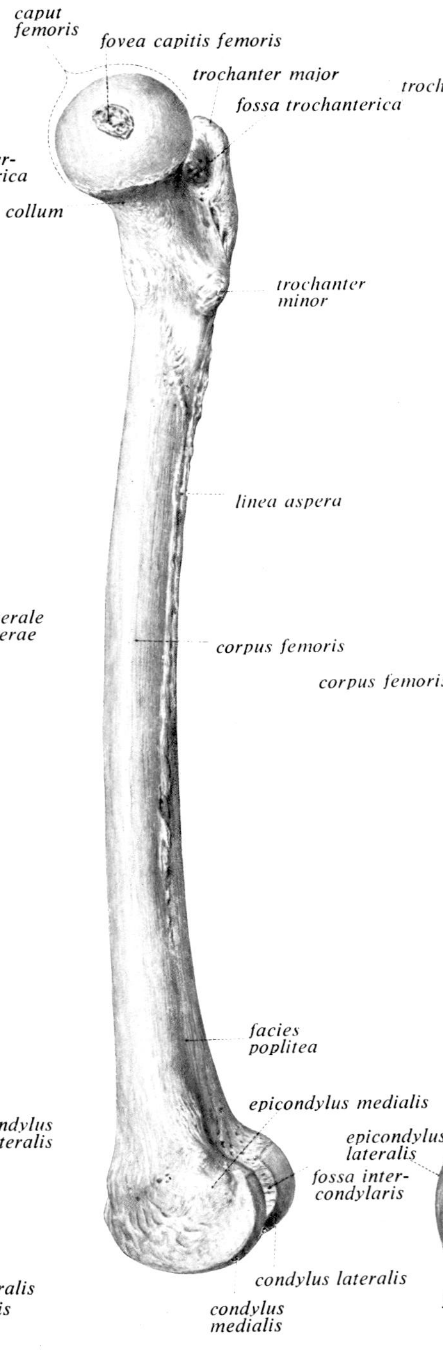

Fig. 155

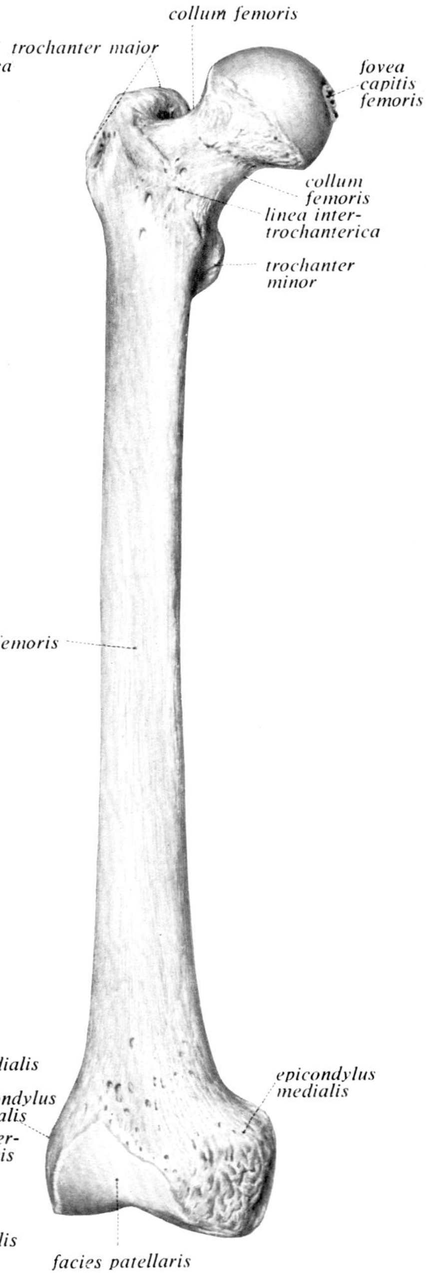

Fig. 156

Fig. 154–156. Rechtes Oberschenkelbein, femur. Fig. 154 Ansicht von dorsal. Fig. 155 Ansicht von medial. Fig. 156 Ansicht von ventral.

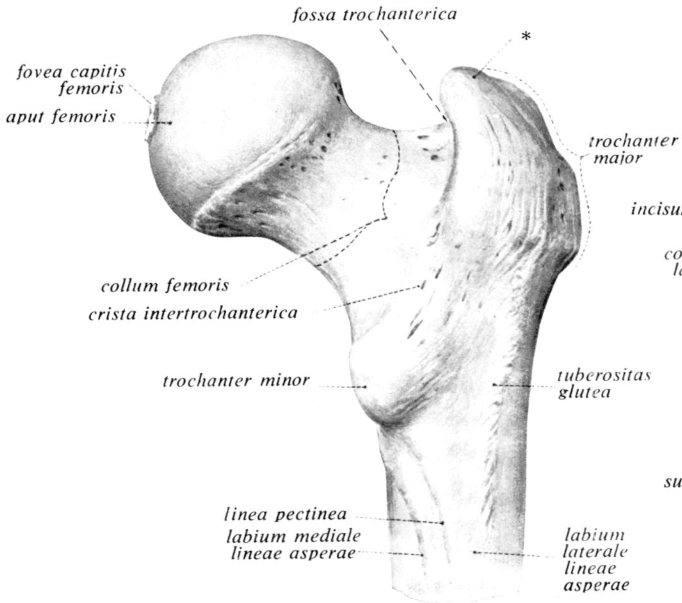

Fig. 157. Proximales Ende des rechten Oberschenkelbeins, femur, Dorsalansicht. * Spitze des trochanter major

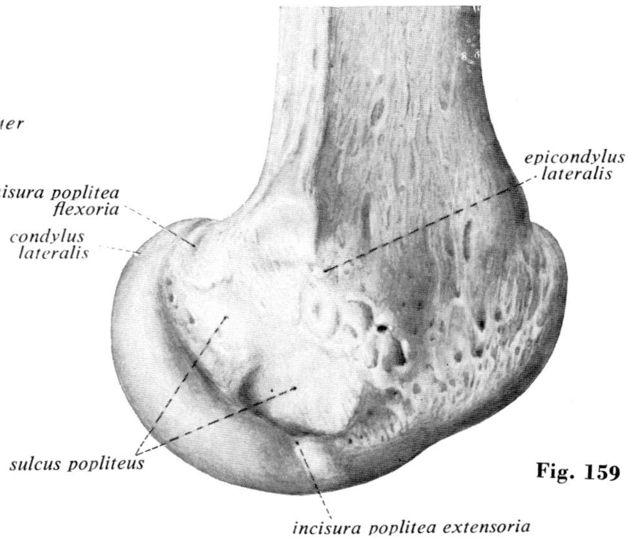

Fig. 159

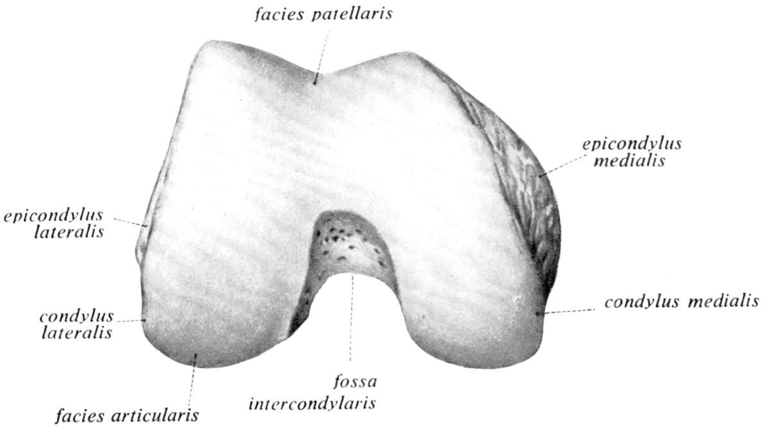

Fig. 158. Distales Ende des rechten Oberschenkelbeins, femur, Distalansicht.

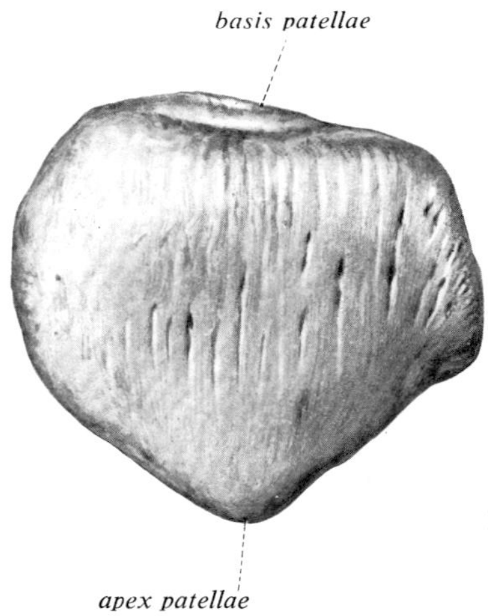

Fig. 160

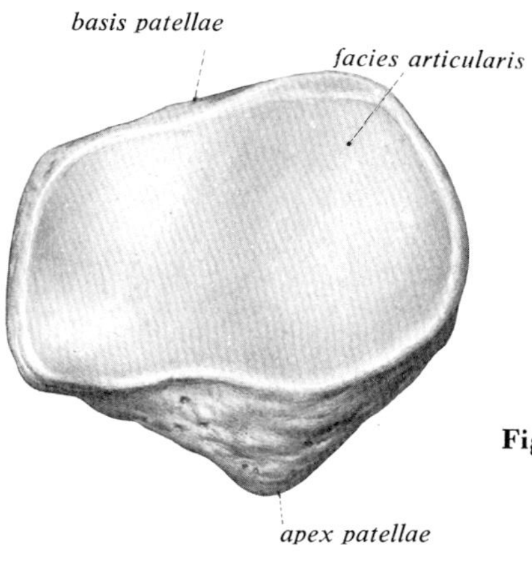

Fig. 161

Fig. 159. Distales Ende des rechten Oberschenkelbeins, femur, von lateral.

Fig. 160. Kniescheibe, patella, Ventralansicht.

Fig. 161. Kniescheibe, patella, Dorsalansicht.

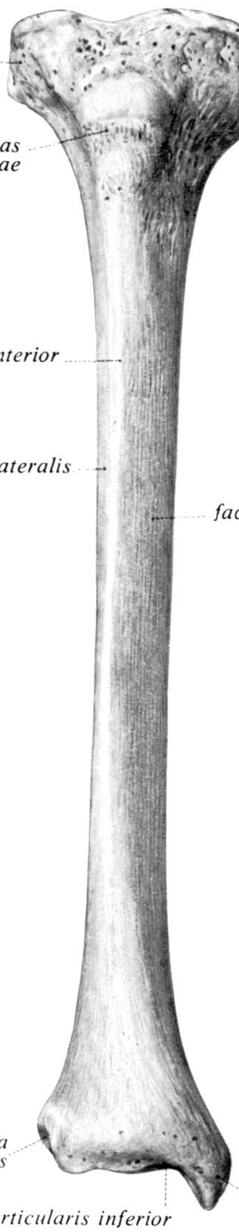

Fig. 162

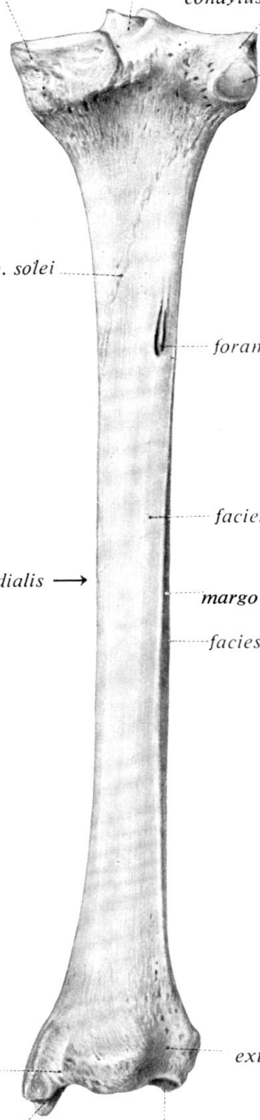

Fig. 163

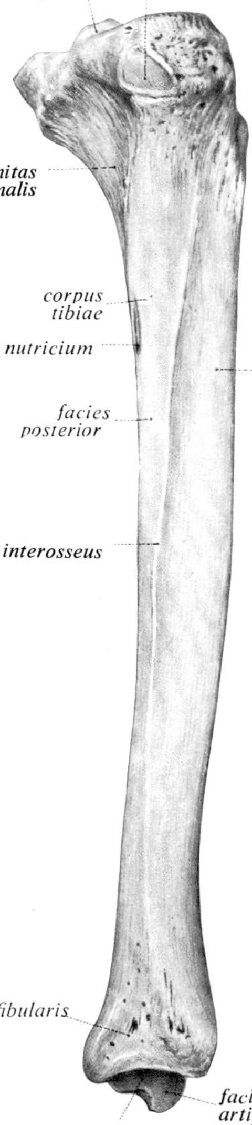

Fig. 164

Fig. 162–164. Rechtes Schienbein, tibia. Fig. 162 Ansicht von ventral. Fig. 163 Ansicht von dorsal. Fig. 164 Ansicht von lateral.

Fig. 165 u. 166. Rechtes Wadenbein, fibula. Fig. 165 Ansicht von medial. Fig. 166 Ansicht von lateral.
Fig. 167. Rechte tibia und fibula, Ansicht von dorsal.
Fig. 168. Die proximalen Enden von (rechter) tibia und fibula, Proximalansicht.
Fig. 169. Die distalen Enden beider rechter Unterschenkelknochen, tibia und fibula, Distalansicht.

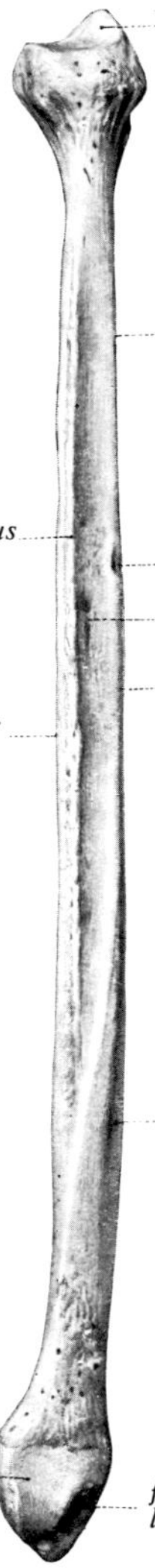

Fig. 165

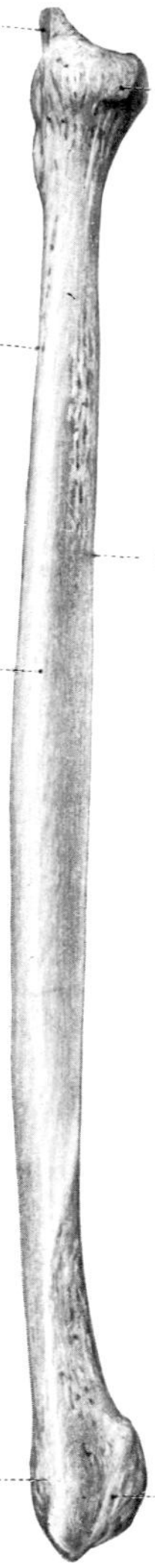

Fig. 166

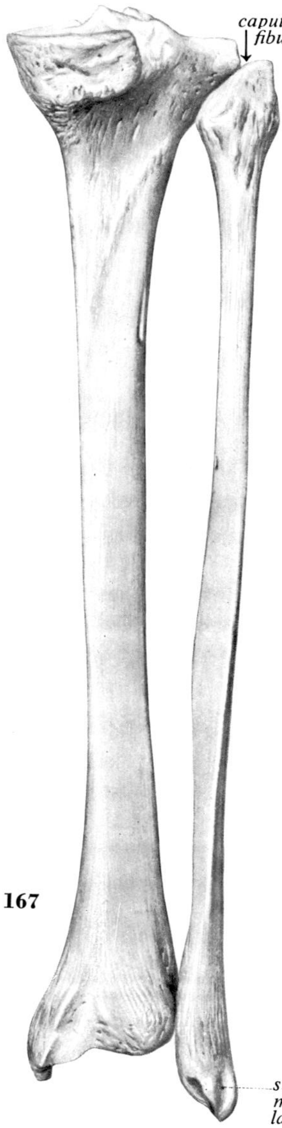

Fig. 167

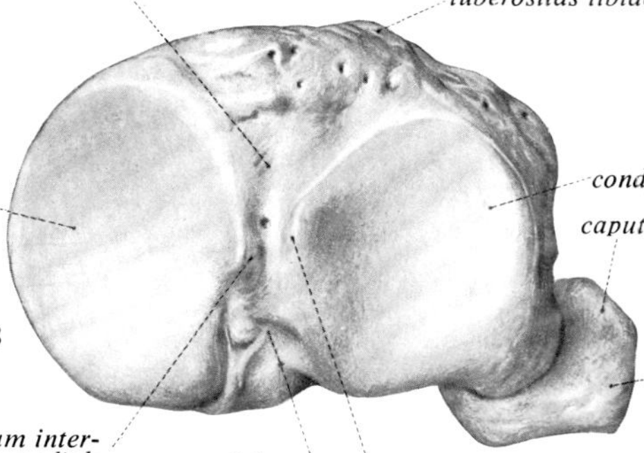

Fig. 168

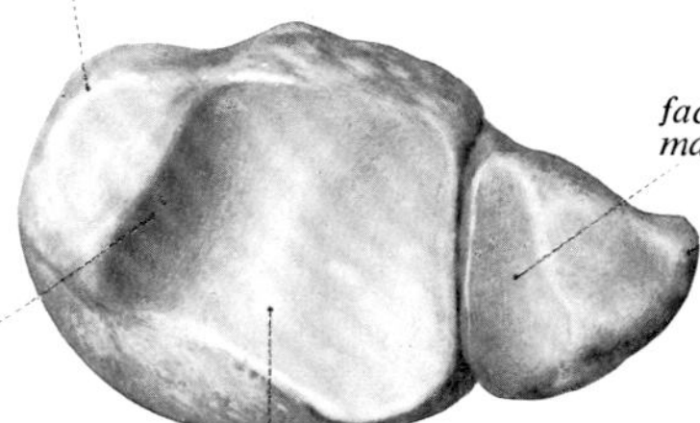

Fig. 169

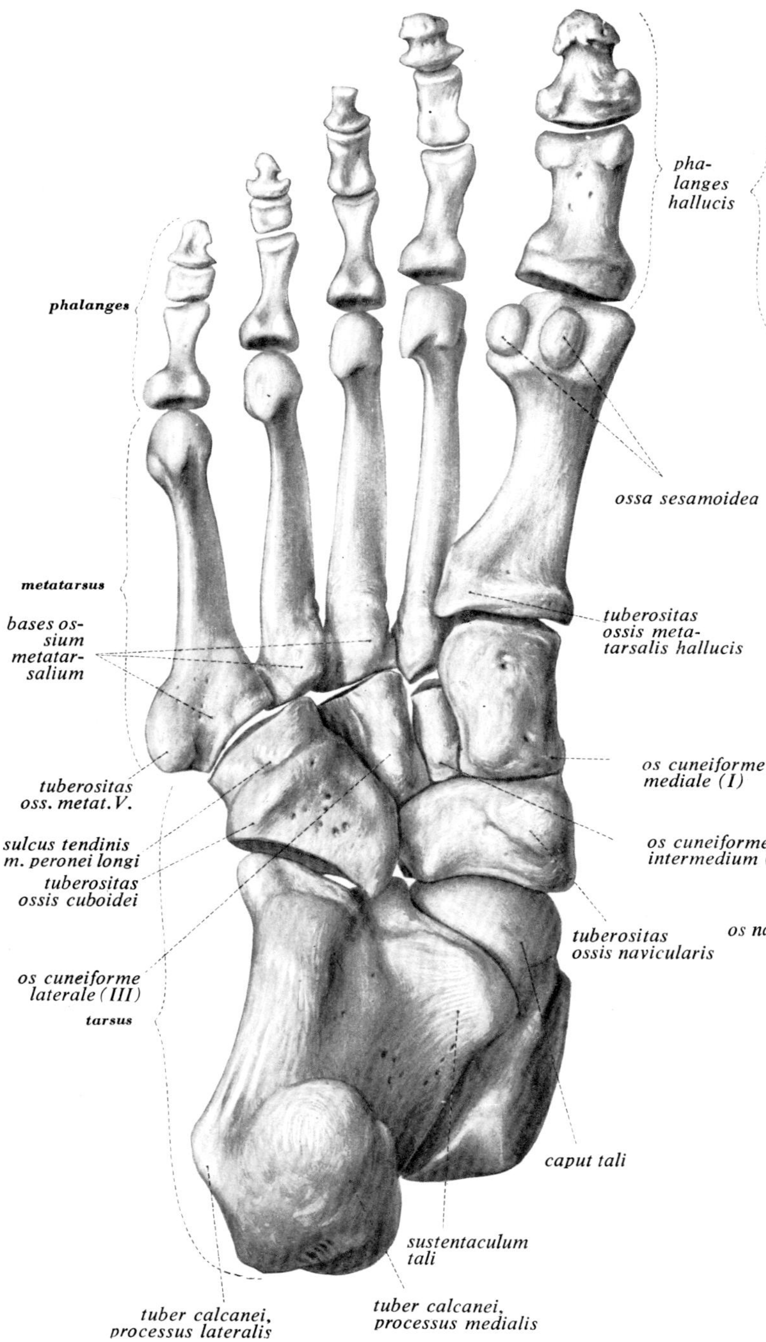

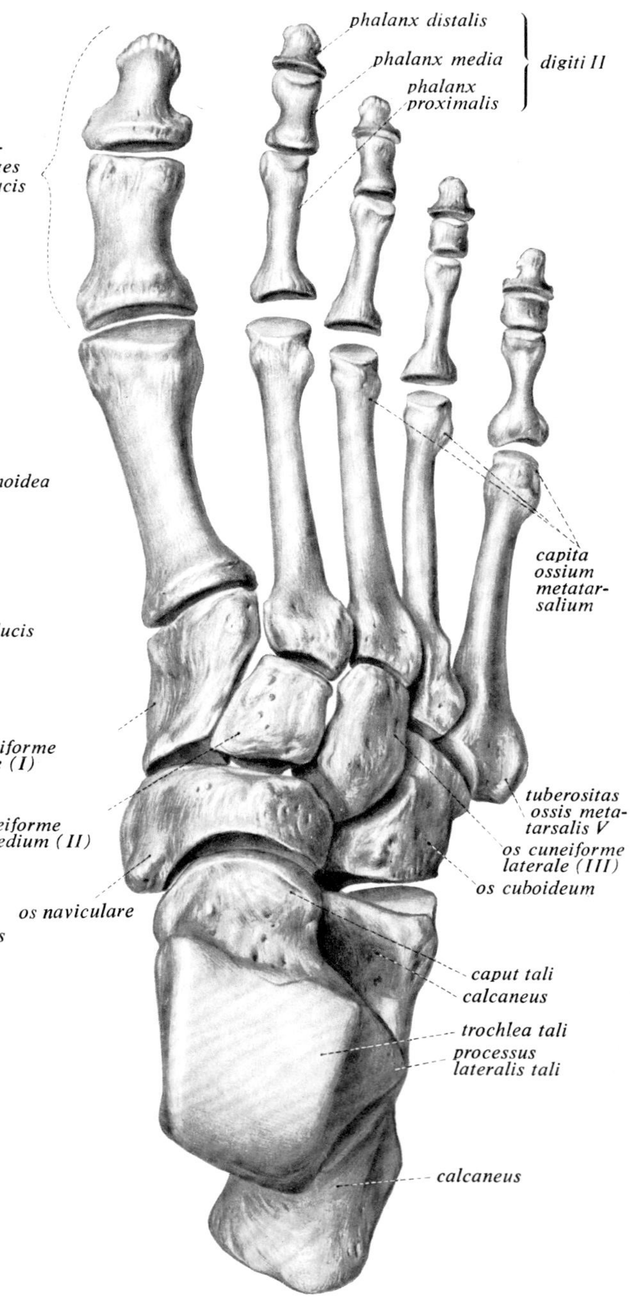

Fig. 170. Fußskelet, ossa pedis, Plantaransicht. Natürliches Lagerungsverhältnis der Knochen.

Fig. 171. Fußskelet, ossa pedis, Dorsalansicht. Natürliches Lagerungsverhältnis der Knochen.

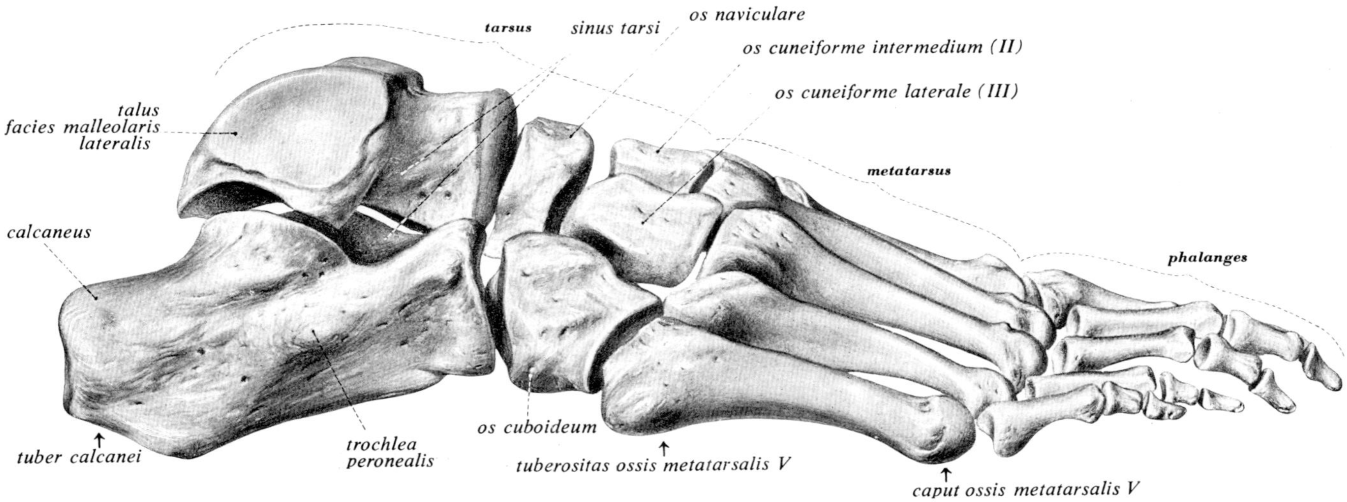

Fig. 172. Fußskelet, ossa pedis, Seitenansicht.

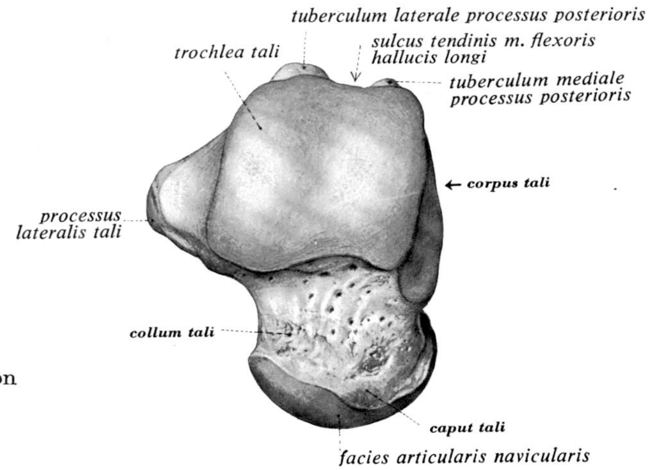

Fig. 173. Rechtes Sprungbein, talus, Ansicht von proximal.

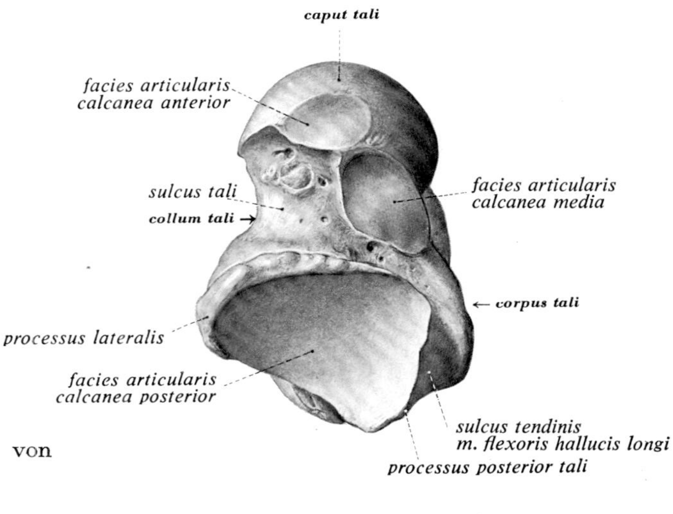

Fig. 174. Rechtes Sprungbein, talus, Ansicht von plantar.

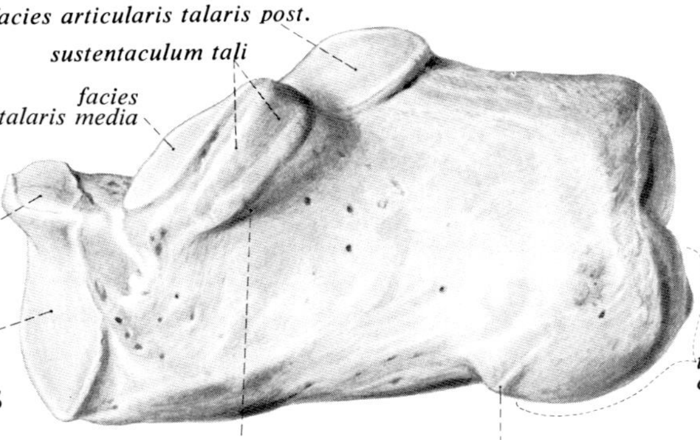

Fig. 175

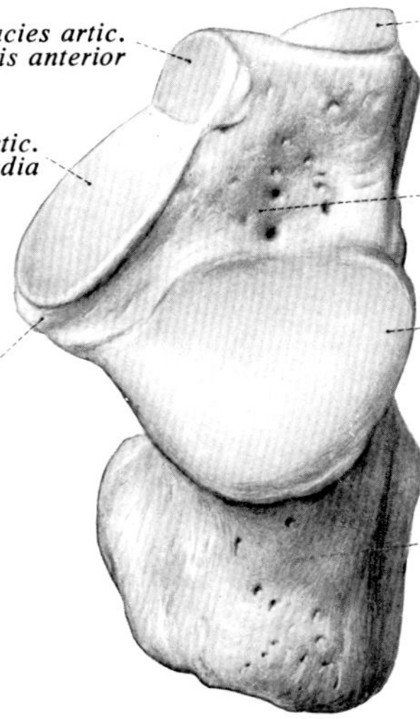

Fig. 177

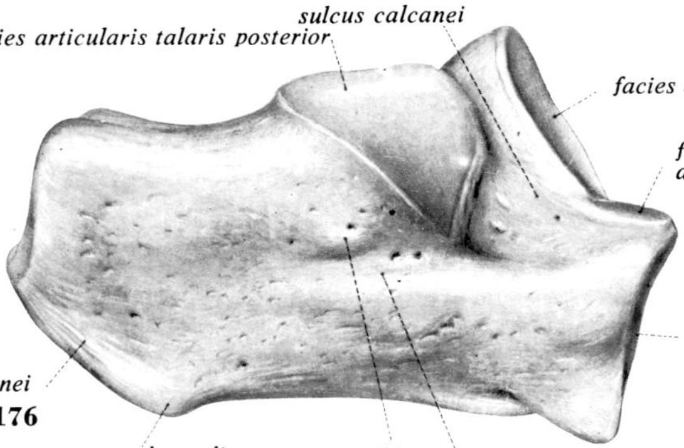

Fig. 176

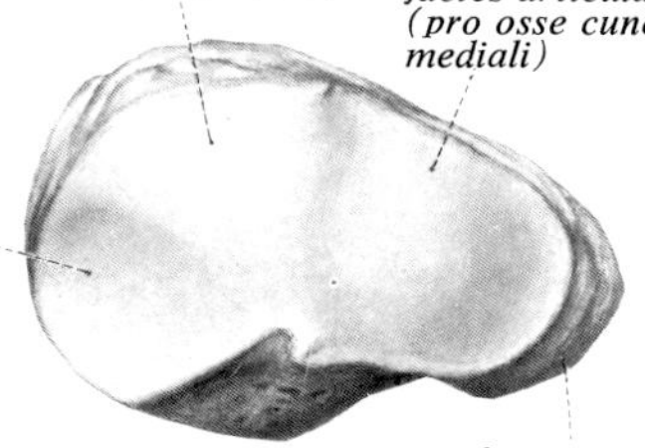

Fig. 178

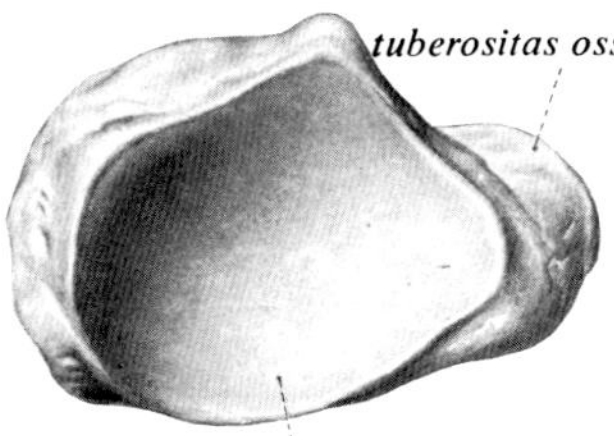

Fig. 179

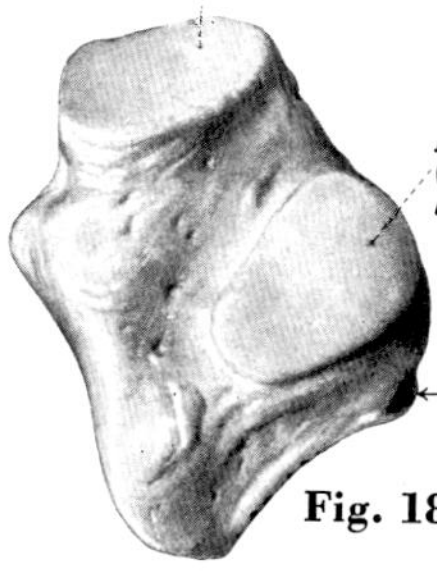

Fig. 180

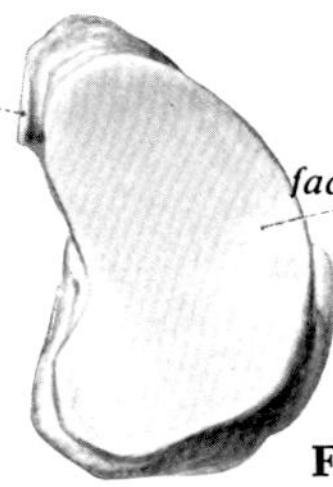

Fig. 181

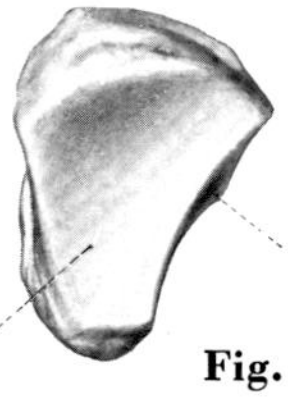

Fig. 182

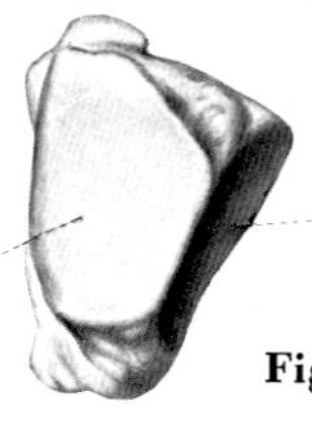

Fig. 183

Fig. 175–177. Rechtes Fersenbein, calcaneus. Fig. 175 Ansicht von medial. Fig. 176 Ansicht von lateral. Fig. 177 Ansicht von dorsal.
Fig. 178 u. 179. Rechtes Kahnbein, os naviculare. Fig. 178 Ansicht von distal. Fig. 179 Ansicht von proximal.
Fig. 180. Rechtes Würfelbein, os cuboideum, Ansicht von medial (s. a. Fig. 172).
Fig. 181–183. Rechte Keilbeine, ossa cuneiformia. Fig. 181 Os cuneiforme mediale, Ansicht von distal. Fig. 182 Os cuneiforme intermedium, Ansicht von proximal. Fig. 183 Os cuneiforme laterale, Ansicht von proximal.

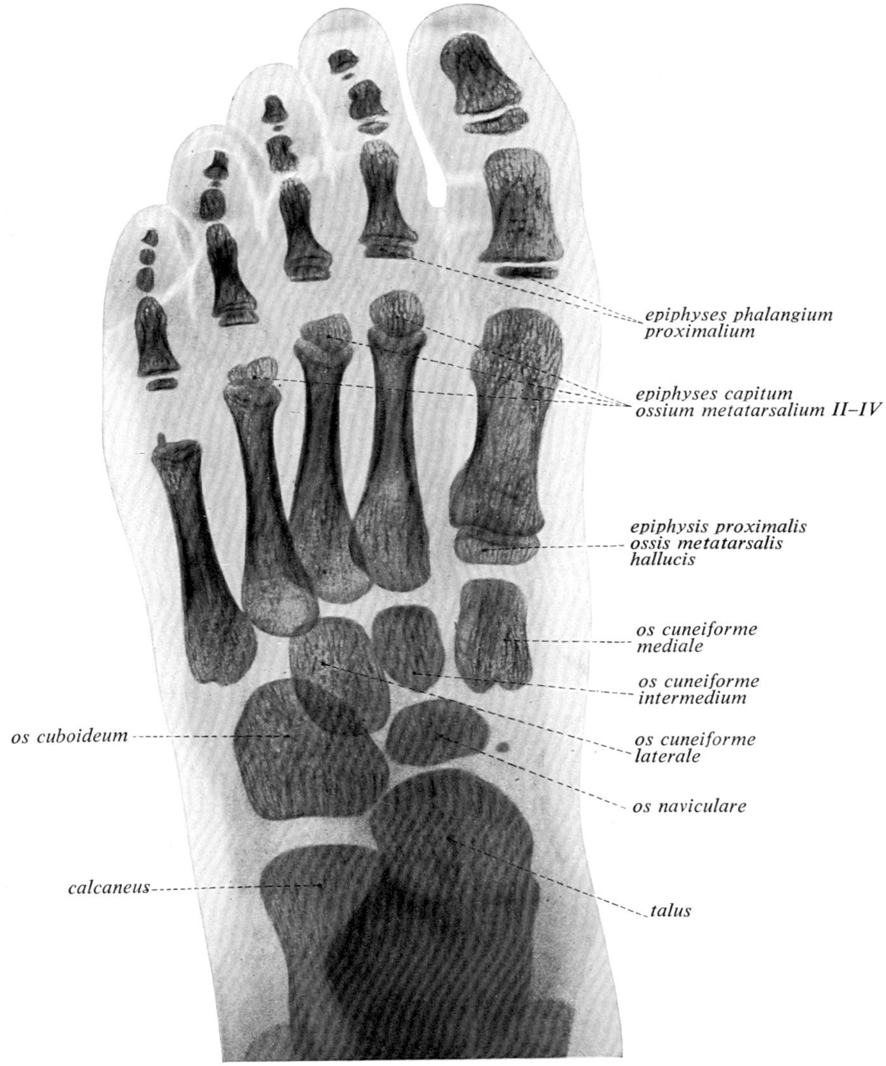

Fig. 184. Röntgenbild des linken Fußes eines 5 ½jährigen Jungen.

Beachte die an den ossa metatarsalia II–IV distal ausgebildeten Epiphysen sowie die proximalen Epiphysen der Phalangen und des os metatarsale I (vgl. hierzu Fig. 146). Die im Röntgenbild deutlich erkennbaren Epiphysen„spalten“ enthalten Epiphysenfugenknorpel (Zone des Längenwachstums).

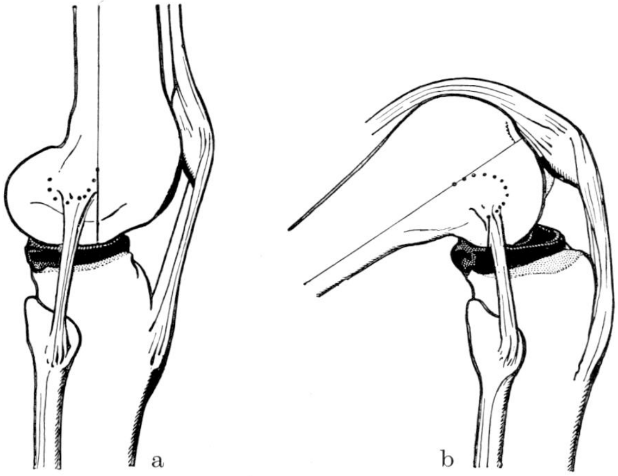

Fig. 185. Rechtes Kniegelenk, articulatio genus, Ansicht von lateral. a Streckstellung. b Beugestellung. Bei starker Beugung werden die Menisken, vor allem der laterale, auf den überknorpelten Schienbeintellern (punktiert) nach hinten geschoben.

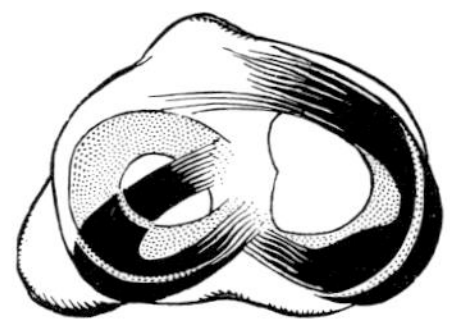

Fig. 186. Aufsicht auf den Kopf des linken Schienbeins, facies articularis superior tibiae. Lage der Menisci in Streckstellung des Kniegelenks punktiert, in Beugestellung schwarz. Beachte den stärkeren Bewegungsausschlag des lateralen Meniskus (Fig. 185 und 186 nach H. Virchow aus Benninghoff-Goerttler: Lehrbuch der Anatomie des Menschen, Bd. I, 10. Aufl. Urban & Schwarzenberg, München-Berlin-Wien 1968).

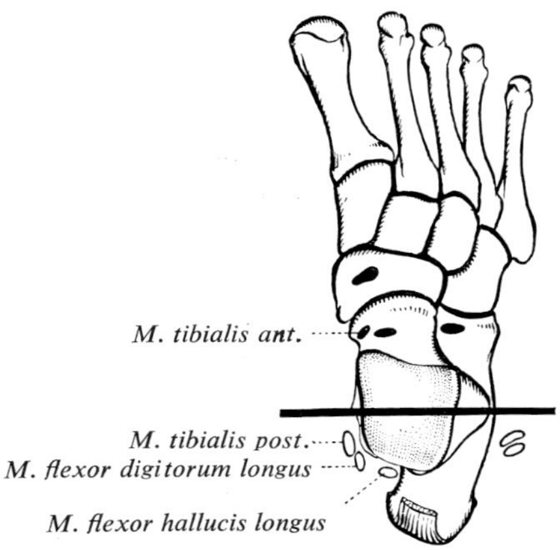

Fig. 187. Achse des oberen Sprunggelenks, articulatio talocruralis, mit den Sehnen der Muskeln, die auf dieses Gelenk wirken (Sehnen der Extensoren schwarz, Sehnen der Flexoren hell dargestellt). Vgl. mit Fig. 188.

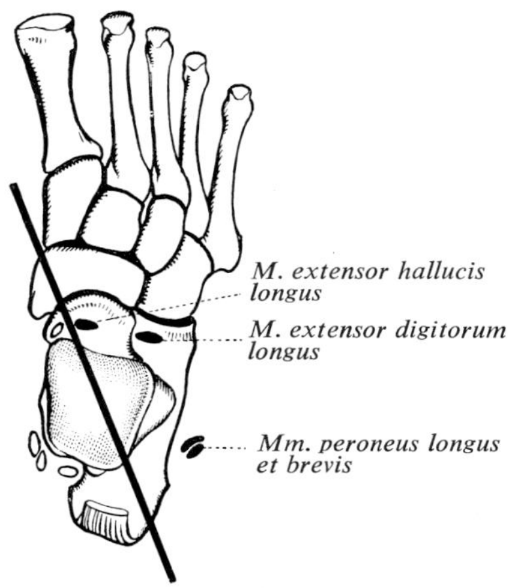

Fig. 188. Achse des unteren Sprunggelenks, articulationes talocalcaneonavicularis et subtalaris, mit den Sehnen der Muskeln, die auf dieses Gelenk wirken (Sehnen der Pronatoren schwarz, Sehnen der Supinatoren hell dargestellt). Vgl. mit Fig. 187 (Fig. 187 und 188 nach S. Mollier aus Benninghoff-Goerttler: Lehrbuch der Anatomie des Menschen, Bd. I, 10. Aufl. Urban & Schwarzenberg, München-Berlin-Wien 1968).

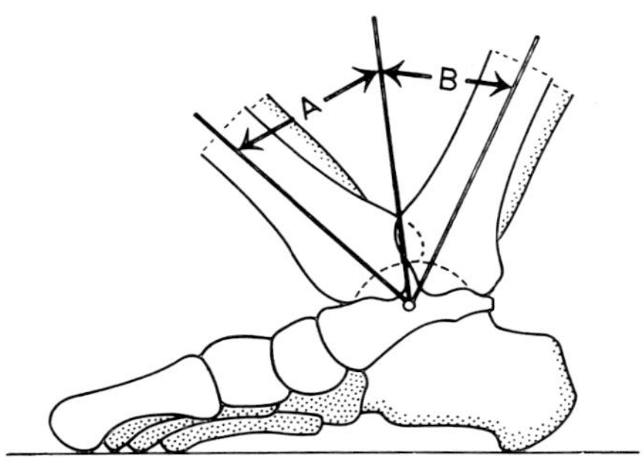

Fig. 189. Bewegungsausschläge (Beugung und Streckung) des Unterschenkels gegen den feststehenden Fuß im oberen Sprunggelenk, articulatio talocruralis (nach S. Mollier: Plastische Anatomie, 2. Aufl. Bergmann, München 1938).

Gelenke und Bänder

Wirbelsäule, Brustkorb und Schädel

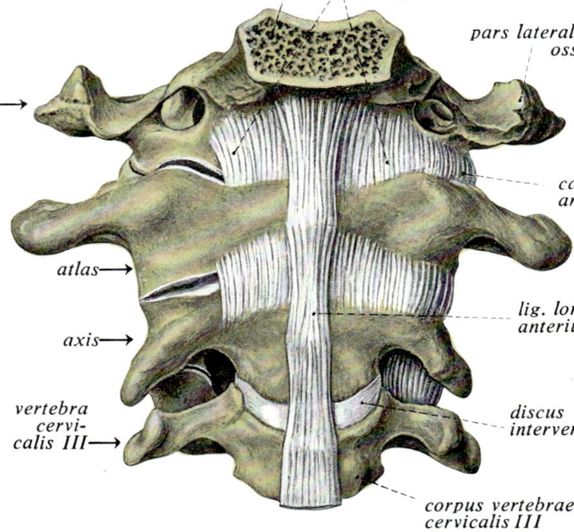

Fig. 190. Teil des Hinterhauptbeins und die drei ersten Halswirbel, Ventralansicht. Membrana atlantooccipitalis anterior und kraniales Ende des ligamentum longitudinale anterius. Rechts sind die Gelenkkapseln entfernt.

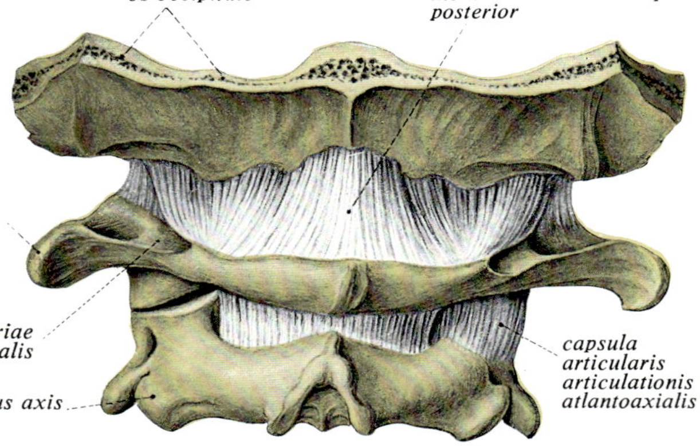

Fig. 191. Teil des Hinterhauptbeins, atlas und axis mit ihren Bandverbindungen, Dorsalansicht. Membrana atlantooccipitalis posterior. Links ist die Gelenkkapsel der articulatio atlantoaxialis lateralis entfernt.

Beachte: Oberes und unteres Kopfgelenk, articulationes atlantooccipitales, atlantoaxiales laterales und atlantoaxialis mediana, bilden eine funktionelle Einheit mit der Gesamtwirkung eines Kugelgelenkes. Die Zerlegung in Teilgelenke bedeutet eine Sicherung gegen Luxation.

Fig. 192. Membrana tectoria, Ansicht von dorsal. Der hintere Abschnitt des Hinterhauptbeins und die Bögen der drei kranialen Halswirbel sind abgesägt, rechts sind die Gelenkkapseln der Intervertebralgelenke entfernt.

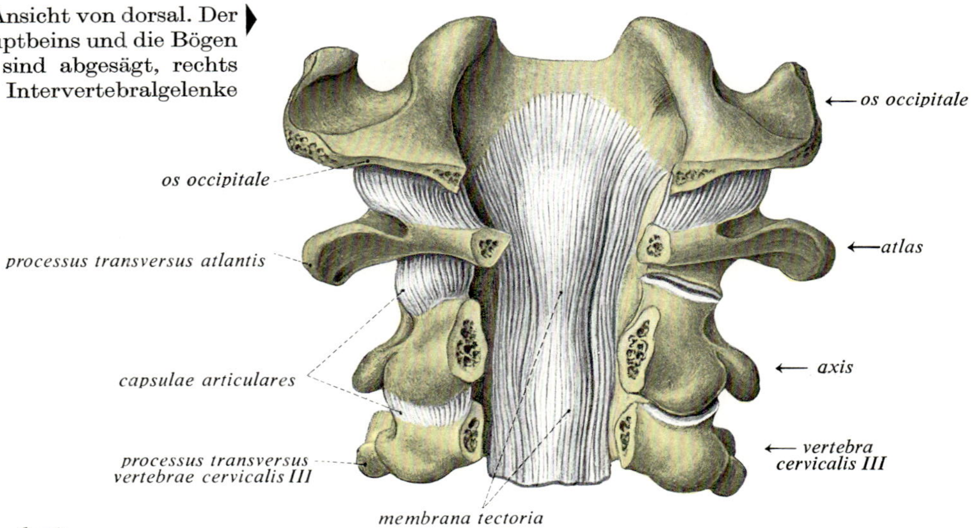

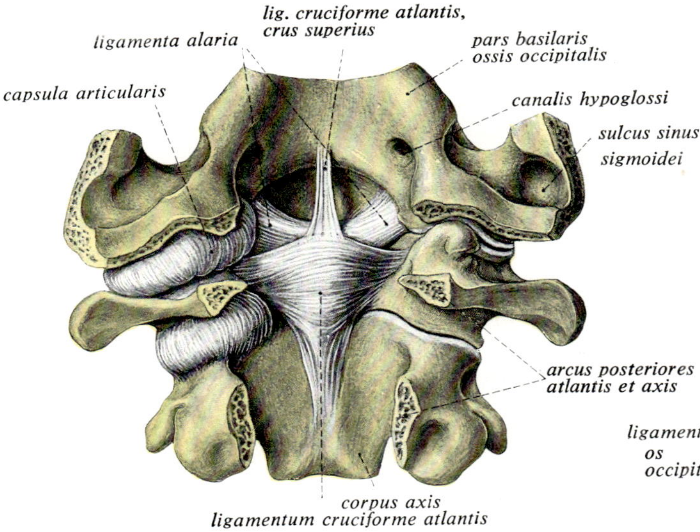

Fig. 193. Ligamentum cruciforme atlantis nach Entfernung der membrana tectoria, Ansicht von dorsal. Präparat wie in Fig. 192.

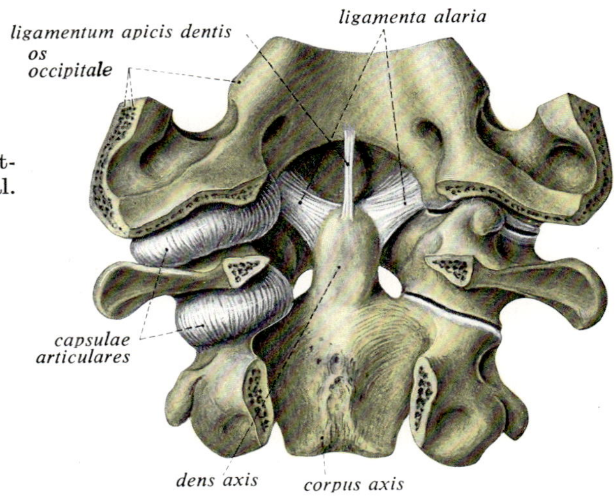

Fig. 194. Ligamenta alaria nach Wegnahme des ligamentum cruciforme atlantis, Ansicht von dorsal. Präparat wie in Fig. 192.

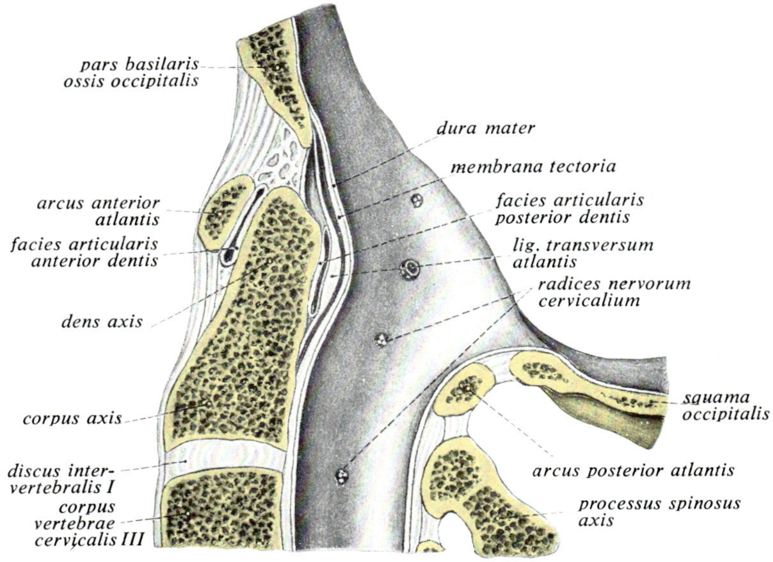

Fig. 195. Medianer Längsschnitt der articulationes atlantoaxiales.

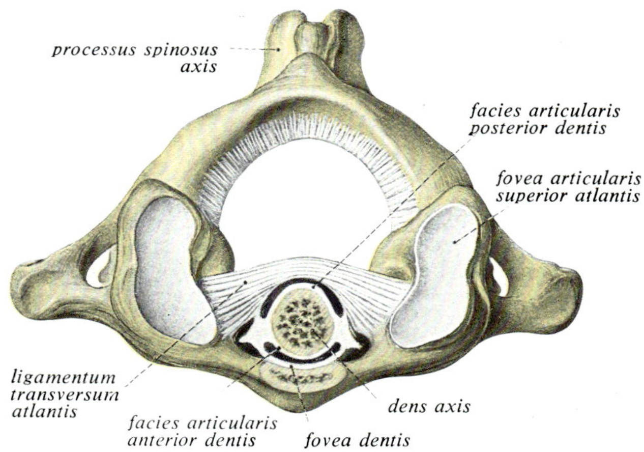

Fig. 196. Articulatio atlantoaxialis mediana. Der atlas ist aus dem Atlantookzipitalgelenk gelöst, dens axis und ventraler Atlasbogen sind horizontal durchgesägt.

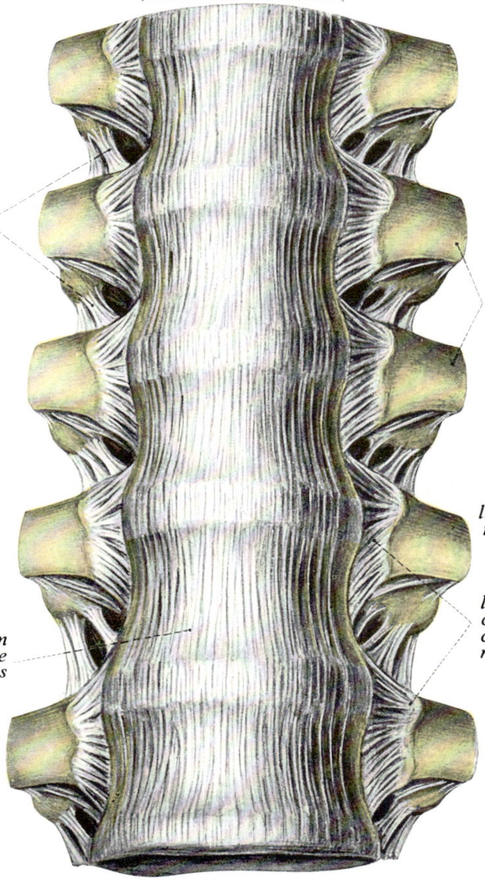

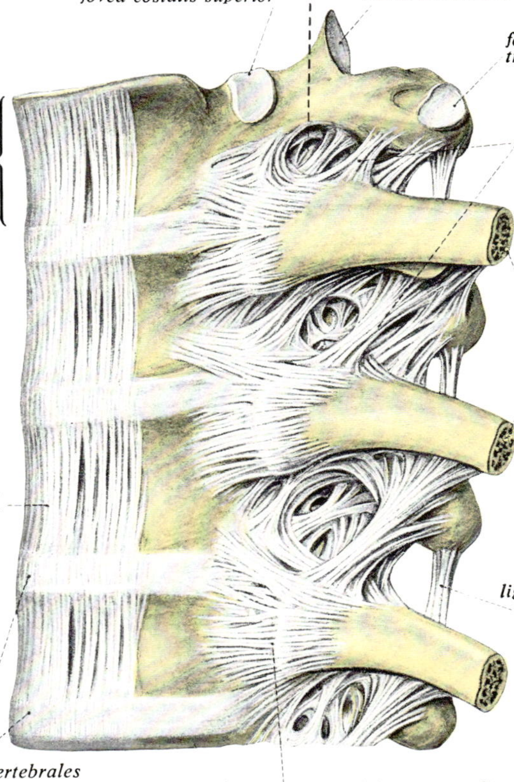

Fig. 197. Bandpräparat des kaudalen Abschnittes der Brustwirbelsäule mit den vertebralen Enden der Rippen. Ventralansicht.

Fig. 198. Bandpräparat der mittleren und kaudalen Brustwirbel und der Rippen, Ansicht von der linken Seite. Die am weitesten kranial gelegene, zugehörige Rippe ist aus ihren Gelenken entfernt.

Beachte: Die Köpfchen der Rippen artikulieren mit ihrem zugehörigen Wirbel am oberen Rand des Wirbelkörpers in der fovea costalis superior, an der Zwischenwirbelscheibe mit der crista capitis costae und am unteren Rand des nächst höheren Wirbelkörpers in der fovea costalis inferior. Nur der 11. und 12. Brustwirbel haben eine ganze fovea costalis auf der oberen seitlichen Fläche des Wirbelkörpers. Die Besonderheit des 1. Brustwirbels besteht u. a. darin, daß er neben einer ganzen fovea costalis für die 1. Rippe eine fovea costalis inferior für die 2. Rippe besitzt.

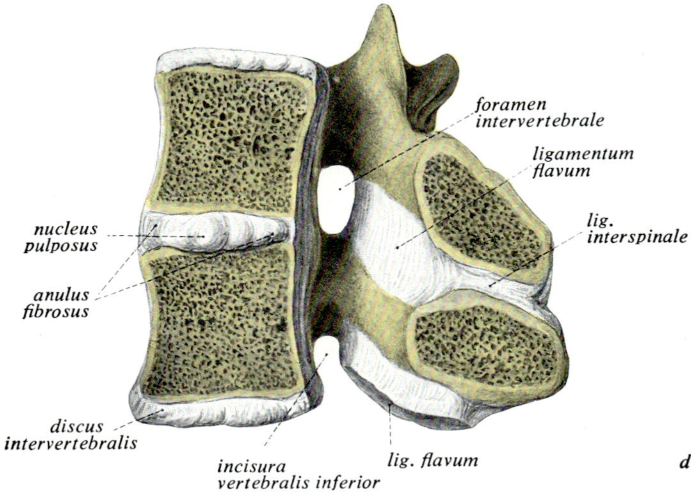

Fig. 199. Zwei Brustwirbel in der Medianebene durchgeschnitten mit ihren Bändern (ligamenta flava).

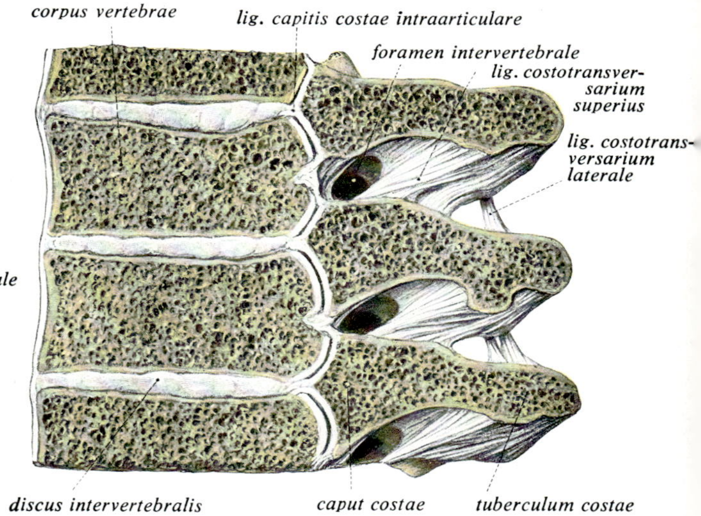

Fig. 200. Sägeschnitt durch die Wirbelkörper, die articulationes costovertebrales und die vertebralen Enden der Rippen. Der Schnitt ist im Winkel von 45° zur Medianebene geführt. Die crista capitis costae ist durch ein ligamentum intraarticulare mit dem discus intervertebralis verhaftet. Die Rippe ist dem jeweils darunterliegenden Wirbelkörper zugehörig.

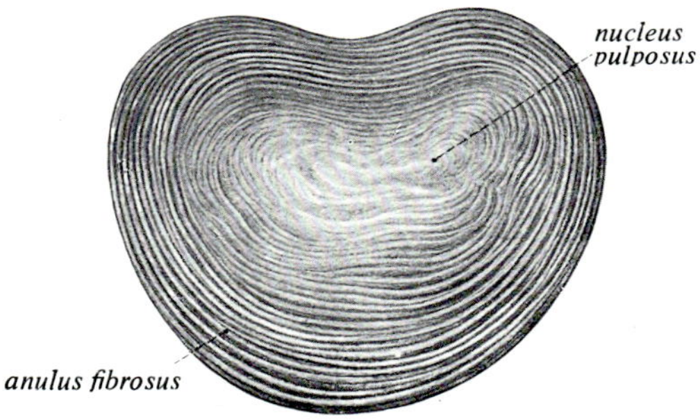

Fig. 201. Flächenansicht eines discus intervertebralis (Lendenwirbelsäule).

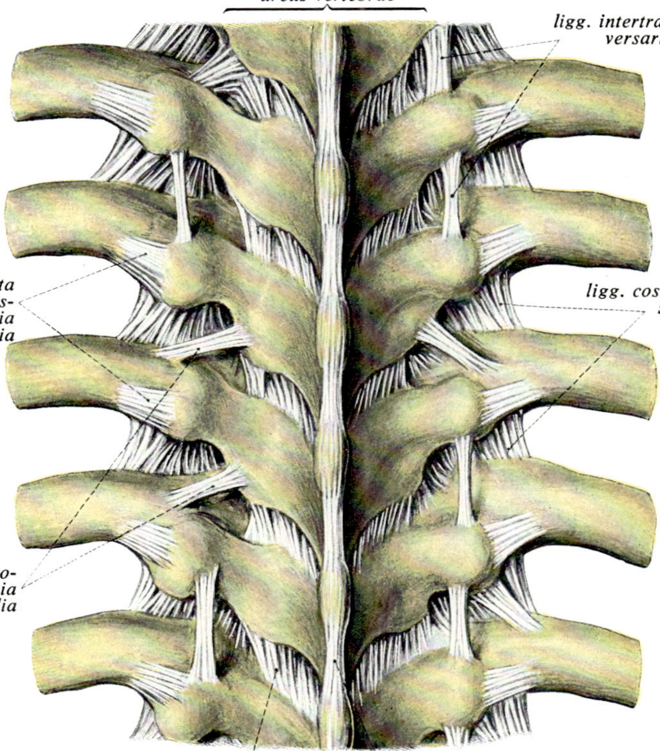

Fig. 202. Bandpräparat der mittleren und kaudalen Brustwirbel und Rippen, articulationes vertebrarum, Dorsalansicht.

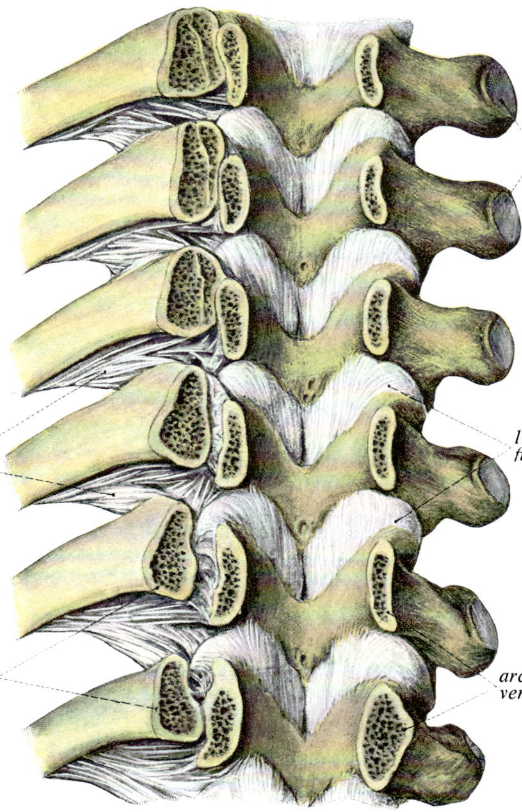

Fig. 203. Ligamenta flava der Brustwirbel. Ansicht vom Innern des canalis vertebralis aus; die Wirbelkörper sind durch Sägeschnitte im Bereiche der Bogenwurzeln abgetrennt. Links sind die Rippen aus den Gelenken entfernt, rechts im natürlichen Zusammenhang.

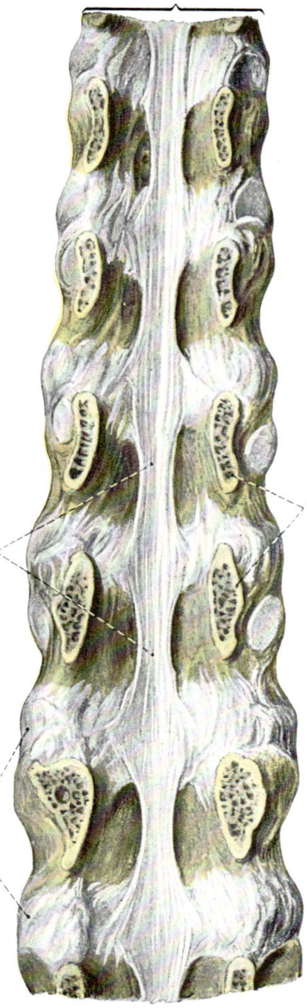

Fig. 204

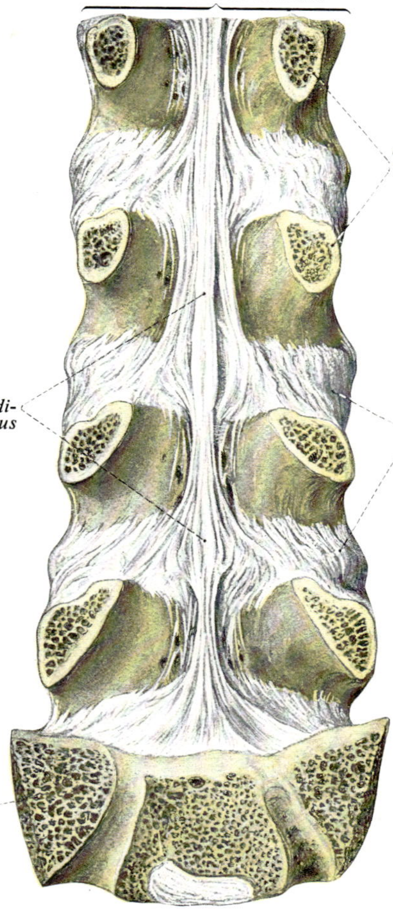

Fig. 205

Fig. 204 u. 205. Ligamentum longitudinale posterius und disci intervertebrales. Wirbelkanal durch Abtragung der Wirbelbögen von dorsal eröffnet. Fig. 204: kaudaler Bereich der Brustwirbelsäule, Fig. 205: Gebiet der Lendenwirbelsäule.

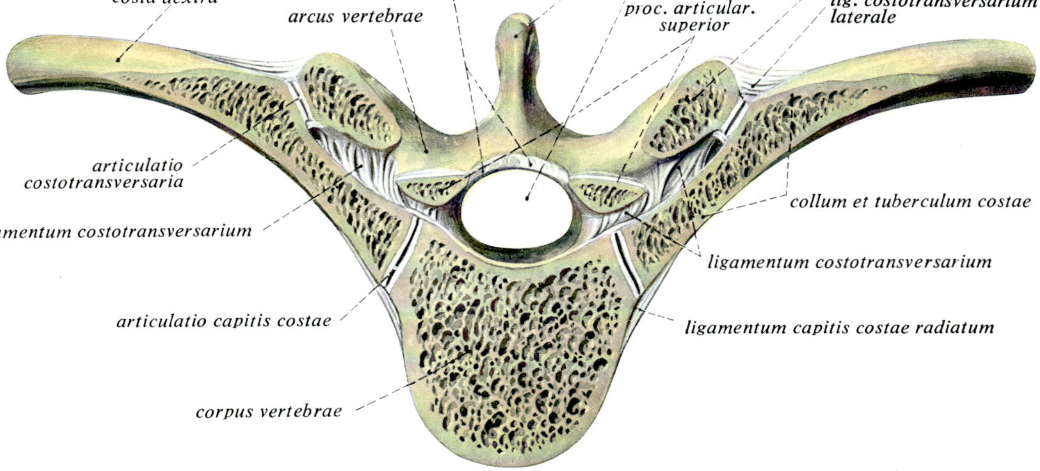

Fig. 206. Horizontalabschnitt eines Brustwirbels mit den Rippengelenken, articulationes costarum.

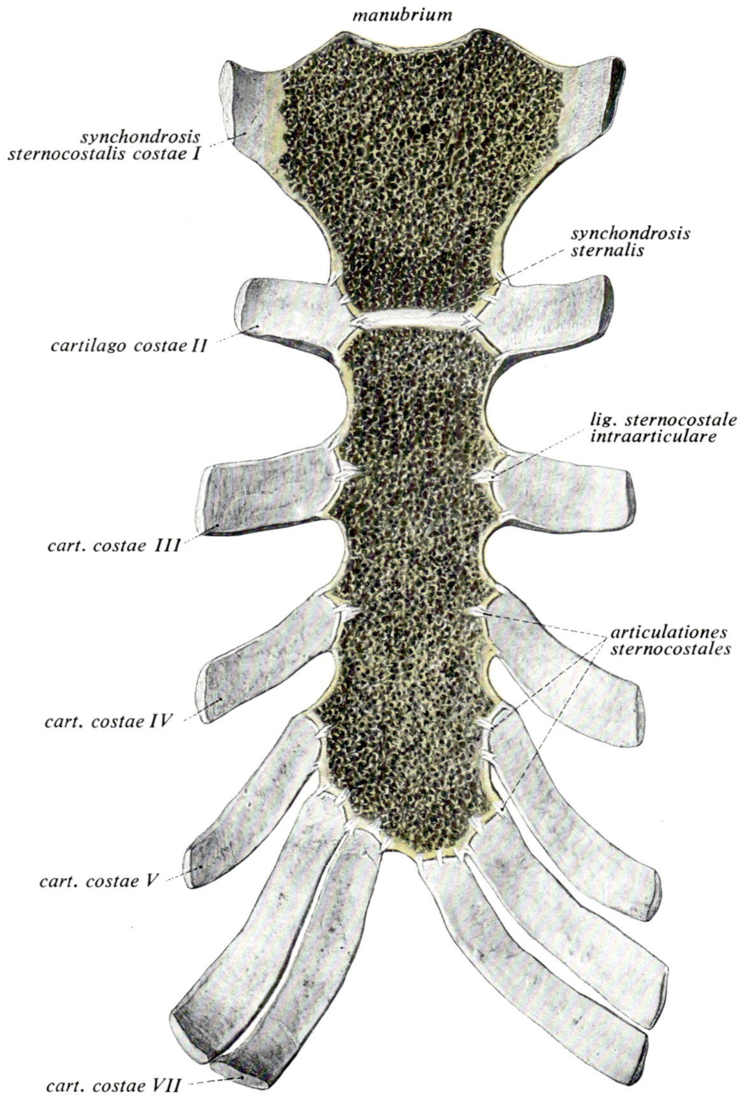

Fig. 207. Brustbein mit den Rippenknorpeln, articulationes sternocostales, der Länge nach in frontaler Richtung durchgesägt.

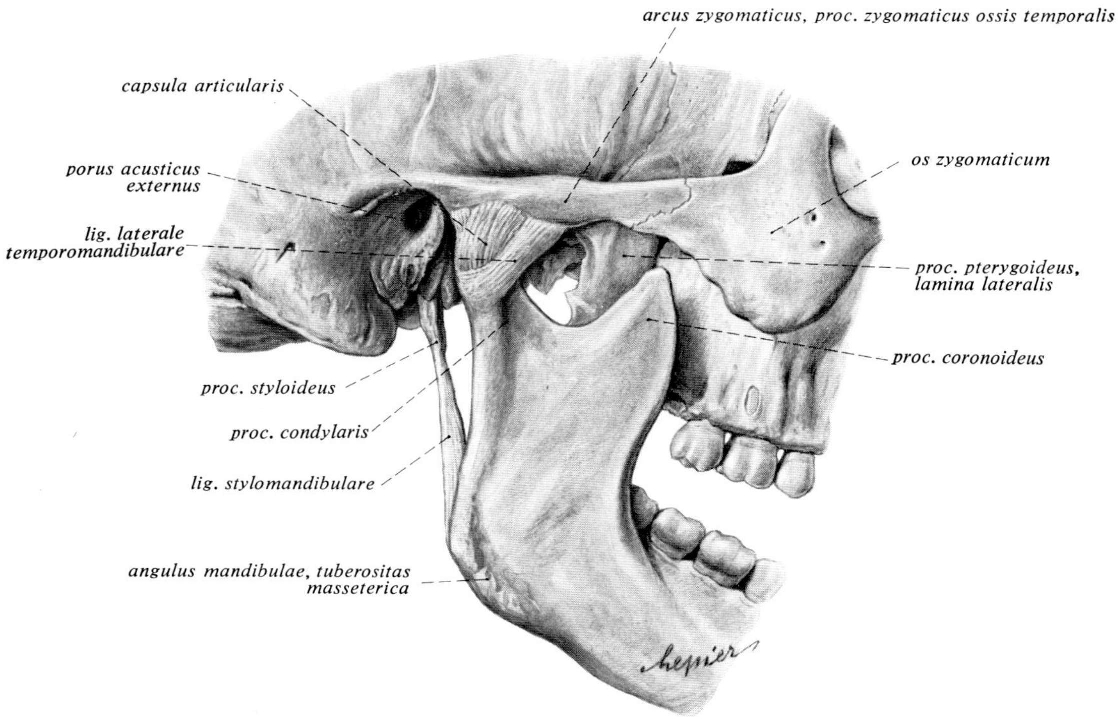

Fig. 208. Rechtes Kiefergelenk, articulatio temporomandibularis, mit Bändern, Lateralansicht.

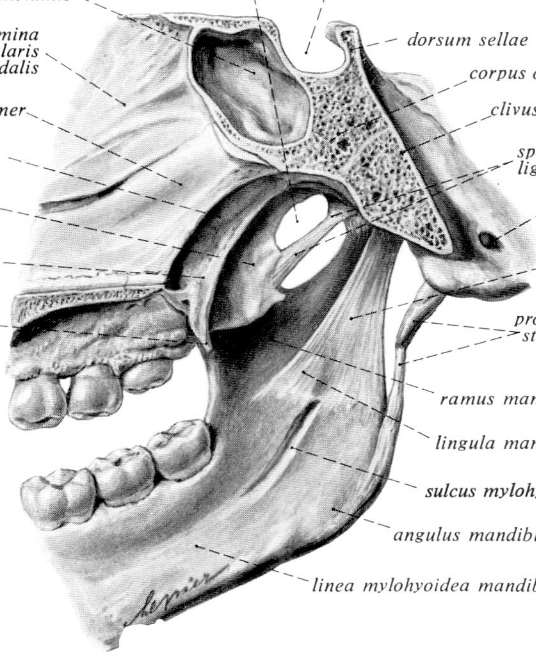

Fig. 209. Rechtes Kiefergelenk, articulatio temporomandibularis, mit Bändern, Medialansicht.

Gelenke und Bänder

Schultergürtel und obere Extremität

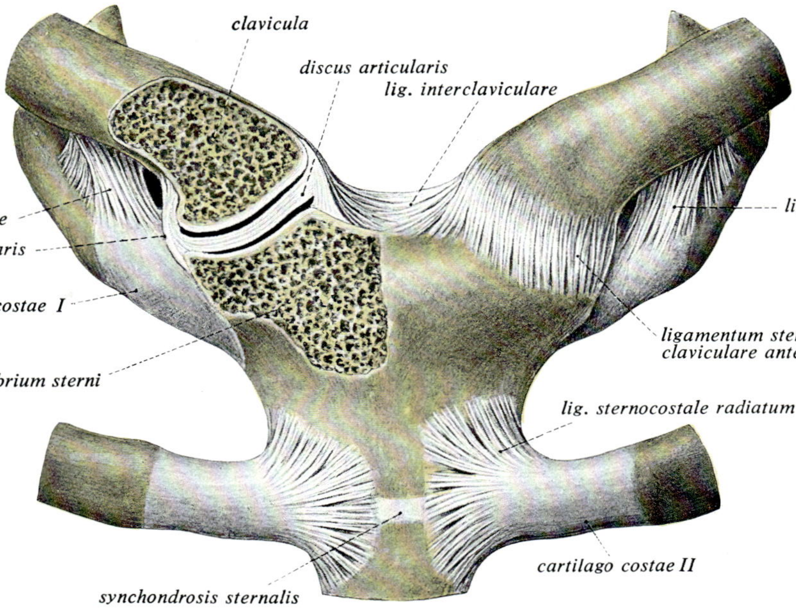

Fig. 210. Die beiden Sternoklavikulargelenke, articulationes sternoclaviculares (und die Verbindungen der Knorpel der kranialen Rippen mit dem Brustbein), Ventralansicht. Das rechte Sternoklavikulargelenk ist durch einen frontalen Sägeschnitt eröffnet.

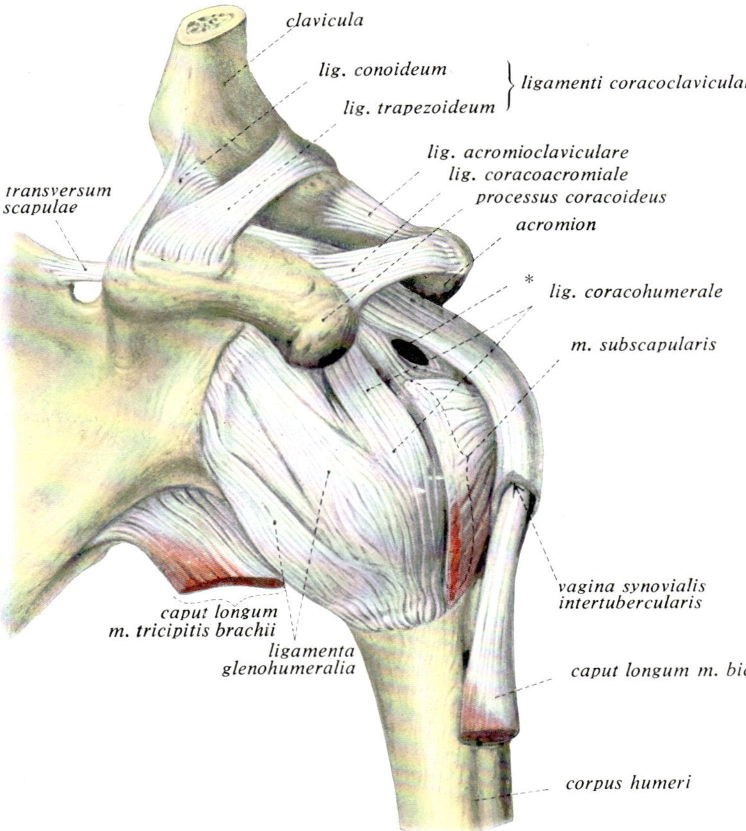

Fig. 211. Linkes Schultergelenk, articulatio humeri, und Akromioklavikulargelenk, articulatio acromioclavicularis, Ventralansicht. * Kommunikationsstelle mit der bursa subacromialis.

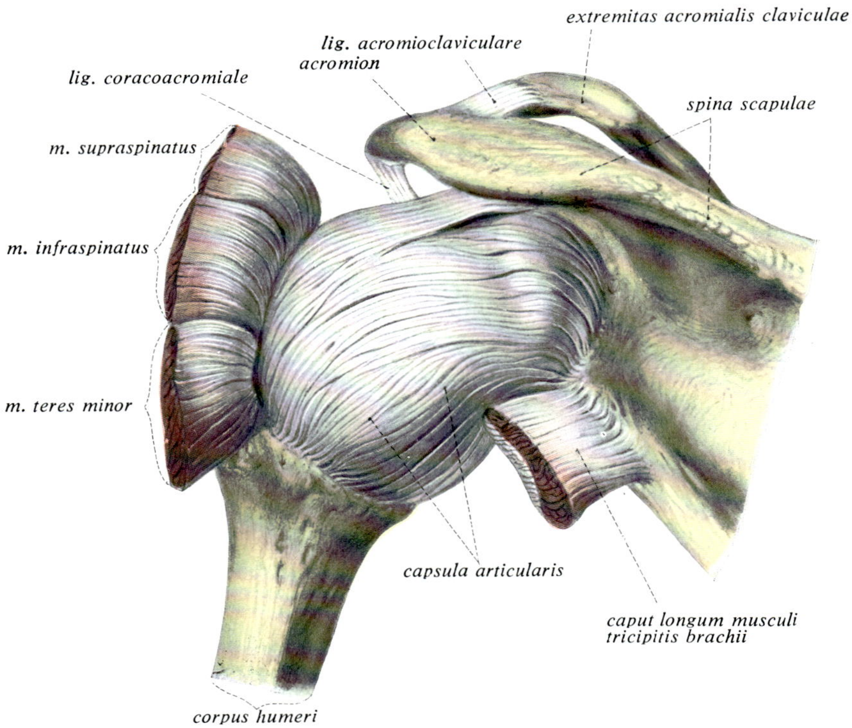

Fig. 212. Linkes Schultergelenk, articulatio humeri, Dorsalansicht. Mit den Muskelstümpfen des musculus supraspinatus, m. infraspinatus, m. teres minor und caput longum musculi tricipitis.

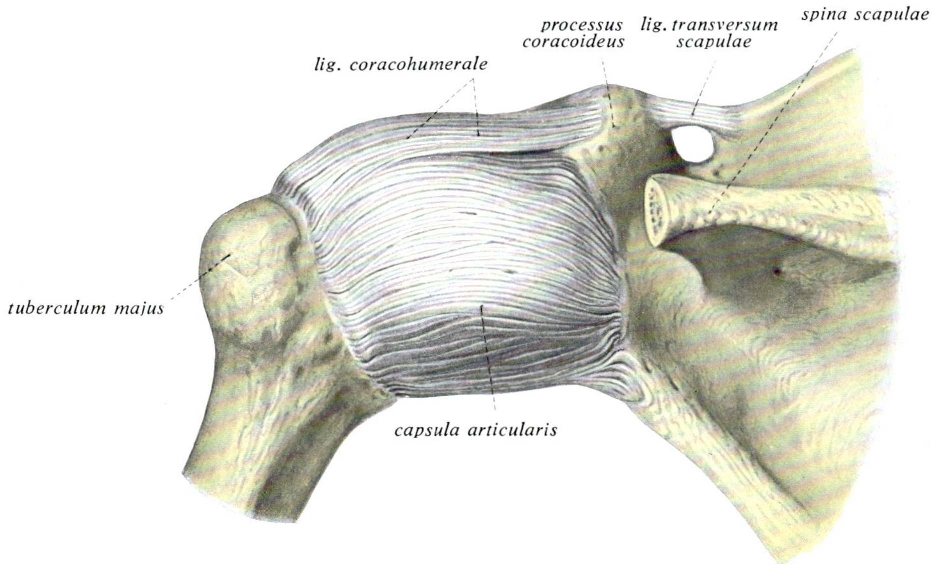

Fig. 213. Linkes Schultergelenk, articulatio humeri, Dorsokranialansicht. Ohne Muskelstümpfe; das acromion scapulae ist durch Sägeschnitt entfernt.

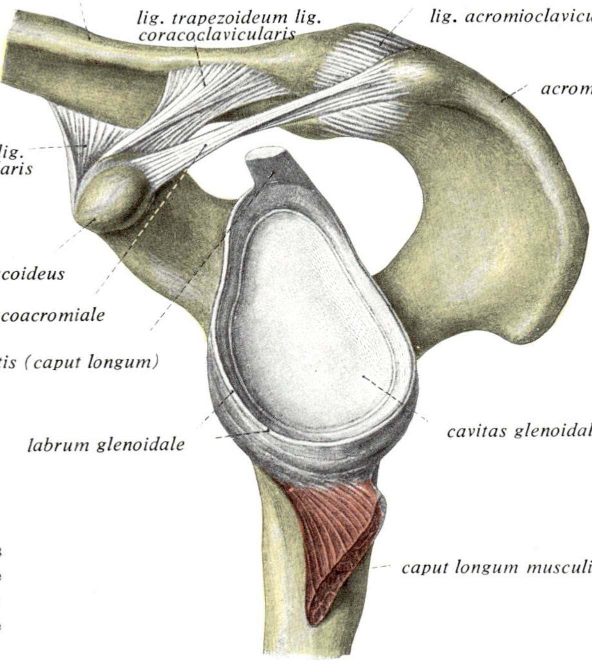

Fig. 214. Pfanne des linken Schultergelenks, cavitas glenoidalis. Die Gelenkkapsel ist am labrum glenoidale abgetragen; der Ursprung des caput longum m. tricipitis ist erhalten, ebenso das Ursprungsstück der Sehne des langen Bizepskopfes.

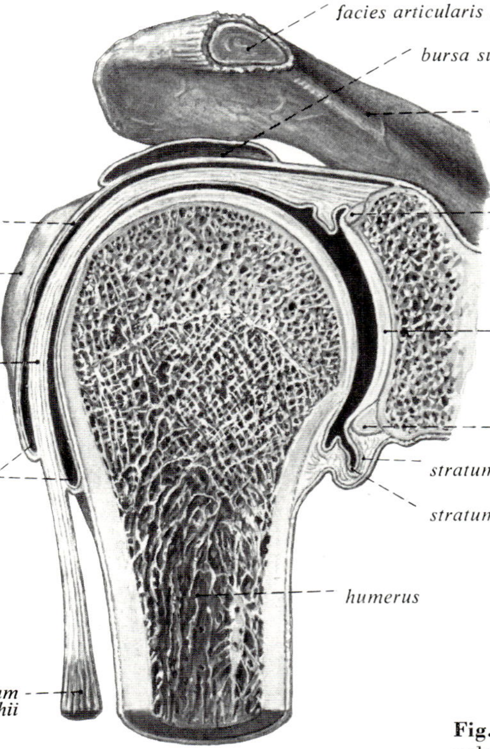

Fig. 215. Frontalschnitt durch das rechte Schultergelenk, articulatio humeri. Ansicht der dorsalen Hälfte.

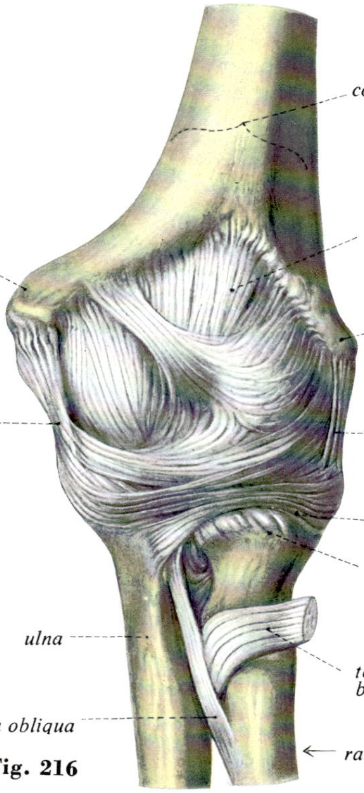

Fig. 216

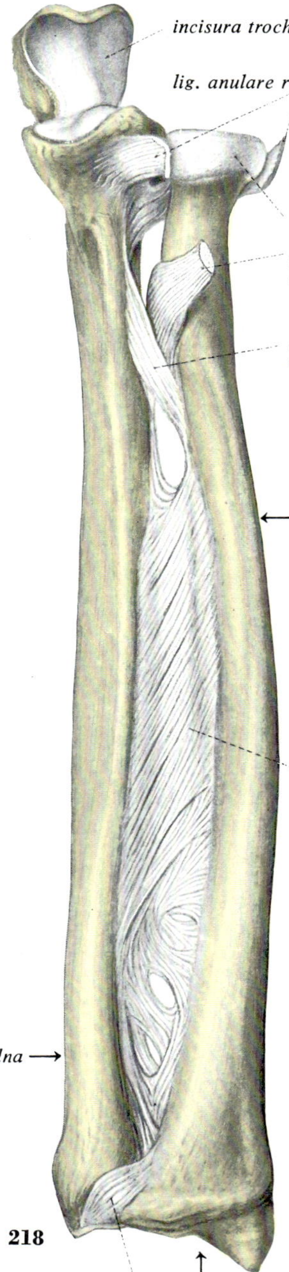

Fig. 218

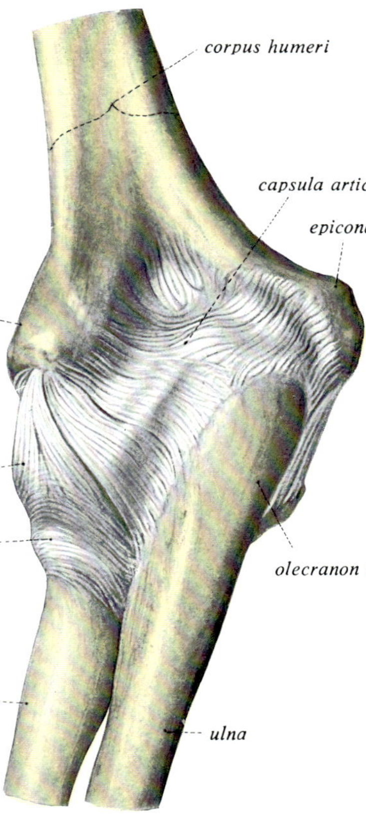

Fig. 217

Fig. 216 u. 217. Linkes Ellbogengelenk, articulatio cubiti. Palmaransicht (Fig. 216) und Dorsoradialansicht (Fig. 217).

Fig. 218. Die beiden linken Vorderarmknochen, radius und ulna, und die membrana interossea. Das Ellbogengelenk ist eröffnet, die Kapsel entfernt; das ligamentum anulare radii ist durchgeschnitten.

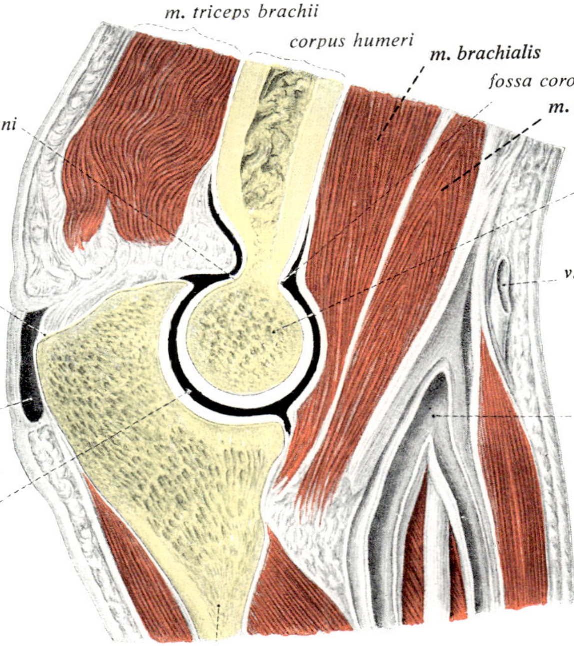

Fig. 219. Sagittaler Schnitt des linken Ellbogengelenks, articulatio humeroulnaris.

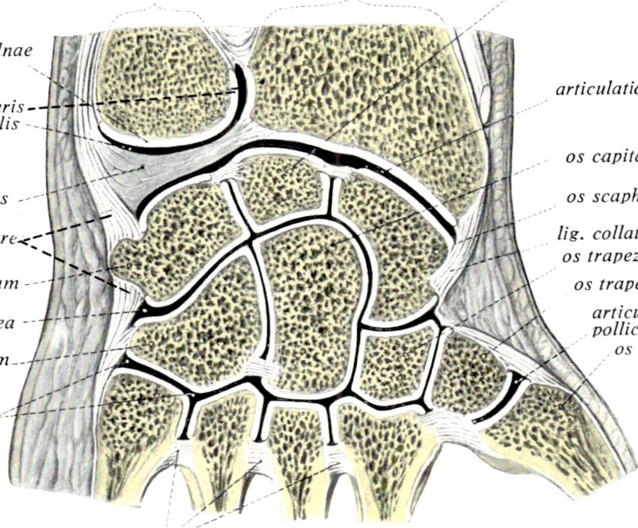

Fig. 220. Flachschnitt durch die Handwurzel parallel zur Fläche des dorsum manus.

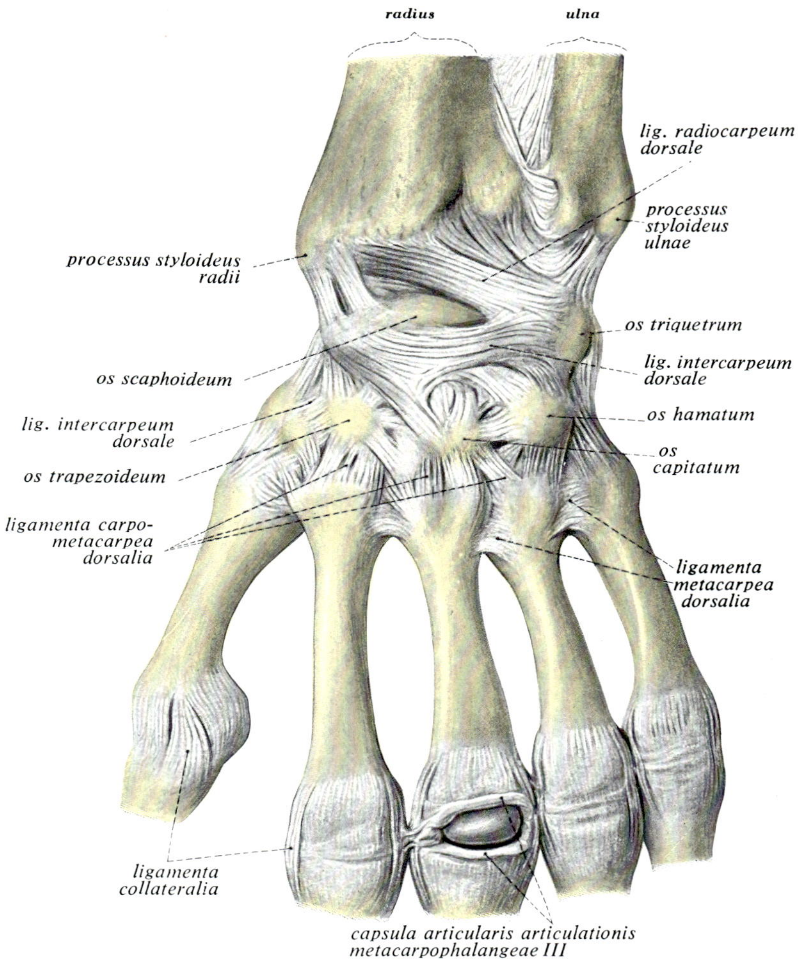

Fig. 221. Gelenke und Bänder der Hand, articulationes et ligamenta manus, Dorsalansicht.

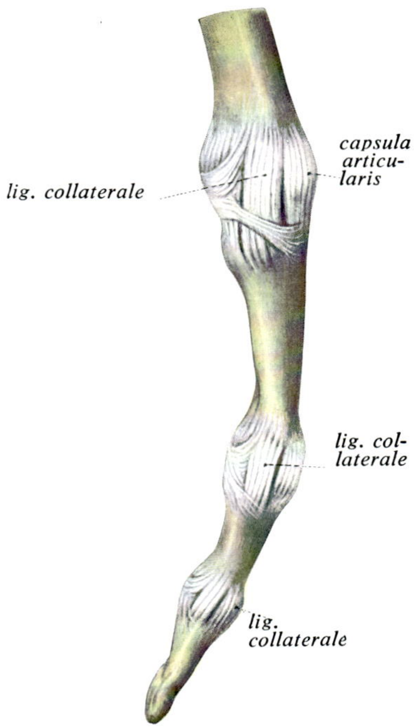

Fig. 222. Gelenke des Mittelfingers, articulationes digiti medii, Seitenansicht.

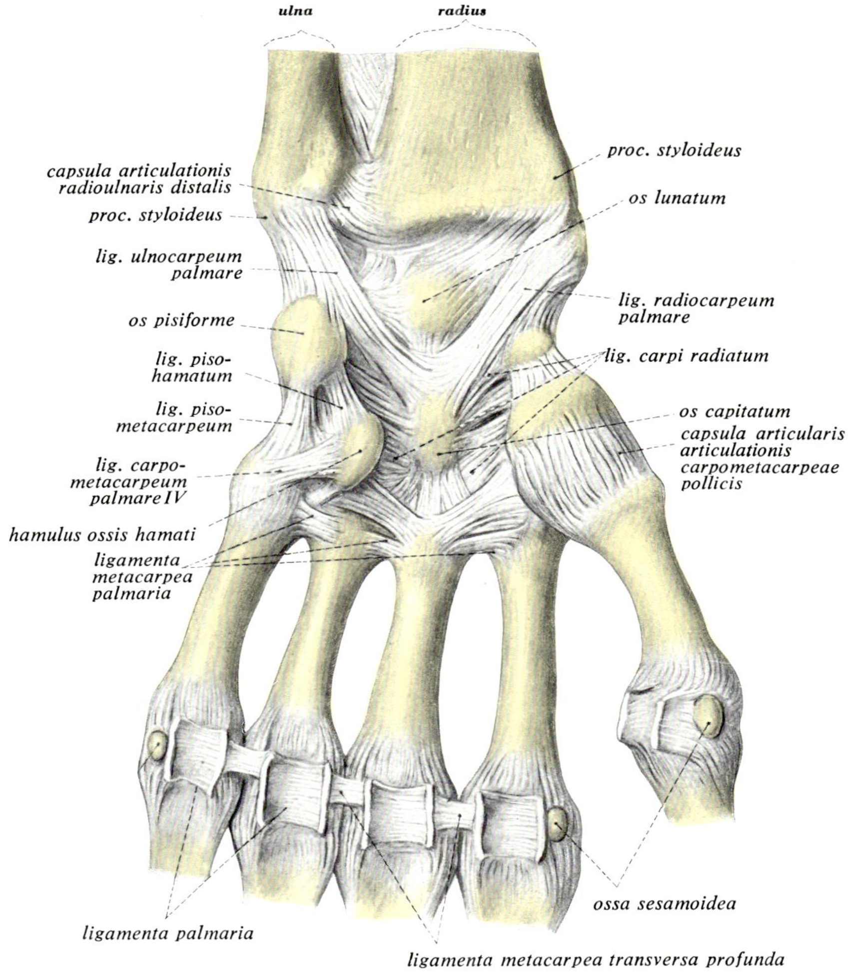

Fig. 223. Gelenke und Bänder der Hand, articulationes et ligamenta manus, Palmaransicht. Das retinaculum flexorum [ligamentum carpi transversum] ist abgetragen, das radiale Sesambein des Daumens und je eines am Zeigefinger und kleinen Finger sind freigelegt.

Gelenke und Bänder

Beckengürtel und untere Extremität

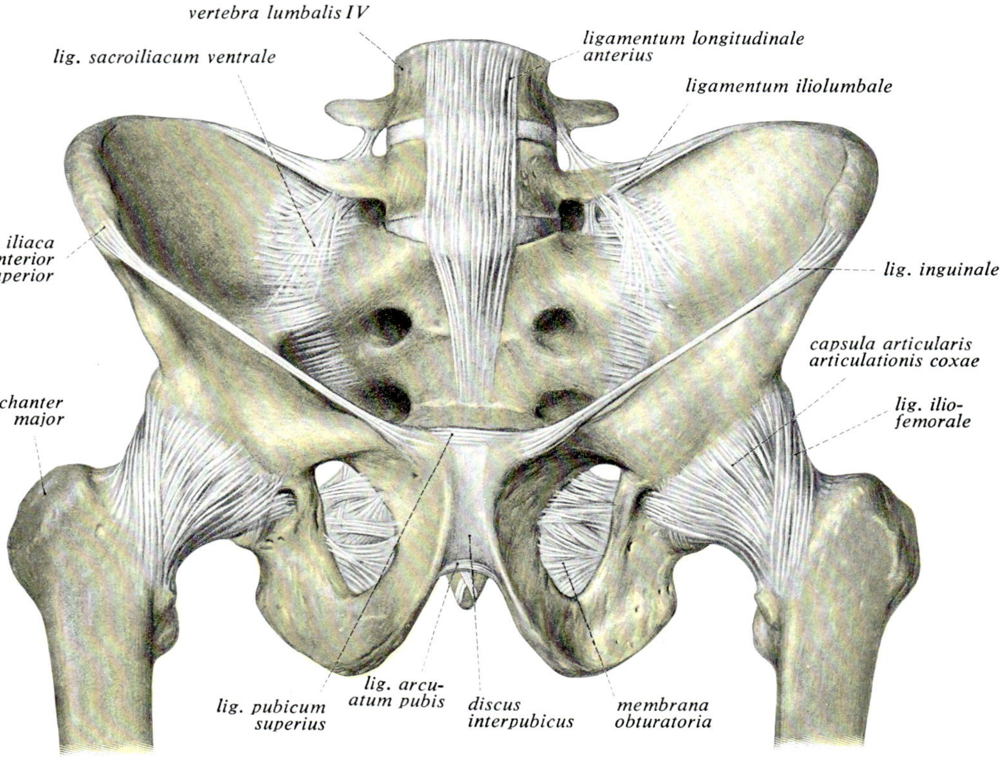

Fig. 224. Männliches Becken mit Bändern, ligamenta pelvis, Ventralansicht.

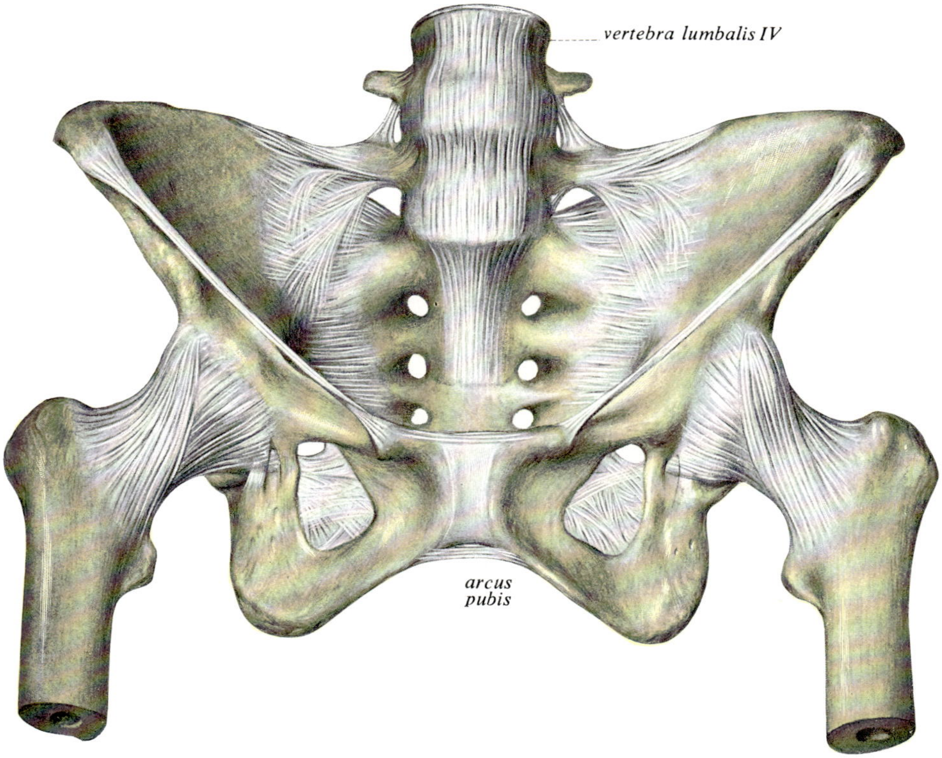

Fig. 225 Weibliches Becken mit Bändern, ligamenta pelvis, Ventralansicht.

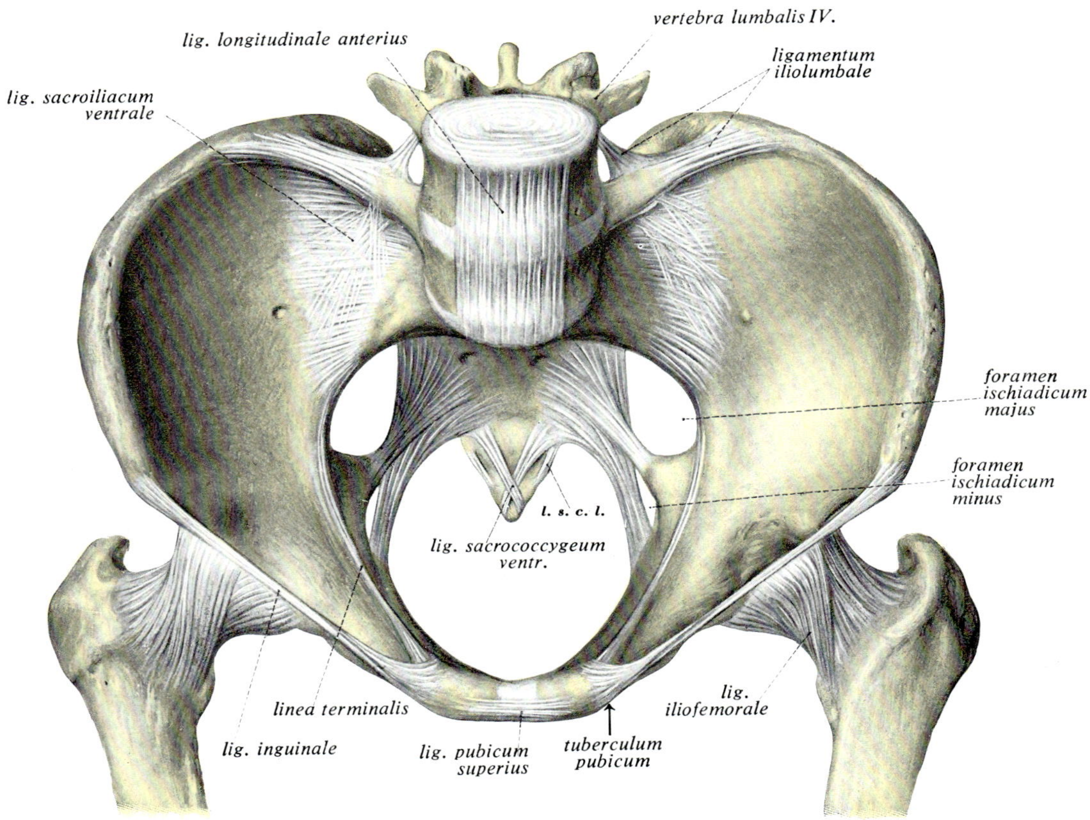

Fig. 226. Männliches Becken mit Bändern, ligamenta pelvis, Kranialansicht; l. s. c. l. = ligamentum sacrococcygeum laterale.

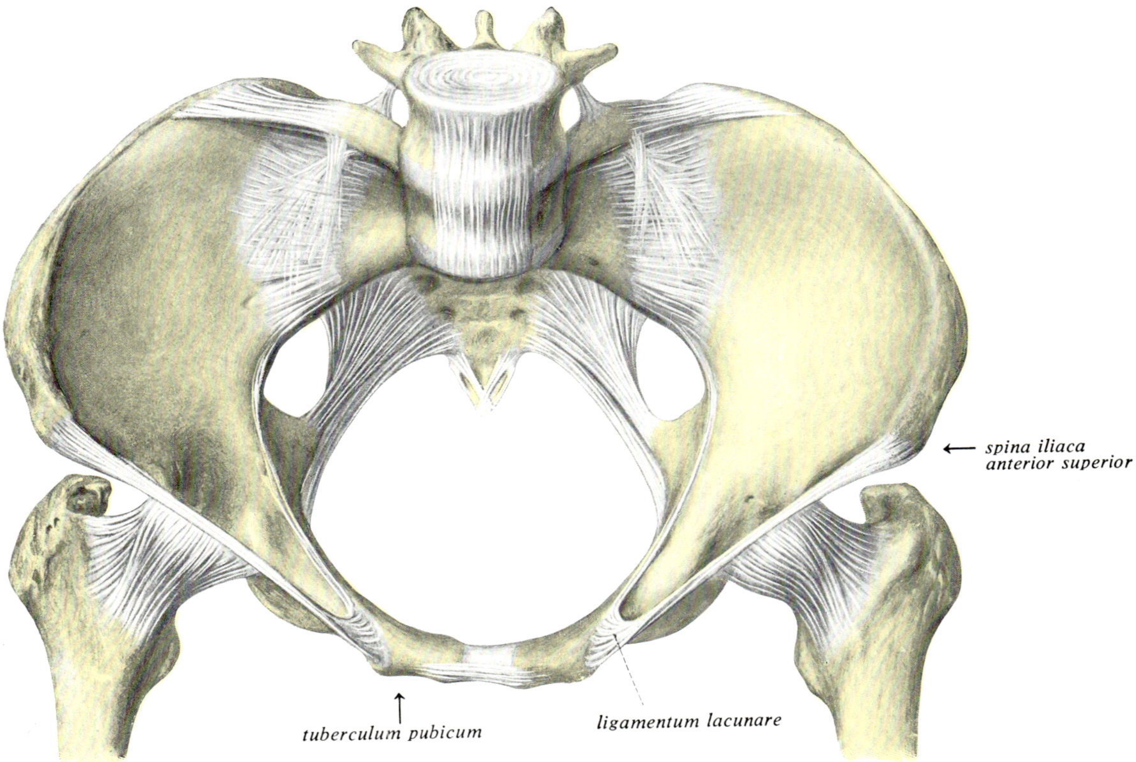

Fig. 227. Weibliches Becken mit Bändern, ligamenta pelvis, Kranialansicht.

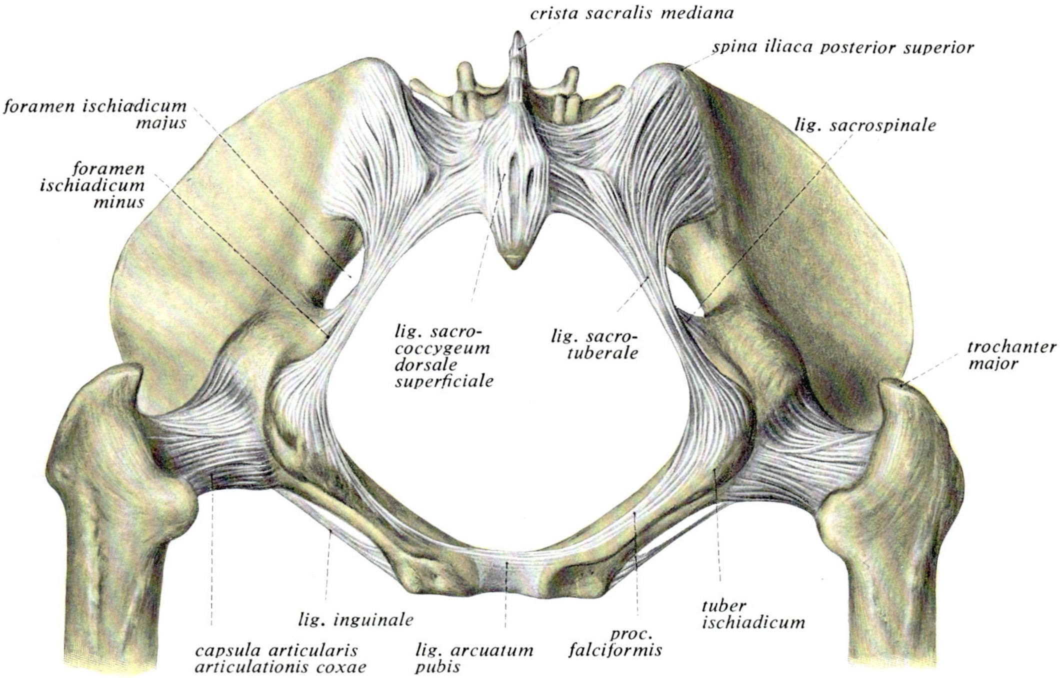

Fig. 228. Weibliches Becken mit Bändern, ligamenta pelvis, Kaudalansicht.

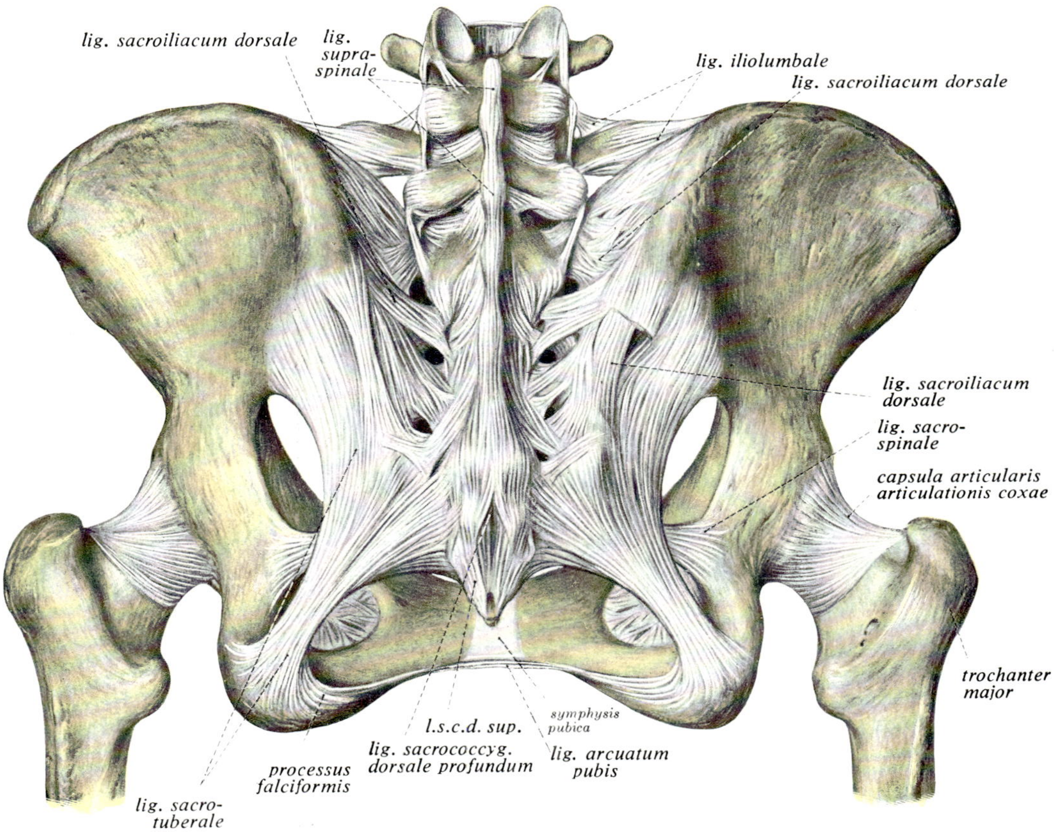

Fig. 229. Weibliches Becken mit Bändern, ligamenta pelvis, Dorsalansicht. Rechts ist ein Teil der oberflächlichen Schichten des ligamentum sacroiliacum dorsale abgetragen. l.s.c.d. sup. = ligamentum sacrococcygeum dorsale superficiale.

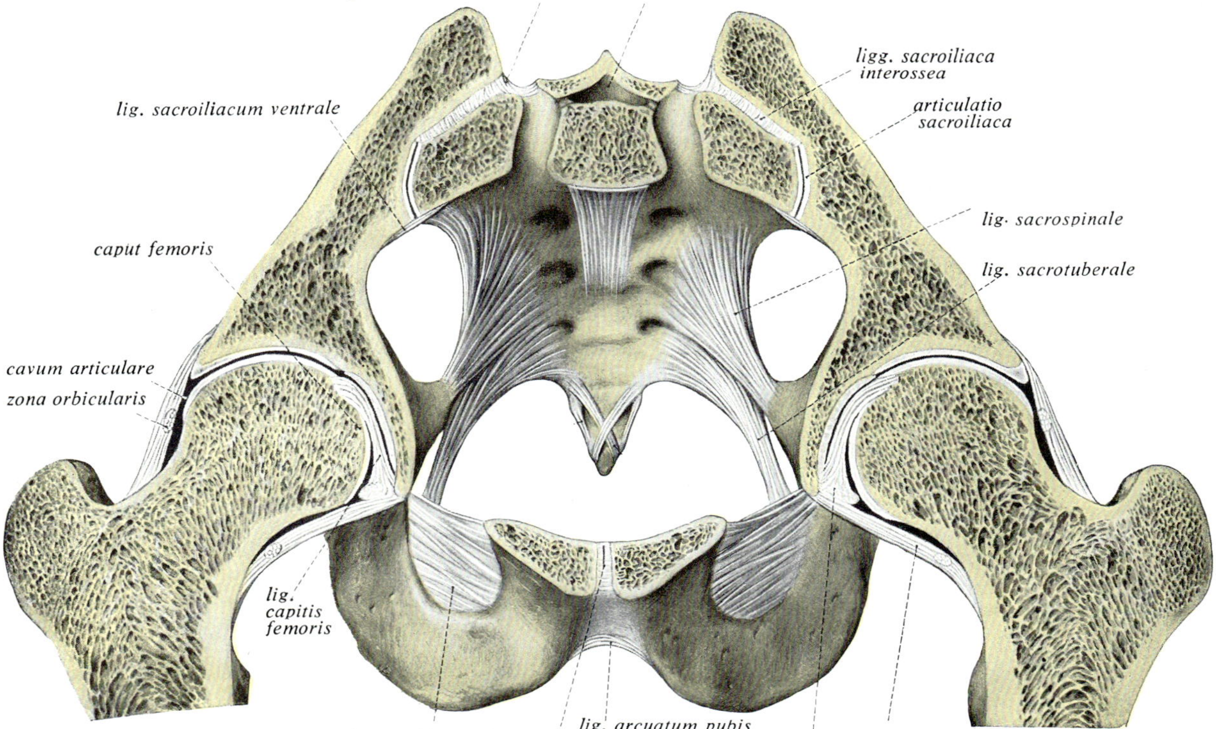

Fig. 230. Durchschnitt des Beckens und der beiden Hüftgelenke, etwa senkrecht zur Beckenachse gerichtet, pelvis et articulationes coxae. Das Präparat zeigt außer den Hüftgelenken die symphysis pubica mit ihrer Gelenkspalte, die articulationes sacroiliacae, die Beckenansicht der ligamenta sacrospinale und sacrotuberale.

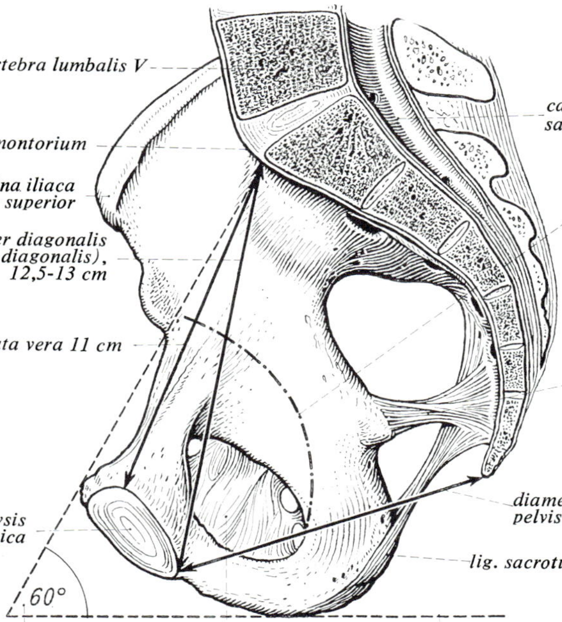

Fig. 231. Medianschnitt durch das Becken, pelvis, einer erwachsenen Frau mit Angabe des Beckenneigungswinkels, der Beckenachse und einiger Beckendurchmesser.

Fig. 232 u. 233. Rechtes Hüftgelenk, articulatio coxae. Ventralansicht (Fig. 232) und Dorsalansicht (Fig. 233).

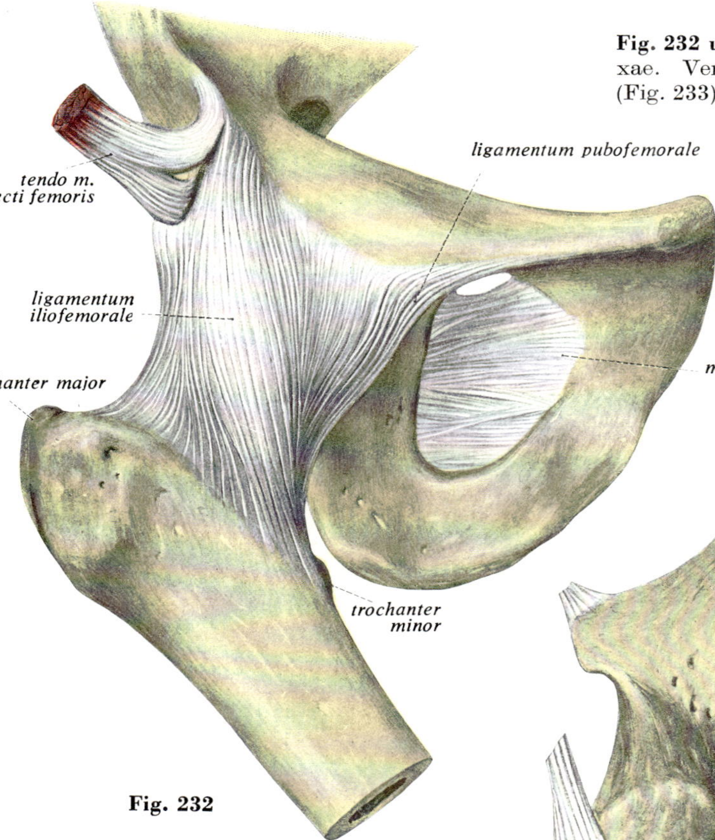

Fig. 232

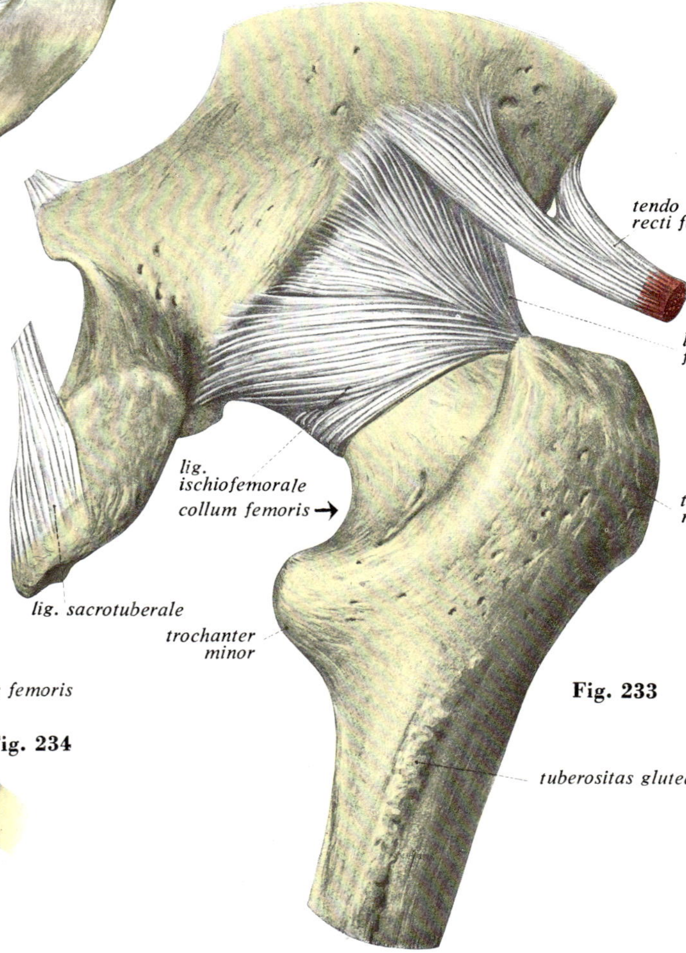

Fig. 233

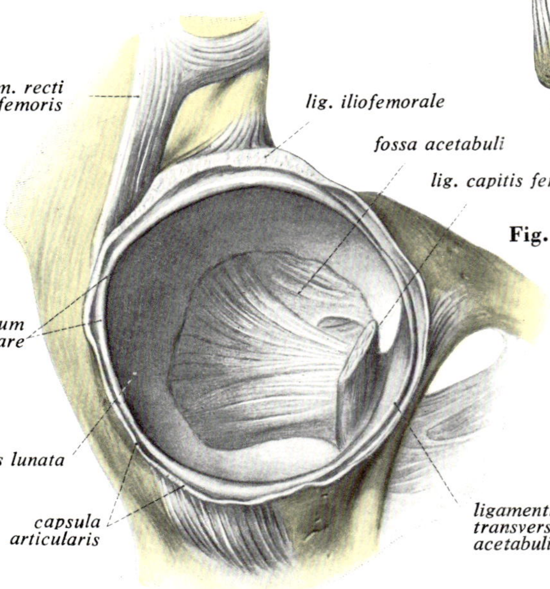

Fig. 234

Fig. 234. Pfanne des rechten Hüftgelenks, acetabulum, nach Durchschneidung der Gelenkkapsel und des ligamentum capitis femoris. Der Femurkopf ist aus der Pfanne entfernt.

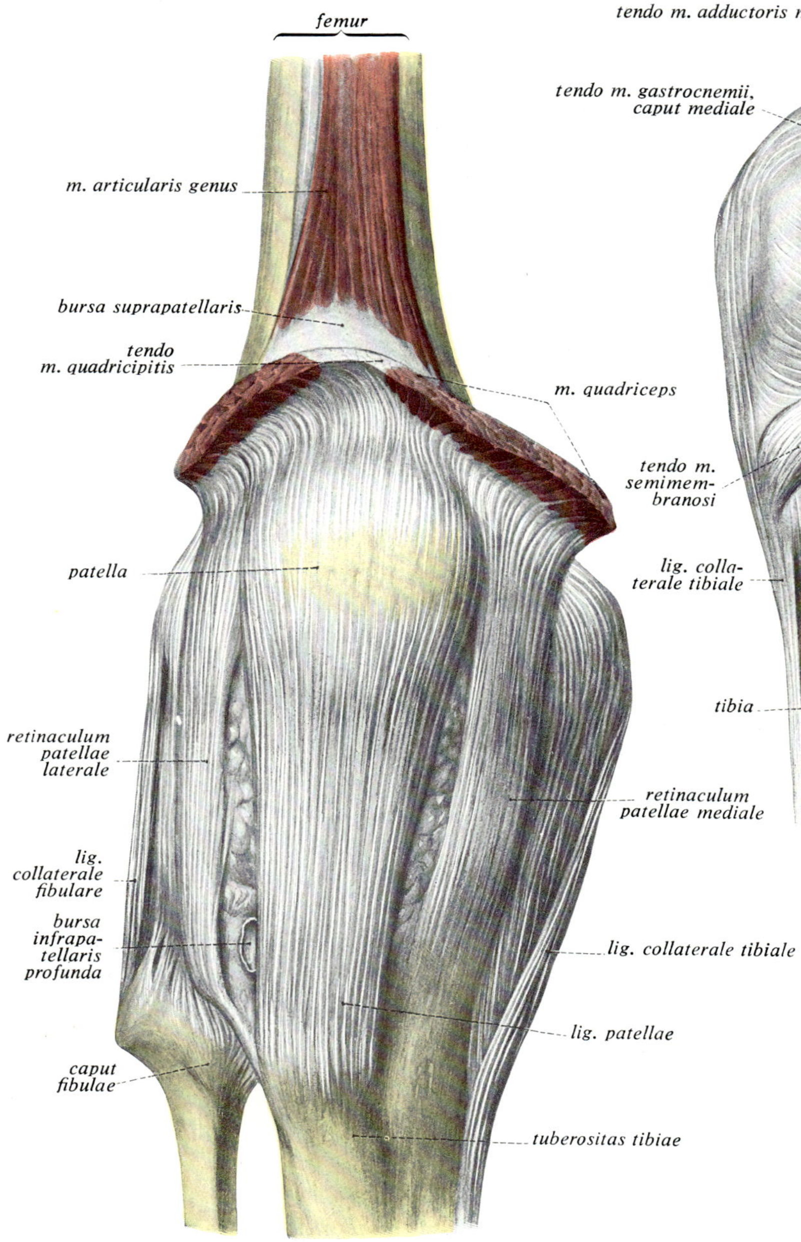

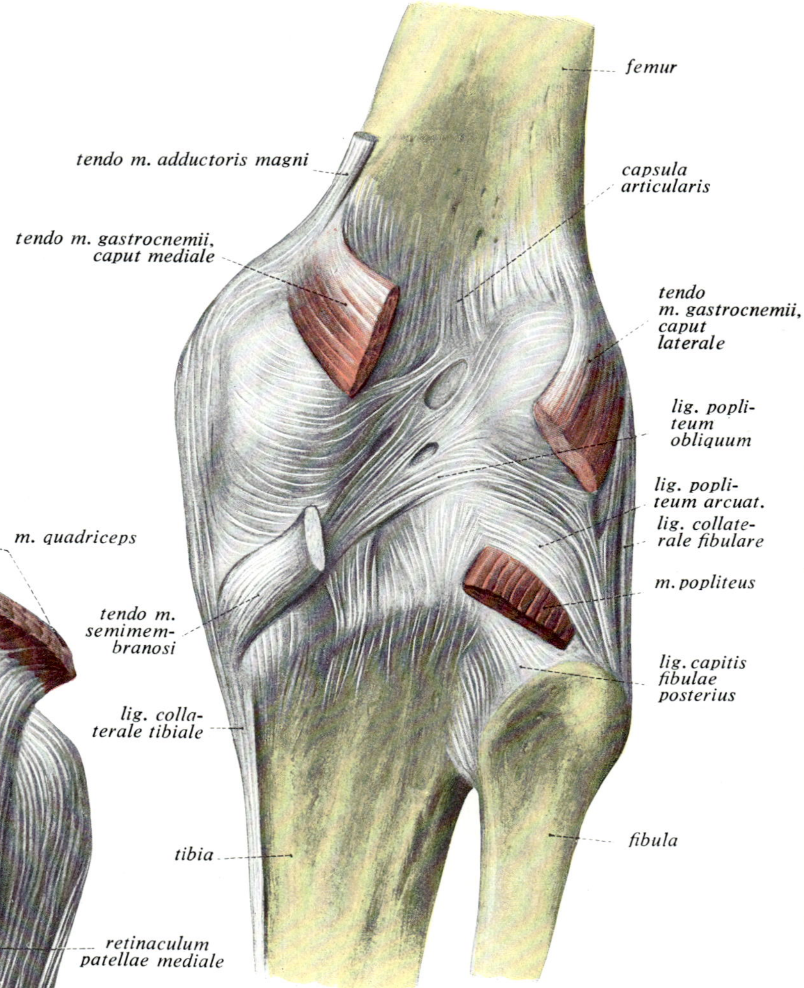

Fig. 235. Rechtes Kniegelenk, articulatio genus, in gestreckter Stellung, Vorderansicht.

Fig. 236. Rechtes Kniegelenk, articulatio genus, in gestreckter Stellung, Hinteransicht.

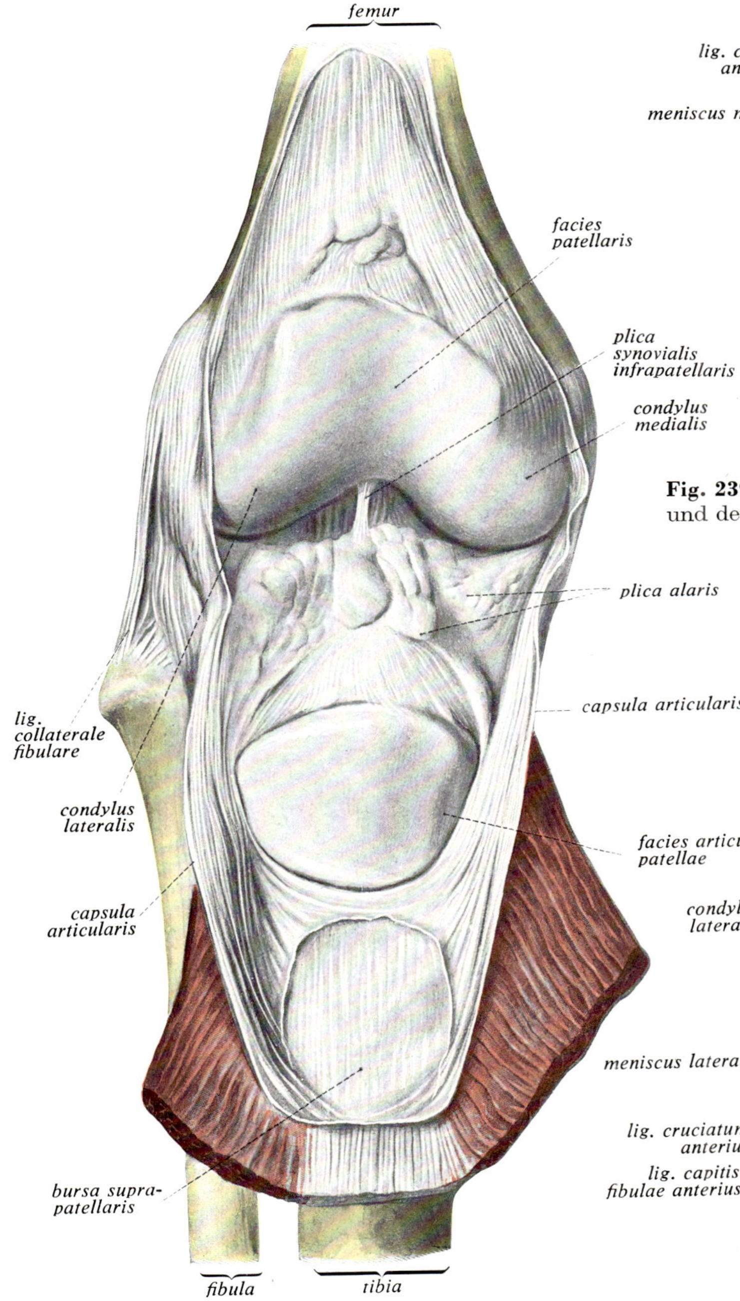

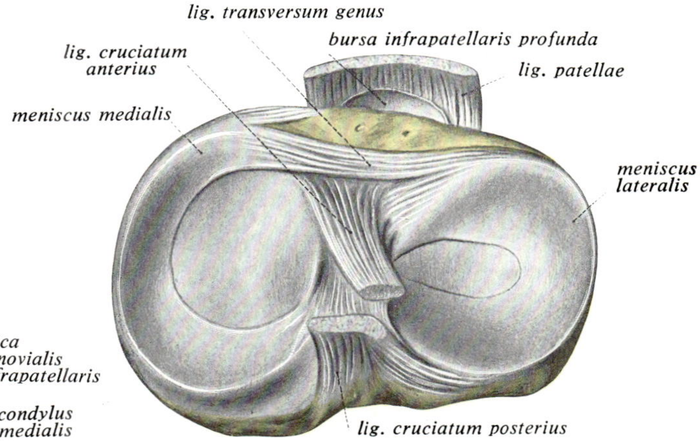

Fig. 239. Kondylen der tibia mit den beiden menisci und den Ursprüngen der ligamenta cruciata genus.

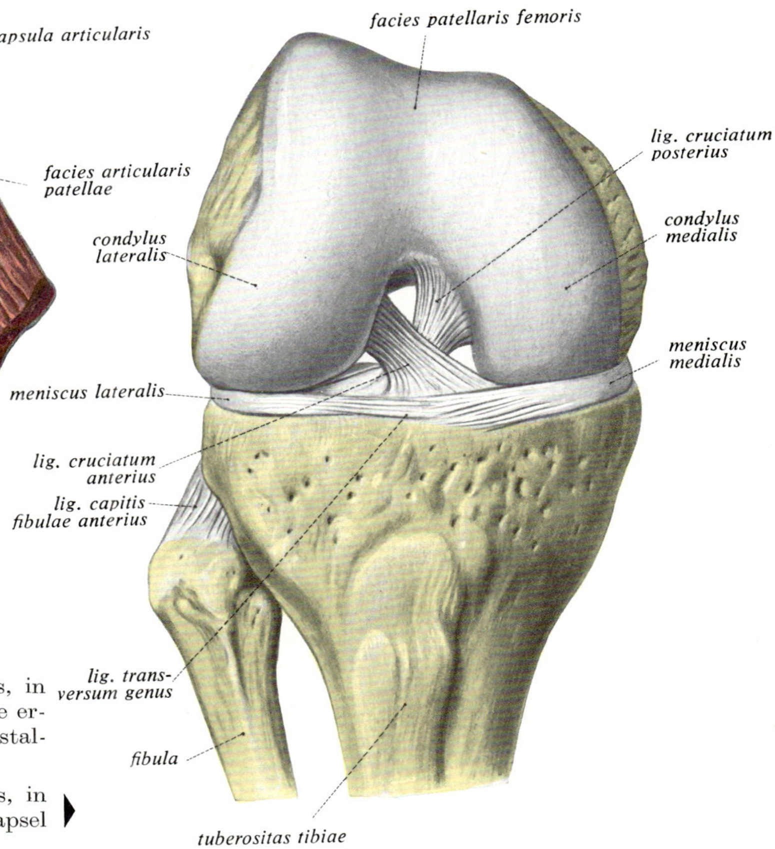

Fig. 237. Rechtes Kniegelenk, articulatio genus, in gestreckter Stellung, durch zwei seitliche Schnitte eröffnet. Der m. quadriceps ist mit der patella distalwärts umgeklappt.

Fig. 238. Rechtes Kniegelenk, articulatio genus, in gebeugter Stellung nach Entfernung der Gelenkkapsel und der Seitenbänder. ▶

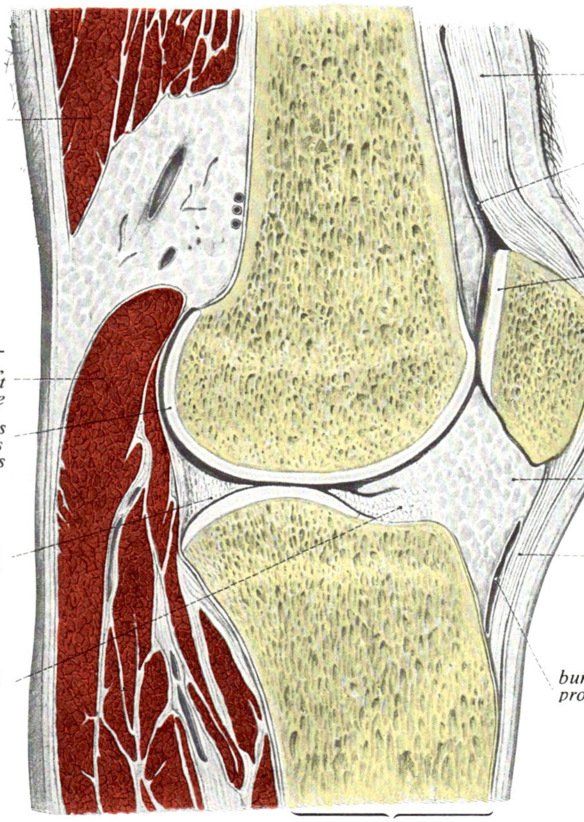

Fig. 240. Sagittaler Durchschnitt der rechten Kniegegend, articulatio genus, im gestreckten Zustand des Gelenks. Der Schnitt geht durch den condylus lateralis tibiae und den meniscus lateralis; letzterer ist zweimal im Schnitt getroffen, einmal (1) in seinem vorderen, das zweite Mal (2) in seinem hinteren Umfange. Die Kongruenz der überknorpelten Gelenkflächen wird durch die menisci, die plicae alares und den Fettkörper des Gelenkes hergestellt. Der Gelenkraum ist durch die Kommunikation mit den bursae labyrinthär vergrößert.

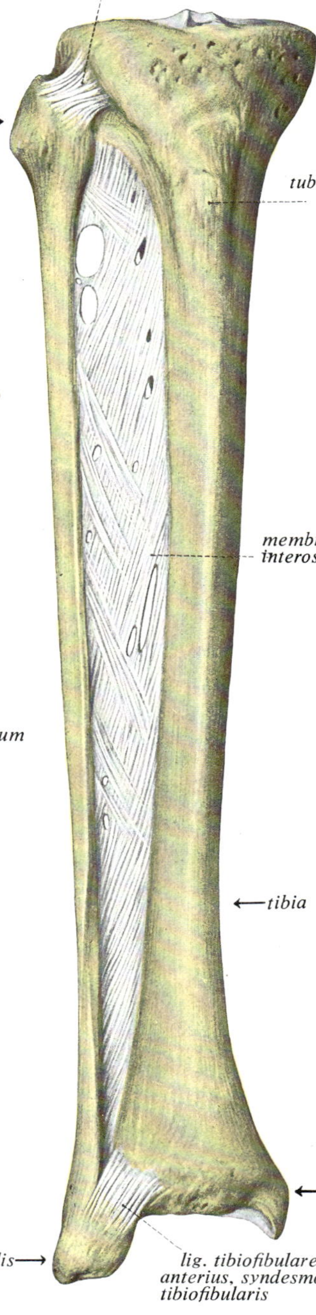

Fig. 241. Die rechten Unterschenkelknochen, tibia et fibula, mit ihren Bandverbindungen, Vorderansicht.

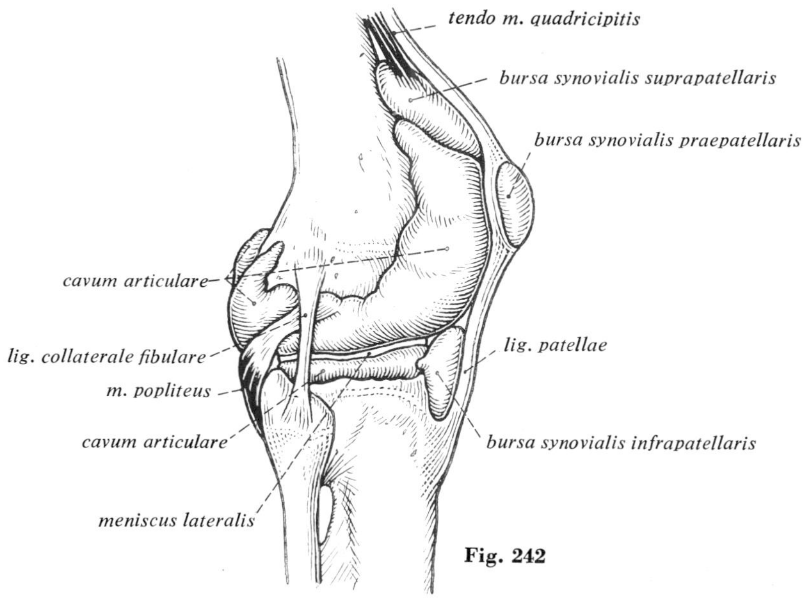

Fig. 242

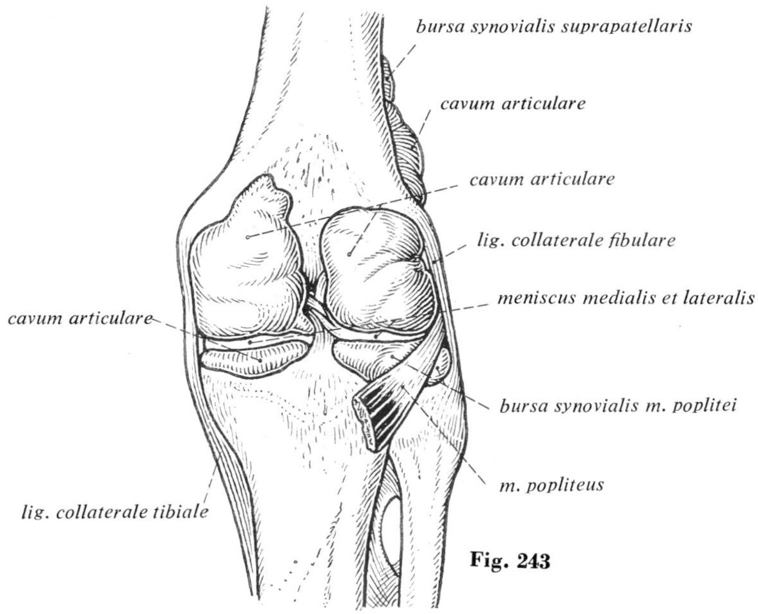

Fig. 243

Fig. 242 u. 243. Gelenkausguß des rechten Kniegelenkes, articulatio genus. Fig. 242 Ansicht von lateral. Fig. 243 Ansicht von dorsal.

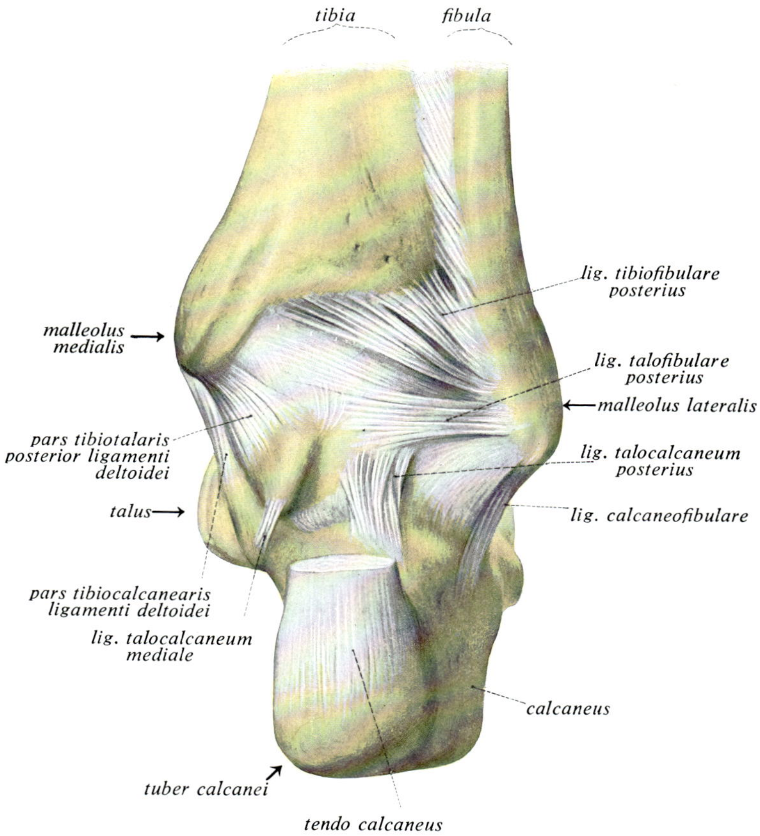

Fig. 244. Distales Tibiofibulargelenk, syndesmosis (articulatio) tibiofibularis, und oberes Sprunggelenk, articulatio talocruralis, Ansicht von dorsal.

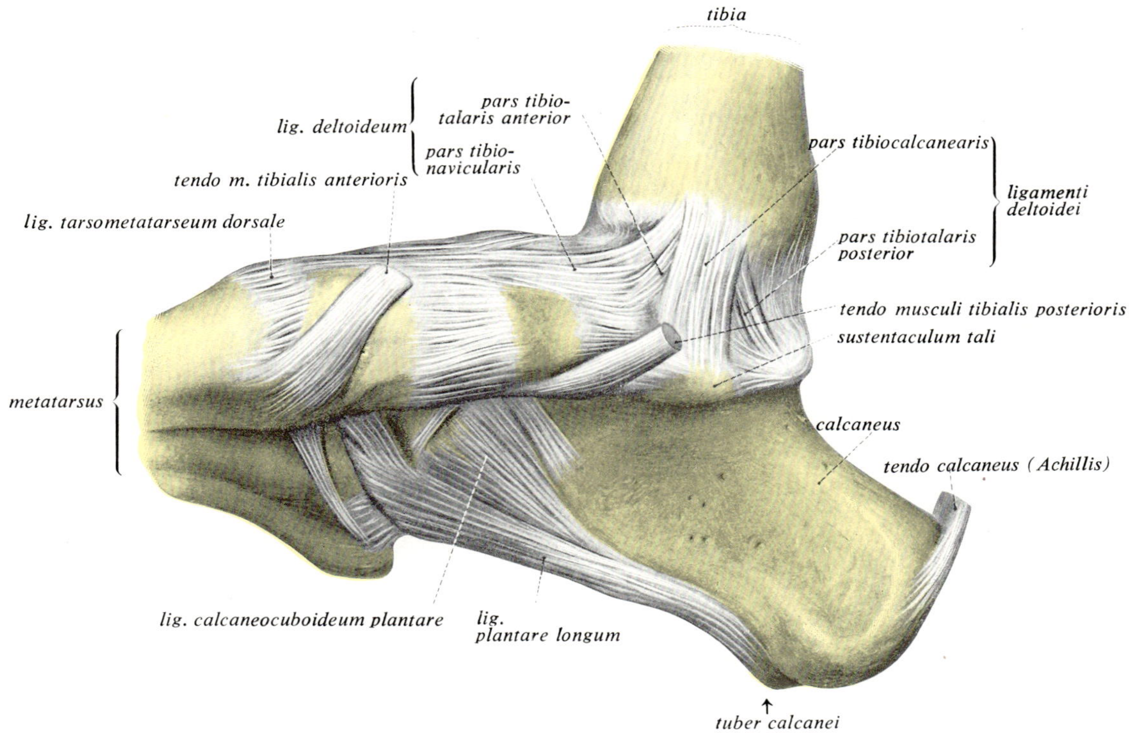

Fig. 245. Bänder der Fußwurzel, ligamenta tarsi, Ansicht von der medialen Seite.

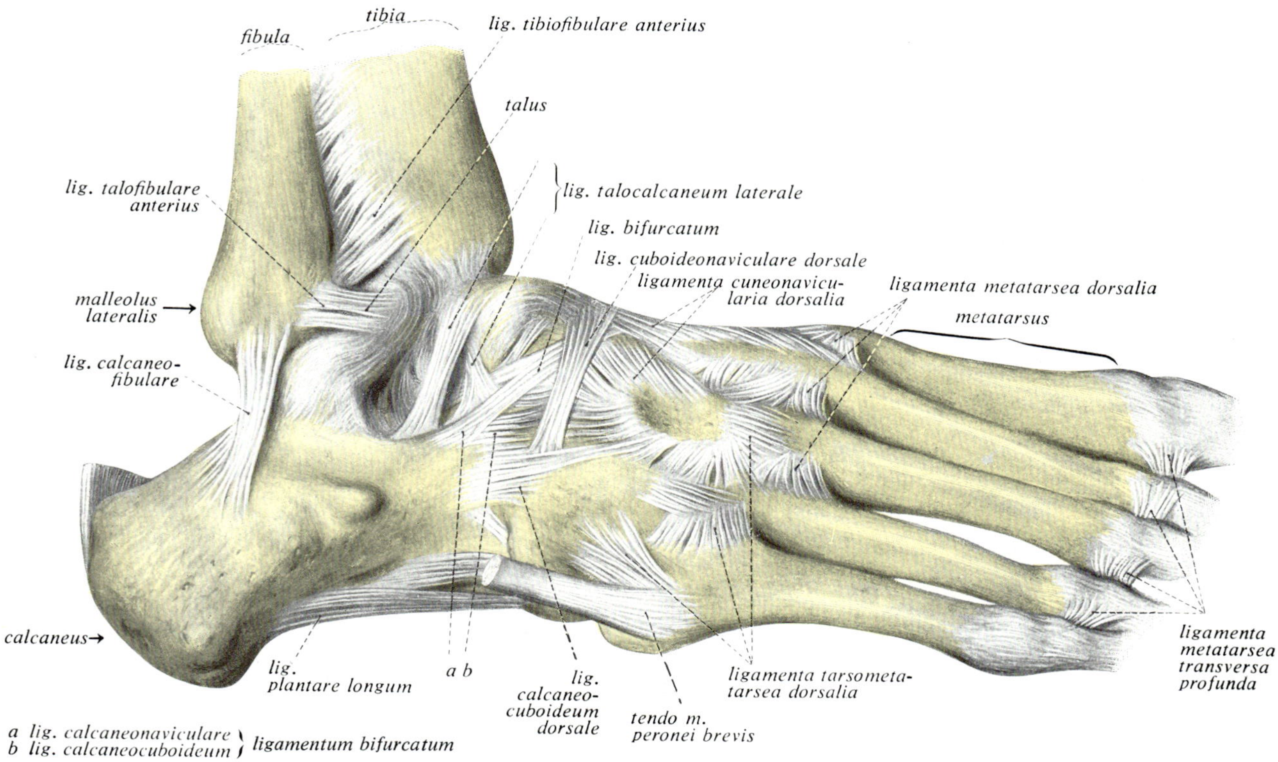

Fig. 246. Bänder des Fußes, ligamenta pedis, Ansicht von der dorsalen Fläche und von der lateralen Seite.

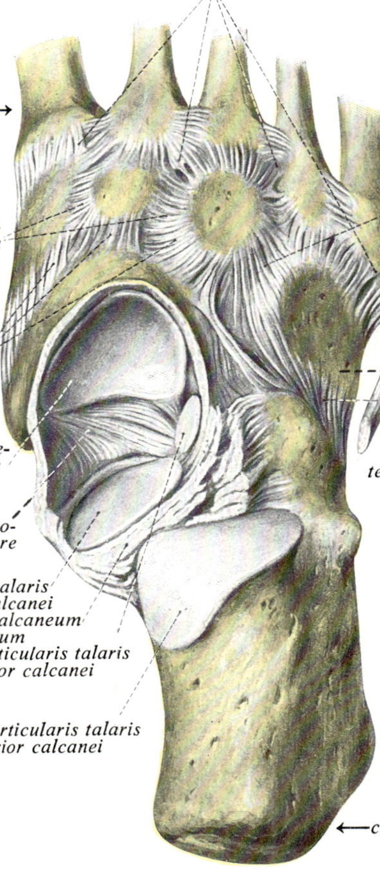

Fig. 247. Articulatio talocalcaneonavicularis, unteres Sprunggelenk, Ansicht von proximal. Der talus ist herausgeschnitten, um die Gelenkpfanne für seinen Kopf zu zeigen.

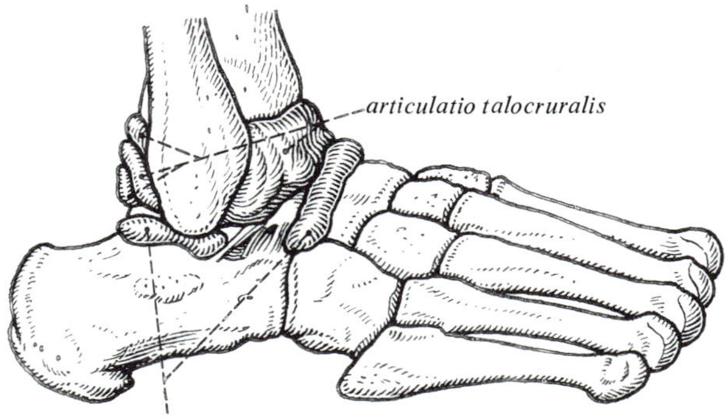

Fig. 248. Gelenkausguß des oberen und unteren Sprunggelenkes am rechten Fuß, articulatio talocruralis, articulatio subtalaris et articulatio talocalcaneonavicularis, Ansicht von lateral (nach Benninghoff/Goerttler, Lehrbuch der Anatomie des Menschen, 1. Band).

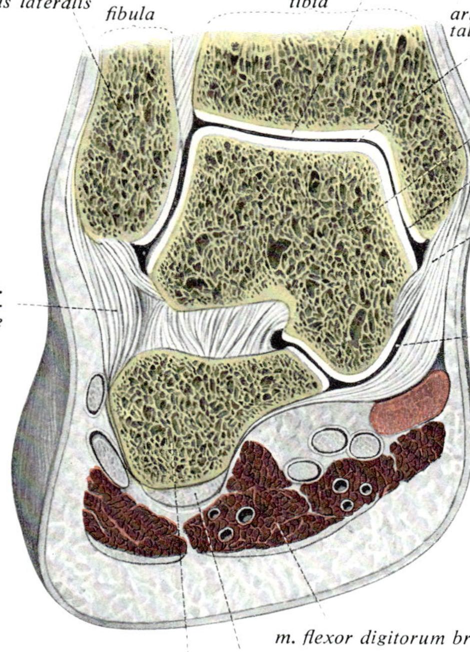

Fig. 249. Frontaler Schnitt durch das obere Sprunggelenk, articulatio talocruralis, und die hintere Abteilung des unteren Sprunggelenkes, articulatio subtalaris.

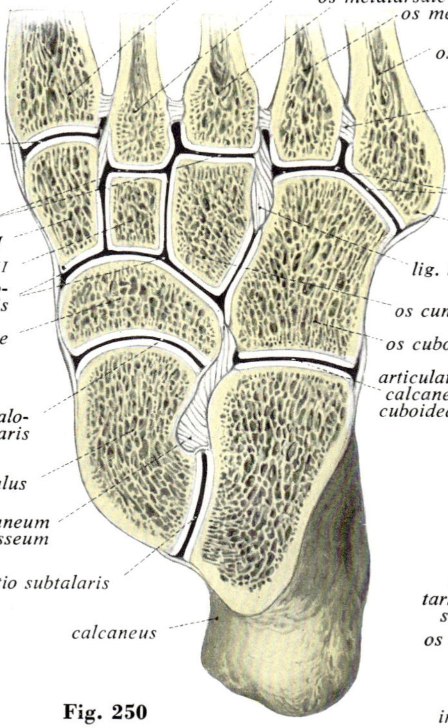

Fig. 250

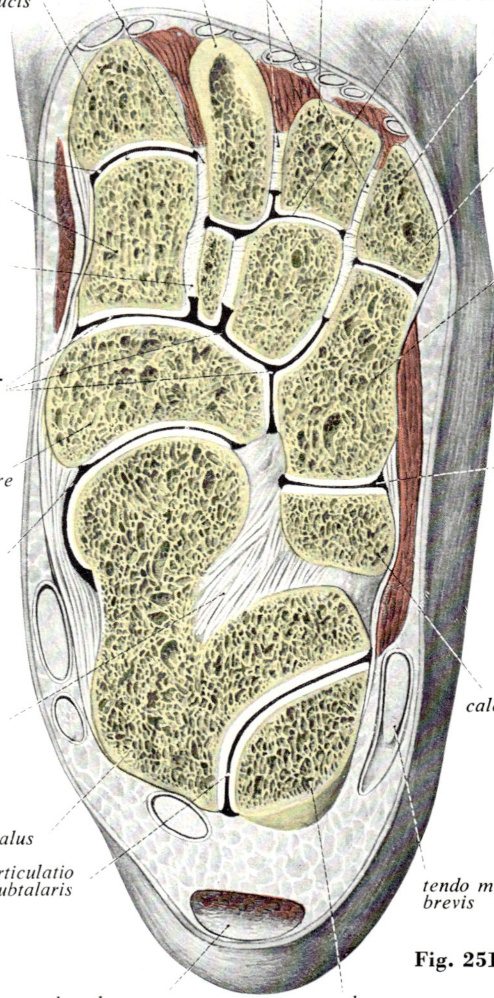

Fig. 251

Fig. 250 u. 251. Horizontale Schnitte durch die Gelenke der Fußwurzel, articulationes tarsi. Die beiden Schnitte, von denen der der Fig. 250 nur Knochen und Gelenke zeigt, ergänzen sich; der der Fig. 251 liegt höher, so daß der calcaneus zweimal im Schnitt getroffen ist.

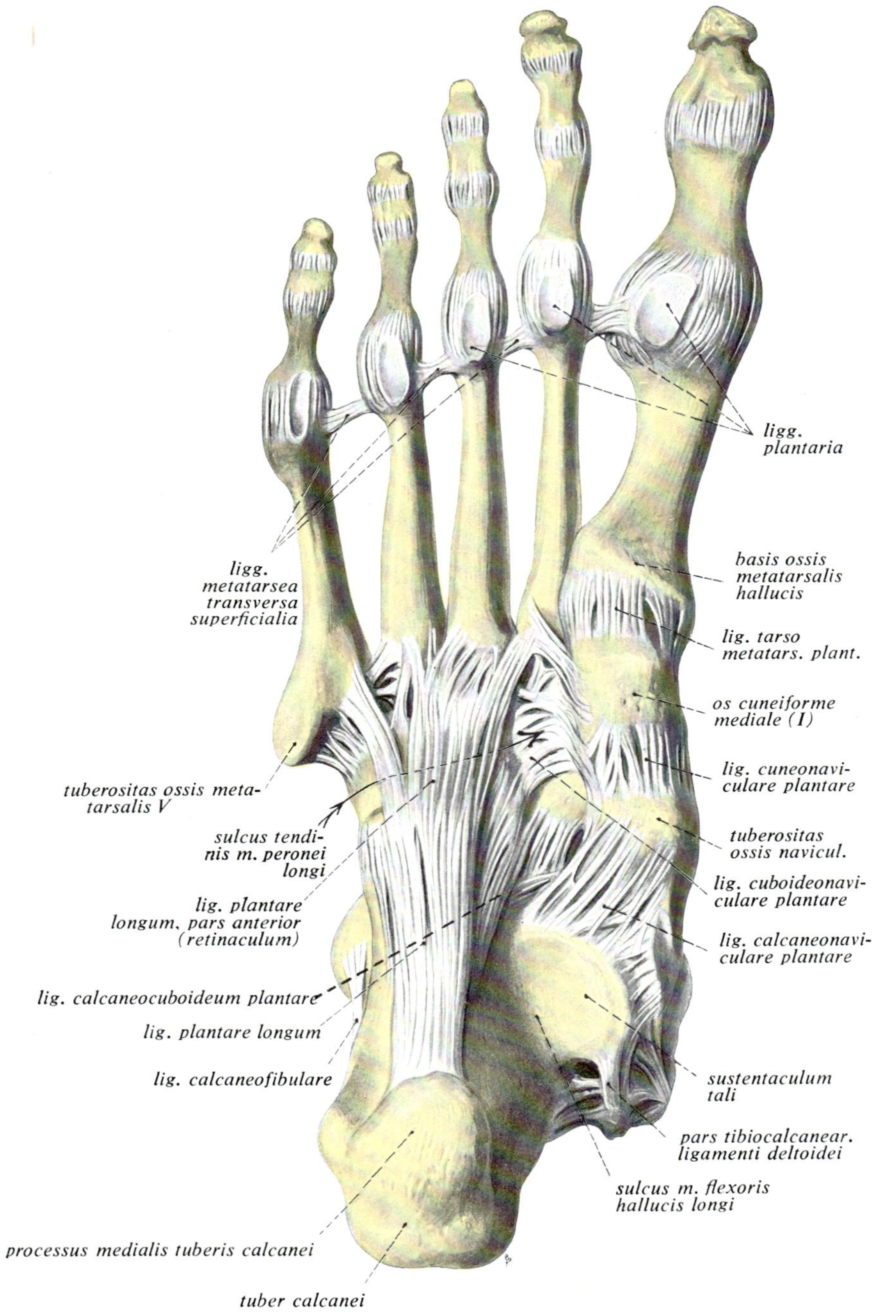

Fig. 252. Bänder der planta pedis (oberflächliche Schicht).

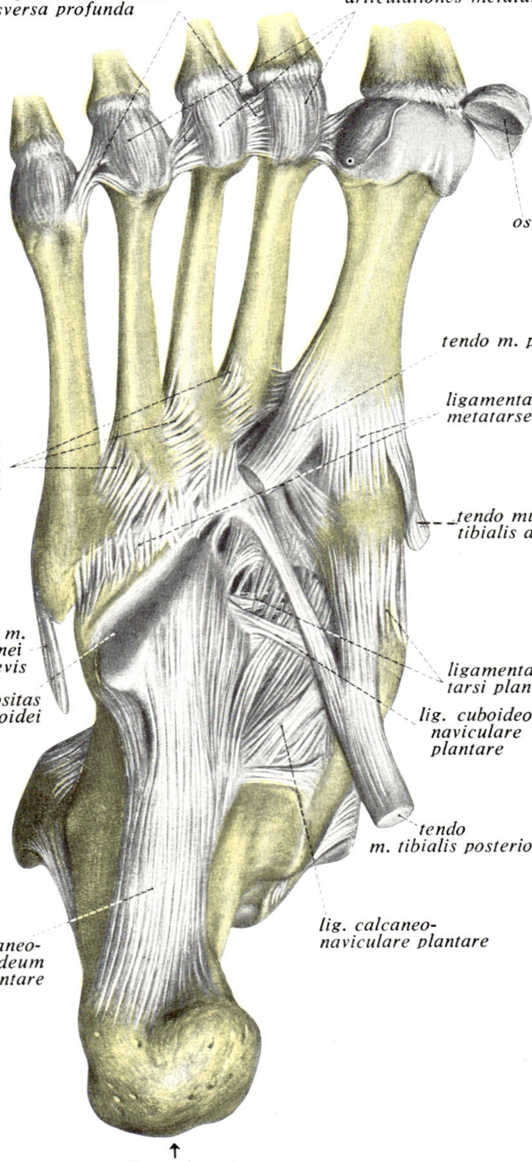

Fig. 253. Bänder der planta pedis (tiefe Schicht).

Muskeln

Rumpf, Nacken und Beckenboden

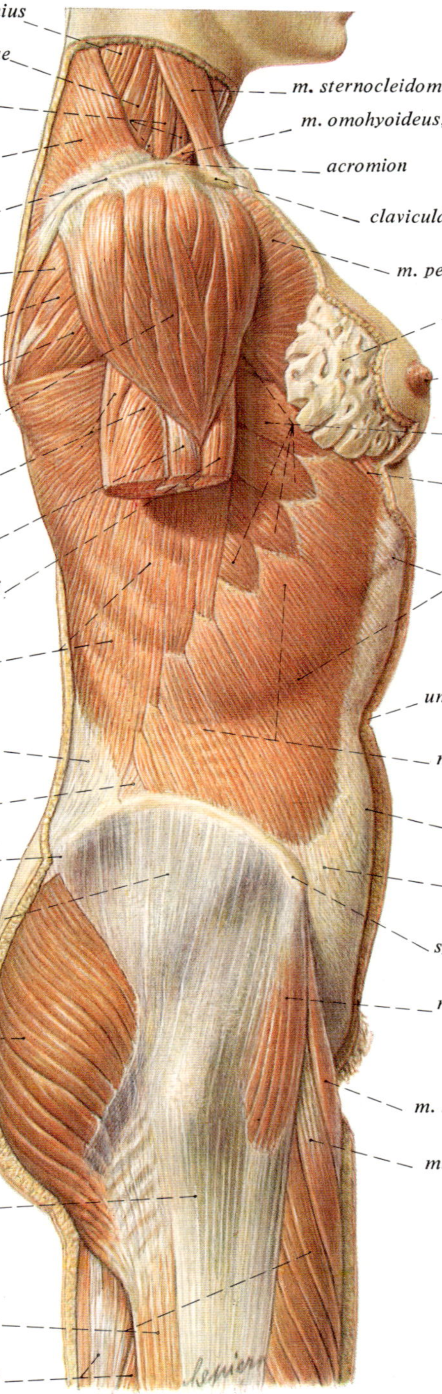

Fig. 254. Muskulatur von Hals, Rumpf und Oberschenkel einer erwachsenen Frau. Brustdrüse, mamma, präpariert.

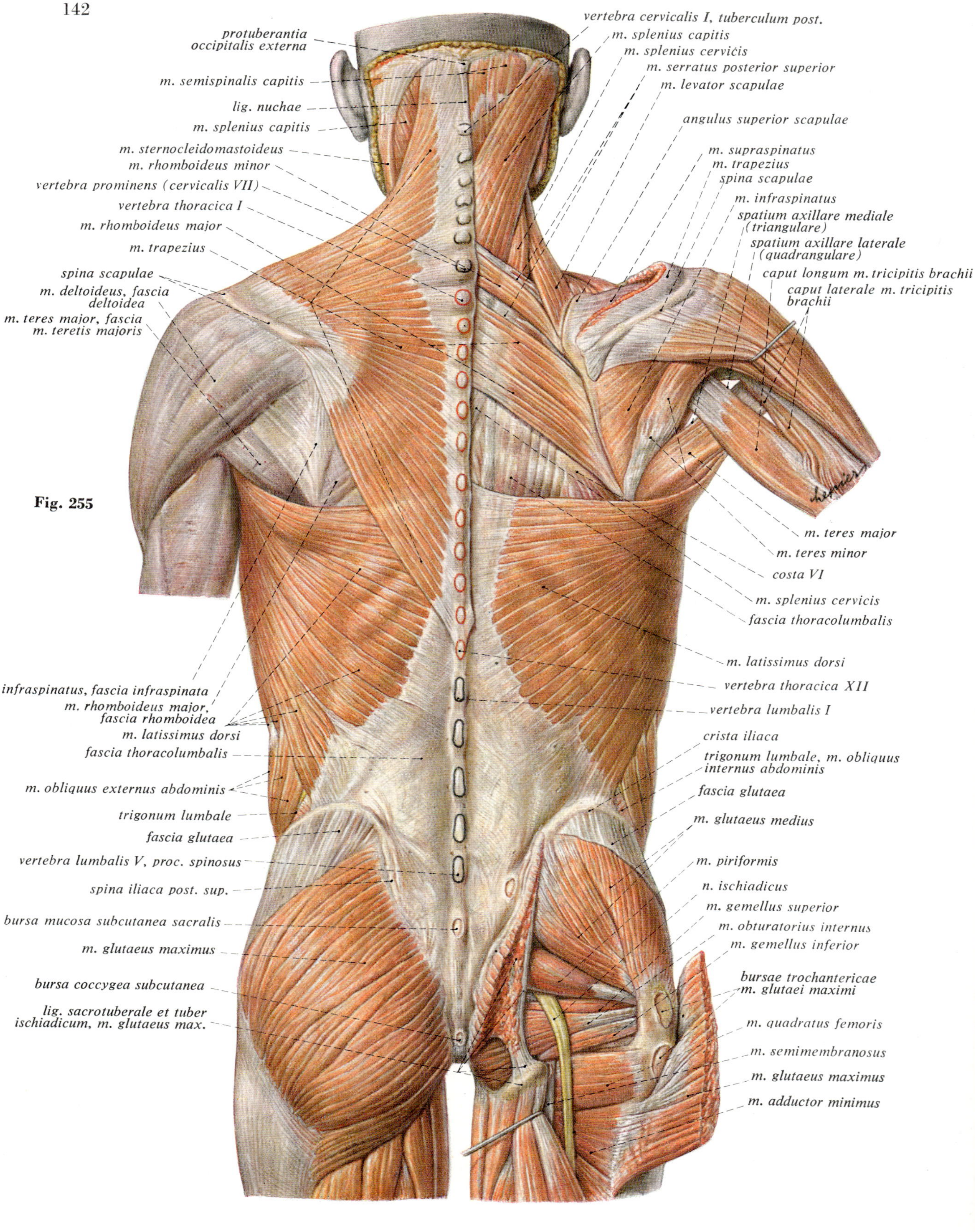
protuberantia occipitalis externa
m. semispinalis capitis
lig. nuchae
m. splenius capitis
m. sternocleidomastoideus
m. rhomboideus minor
vertebra prominens (cervicalis VII)
vertebra thoracica I
m. rhomboideus major
m. trapezius
spina scapulae
m. deltoideus, fascia deltoidea
m. teres major, fascia m. teretis majoris
m. infraspinatus, fascia infraspinata
m. rhomboideus major, fascia rhomboidea
m. latissimus dorsi
fascia thoracolumbalis
m. obliquus externus abdominis
trigonum lumbale
fascia glutaea
vertebra lumbalis V, proc. spinosus
spina iliaca post. sup.
bursa mucosa subcutanea sacralis
m. glutaeus maximus
bursa coccygea subcutanea
lig. sacrotuberale et tuber ischiadicum, m. glutaeus max.
vertebra cervicalis I, tuberculum post.
m. splenius capitis
m. splenius cervicis
m. serratus posterior superior
m. levator scapulae
angulus superior scapulae
m. supraspinatus
m. trapezius
spina scapulae
m. infraspinatus
spatium axillare mediale (triangulare)
spatium axillare laterale (quadrangulare)
caput longum m. tricipitis brachii
caput laterale m. tricipitis brachii
m. teres major
m. teres minor
costa VI
m. splenius cervicis
fascia thoracolumbalis
m. latissimus dorsi
vertebra thoracica XII
vertebra lumbalis I
crista iliaca
trigonum lumbale, m. obliquus internus abdominis
fascia glutaea
m. glutaeus medius
m. piriformis
n. ischiadicus
m. gemellus superior
m. obturatorius internus
m. gemellus inferior
bursae trochantericae m. glutaei maximi
m. quadratus femoris
m. semimembranosus
m. glutaeus maximus
m. adductor minimus

Fig. 255

Platte Rückenmuskeln (Fig. 255)

Name	*Ursprung*	*Ansatz*
1. m. trapezius (s. a. Fig. 254); Sehnenspiegel in der Gegend der kaudalen Hals- und kranialen Brustwirbeldornen	Hinterhauptsschuppe zwischen lineae nuchae superior und suprema Dornfortsätze der Halswirbel (ligamentum nuchae) Dornfortsätze aller Brustwirbel	akromiales Drittel der clavicula (Fig. 275), acromion scapulae, spina scapulae (deren kranialer und z. T. kaudaler Rand)

Innervation: n. accessorius (daneben auch Äste des plexus cervicalis)

Funktion: Die kranialen Fasern heben die scapula, die kaudalen senken sie, die mittleren Fasern ziehen das Schulterblatt dorsalwärts; die kranialen Fasern unterstützen auch den m. serratus anterior bei der Drehung der scapula (zum Erheben des Armes über die Horizontale), die zum Hinterhaupt laufenden Fasern drehen den Kopf nach der entgegengesetzten Seite; die kaudalen Fasern drehen den angulus inferior scapulae medianwärts; die Klavikularportion hebt das Schlüsselbein (Inspiration); der Muskel wirkt selten in seiner Gesamtheit, mit seinen Teilen fast stets mit anderen Muskeln zusammen.

2. m. latissimus dorsi am Ursprung breitsehnig, der Innervation nach Extremitätenmuskel (wie die folgenden)	Dornfortsätze der sechs unteren Brustwirbel, der Lendenwirbel, facies dorsalis des Kreuzbeins, labium externum cristae iliacae; durch Vermittlung der fascia thoracolumbalis akzessorische Zacken (fleischig) von den 3 bis 4 unteren Rippen (häufig Skapularzacke vom angulus inferior scapulae)	mit platter, den m. teres major spiralig umgreifender Sehne: crista tuberculi minoris humeri (mit m. teres major zusammen, aber ventral von ihm); zwischen beiden: bursa m. latissimi dorsi subtendinea

Innervation: n. thoracodorsalis aus dem plexus brachialis

Funktion: adduziert den Arm im Schultergelenk, senkt den erhobenen Arm, zieht ihn dorsalwärts, rollt ihn nach innen; wirkt meist mit Schulter- und Brustmuskeln zusammen.

3. m. rhomboideus major	Dornfortsätze der vier oberen Brustwirbel	margo medialis scapulae kaudal der spina scapulae
4. m. rhomboideus minor	Dornfortsätze der beiden unteren Halswirbel (ligamentum nuchae)	margo medialis scapulae kranial der spina scapulae

Innervation: für beide: n. dorsalis scapulae aus dem plexus brachialis

Funktion: ziehen die scapula zur Wirbelsäule und kranialwärts; fixieren die scapula am Rumpf (mit m. serratus anterior zusammen)

5. m. levator scapulae grenzt ventralwärts an den m. scalenus posterior	mit vier kurzsehnigen Zacken von den tubercula posteriora der vier oberen Halswirbelquerfortsätze	angulus superior scapulae (und die unmittelbar angrenzenden Bereiche)

Innervation: plexus cervicalis und n. dorsalis scapulae

Funktion: zieht den oberen Winkel der scapula kranial- und medianwärts (zusammen mit m. trapezius)

◀ **Fig. 255.** Schulter-, Nacken-, Rücken- und Gesäßmuskulatur. Links oberflächliche, rechts tiefere Schichten.

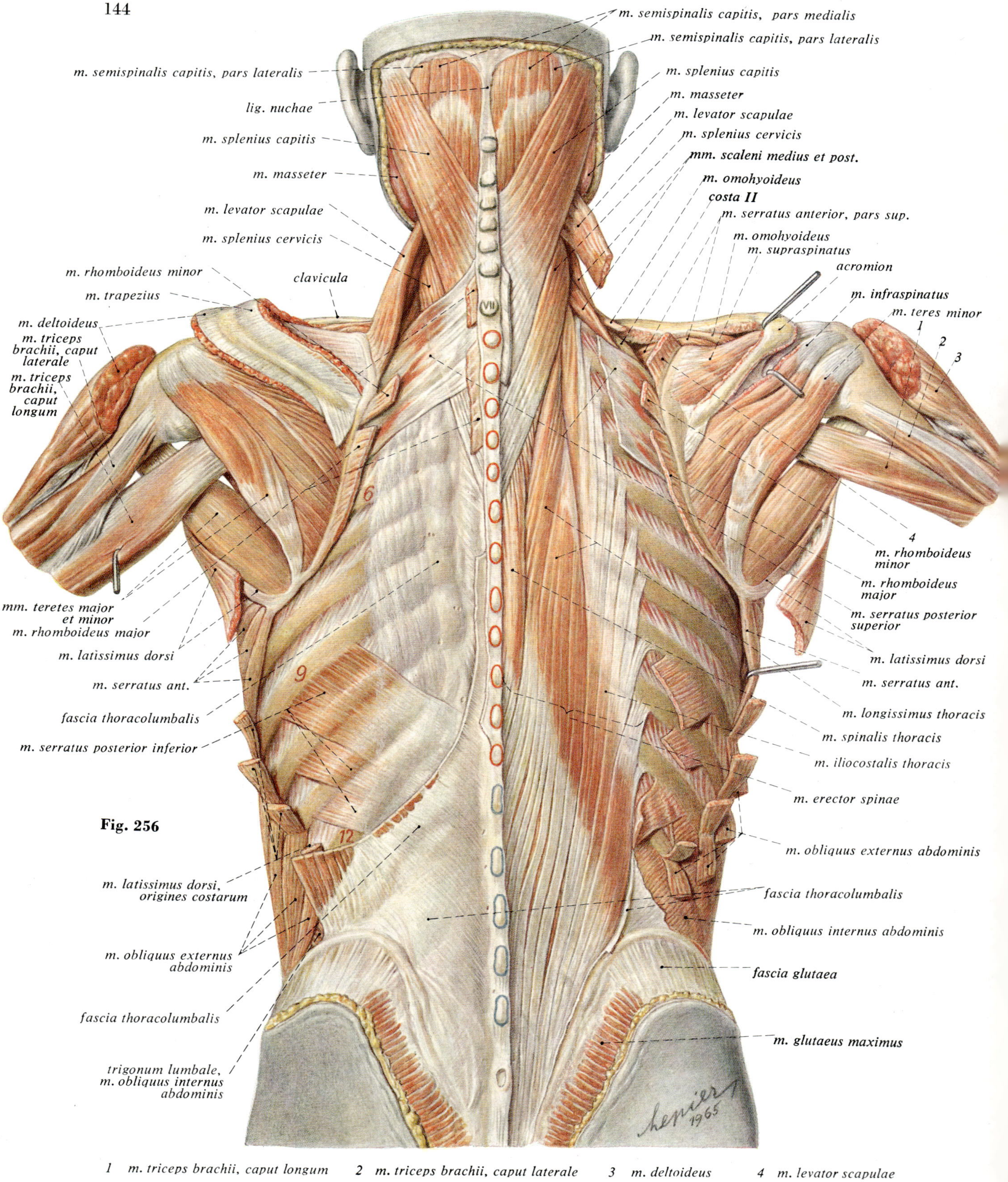

Fig. 256

1 m. triceps brachii, caput longum 2 m. triceps brachii, caput laterale 3 m. deltoideus 4 m. levator scapulae

Platte Rückenmuskeln. Spino-costale Muskeln (Fig. 256)

Name	*Ursprung*	*Ansatz*
1. m. serratus posterior superior	breitsehnig von den Dornfortsätzen der beiden unteren Hals- und beiden oberen Brustwirbel	mit fleischigen Zacken an der 2. bis 5. Rippe, lateral der anguli
Innervation: ventrale Äste aus C_6–C_8, Äste aus dem 1. und 2. Interkostalnerven		
2. m. serratus posterior inferior	durch Vermittlung der fascia thoracolumbalis von den Dornfortsätzen der unteren Brust- und oberen Lendenwirbel	mit vier breiten, sehr variablen Zacken an den kaudalen Rändern der vier unteren Rippen

Innervation: Äste aus dem 11. und 12. Interkostalnerven, ventrale Äste aus L_1 und L_2

Funktion: m. serratus posterior superior hebt die 2.–5. Rippe, unterstützt die Inspiration, m. serratus posterior inferior zieht die 4 unteren Rippen kaudalwärts, hilft bei der Exspiration

Mm. splenii capitis et cervicis (Fig. 256, 257)

Die beiden Muskeln hängen an ihren Ursprüngen (von den Wirbeldornen) innig zusammen. Erst allmählich sondern sie sich – besonders durch ihre verschiedene Insertion – in getrennte Muskeln.

1. m. splenius capitis Die mm. splenii zählen ihrer Innervation nach bereits zu den eigentlichen Rückenmuskeln	3. (4.) bis 7. Halswirbeldornfortsatz (ligamentum nuchae) und 1. bis 3. Brustwirbeldornfortsatz	laterale Hälfte der linea nuchae superior (bis zum processus mastoideus ossis temporalis hin)

Innervation: dorsaler Ast des 1. bis 4. (5.) Zervikalnerven

Funktion: die Muskeln beider Seiten beugen den Kopf dorsalwärts; einer allein dreht ihn nach seiner Seite

2. m. splenius cervicis	Dornfortsätze des 3. (oder 4.) bis 6. Brustwirbels (sehnig)	tubercula posteriora der Querfortsätze der 3 kranialen Halswirbel

Innervation: wie beim m. splenius capitis

Funktion: beugt Hals (und Kopf) dorsalwärts; dreht kraniale Halswirbel und Kopf (durch Wirkung auf den atlas) nach seiner Seite, unterstützt den vorigen, wirkt selten allein

Fig. 256. Schulter-, Nacken- und Rückenmuskulatur. Tiefere Schichten: lange Rückenmuskulatur.

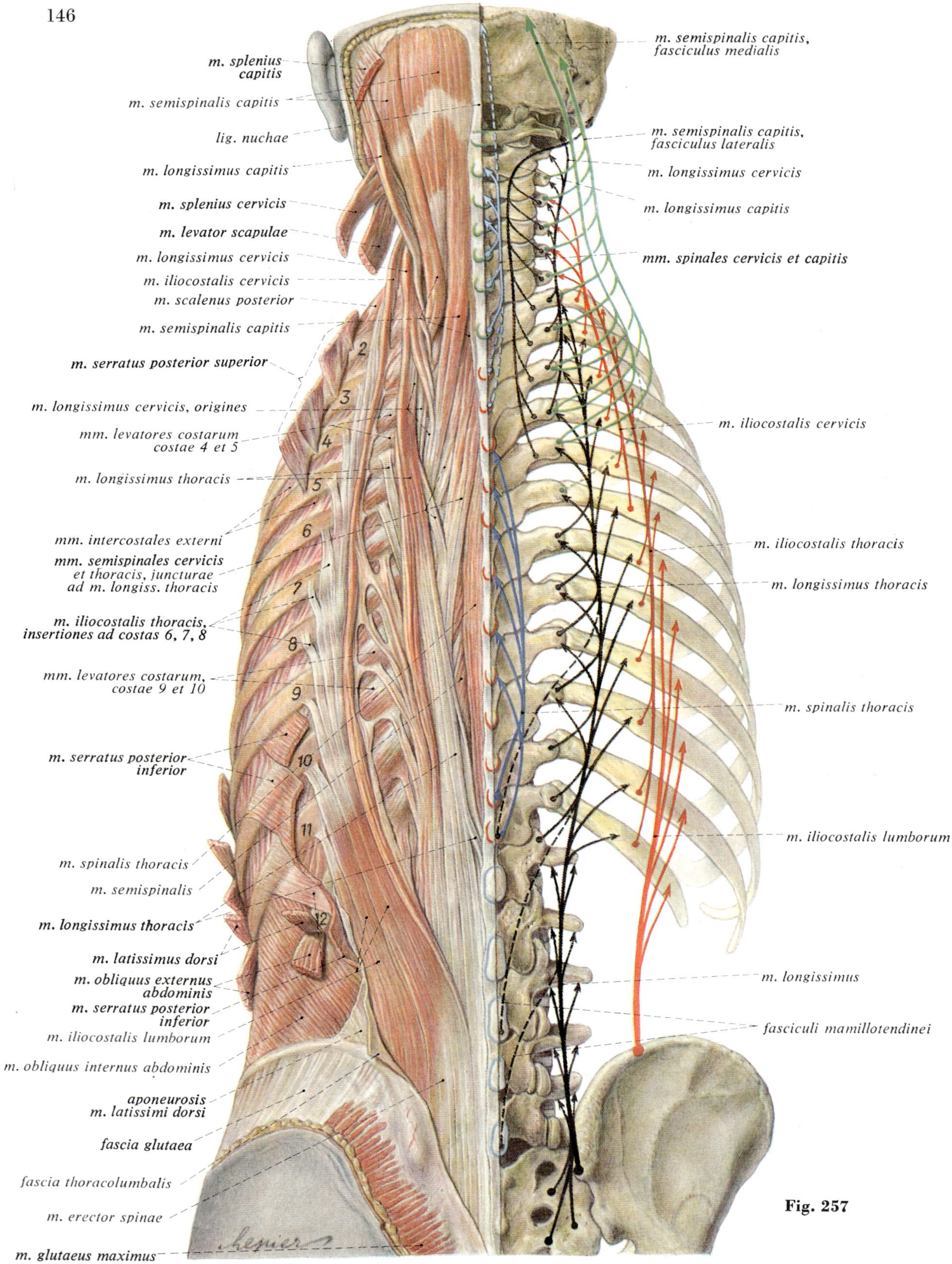
m. splenius capitis
m. semispinalis capitis
lig. nuchae
m. longissimus capitis
m. splenius cervicis
m. levator scapulae
m. longissimus cervicis
m. iliocostalis cervicis
m. scalenus posterior
m. semispinalis capitis
m. serratus posterior superior
m. longissimus cervicis, origines
mm. levatores costarum costae 4 et 5
m. longissimus thoracis
mm. intercostales externi
mm. semispinales cervicis et thoracis, juncturae ad m. longiss. thoracis
m. iliocostalis thoracis, insertiones ad costas 6, 7, 8
mm. levatores costarum, costae 9 et 10
m. serratus posterior inferior
m. spinalis thoracis
m. semispinalis
m. longissimus thoracis
m. latissimus dorsi
m. obliquus externus abdominis
m. serratus posterior inferior
m. iliocostalis lumborum
m. obliquus internus abdominis
aponeurosis m. latissimi dorsi
fascia glutaea
fascia thoracolumbalis
m. erector spinae
m. glutaeus maximus
2
3
4
5
6
7
8
9
10
11
12
m. semispinalis capitis, fasciculus medialis
m. semispinalis capitis, fasciculus lateralis
m. longissimus cervicis
m. longissimus capitis
mm. spinales cervicis et capitis
m. iliocostalis cervicis
m. iliocostalis thoracis
m. longissimus thoracis
m. spinalis thoracis
m. iliocostalis lumborum
m. longissimus
fasciculi mamillotendinei

Fig. 257

Autochthone Rückenmuskulatur (Fig. 257)

	Name	*Ursprung*	*Ansatz*
1. m. iliocostalis			
a–c gehen ohne scharfe Grenze ineinander über	a) Lendenabschnitt *m. iliocostalis lumborum*	als *m. erector spinae* gemeinsam mit dem m. longissimus von der facies dorsalis ossis sacri und dem labium externum cristae iliacae	anguli der 5. bis 12. Rippe, kranial sehnig, kaudal fleischig
	b) Rückenabschnitt *m. iliocostalis thoracis*	mit einzelnen Zacken von der 12. bis 7. Rippe	mit dünnen Sehnen an den anguli der 6 kranialen Rippen und dem Querfortsatz des 7. Halswirbels
	c) Halsabschnitt *m. iliocostalis cervicis*	kraniale und mittlere Rippen	processus transversi der mittleren Halswirbel (sehnig)
2. m. longissimus			
	a) *m. longissimus thoracis* (hängt mit b innig zusammen, ferner mit dem m. spinalis)	als *m. erector spinae* gemeinsam mit m. iliocostalis von der facies dorsalis des Kreuzbeins und den Dornfortsätzen der Lendenwirbel (sehnig), mit akzessorischen Zacken von den Querfortsätzen der unteren Brustwirbel	kranial sehnig, kaudal fleischig; mediale Reihe: processus accessorii der oberen Lendenwirbel und Querfortsätze der Brustwirbel laterale Reihe: Spitzen der processus costarii der oberen Lendenwirbel und alle Rippen zwischen anguli und tubercula
	b) *m. longissimus cervicis*	Querfortsätze der kranialen Brustwirbel	processus transversi der oberen und mittleren Halswirbel (sehnig)
	c) *m. longissimus capitis*	sehnig an den Querfortsätzen der oberen Brustwirbel und Quer- und Gelenkfortsätzen der mittleren und unteren Halswirbel	hinterer Rand des processus mastoideus ossis temporalis
Innervation:	rami dorsales der Zervikal-, Thorakal- und Lumbalnerven		
m. spinalis thoracis		von den beiden kaudalen Brustwirbeln (hängt mit dem m. longissimus zusammen)	3.–9. Brustwirbeldorn, verbunden mit m. multifidus
m. spinalis cervicis (inkonstant)		vom Dornfortsatz des 1. und 2. Brust- sowie 6. und 7. Halswirbels	am Dornfortsatz des 2.–4. Halswirbels
m. spinalis capitis (sind kaum selbständige Muskeln)		Dornfortsätze der unteren Hals- und oberen Brustwirbel	zwischen linea nuchae superior und inferior (zusammen mit m. semispinalis capitis)
Innervation:	rami dorsales der nervi cervicales, thoracici (und lumbales)		
Funktion:	seitliche Bewegungen der Wirbelsäule; beidseitig innerviert: Dorsalflexion		

Fig. 257. Nacken- und lange Rückenmuskulatur. Links tiefere Schichten, rechts Schema der Ursprünge, Verlaufsrichtungen und Ansätze der Muskelzackensysteme. Dornfortsätze der Lendenwirbel hellblau. Dornfortsätze der Brustwirbel rot. Dornfortsätze der Halswirbel grün.

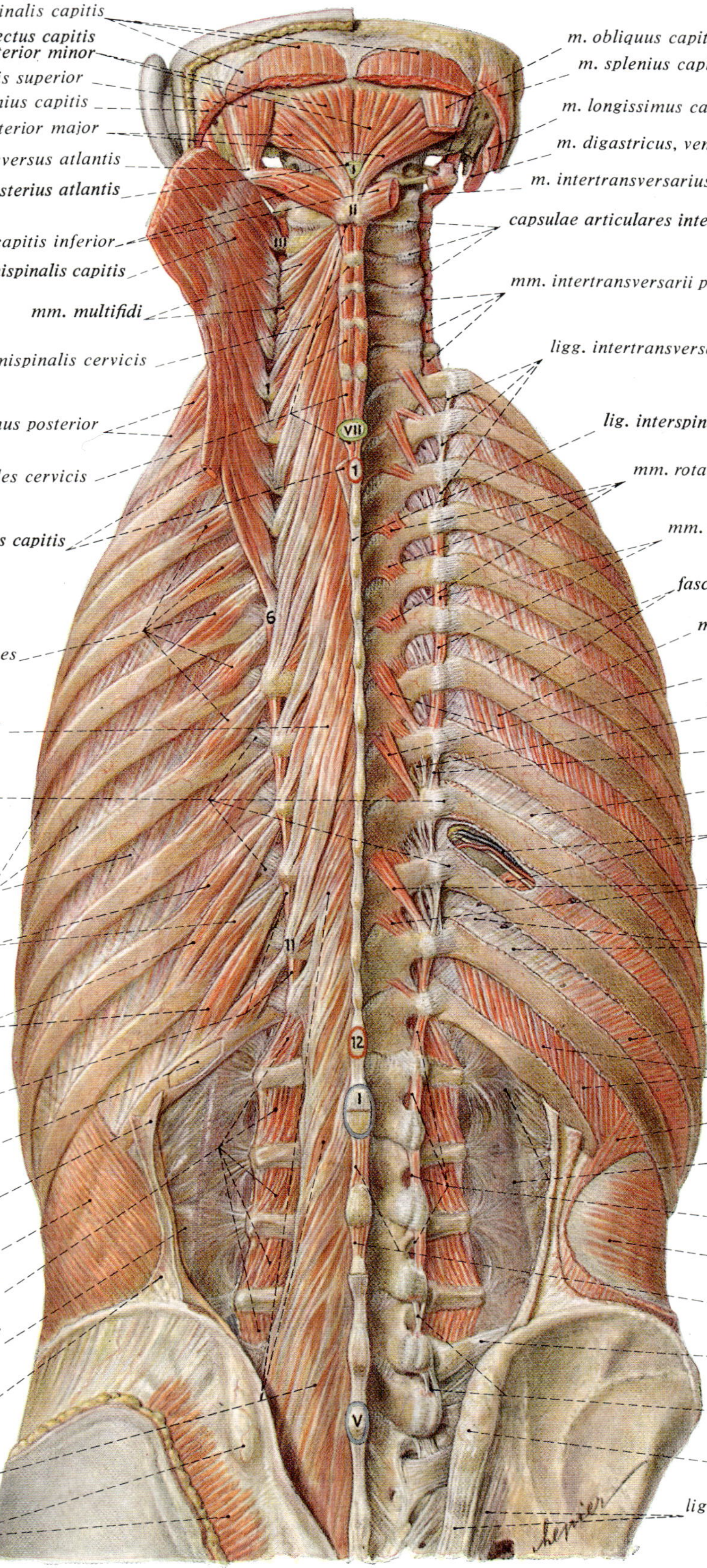
m. semispinalis capitis
m. rectus capitis posterior minor
m. obliquus capitis superior
m. splenius capitis
m. rectus capitis posterior major
processus transversus atlantis
tuberculum posterius atlantis
m. obliquus capitis inferior
m. semispinalis capitis
mm. multifidi
m. semispinalis cervicis
m. scalenus posterior
mm. interspinales cervicis
m. spinalis capitis
mm. levatores costarum breves
m. semispinalis thoracis
ligg. costotransversaria lateralia
fascia mm. intercostalium ext.
mm. levatores costarum breves
mm. levatores costarum longi
mm. intertransversarii thoracis
costa 12, periosteum depellatum
fascia thoracolumbalis
m. obliquus internus abdominis
mm. intertransversarii laterales lumborum
fascia transversalis
m. obliquus externus abdominis
mm. multifidi
spina iliaca post. sup. et m. glutaeus maximus
m. obliquus capitis superior
m. splenius capitis
m. longissimus capitis
m. digastricus, venter posterius
m. intertransversarius cervicis
capsulae articulares intervertebrales
mm. intertransversarii posteriores cervicis
ligg. intertransversaria
lig. interspinale
mm. rotatores thoracis breves
mm. intertransversarii
fascia mm. intercostalium ext.
mm. intercostales externi
mm. rotatores longi
lig. costotransversarium superius
lig. intertransversarium
membrana intercostalis interna
n. a. v. intercostales et m. intercostalis intimus
mm. rotatores longi et breves
membrana intercostalis interna
m. intercostalis internus
m. intercostalis externus
m. obliquus internus abd.
margo m. quadrati lumborum
mm. intertransversarii mediales lumborum
m. transversus abdominis
mm. interspinales lumborum
lig. iliolumbale
ligg. intertransversaria
spina iliaca post. sup.
lig. sacrotuberale
VII
1
6
11
12
I
V

Fig. 258

Tiefe Schicht der Rückenstreckmuskeln, m. transversospinalis (Fig. 256-258, 260)

Name	*Ursprung*	*Ansatz*
1. m. semispinalis thoracis **m. semispinalis cervicis** (gehen ohne Grenze ineinander über)	laufen steil transversospinal, 4–5 (6) Dornen überspringend, fehlen an den Lendenwirbeln	
	Querfortsätze der Brustwirbel (und des 7. Halswirbels)	Dornfortsätze der mittleren und kranialen Brustwirbel und der Halswirbel bis zum axis
m. semispinalis capitis (transversooccipitalis) auffällig sind 1 oder 2 Sehnenspiegel (Fig. 257)	Querfortsätze des 3. Hals- bis 5. oder 6. Brustwirbels (lateraler Abschnitt); Dornfortsätze der kranialen Brust- und kaudalen Halswirbel (medialer, schwächerer Abschnitt)	zwischen linea nuchae superior und linea nuchae inferior

Innervation: rami dorsales der Zervikal- und Thorakalnerven

Funktion: streckt Wirbelsäule (besonders die Halswirbel) und Kopf, beugt Kopf dorsalwärts. Einseitig innerviert, dreht der Muskel den Kopf nach der entgegengesetzten Seite. Fixiert zusammen mit m. sternocleidomastoideus den Kopf

Name	*Ursprung*	*Ansatz*
2. mm. multifidi (überspringen 1–3 Wirbel)	facies dorsalis ossis sacri, Querfortsätze sämtlicher Lenden- und Brustwirbel und der kaudalen Halswirbel	Dornfortsätze der Lendenwirbel, Brustwirbel und Halswirbel bis zum axis
3. mm. rotatores cervicis (die mm. rotatores breves verbinden benachbarte Wirbel, die mm. rotatores longi überspringen einen Wirbel)	Querfortsätze der Halswirbel	Wurzeln der Dornfortsätze der nächsthöheren bzw. der übernächsten Wirbel
mm. rotatores thoracis	Querfortsätze der Brustwirbel	
mm. rotatores lumborum	Querfortsätze der Lendenwirbel	

Innervation: rami dorsales der nn. cervicales, thoracici (und lumbales)

Funktion: auch der m. transversospinalis dient in erster Linie der Streckung (Dorsalflexion) der Wirbelsäule; bei einseitiger Innervation werden Seitenbeugungen (Nr. 1 u. 2) und Drehbewegungen (Nr. 2 u. 3) der Wirbelsäule unterstützt; festigt die Stellung der Wirbelsäule

◀ **Fig. 258.** Nacken- und Rückenmuskulatur, tiefste Schicht.

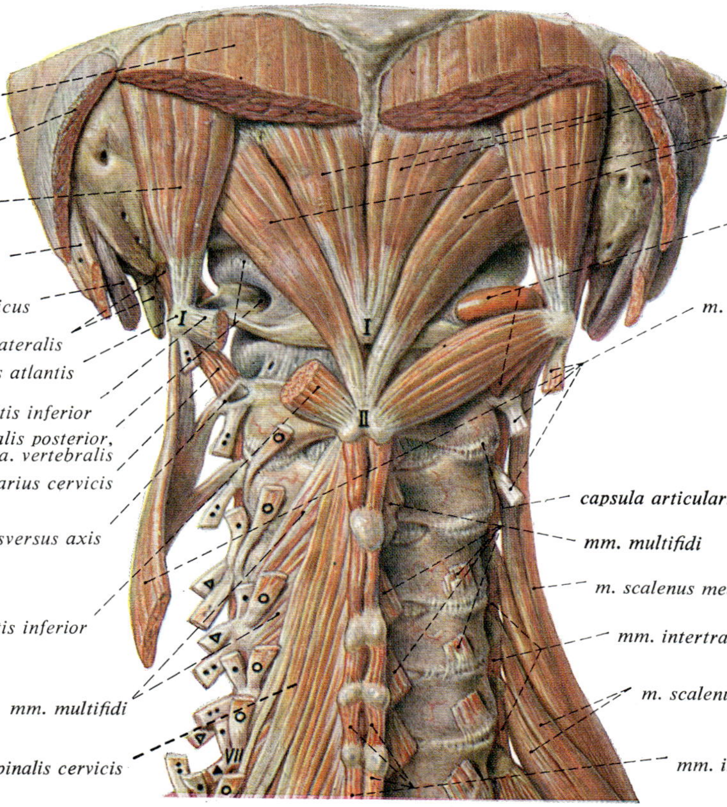

Fig. 259. Mittlere und tiefe Schichten der Nackenmuskulatur.

Beachte: a. vertebralis (Fig. 259). In der Tiefe eines Muskeldreiecks, das von den mm. obliqui capitis superior et inferior und vom m. rectus capitis posterior major begrenzt wird, findet sich die a. vertebralis, welche hier nach dem Durchtritt durch das weit lateral gelegene foramen transversarium atlantis quer im sulcus a. vertebralis des Atlas nach medial verläuft, um nach Durchtritt durch die membrana atlantooccipitalis posterior und die Dura durch das große Hinterhauptsloch zur Versorgung des Gehirns in den Schädel einzutreten.

Kurze Nackenmuskeln (Fig. 258, 259)

Name	*Ursprung*	*Ansatz*
1. m. rectus capitis posterior major	Dornfortsatz des axis, kurzsehnig	linea nuchae inferior
2. m. rectus capitis posterior minor	tuberculum posterius atlantis, kurzsehnig	unterhalb der linea nuchae inferior
3. m. rectus capitis lateralis (s. Fig. 281)	processus transversus atlantis	processus jugularis ossis occipitalis
4. m. obliquus capitis superior	processus transversus atlantis	linea nuchae inferior, kurzsehnig
5. m. obliquus capitis inferior	Dornfortsatz des axis	als kräftiger Muskel zum Querfortsatz des atlas

Innervation: n. suboccipitalis (dorsaler Ast des ersten Zervikalnerven); nur der m. rectus capitis lateralis wird durch ventrale Äste aus C 1 versorgt.

Funktion: Streckung und Drehung des Kopfes; m. obliquus capitis inferior und m. rectus capitis post. major drehen nach der gleichen Seite; m. rectus lateralis beugt den Kopf nach vorn oder zur Seite (einseitig innerv.).

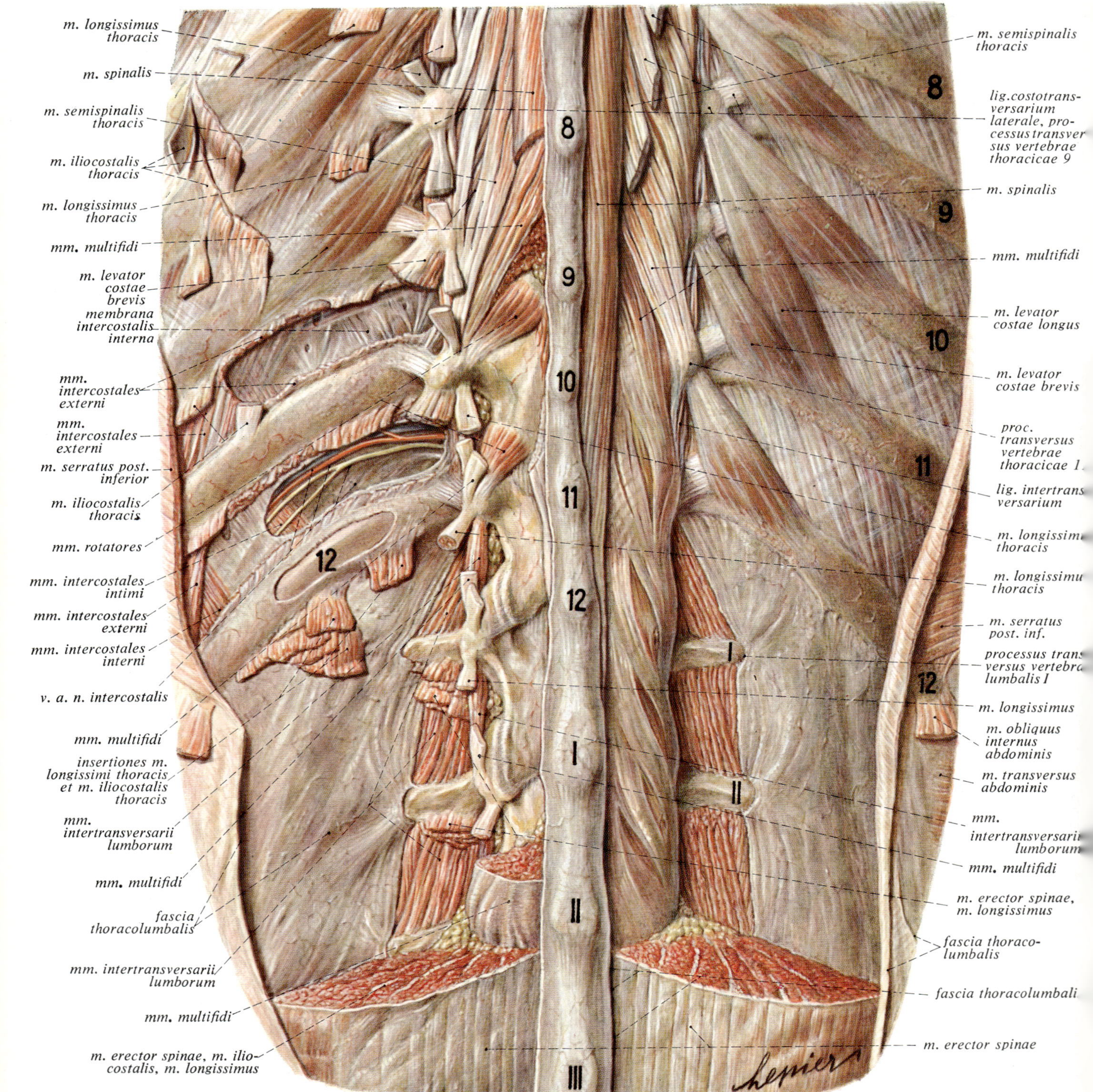
m. longissimus thoracis
m. spinalis
m. semispinalis thoracis
m. iliocostalis thoracis
m. longissimus thoracis
mm. multifidi
m. levator costae brevis
membrana intercostalis interna
mm. intercostales externi
mm. intercostales externi
m. serratus post. inferior
m. iliocostalis thoracis
mm. rotatores
mm. intercostales intimi
mm. intercostales externi
mm. intercostales interni
v. a. n. intercostalis
mm. multifidi
insertiones m. longissimi thoracis et m. iliocostalis thoracis
mm. intertransversarii lumborum
mm. multifidi
fascia thoracolumbalis
mm. intertransversarii lumborum
mm. multifidi
m. erector spinae, m. iliocostalis, m. longissimus
m. semispinalis thoracis
lig. costotransversarium laterale, processus transversus vertebrae thoracicae 9
m. spinalis
mm. multifidi
m. levator costae longus
m. levator costae brevis
proc. transversus vertebrae thoracicae 1
lig. intertransversarium
m. longissim thoracis
m. longissimu thoracis
m. serratus post. inf.
processus trans versus vertebra lumbalis I
m. longissimus
m. obliquus internus abdominis
m. transversus abdominis
mm. intertransversarii lumborum
mm. multifidi
m. erector spinae, m. longissimus
fascia thoraco-lumbalis
fascia thoracolumbali
m. erector spinae
8
9
10
11
12
I
II
III
Lepier

Fig. 260

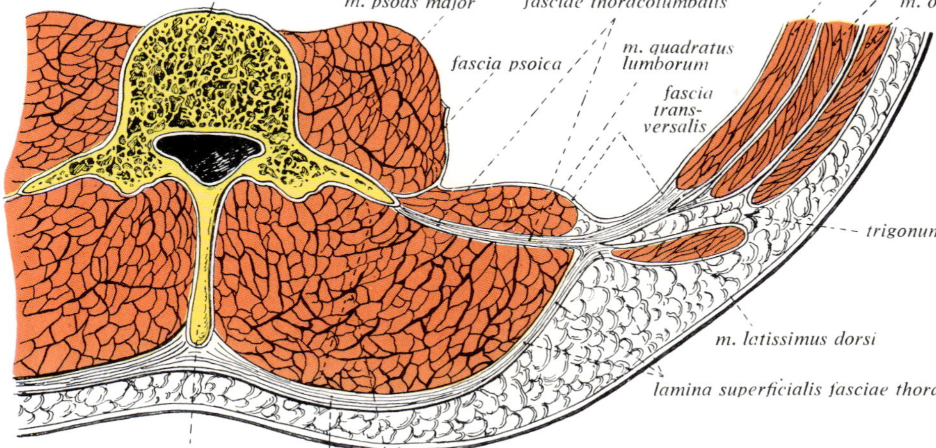

Fig. 261. Querschnitt des Rückens und der dorsalen Bauchwand in der Lendengegend; fascia thoracolumbalis und fascia transversalis (schematisiert).

Beachte:

Fascia thoracolumbalis (aponeurosis lumbodorsalis): eine kurze Sehnenplatte, von der der m. transversus abdominis, der m. latissimus dorsi und der m. serratus post. inf. entspringen. Sie ist an den Dornfortsätzen mit einem oberflächlichen Blatt (lamina superficialis) und an den processus costarii der Lendenwirbel mit einem tiefen Blatt (lamina profunda) befestigt und zwischen 12. Rippe und crista iliaca ausgespannt.

Trigonum lumbale: muskelfreie Stelle des Rückens oberhalb der crista iliaca, vom m. latissimus dorsi und m. obliquus externus abdominis begrenzt (Fig. 255, 261).

Fascia transversalis: die Innenfläche der Bauchmuskulatur ist durch die fascia transversalis vom Peritonaeum getrennt. Unter anderem verstärkt sie die Hinterwand des Leistenkanals und setzt sich als fascia spermatica interna (tunica vaginalis communis) durch den canalis inguinalis beutelförmig auf Samenstrang und Hoden fort.

Vasa intercostalia, n. intercostalis: im mittleren Teil der Fig. 260 ist durch ein Fenster der Interkostalmuskeln die Topographie der Interkostalgefäße und des n. intercostalis dargestellt, die nach lateral dem sulcus costae zustreben: oben die v. intercostalis post., in der Mitte die a. intercostalis post. und unten der n. intercostalis (= ramus ventralis eines n. thoracicus).

◀ **Fig. 260.** Tiefe Rückenmuskulatur im Bereich des 8.–12. Brustwirbels und des 1.–3. Lendenwirbels. Die Dornfortsätze der Wirbelsäule werden im Brustwirbelbereich mit den arabischen Zahlen 8–12, im Lendenwirbelbereich mit den römischen Ziffern I–III bezeichnet. Die Rippen 8–12 sind mit arabischen Zahlen, die Querfortsätze des I. und II. Lendenwirbels mit I und II beschriftet.

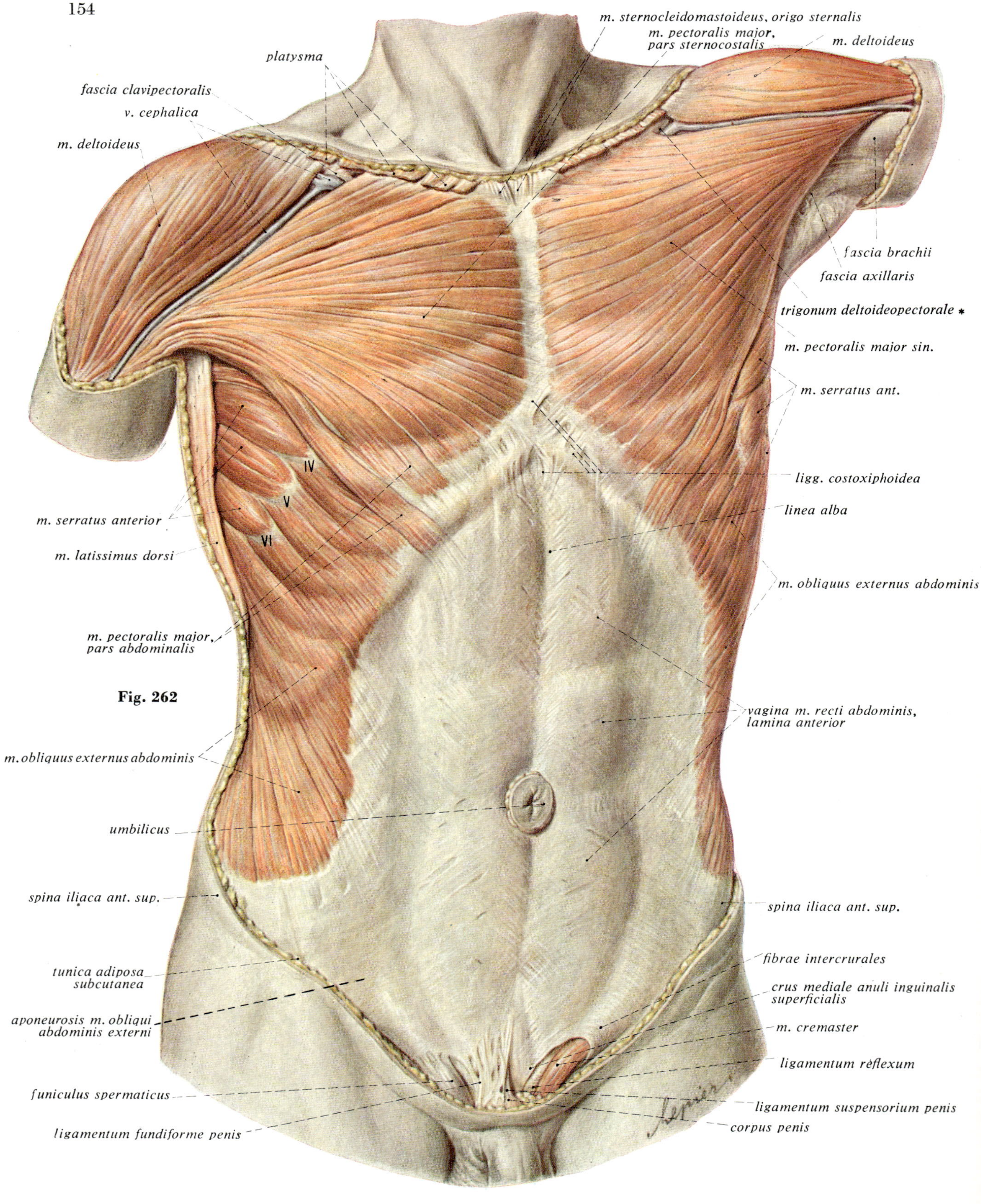
m. sternocleidomastoideus, origo sternalis
m. pectoralis major, pars sternocostalis
m. deltoideus
platysma
fascia clavipectoralis
v. cephalica
m. deltoideus
fascia brachii
fascia axillaris
trigonum deltoideopectorale *
m. pectoralis major sin.
m. serratus ant.
IV
V
VI
ligg. costoxiphoidea
m. serratus anterior
linea alba
m. latissimus dorsi
m. obliquus externus abdominis
m. pectoralis major, pars abdominalis
vagina m. recti abdominis, lamina anterior
m. obliquus externus abdominis
umbilicus
spina iliaca ant. sup.
spina iliaca ant. sup.
fibrae intercrurales
tunica adiposa subcutanea
crus mediale anuli inguinalis superficialis
aponeurosis m. obliqui abdominis externi
m. cremaster
ligamentum reflexum
funiculus spermaticus
ligamentum suspensorium penis
corpus penis
ligamentum fundiforme penis

Fig. 262

Brustmuskulatur (Fig. 262, 269)

Name	*Ursprung*	*Ansatz*
1. m. pectoralis major kräftig, überwiegend fleischig, sehnig nur an der Insertion	*pars clavicularis:* sternale Hälfte der clavicula; *pars sternocostalis:* Ventralfläche des manubrium und corpus sterni und Knorpel der 2. bis 6. Rippe; *pars abdominalis:* sehnig von der Bauchmuskelaponeurose (Rektusscheide)	crista tuberculi majoris humeri. Fasern konvergieren gegen eine breite Sehne in Gestalt einer kranialwärts offenen, platten Tasche
Innervation: rami thoracici ventrales		
Funktion: kräftige Adduktion (Senkung des erhobenen Armes), Bewegung des Armes unter Innen-Rotation nach der Ventralfläche des Körpers; wirkt vielfach als Antagonist des m. latissimus dorsi, kann aber auch mit ihm zusammen arbeiten. Die Klavikularportion bewirkt Pendeln im Schultergelenk ventralwärts. In vielen Fällen (z. B. Klimmzug) wirkt er mit anderen Muskeln (m. latissimus dorsi, m. trapezius) zusammen		
2. m. pectoralis minor schwach und ziemlich platt	sehnig vom Knochen der 2. bis 5. Rippe, nahe der Knorpel-Knochen-Grenze	Spitze des processus coracoideus scapulae
Innervation: rami thoracici ventrales		
Funktion: Senkung des Schultergürtels; kann durch Rippenhebung inspiratorisch wirken; funktioniert selten allein (zusammen mit m. serratus anterior, m. trapezius u. a.)		
3. m. subclavius	kurzsehnig an der Knorpel-Knochen-Grenze der 1. Rippe	akromiales Ende der clavicula
Innervation: n. subclavius aus dem plexus brachialis		
Funktion: ist entsprechend der geringen Masse der Muskulatur gering; befestigt die clavicula im Sternoklavikulargelenk.		
4. m. serratus anterior	mit fleischigen Zacken von der 1. bis 9. Rippe, besteht aus drei Teilen, deren mittlerer der schwächste, deren kaudaler der stärkste ist	
(pars superior)	1. und 2. Rippe, mäßig konvergierend	angulus superior scapulae
(pars media)	2. bis 4. Rippe, divergierend	margo medialis scapulae
(pars inferior)	5. bis 9. Rippe, stark konvergierend	angulus inferior scapulae
Innervation: n. thoracicus longus aus dem plexus brachialis		
Funktion: fixiert scapula am Rumpf; zieht sie (besonders kranialer Teil) nach lateral und ventral; kaudale Portion verschiebt kaudalen Skapularwinkel so, daß angulus lateralis kranialwärts bewegt wird (beim Heben des Armes über die Horizontale hinaus – s. m. trapezius); wirkt auch inspiratorisch (bei fixierter scapula – s. m. rhomboideus).		

◀ **Fig. 262.** Ventralansicht der Brust- und Bauchmuskulatur. Oberflächliche Schicht. IV, V, VI: Rippen. * = Mohrenheimsche Grube.

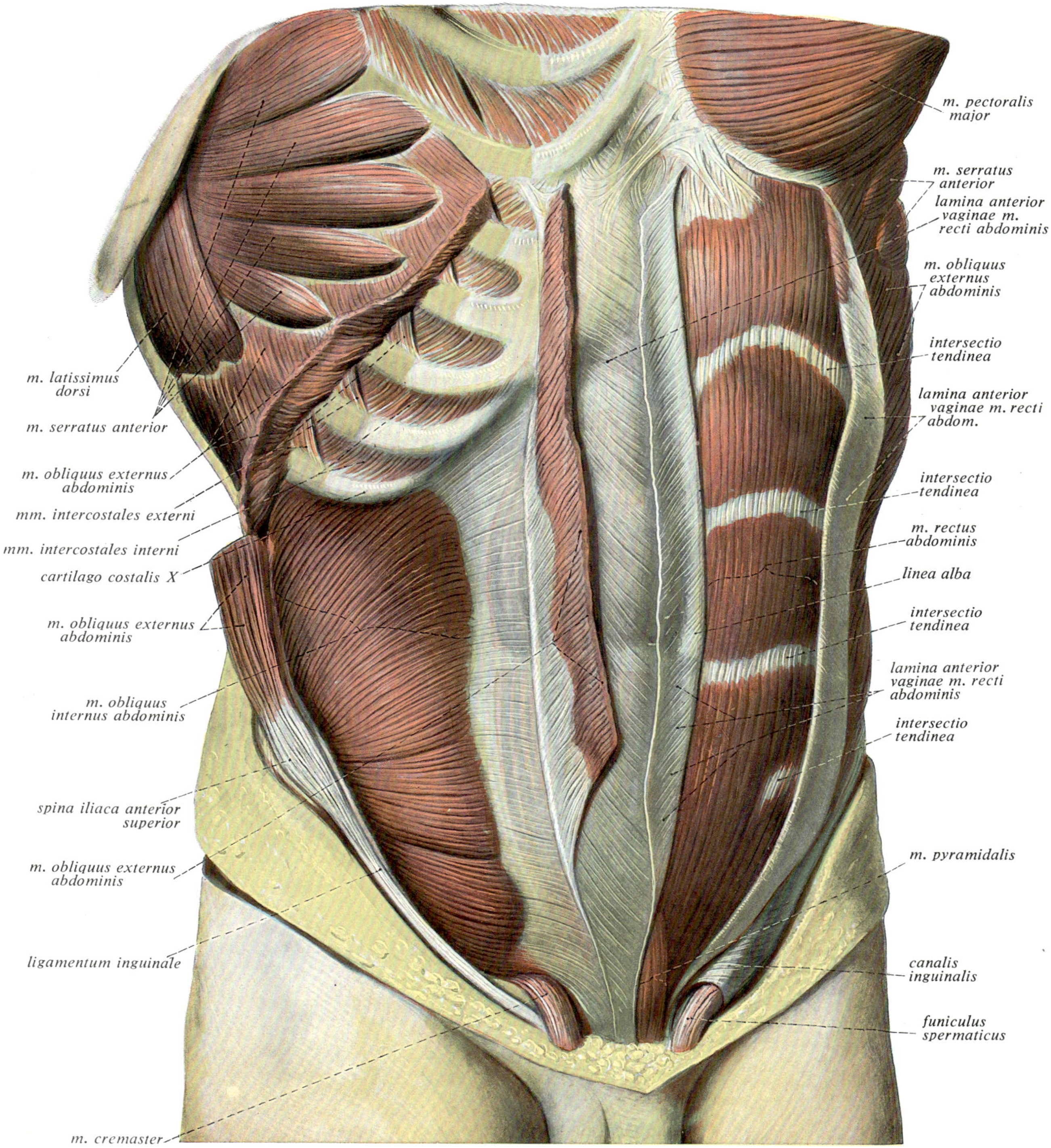

Fig. 263. Zweite Schicht der Bauchmuskulatur in der Ansicht von ventral und rechts. Links ist das äußere Blatt der Rektusscheide parallel der Mittellinie gespalten, m. rectus abdominis und m. pyramidalis freigelegt. Rechts ist der m. obliquus externus abdominis durchschnitten (T-Schnitt) und der m. obliquus internus abdominis freigelegt.

Platte Bauchmuskeln (Fig. 262, 263)

Name	*Ursprung*	*Ansatz*
1. m. obliquus externus abdominis (Faserverlauf von lateral-kranial nach medial-kaudal)	mit sieben bis acht fleischigen Zakken von der Außenfläche der 5. oder 6. bis 12. Rippe	am labium externum cristae iliacae fleischig, breitsehnig am ligamentum inguinale und am äußeren Blatt der Rektusscheide

Innervation: kaudale Interkostalnerven und Äste des plexus lumbalis (n. iliohypogastricus, n. ilioinguinalis)

Funktion: Bauchpresse, Neigung des Rumpfes nach vorn; Hebung des Beckens; bei einseitiger Innervation Drehung des Rumpfes (thorax) nach der entgegengesetzten Seite (zusammen mit Rückenmuskeln)

Name	*Ursprung*	*Ansatz*
2. m. obliquus internus abdominis (Faserverlauf umgekehrt wie 1)	linea intermedia cristae iliacae, fascia thoracolumbalis, laterale zwei Drittel des ligamentum inguinale	kaudale Ränder der 3 kaudalen Rippen (fleischig), linea alba sehnig (Sehne beteiligt sich an der Bildung der Rektusscheide, s. u. Fig. 263)

Innervation: kaudale Interkostalnerven, Äste aus dem plexus lumbalis (n. iliohypogastricus, n. ilioinguinalis)

Funktion: wie m. obliquus externus; aber Drehung nach der gleichen Seite, unterstützt den Externus der entgegengesetzten Seite, beugt Rumpf seitlich

Name	*Ursprung*	*Ansatz*
3. m. cremaster	geht aus den kaudalen Fasern von 2 (nicht selten auch 4) hervor	zieht mit dem Samenstrang zum Hoden

Innervation: ramus genitalis n. genitofemoralis

Funktion: zieht den Hoden mit seinen Hüllen aufwärts

Name	*Ursprung*	*Ansatz*
4. m. transversus abdominis	1. Innenfläche der 6 kaudalen Rippen (-knorpel) (fleischig); 2. mittels der fascia thoracolumbalis von den Querfortsätzen der Lendenwirbel; 3. labium internum cristae iliacae und laterales $^1/_3$ des ligamentum inguinale (fleischig)	geht kranial der linea arcuata in das innere (hintere), kaudalwärts in das äußere Blatt der vagina m. recti abdominis über

Innervation: kaudale Interkostalnerven und Äste vom plexus lumbalis (n. iliohypogastricus, n. ilioinguinalis, n. genitofemoralis)

Funktion: Einziehung und Spannung der Bauchwand; Bauchpresse

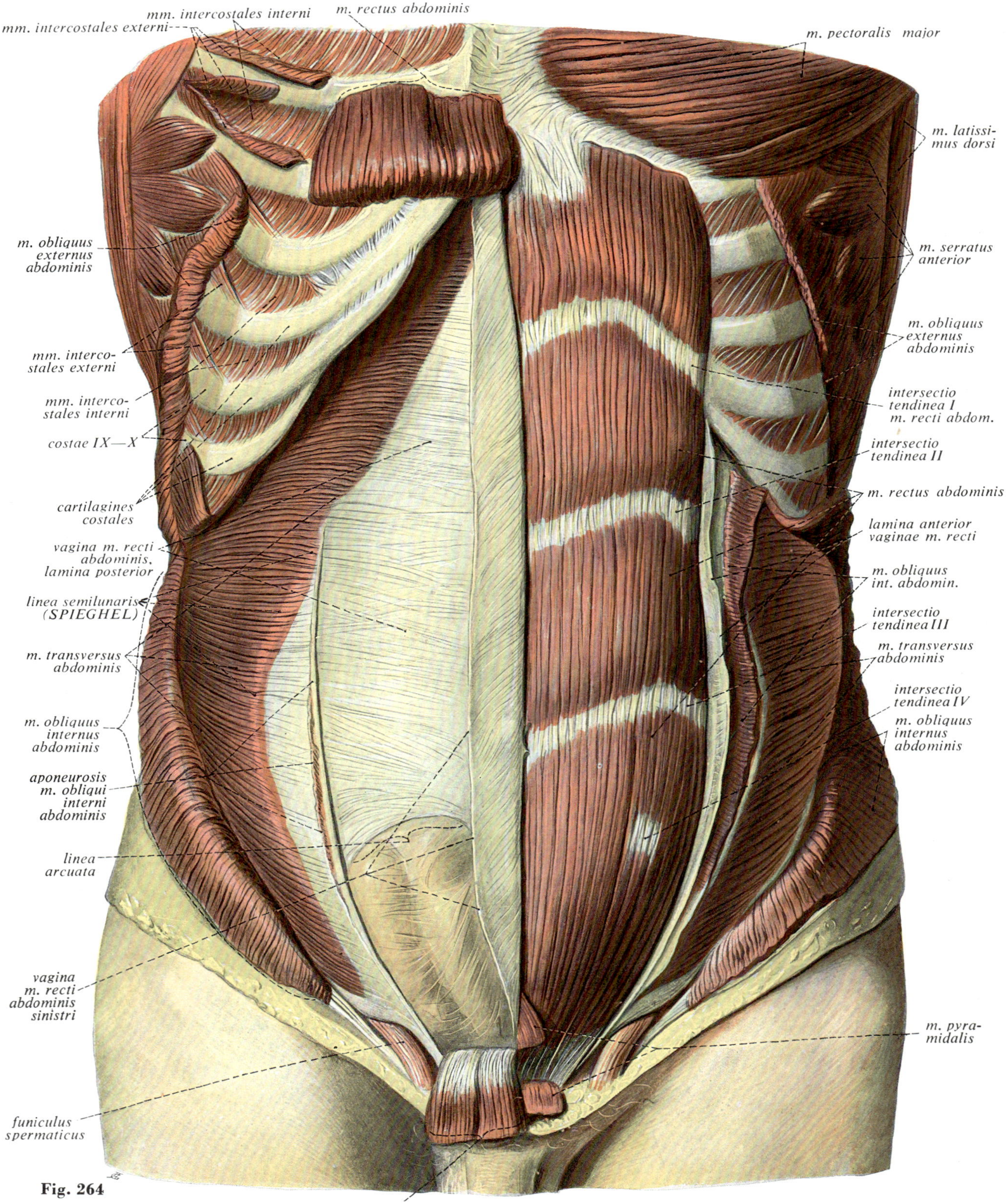
mm. intercostales interni
mm. intercostales externi
m. rectus abdominis
m. pectoralis major
m. latissimus dorsi
m. obliquus externus abdominis
m. serratus anterior
m. obliquus externus abdominis
mm. intercostales externi
mm. intercostales interni
intersectio tendinea I m. recti abdom.
costae IX—X
intersectio tendinea II
cartilagines costales
m. rectus abdominis
lamina anterior vaginae m. recti
vagina m. recti abdominis, lamina posterior
m. obliquus int. abdomin.
linea semilunaris (SPIEGHEL)
intersectio tendinea III
m. transversus abdominis
m. transversus abdominis
intersectio tendinea IV
m. obliquus internus abdominis
m. obliquus internus abdominis
aponeurosis m. obliqui interni abdominis
linea arcuata
vagina m. recti abdominis sinistri
m. pyramidalis
funiculus spermaticus
musculus rectus abdominis

Fig. 264

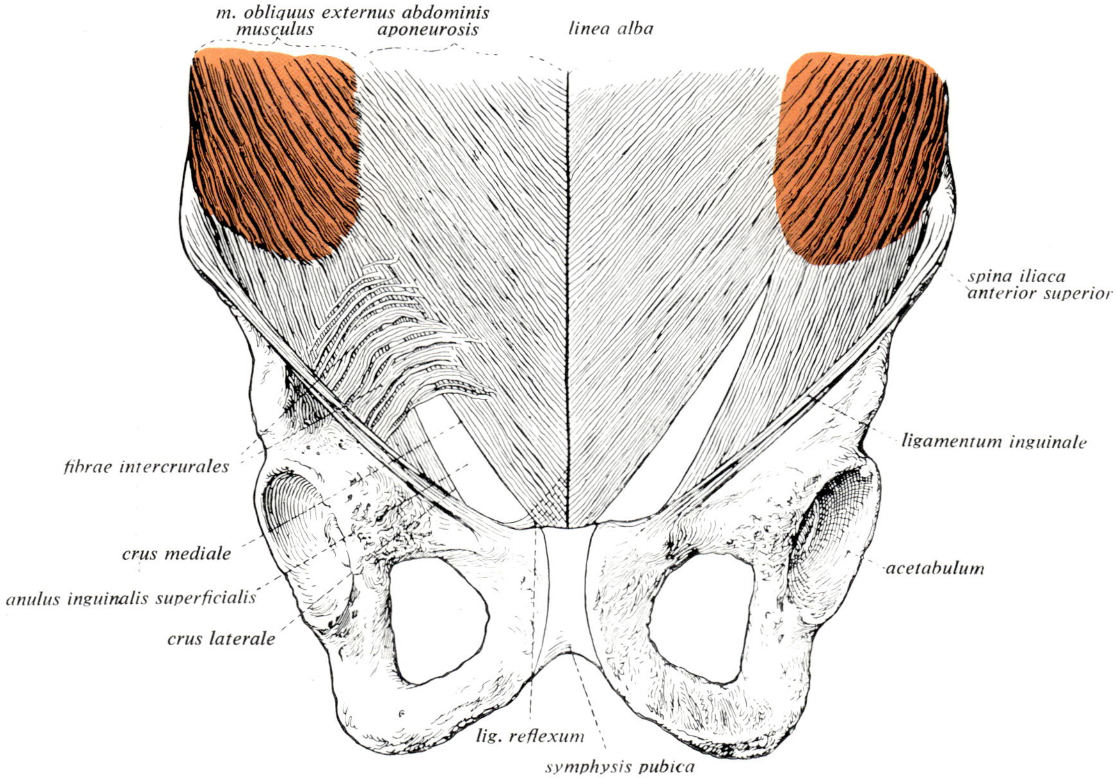

Fig. 265. Schema des äußeren Leistenrings; rechts im Bilde ist nur der Anteil, den die Aponeurose des m. obliquus externus abdominis an der Bildung des äußeren Leistenringes hat, dargestellt.

Gerade Bauchmuskeln (Fig. 263, 264)

Name	*Ursprung*	*Ansatz*
1. m. rectus abdominis (besitzt 3–4 intersectiones tendineae)	Außenfläche der Knorpel der 5. bis 7. Rippe und des processus xiphoideus	kranialer Rand des Schambeins zw. tuberculum pubicum und Symphyse
Innervation:	mittlere und kaudale Interkostalnerven (seltener kraniale Lumbalnerven)	
Funktion:	zieht thorax gegen Becken, beugt also den Rumpf oder (umgekehrt) hebt Becken (Antagonist der langen Rückenmuskeln); Bauchpresse	
2. m. pyramidalis (inkonstant)	ventral vom Ansatz von 1.	linea alba, kranial der Symphyse
Innervation:	kaudale Interkostalnerven	
Funktion:	Spannmuskel der linea alba; die Größe des dreieckigen Muskels variiert	

Fig. 264. Die tieferen Lagen der Bauchmuskulatur. Links ist der m. rectus abdominis freigelegt, der m. pyramidalis durchgeschnitten, um die Rektussehne zu zeigen, ferner m. obliquus internus abdominis durchgetrennt. Rechts sind m. rectus abdominis und m. obliquus internus abdominis durchgeschnitten, um die ganze Ausdehnung des m. transversus abdominis und das hintere Blatt der Rektusscheide mit der linea arcuata sowie die linea semilunaris (= SPIEGHELsche Linie) zu zeigen.

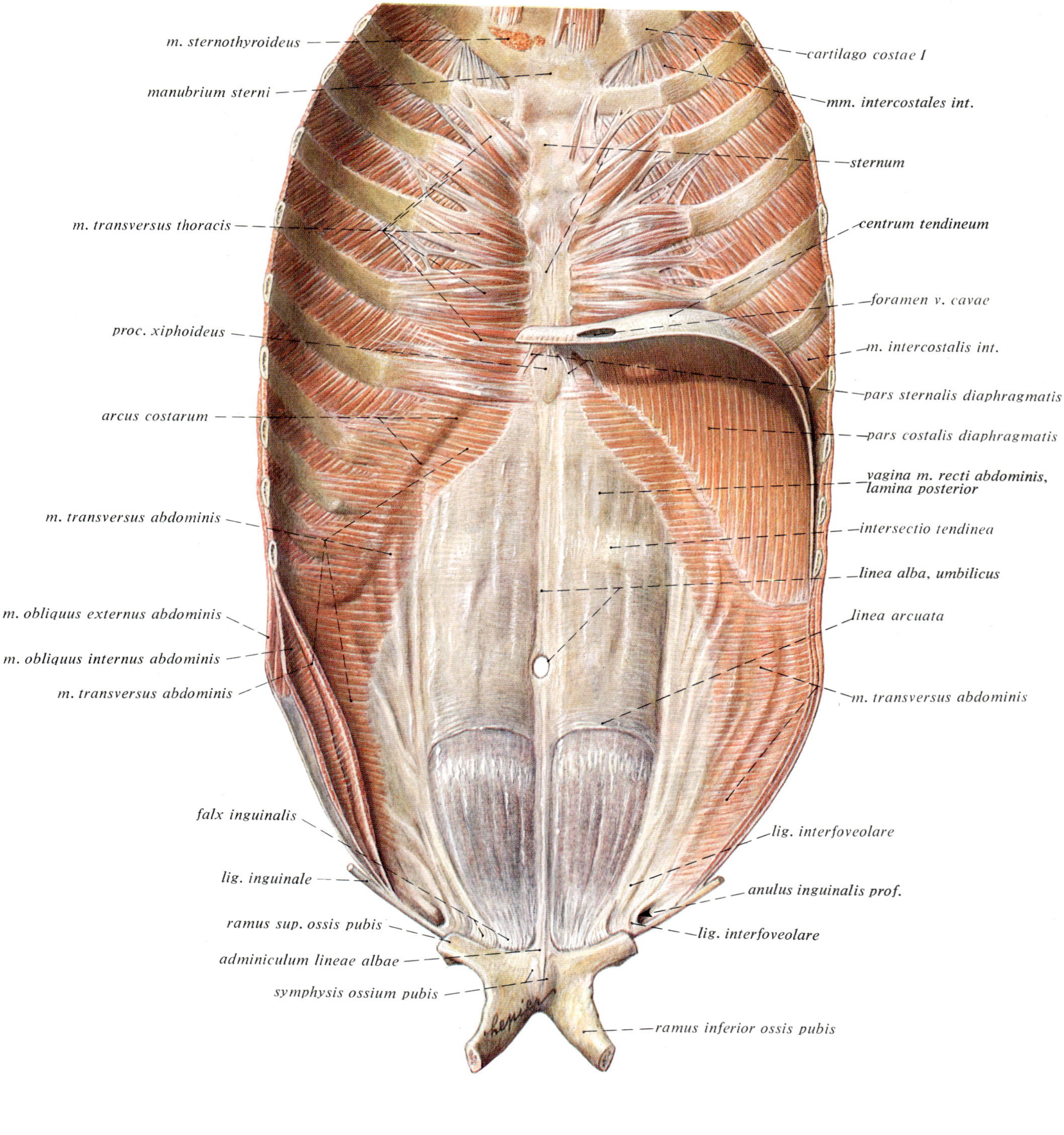

Fig. 266. Innenansicht der ventralen Brust- und Bauchwand.

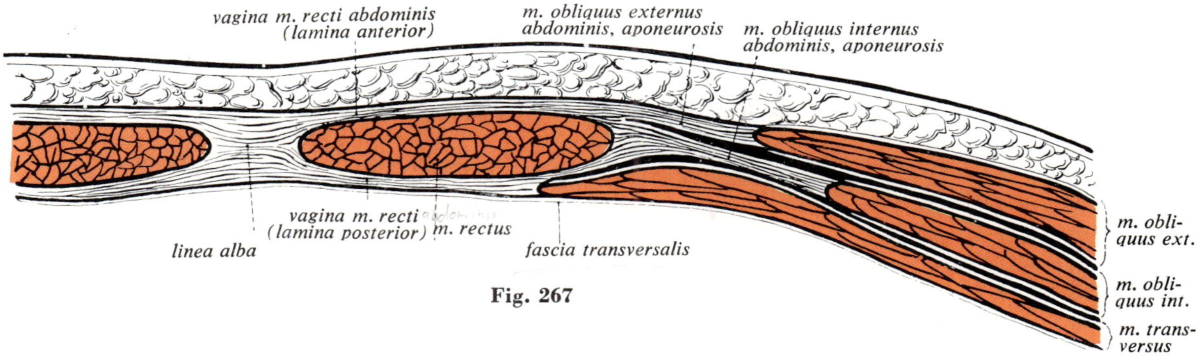

Fig. 267

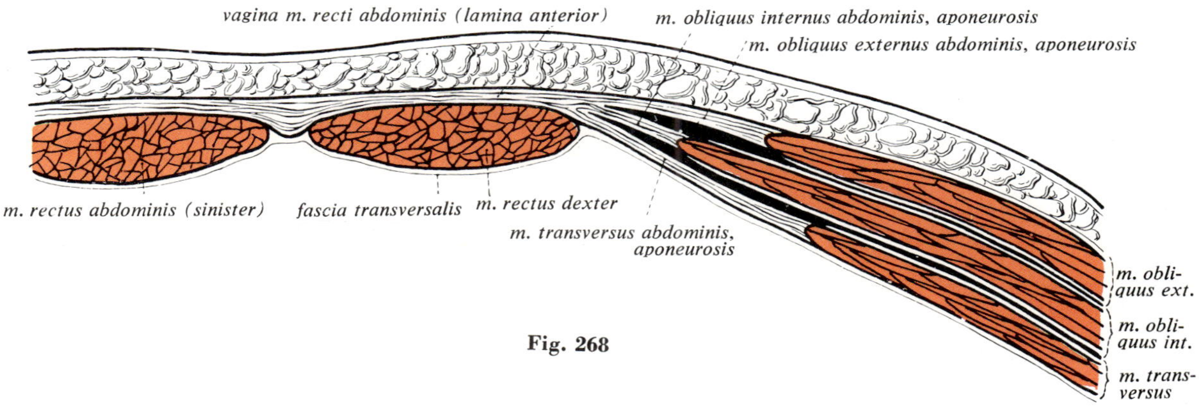

Fig. 268

Fig. 267 u. 268. Querschnitte der ventralen Bauchwand kranial vom Nabel (oben) und in der Mitte zwischen Nabel und Schambeinsymphyse (unten). Bildung der Rektusscheiden durch die Sehnen (Aponeurosen) der platten Bauchmuskeln (schemat.).

Beachte: Die Rectusscheide wird oberhalb der linea arcuata von den Aponeurosen der 3 breiten Bauchmuskeln gebildet, indem der m. obliquus ext. und die Hälfte des m. obliquus int. das vordere Blatt, die andere Hälfte des m. obliquus int. und der m. transversus das hintere Blatt bilden. Unterhalb der linea arcuata sind alle 3 Aponeurosen vorne, die Rückwand bildet hier nur noch die fascia transversalis.

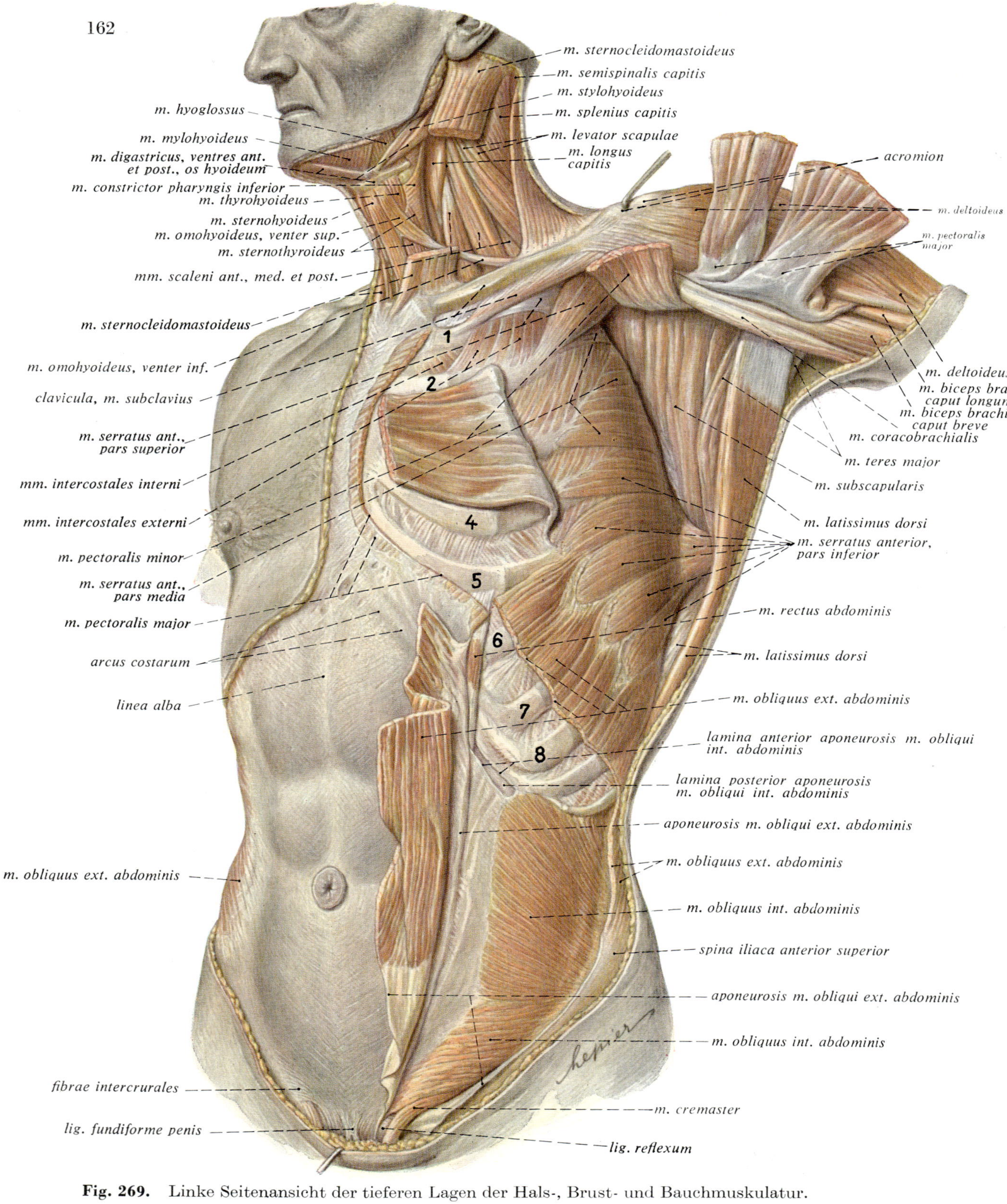

Fig. 269. Linke Seitenansicht der tieferen Lagen der Hals-, Brust- und Bauchmuskulatur.

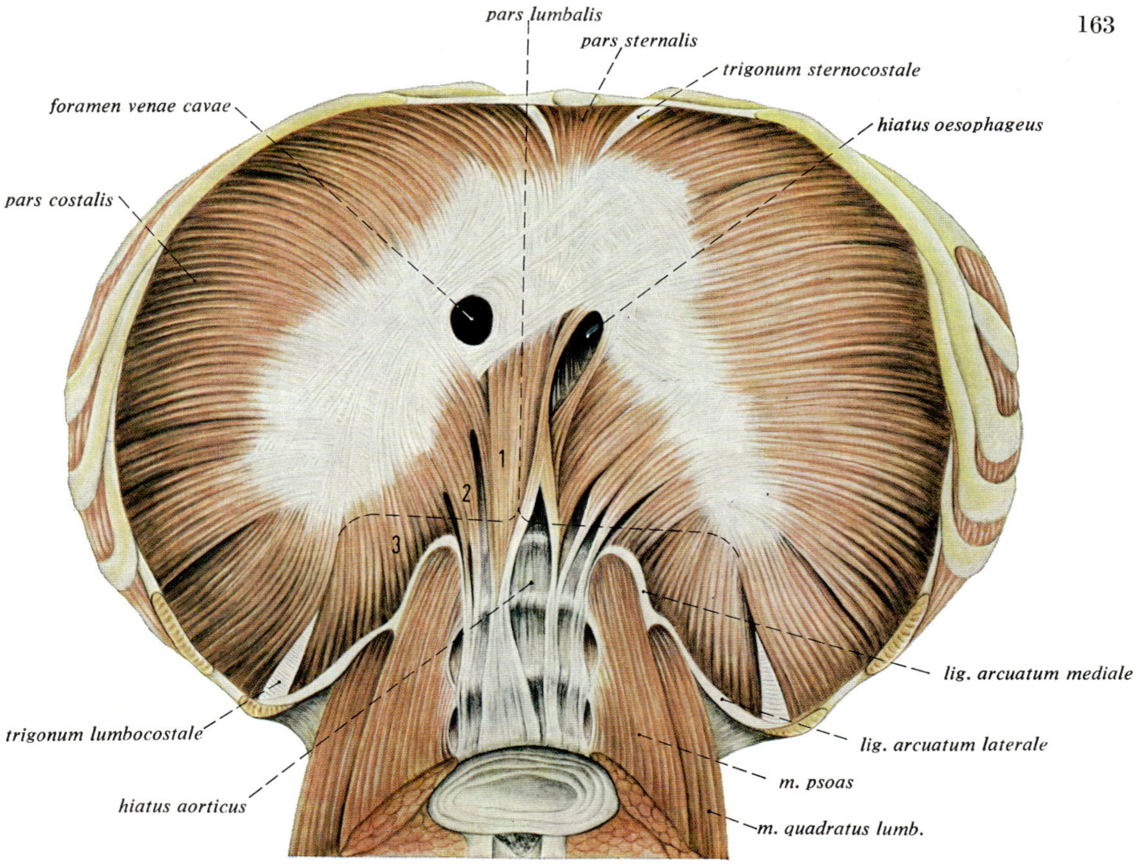

Fig. 270. Zwerchfell, diaphragma, von abdominal; 1–3 verschiedene Ursprungsteile des crus dextrum.

Zwerchfell, diaphragma (Fig. 266, 270)

<table>
<tr><th>Name</th><th colspan="2">Ursprung</th><th>Ansatz</th></tr>
<tr><td>pars sternalis</td><td colspan="2">Innenfläche des proc. xiphoideus</td><td rowspan="4">im centrum tendineum das foramen venae cavae; in der pars lumbalis der hiatus oesophageus</td></tr>
<tr><td>pars costalis</td><td colspan="2">Innenfläche der 6 kaudalen Rippen (-knorpel)</td></tr>
<tr><td rowspan="2">pars lumbalis</td><td>crus mediale + crus intermedium (sehnig)</td><td>Ventralfläche der Körper des 2. bis 4. Lendenwirbels (sehnig); zwischen den Schenkeln beider Seiten: hiatus aorticus</td></tr>
<tr><td>crus laterale</td><td>Querfortsatz des 1. (2.) Lendenwirbels, arcus lumbocostales medialis und lateralis</td></tr>
</table>

Innervation: n. phrenicus aus dem plexus cervicalis, C 4 (3–5)

Funktion: Atemmuskel (Zwerchfellatmung), wirkt inspiratorisch, unterstützt Bauchpresse

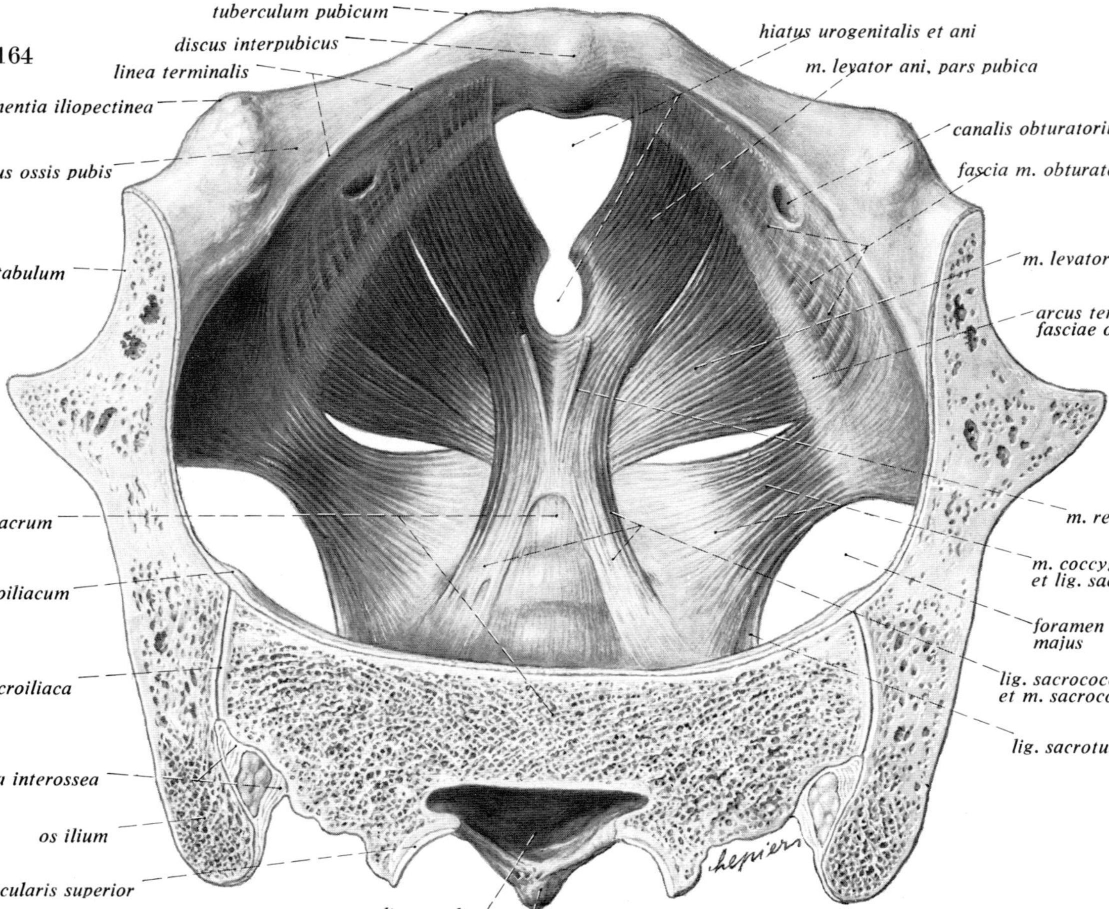

Fig. 271. Beckenbodenmuskulatur einer erwachsenen Frau. Ansicht von oben.

Name	*Ursprung*	*Ansatz*
m. quadratus lumborum hinterer Bauchmuskel (Fig. 273)	labium internum cristae iliacae, lig. iliolumbale	12. Rippe (medialer Bereich), processus costarii der 4 kranialen Lendenwirbel

Innervation: rami musculares plexus lumbalis; n. intercostalis XII

Funktion: zieht letzte Rippe kaudalwärts (Exspiration); biegt Wirbelsäule und damit Brustkorb seitwärts

Muskeln des Beckenbodens (Fig. 271, 272)

I. diaphragma pelvis **1. m. levator ani,** trichterförmig, aus mehreren Teilmuskeln bestehend (m. pubococcygeus, m. puborectalis, m. iliococcygeus, m. levator prostatae)	arcus tendineus m. levatoris ani (den m. obturatorius internus von der Symphyse bis zur spina ischiadica überbrückend)	os sacrum, os coccygis, m. sphincter ani ext.

Innervation: Äste aus dem 3. und 4. Sakralnerven

Funktion: Bildet Traggurtung für den Beckenboden

2. m. coccygeus	spina ischiadica	os sacrum und os coccygis

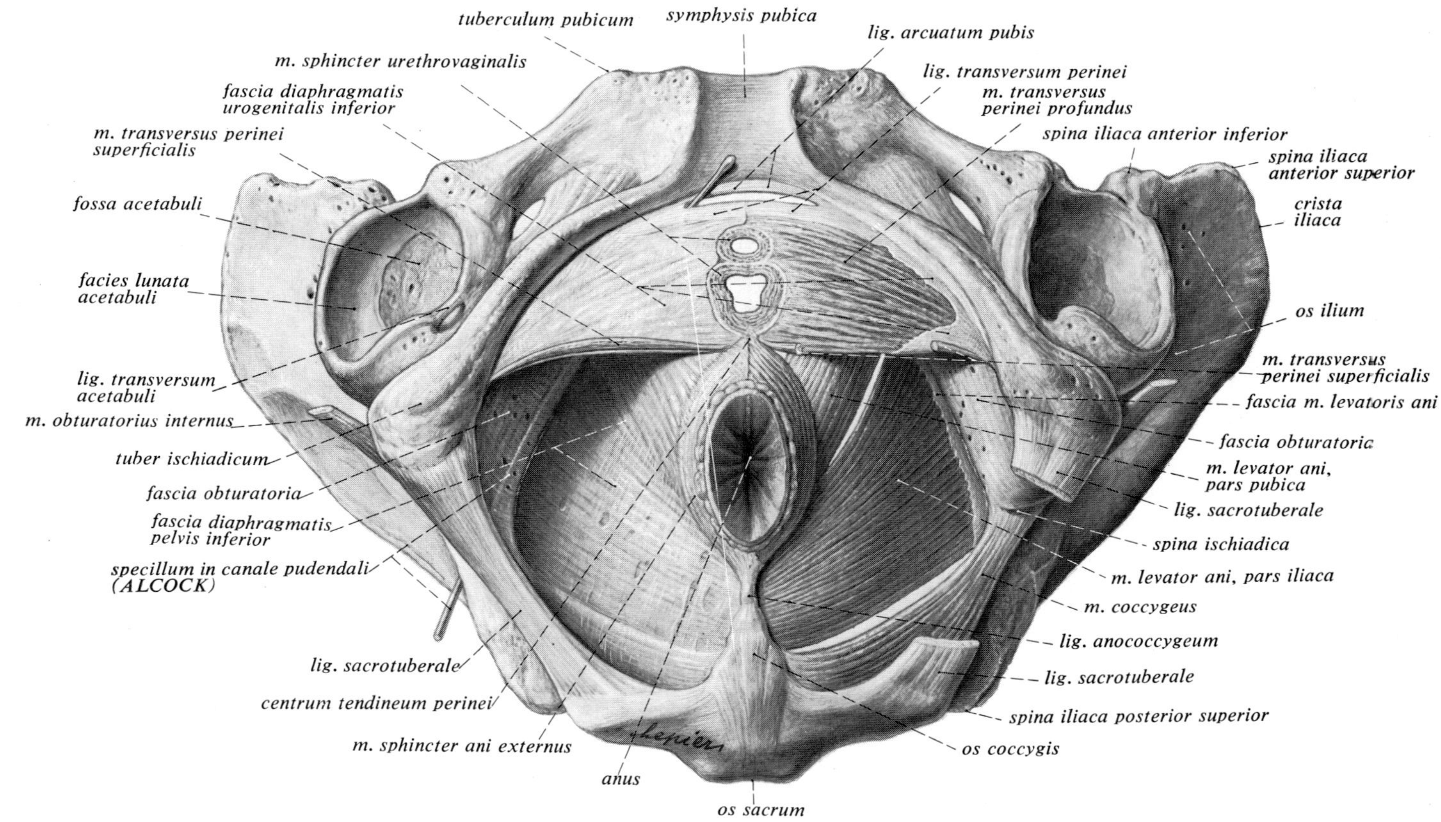

Fig. 272. Beckenbodenmuskulatur einer erwachsenen Frau. Ansicht von perineal. Sonde im Alcockschen Kanal (links im Bild).

Muskeln des Beckenbodens (Fortsetzung)

II. m. sphincter ani externus
(pars subcutanea, pars superficialis, pars profunda)

III. diaphragma urogenitale

1. m. transversus perinei profundus am arcus pubis bzw. angulus subpubicus quer ausgespannt, durch ligamentum transversum perinei und ligamentum arcuatum pubis ergänzt. Durchtritt der urethra masculina bzw. von urethra und vagina.

2. m. transversus perinei superficialis (variabel)
N. pudendus

centrum tendineum perinei: knotenartige Sehne an der Verbindungsstelle fast aller Beckenbodenmuskeln. Es durchflechten sich hier der vordere Umfang des m. sphincter ani ext. mit dem Hinterrand des m. transversus perinei profundus, beteiligt sind weiter der m. levator ani und m. bulbospongiosus.

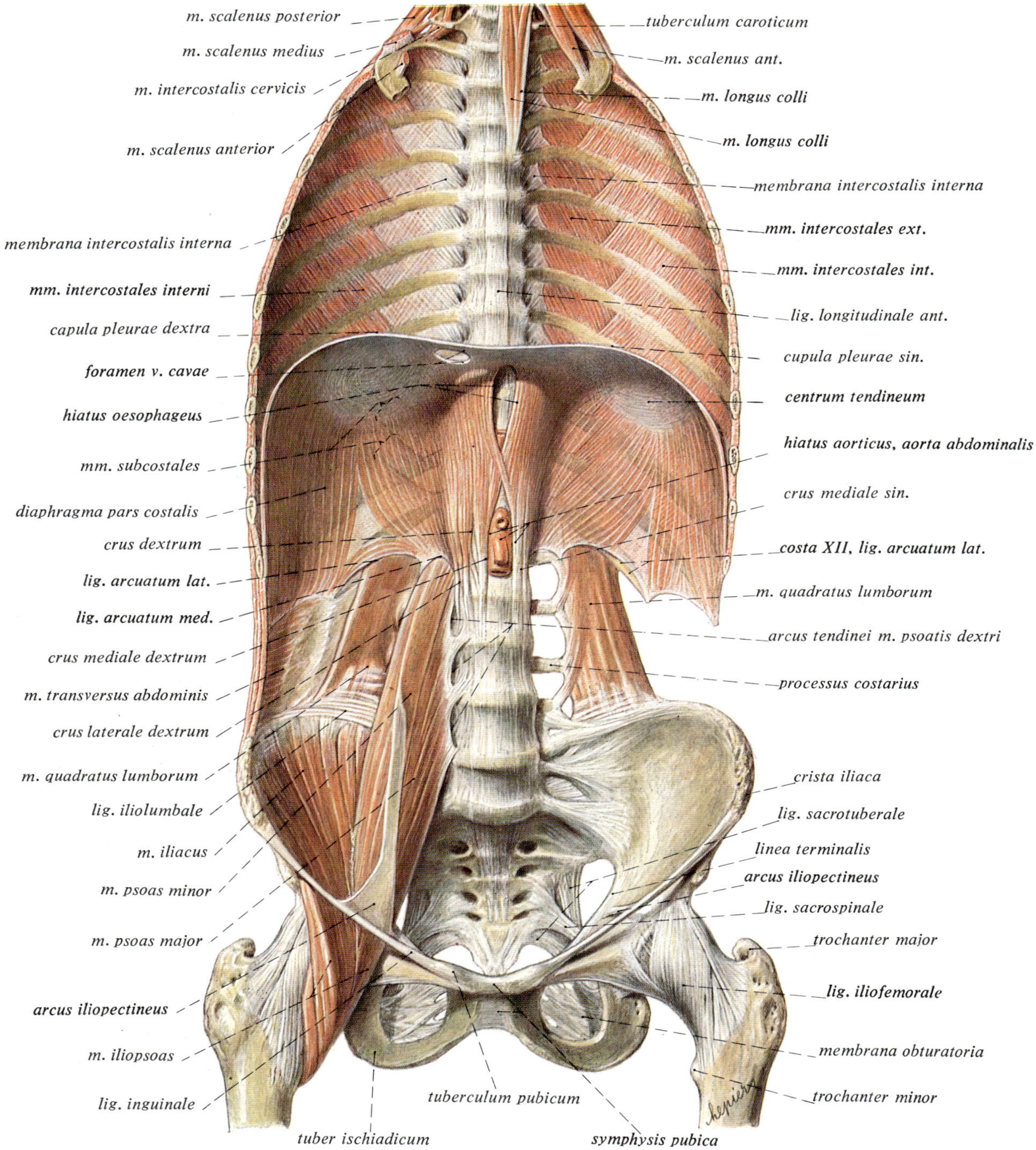

Fig. 273. Einblick in den Brustraum, cavum thoracis, von ventral, auf das Zwerchfell, diaphragma, die dorsale Lendenmuskulatur, und in das Becken, pelvis.

Muskeln

Kopf und Hals

Fig. 274. Platysma von der rechten Seite. Haut und Unterhautfettgewebe der Unterkiefergegend der rechten Seite des Halses und der rechten oberen Thoraxhälfte sind entfernt.

Fig. 275. Kopf, Hals und oberes Brustgebiet. Rechte Seite. Mimische und ein Teil der Kaumuskulatur des Gesichts, Halsmuskulatur, m. deltoideus, m. pectoralis major, trigonum caroticum, plexus brachialis. Der untere Pol der Ohrspeicheldrüse ist mit einem Haken nach oben zurückgelegt.

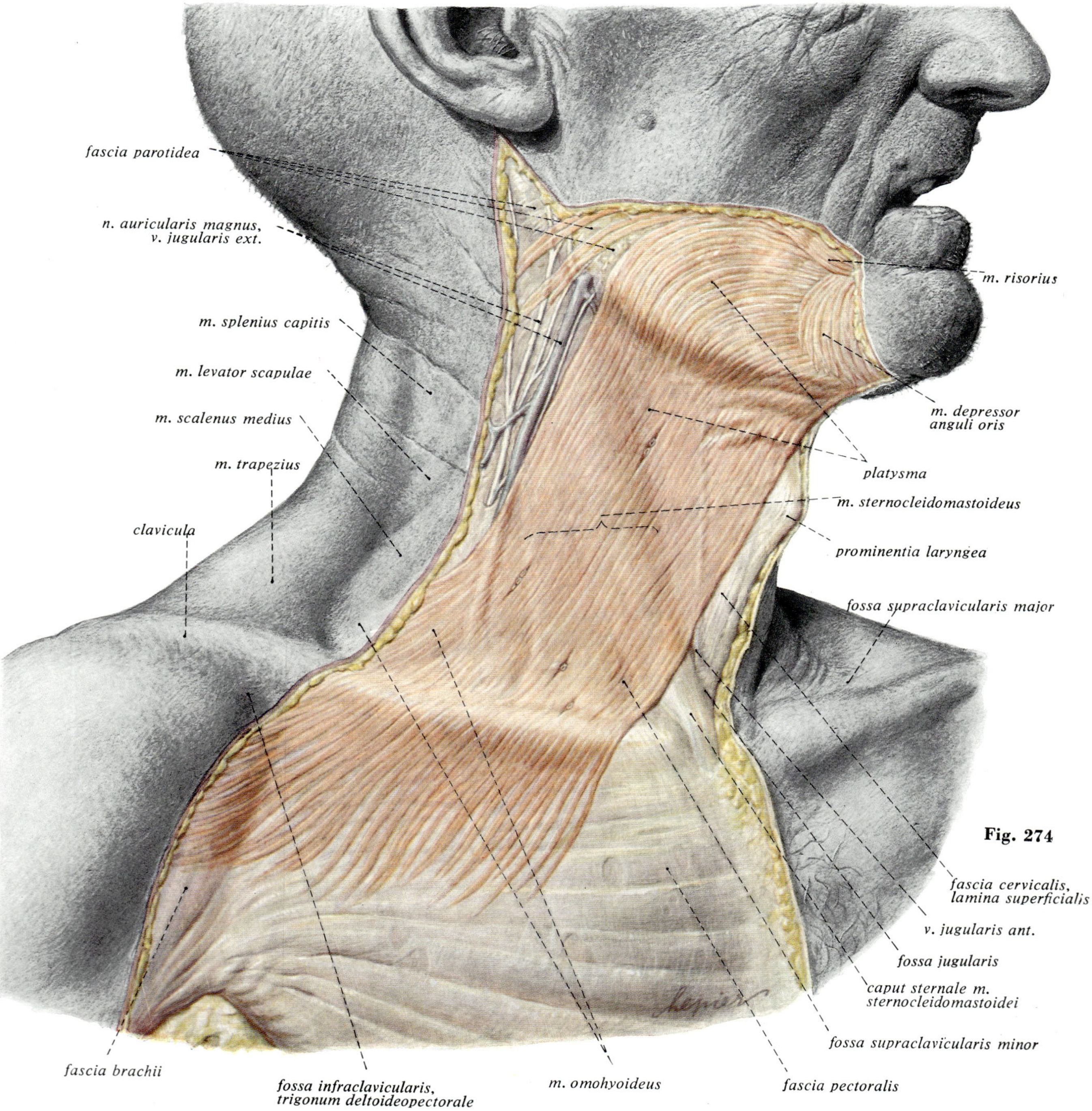

Fig. 274

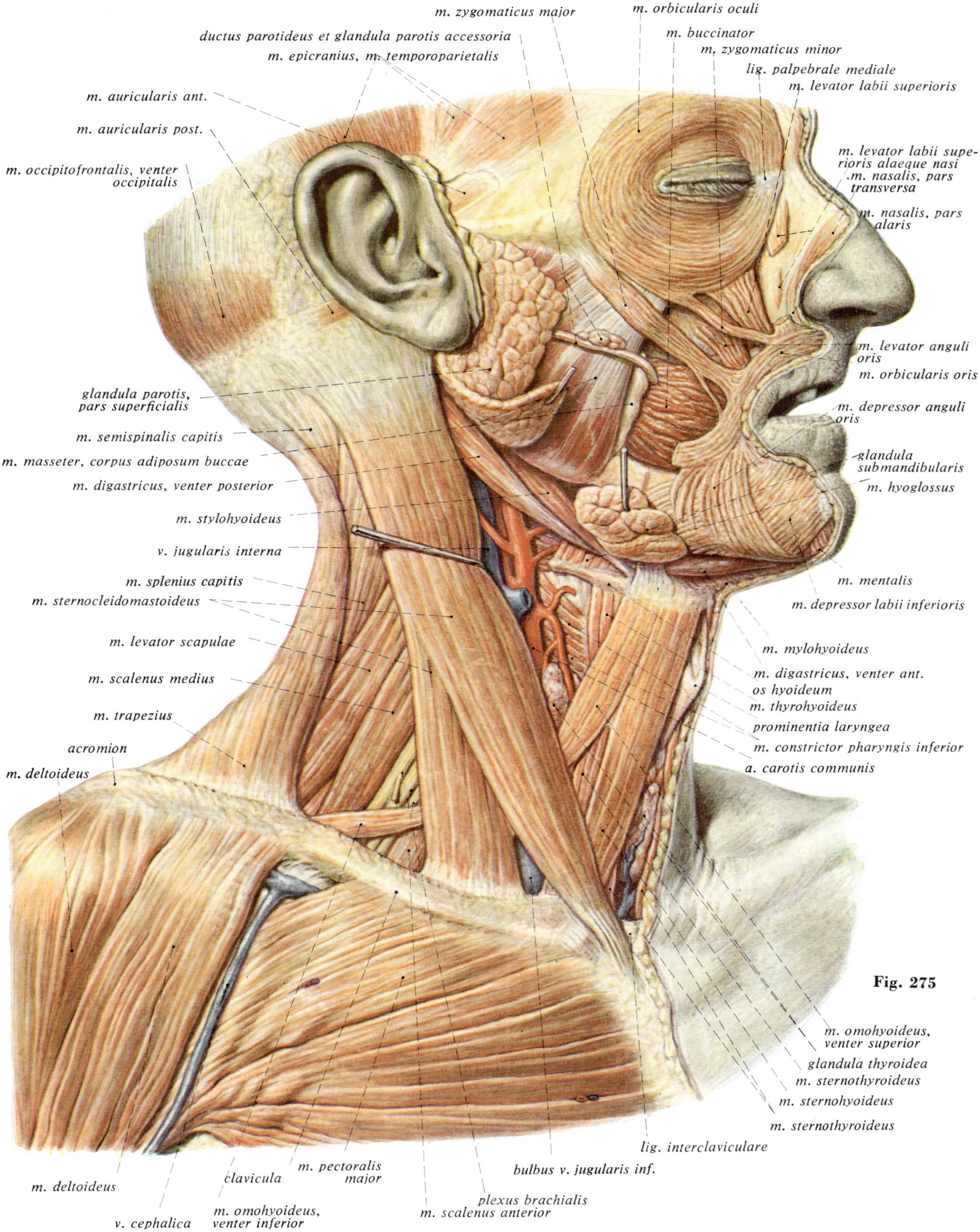
m. zygomaticus major
m. orbicularis oculi
ductus parotideus et glandula parotis accessoria
m. buccinator
m. zygomaticus minor
m. epicranius, m. temporoparietalis
lig. palpebrale mediale
m. levator labii superioris
m. auricularis ant.
m. auricularis post.
m. levator labii superioris alaeque nasi
m. occipitofrontalis, venter occipitalis
m. nasalis, pars transversa
m. nasalis, pars alaris
m. levator anguli oris
m. orbicularis oris
glandula parotis, pars superficialis
m. depressor anguli oris
m. semispinalis capitis
m. masseter, corpus adiposum buccae
glandula submandibularis
m. hyoglossus
m. digastricus, venter posterior
m. stylohyoideus
v. jugularis interna
m. splenius capitis
m. mentalis
m. sternocleidomastoideus
m. depressor labii inferioris
m. levator scapulae
m. mylohyoideus
m. digastricus, venter ant.
m. scalenus medius
os hyoideum
m. thyrohyoideus
m. trapezius
prominentia laryngea
m. constrictor pharyngis inferior
acromion
a. carotis communis
m. deltoideus
m. omohyoideus, venter superior
glandula thyroidea
m. sternothyroideus
m. sternohyoideus
m. sternothyroideus
lig. interclaviculare
m. pectoralis major
bulbus v. jugularis inf.
clavicula
m. deltoideus
plexus brachialis
m. omohyoideus, venter inferior
m. scalenus anterior
v. cephalica

Fig. 275

Kraniale Zungenbeinmuskeln * **(Fig. 276, 277, 279, 289)**

Name	*Ursprung*	*Ansatz*
1. m. digastricus ist am Zungenbeinrande durch eine Zwischensehne in zwei Bäuche geteilt; diese sind durch kurze Sehnenzüge am Seitenrand des Zungenkörpers befestigt	incisura mastoidea ossis temporalis *(venter posterior)*	fossa digastrica mandibulae *(venter anterior)*
Innervation:	für venter anterior: n. mylohyoideus; für venter posterior: n. facialis	
Funktion:	Öffnen des Mundes (Senken des Unterkiefers), Hebung bzw. Fixierung des Zungenbeins; unterstützt 3.	
2. m. stylohyoideus (umgreift meist die Zwischensehne des m. digastricus)	processus styloideus ossis temporalis	Seitenrand des Zungenbeinkörpers mit 2 Zipfeln am hinteren und vorderen Umfang
Innervation:	n. facialis	
Funktion:	Fixierung des Zungenbeins, zieht dieses beim Schluckakt dorsal- und kranialwärts	
3. m. mylohyoideus (die Muskeln beider Seiten werden in der Medianlinie durch eine raphe verbunden)	kurzsehnig von der linea mylohyoidea des Unterkiefers; beide Muskeln bilden eine den Unterkieferbogen ausfüllende Platte	in der raphe mylohyoidea und am oberen Rande des Zungenbeinkörpers
Innervation:	n. mylohyoideus vom dritten Trigeminusast	
Funktion:	hebt Mundboden und Zunge (beim Schlingakt), senkt Unterkiefer, hebt Zungenbein	
4. m. geniohyoideus grenzt unmittelbar an die eigentlichen Zungenmuskeln, besonders den m. genioglossus	spina mentalis mandibulae, kurzsehnig	Vorderfläche des Zungenbeinkörpers
	die Muskeln beider Seiten liegen dicht nebeneinander; ein dünnes bindegewebiges Septum trennt sie in der Medianlinie	
Innervation:	n. hypoglossus	
Funktion:	unterstützt den m. mylohyoideus (Hebung der Zunge), fixiert Zungenbein, senkt Unterkiefer; hebt Zungenbein	

* Im Gegensatz zu den kaudalen Zungenbeinmuskeln stellen sie bereits Kopfmuskeln dar, da sie nur Knochen des Kopfes verbinden. Allerdings ist der m. digastricus kein eigentlicher Zungenbeinmuskel, da er mit diesem Knochen nur indirekte Verbindungen hat.

Name		*Ursprung*	*Ansatz*
1. m. sternocleidomastoideus (Fig. 275)			
	sternaler Kopf	langsehnig von der Ventralfläche des manubrium sterni	hinterer Umfang des processus mastoideus ossis temporalis und laterale Hälfte der linea nuchae superior
	klavikularer Kopf	kurzsehnig, vom sternalen Drittel der clavicula	

Innervation: n. accessorius, plexus cervicalis

Funktion: vielfältig: stellt den Kopf fest, richtet das Gesicht auf; beugt die kaudalen, streckt die kranialen Halswirbel und die Kopfgelenke. Einseitig innerviert, neigt er den Kopf nach vorn und dreht ihn nach der entgegengesetzten Seite, hilft bei der Inspiration (bei festgestelltem Kopf)

Kaudale Zungenbeinmuskeln (Fig. 275, 279, 280)

1. m. sternohyoideus (im kaudalen Abschnitt häufig eine intersectio tendinea)	kranialer Rand des 1. Rippenknorpels, Innenfläche des manubrium sterni und des Sternoklavikulargelenks	corpus ossis hyoidei
2. m. sternothyroideus (im kaudalen Abschnitt häufig eine intersectio tendinea)	Innenfläche des 1. Rippenknorpels, Innenfläche des manubrium sterni, kaudal von 1	Außenfläche der Schildknorpelplatte (gegenüber dem Ursprung des folgenden)
3. m. thyrohyoideus	Außenfläche der Schildknorpelplatte	laterales $^1/_3$ des corpus und Wurzel des cornu majus ossis hyoidei
4. m. omohyoideus (in der Mitte durch eine Zwischensehne in zwei Bäuche geteilt)	margo superior scapulae zwischen angulus superior und incisura scapulae *(venter inferior)*	kaudaler Rand des seitlichen Abschnittes des Zungenbeinkörpers *(venter superior)*

Innervation: ansa cervicalis

Funktion: stellen das Zungenbein fest, ziehen es (und Kehlkopf bei der Phonation) kaudalwärts (Kehlkopf auch kranialwärts), dienen als Hilfsmuskeln beim Schlingakt (Hebung des Kehlkopfes durch m. thyrohyoideus); wirken indirekt auch beugend auf die Kopf- u. Halsgelenke; m. omohyoideus spannt die Halsfaszie durch Verwachsung seiner Zwischensehne mit der Faszie; sind auch Hilfsmuskeln der Atmung (ziehen Brustbein kranialwärts; Inspiration)

Musculi auriculares (Fig. 275)

m. auricularis anterior	fascia temporalis, lamina superfacialis	Wurzel der knorpeligen Ohrmuschel
m. auricularis posterior	Ansatzsehne des m. sternocleidomastoideus	

Innervation: n. facialis

Funktion: Bewegung der Ohrmuschel

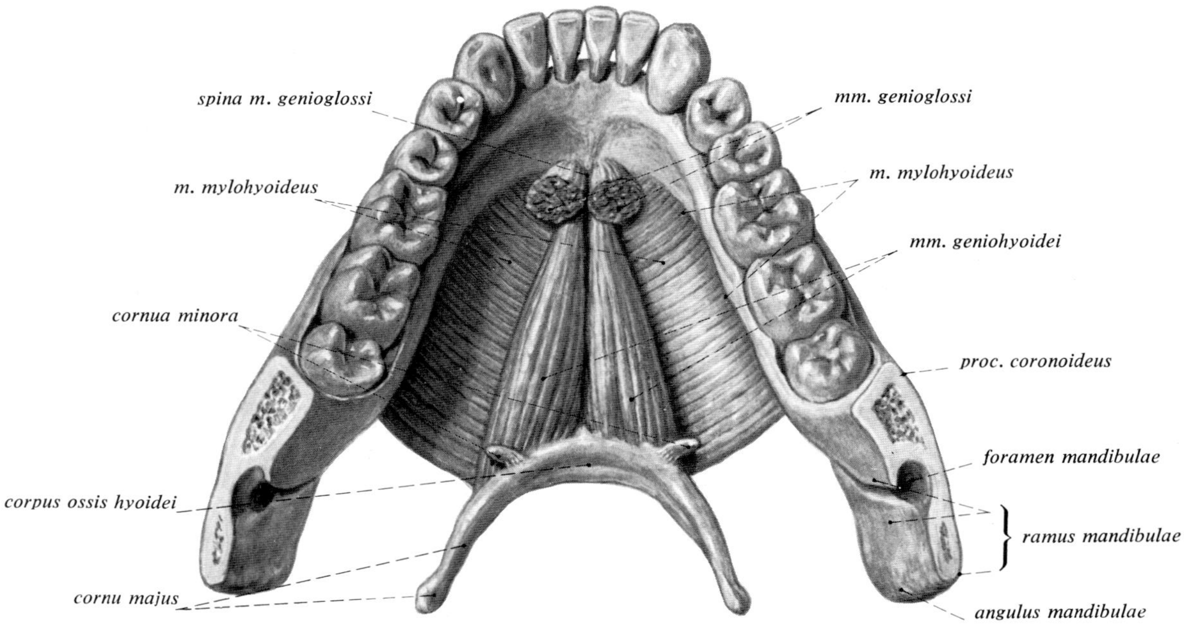

Fig. 276. Zähne des Unterkiefers, Ansicht der facies occlusalis, diaphragma oris. Zungenbein mit großem und kleinem Horn, mm. mylohyoidei und mm. geniohyoidei von der oralen Seite. Mm. genioglossi entfernt. Ursprungsteile erhalten.

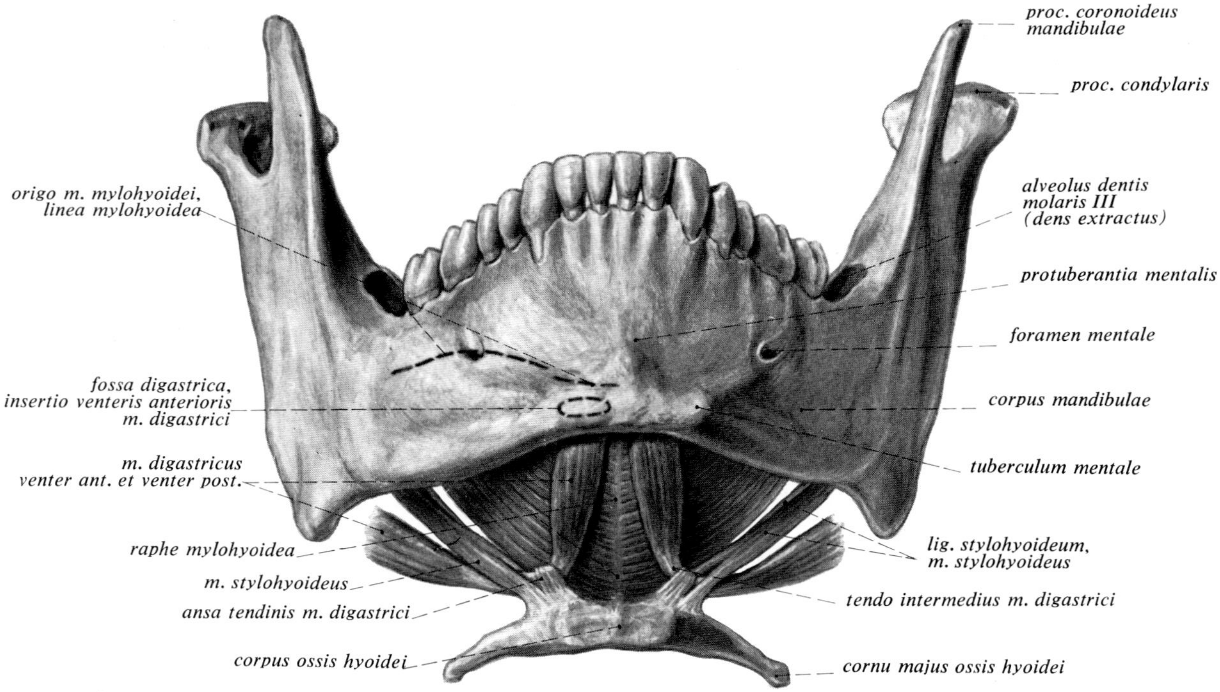

Fig. 277. Unterkiefer, mandibula, Zungenbein, os hyoideum, Zungenbeinmuskeln, mm. ossis hyoidei. Ansicht von vorn unten. Der Ursprung des m. mylohyoideus an der Kieferinnenfläche: gestrichelte Linie. Fossa digastrica: gestricheltes Oval.

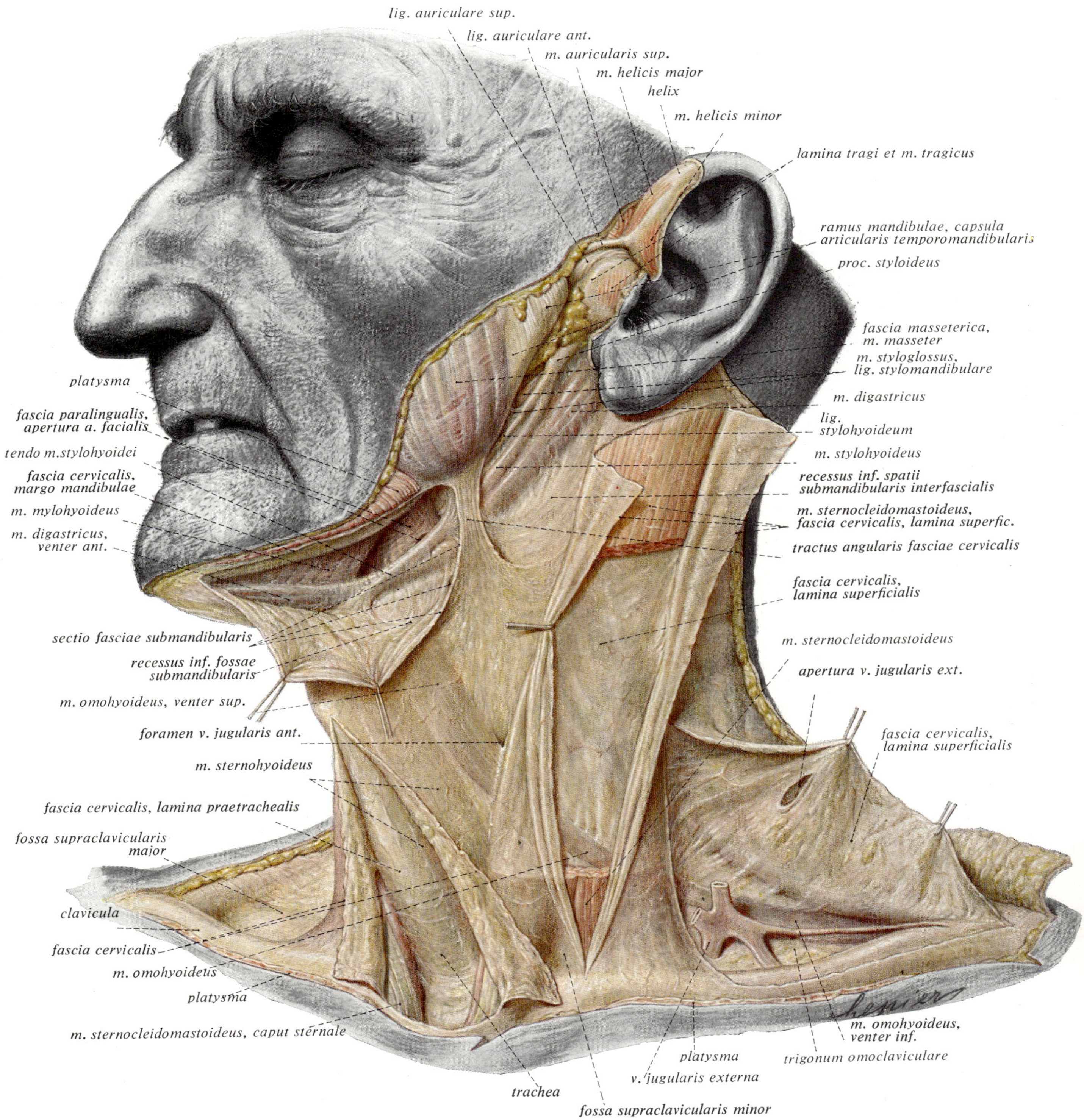

Fig. 278. Die Halsfaszien und die von ihnen ausgekleideten Räume nach Entfernung des größten Teils der Muskulatur der Hals- und Unterkiefergegend, einschließlich der Gefäße und Nerven. Schrägansicht der linken Seite.

Fig. 279. Halsmuskeln und Muskeln des Mundbodens von vorne, links im Bild mit dem Gefäß-Nervenstrang des Halses. Unten links Leitungsbahnen im trig. deltoideopectorale.

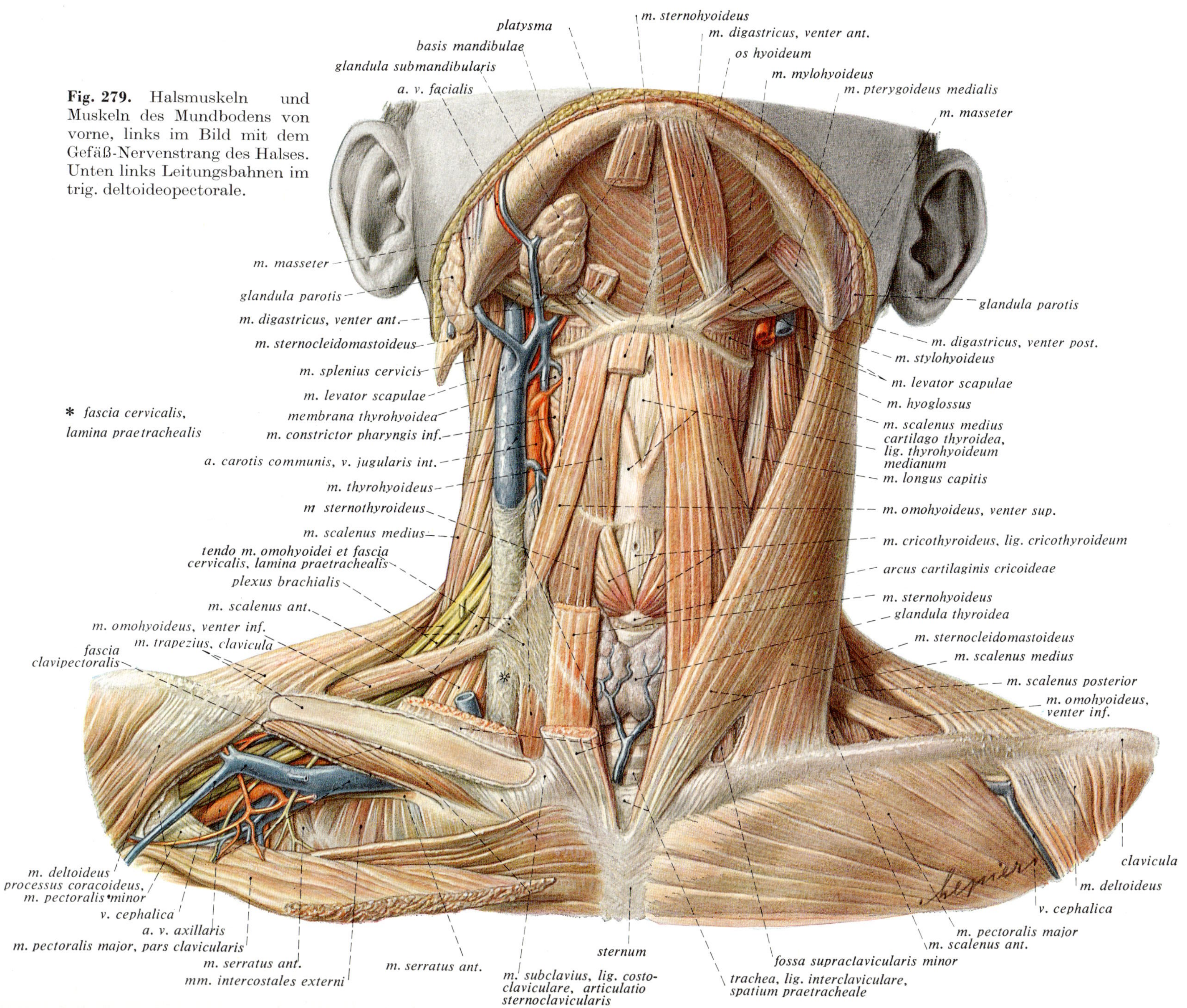

* fascia cervicalis, lamina praetrachealis

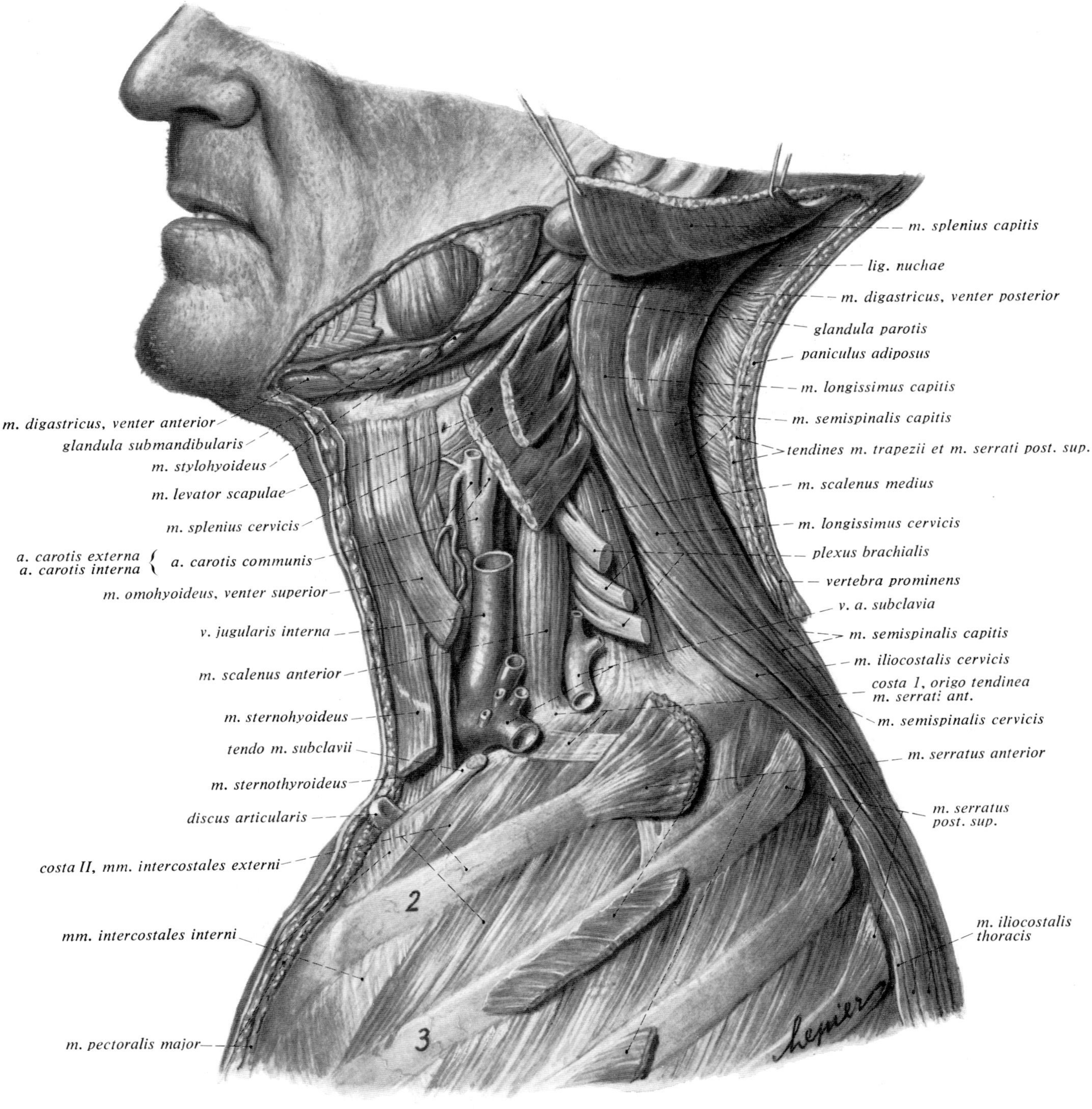

Fig. 280. Hals-, Nacken- und obere Brustgegend, tiefere Schichten. M. levator scapulae und m. splenius cervicis nach vorne geklappt. Beachte die a. subclavia und den plexus brachialis in der Scalenuslücke.

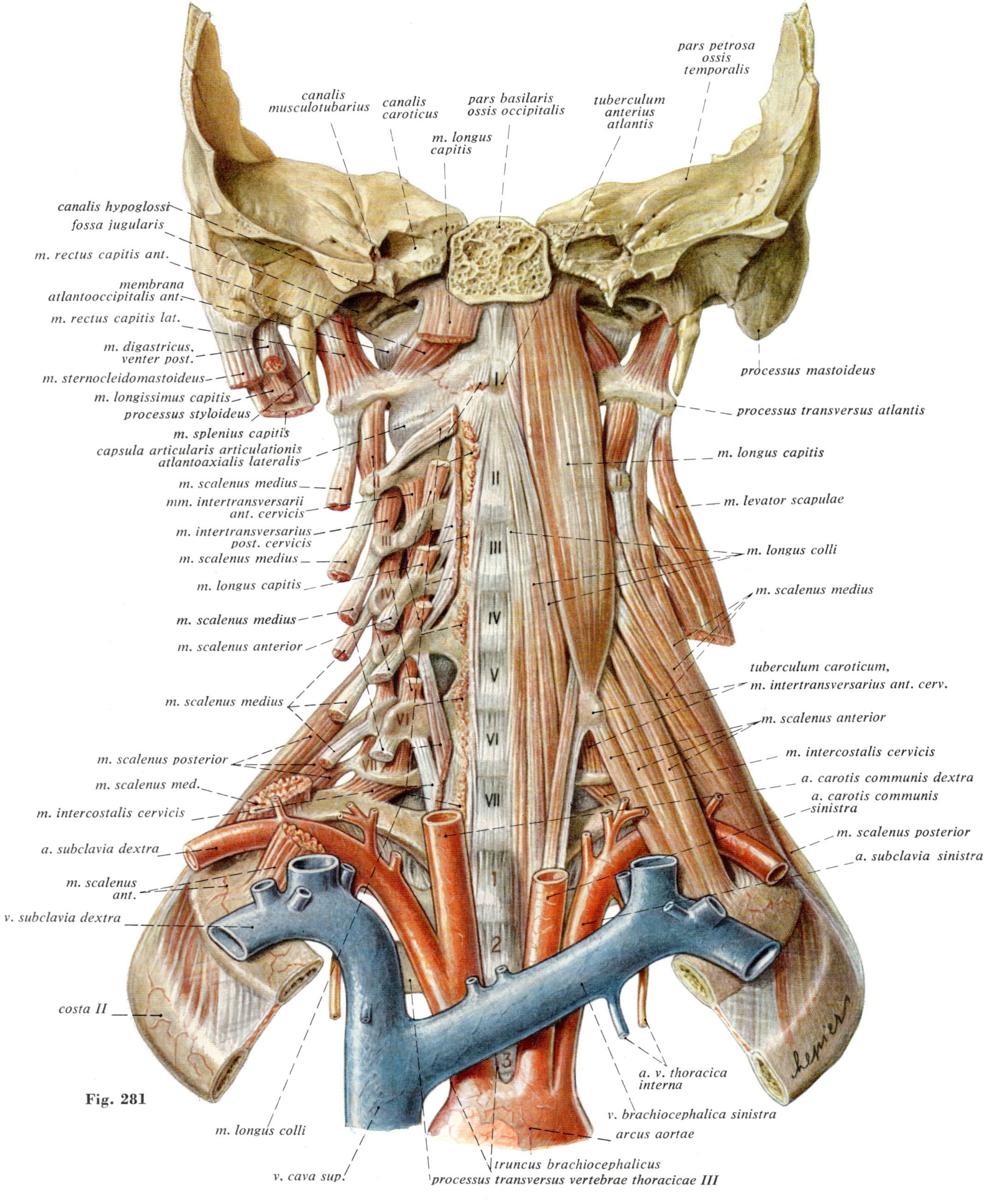
canalis musculotubarius
canalis caroticus
pars basilaris ossis occipitalis
tuberculum anterius atlantis
pars petrosa ossis temporalis
m. longus capitis
canalis hypoglossi
fossa jugularis
m. rectus capitis ant.
membrana atlantooccipitalis ant.
m. rectus capitis lat.
m. digastricus, venter post.
m. sternocleidomastoideus
m. longissimus capitis
processus styloideus
m. splenius capitis
capsula articularis articulationis atlantoaxialis lateralis
m. scalenus medius
mm. intertransversarii ant. cervicis
m. intertransversarius post. cervicis
m. scalenus medius
m. longus capitis
m. scalenus medius
m. scalenus anterior
m. scalenus medius
m. scalenus posterior
m. scalenus med.
m. intercostalis cervicis
a. subclavia dextra
m. scalenus ant.
v. subclavia dextra
costa II
m. longus colli
v. cava sup.
processus mastoideus
processus transversus atlantis
m. longus capitis
m. levator scapulae
m. longus colli
m. scalenus medius
tuberculum caroticum, m. intertransversarius ant. cerv.
m. scalenus anterior
m. intercostalis cervicis
a. carotis communis dextra
a. carotis communis sinistra
m. scalenus posterior
a. subclavia sinistra
a. v. thoracica interna
v. brachiocephalica sinistra
arcus aortae
truncus brachiocephalicus
processus transversus vertebrae thoracicae III
I
II
III
IV
V
VI
VII
1
2
3

Fig. 281

Laterale Gruppe der tiefen Halsmuskeln, mm. scaleni (Fig. 269, 281)

Name	*Ursprung*	*Ansatz*
1. m. scalenus anterior	tubercula anteriora der 3. (4.) bis 6. proc. transv. vert. cerv.	kurzsehnig am tuberculum musculi scaleni anterioris costae 1
2. m. scalenus medius	tubercula anteriora aller proc. transvers. vert. cerv.	kurzsehnig an der ersten Rippe, lateral vom vorigen, hinter dem sulcus a. subclaviae
3. m. scalenus posterior	tubercula posteriora der 5.–6. proc. transv. vert. cerv.	oberer Rand der 2. (3.) Rippe (kurz- und plattsehnig)

Innervation: plexus cervicalis und plexus brachialis

Funktion: dienen der Hebung der beiden kranialen Rippen (Atmungsmuskeln: Inspiration); außerdem der seitlichen Neigung der Halswirbelsäule

Mediale Gruppe, prävertebrale Muskeln (Fig. 281)

1. m. longus colli		
medialer Schenkel	sehnig von den Körpern der ersten Brust- und letzten Halswirbel	Körper der kranialen Halswirbel
kranialer lateraler Schenkel	tubercula anteriora der proc. transversi der kranialen Halswirbel	tuberculum anterius atlantis und Körper der folgenden Halswirbel
kaudaler lateraler Schenkel	Seitenfläche der Körper der kranialen Brustwirbel	sehnig an den Querfortsätzen der kaudalen Halswirbel, namentlich des 6.
2. m. longus capitis	tubercula anteriora der 3. bis 6. proc. transvers. vert. cerv.	Außenfläche der pars basilaris des Hinterhauptsbeins
3. m. rectus capitis anterior	Wurzel des Atlasquerfortsatzes	neben dem vorigen

Innervation: plexus cervicalis

Funktion: beugen die Halswirbelsäule bzw. den Kopf ventralwärts, bei einseitiger Innervation neigen und drehen sie den Kopf nach der gleichen Seite

◀ **Fig. 281.** Tiefe Halsmuskulatur nach Entfernung der Halseingeweide, Ventralansicht. I–VII = Halswirbel, 1–3 obere Brustwirbel. Die Schädelbasis in Höhe der pars basilaris nahezu frontal durchsägt. Erste und zweite Rippe nahe der Knorpel-Knochen-Grenze durchtrennt. V. cava superior und arcus aortae mit seinen großen Gefäßstämmen: a. carotis communis und a. subclavia links (mit ihrem Durchtritt durch die Scalenuslücke) sowie truncus brachiocephalicus rechts sind dargestellt.

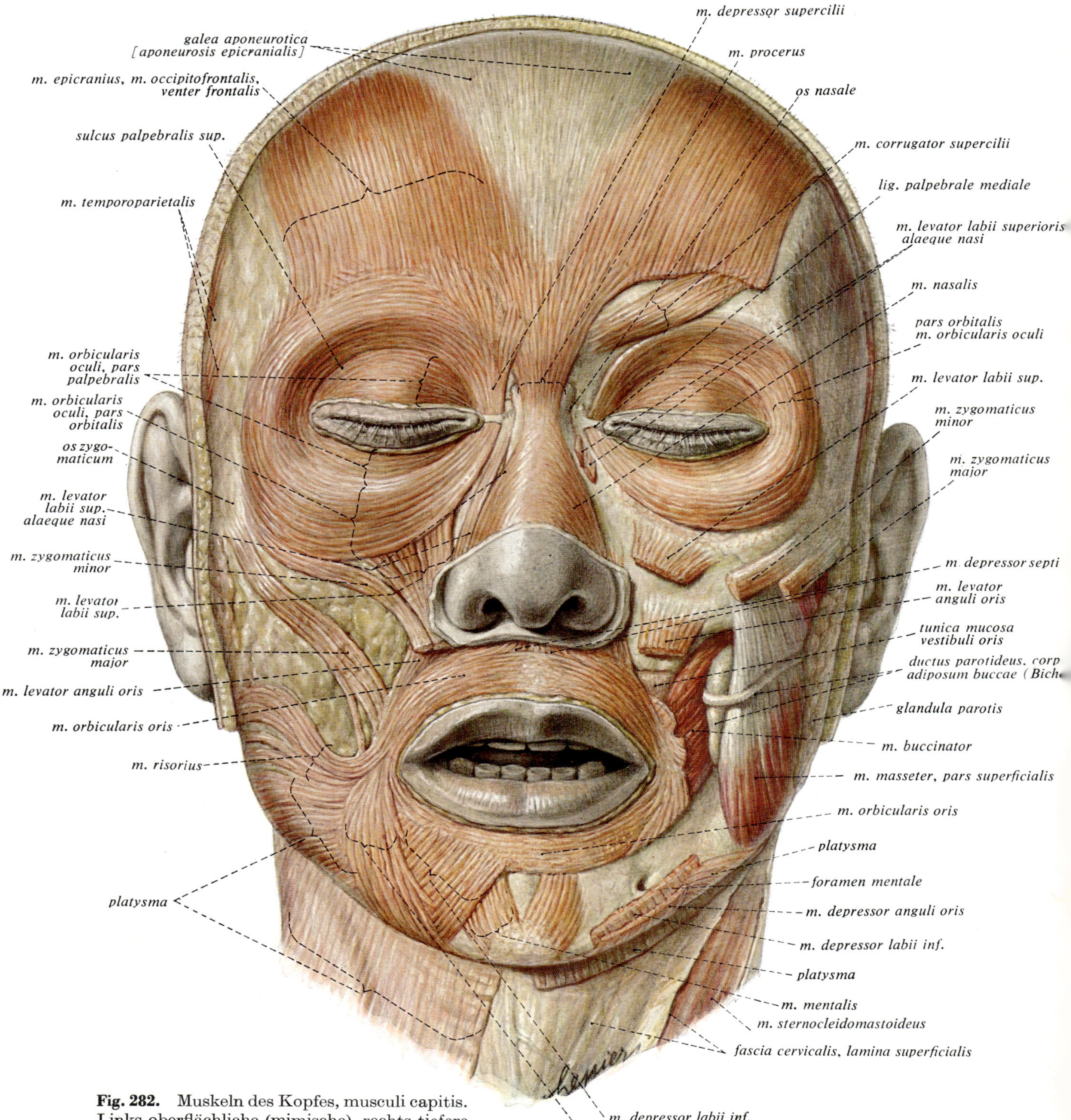

Fig. 282. Muskeln des Kopfes, musculi capitis. Links oberflächliche (mimische), rechts tiefere Schicht (mimische und Kaumuskulatur) der Gesichtsmuskulatur.

Muskeln der Lidspalte (Fig. 282)

Name	*Ursprung*	*Ansatz*
1. m. orbicularis oculi		
pars orbitalis	processus frontalis maxillae, medialer Augenwinkel, ligamentum palpebrale mediale	umgibt sphinkterartig den aditus orbitae; geht z. T. an die Augenbraue
pars palpebralis	ligamentum palpebrale mediale	raphe palpebralis lateralis
pars lacrimalis	crista lacrimalis posterior	umschließt Tränenröhrchen und Tränensack
2. m. depressor supercilii	pars nasalis ossis frontalis	Haut der Augenbraue
Innervation:	n. facialis, rami temporales et zygomatici	
Funktion:	Schluß der Lider, Kompression des Tränensacks, Bewegung der Augenbrauen	
3. m. corrugator supercilii	pars nasalis ossis frontalis	Haut der Augenbraue
4. m. procerus	knöcherner Nasenrücken	Haut der glabella
Innervation:	n. facialis, rami temporales	
Funktion:	wirken auf die Haut von Stirn und Augenbraue	

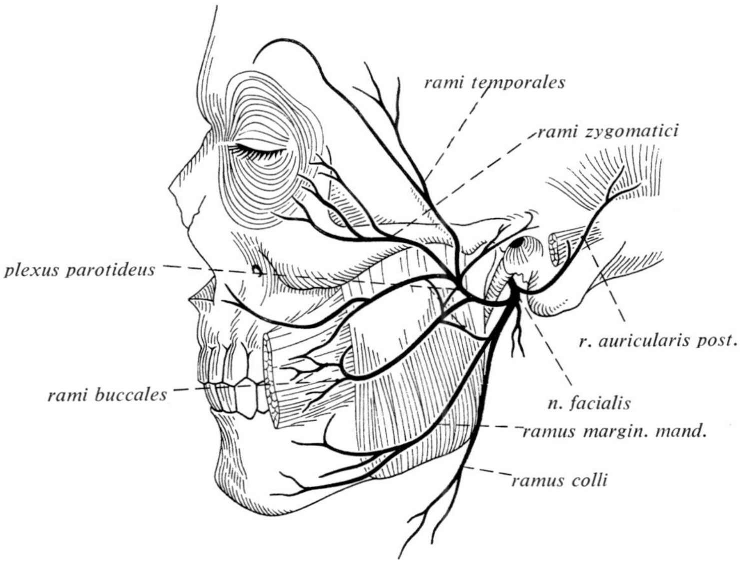

Fig. 283. Facialisäste für die Gesichtsmuskulatur (rr. temporales, zygomatici, buccales, marginalis mandibulae u. r. colli) nach Feneis (1967).

Musculi epicranii (Fig. 282, 284)

Name	*Ursprung*	*Ansatz*
m. occipitofrontalis, venter frontalis	margo supraorbitalis	galea aponeurotica
m. occipitofrontalis, venter occipitalis	linea nuchae suprema	galea aponeurotica
m. temporoparietalis	fascia temporalis, lamina superficialis	Haut bzw. Temporalfaszie oberhalb und vor der Ohrmuschel

Innervation: n. facialis

Funktion: Bewegung der Kopfhaut

Nasenmuskeln (Fig. 282, 284)

1. m. nasalis		
pars transversa	Feld über der Eckzahnwurzel	Sehnenplatte auf dem Nasenrücken
pars alaris	Feld über dem seitlichen Schneidezahn	Ränder der nares
2. m. depressor septi	Feld über dem mittleren Schneidezahn	knorpeliges Nasenseptum

Innervation: n. facialis

Funktion: geringe Bewegung der Nase, namentlich des Nasenflügels

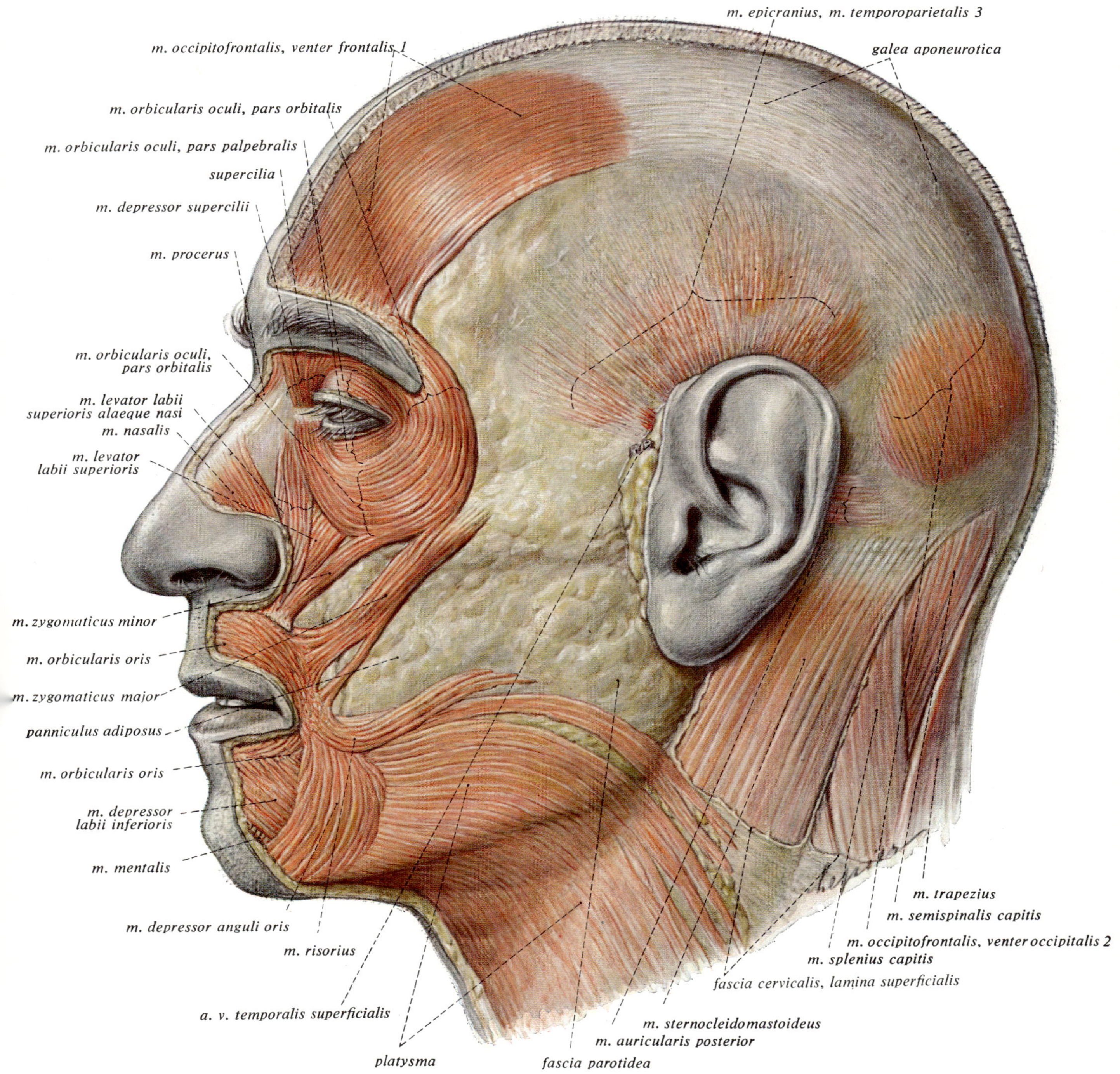

Fig. 284. Seitenansicht des Kopfes mit mimischer Muskulatur und oberflächlicher Schicht der Nackenmuskulatur. Mit 1–2–3 sind die drei Anteile des m. epicranius gekennzeichnet.

Muskeln der Mundgegend (Fig. 282–286)

Name	*Ursprung*	*Ansatz*
1. m. levator labii superioris alaeque nasi	geht aus der Muskelmasse des m. orbicularis oculi hervor (processus frontalis maxillae)	Nasenflügel und Oberlippe
2. m. levator labii superioris	geht aus der Muskelmasse des m. orbicularis oculi hervor (margo infraorbitalis)	Nasenflügel und Oberlippe
3. m. zygomaticus minor	geht aus dem m. orbicularis oculi hervor (facies malaris ossis zygomatici)	Mundwinkel
4. m. zygomaticus major	facies lateralis ossis zygomatici	Mundwinkel
5. m. risorius (meist Teil des platysma oder von 6)	fascia masseterica	Mundwinkel
6. m. depressor anguli oris	basis mandibulae	Mundwinkel und Unterlippe
7. m. levator anguli oris	fossa canina maxillae	Muskulatur der Oberlippe und Mundwinkel
8. m. depressor labii inferioris	basis mandibulae	Unterlippe
9. m. orbicularis oris	ergibt sich aus der Bezeichnung: pars marginalis pars labialis	Mundspalte
10. m. buccinator	corpus mandibulae, hinteres Ende des proc. alveolaris maxillae, fascia buccopharyngea	Mundwinkel
11. m. mentalis	jugum alveolare des unteren lateralen Schneidezahns	Haut des Kinnes

Innervation: n. facialis (Fig. 283)

Funktion: Bewegungen der Lippen, der Nasenflügel, der Wangen und der Kinnhaut

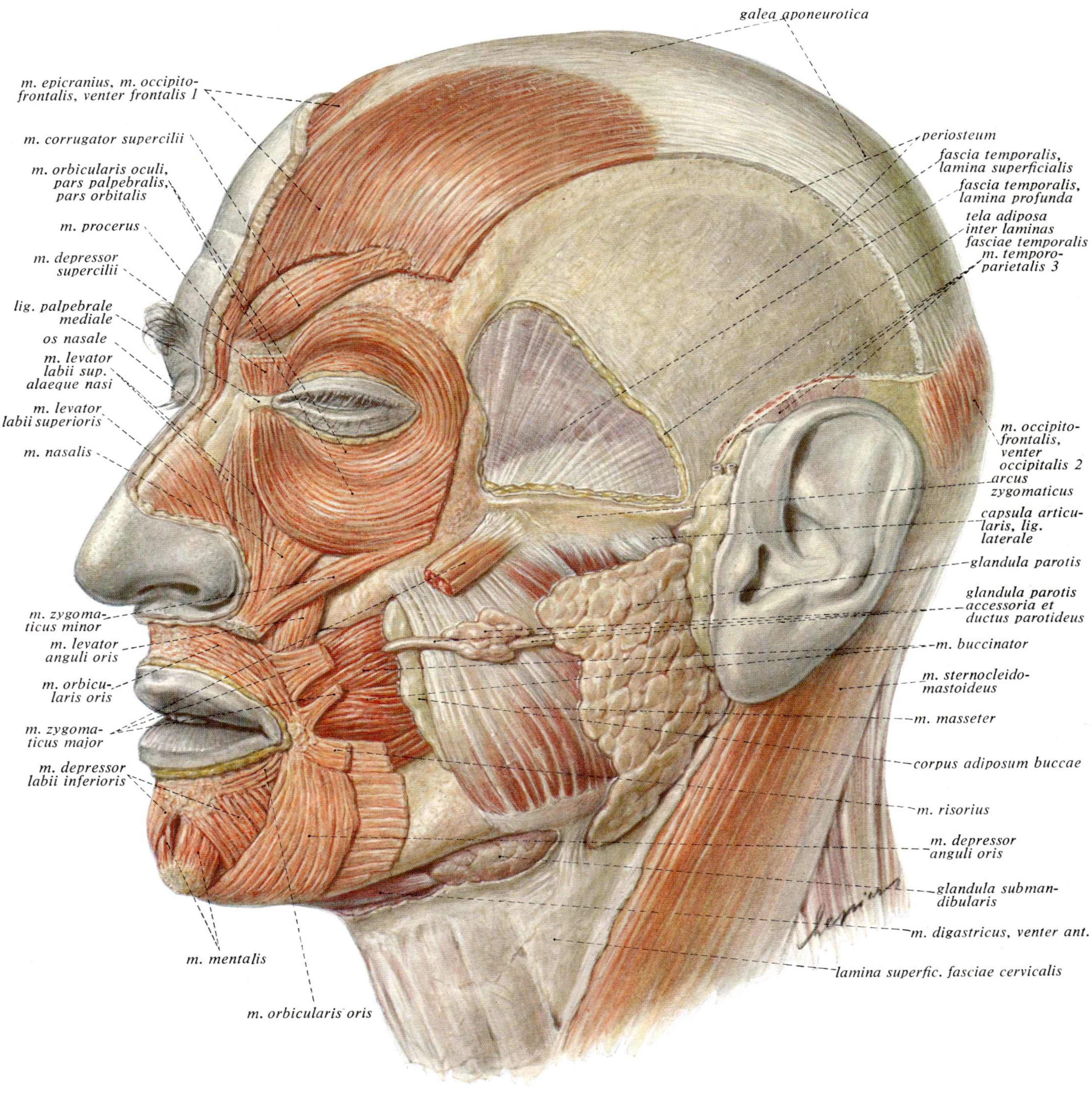

Fig. 285. Ansicht des Kopfes und der oberen Halsgegend von der linken Seite. Mimische Muskulatur, ein Teil der Kaumuskulatur, Speicheldrüsen, m. sternocleidomastoideus, ein Teil der vorderen oberen Halsmuskeln. Mit 1–2–3 sind die 3 Anteile des m. epicranius gekennzeichnet.

Kaumuskeln (Fig. 286, 287, 289)

Sie stellen die einzige, der übrigen Skeletmuskulatur vergleichbare Gruppe der Kopfmuskeln dar, bei der es sich um scharf getrennte, kräftige und mit eigenen Faszien ausgestattete Muskeln handelt. Es sind die vier Muskeln *(m. masseter, m. temporalis* und die beiden *mm. pterygoidei)*, welche den Unterkiefer im Kiefergelenk bewegen.

Name	*Ursprung*	*Ansatz*
1. m. masseter pars superficialis pars profunda	Jochbogen; oberflächliche Partie (sehnig): vom unteren Rand; tiefere Partie: vom hinteren Teil des unteren Randes und der inneren Fläche	laterale Fläche des ramus mandibulae von der Inzisur bis zum angulus (tuberositas masseterica)
Innervation:	n. massetericus aus dem 3. Trigeminusast	
Funktion:	Schließen des Mundes (Scharnierbewegung)	
2. m. temporalis	planum temporale und fossa temporalis (unterhalb der linea temporalis inferior) und tiefes Blatt der fascia temporalis	Spitze und mediale Fläche des processus coronoideus mandibulae (bis herab zu dessen Basis)
Innervation:	nn. temporales profundi aus dem 3. Trigeminusast	
Funktion:	Schließen des Mundes (Scharnierbewegung)	
3. m. pterygoideus lateralis	Hauptkopf: Seitenfläche der lamina lateralis processus pterygoidei (auch tuber maxillae); akzessorischer Kopf: facies temporalis alae majoris ossis sphenoidalis	fovea pterygoidea processus condylaris mandibulae, discus articularis des Unterkiefergelenks
4. m. pterygoideus medialis	fossa pterygoidea ossis sphenoidalis, teilweise sehnig (z. T. auch processus pyramidalis ossis palatini und lamina lateralis processus pterygoidei)	mediale Fläche des angulus mandibulae gegenüber dem m. masseter (tuberositas pterygoidea)
Innervation:	n. pterygoideus lateralis bzw. medialis aus dem 3. Trigeminusast	
Funktion:	Schließen des Mundes und Vorwärtsbewegen des Unterkiefers bei beiderseitiger Innervation; seitliche Bewegungen der Kiefer gegeneinander bei ungleichseitiger Kontraktion	

Fig. 286. Seitenansicht des Kopfes und des oberen Halsteils mit mimischer und Kaumuskulatur. Ohrmuschel entfernt, ebenso ein Teil des arcus zygomaticus. Aus dem m. sternocleidomastoideus ein breites Stück der oberen Hälfte herausgetrennt zur Sichtbarmachung der großen Halsgefäße. Der m. masseter z. T. abgetragen zur Darstellung seiner sehnigen Durchsetzung zwischen den Muskelbündeln. Einige mimische Muskeln sind in der Nähe des Ursprungs durchschnitten.

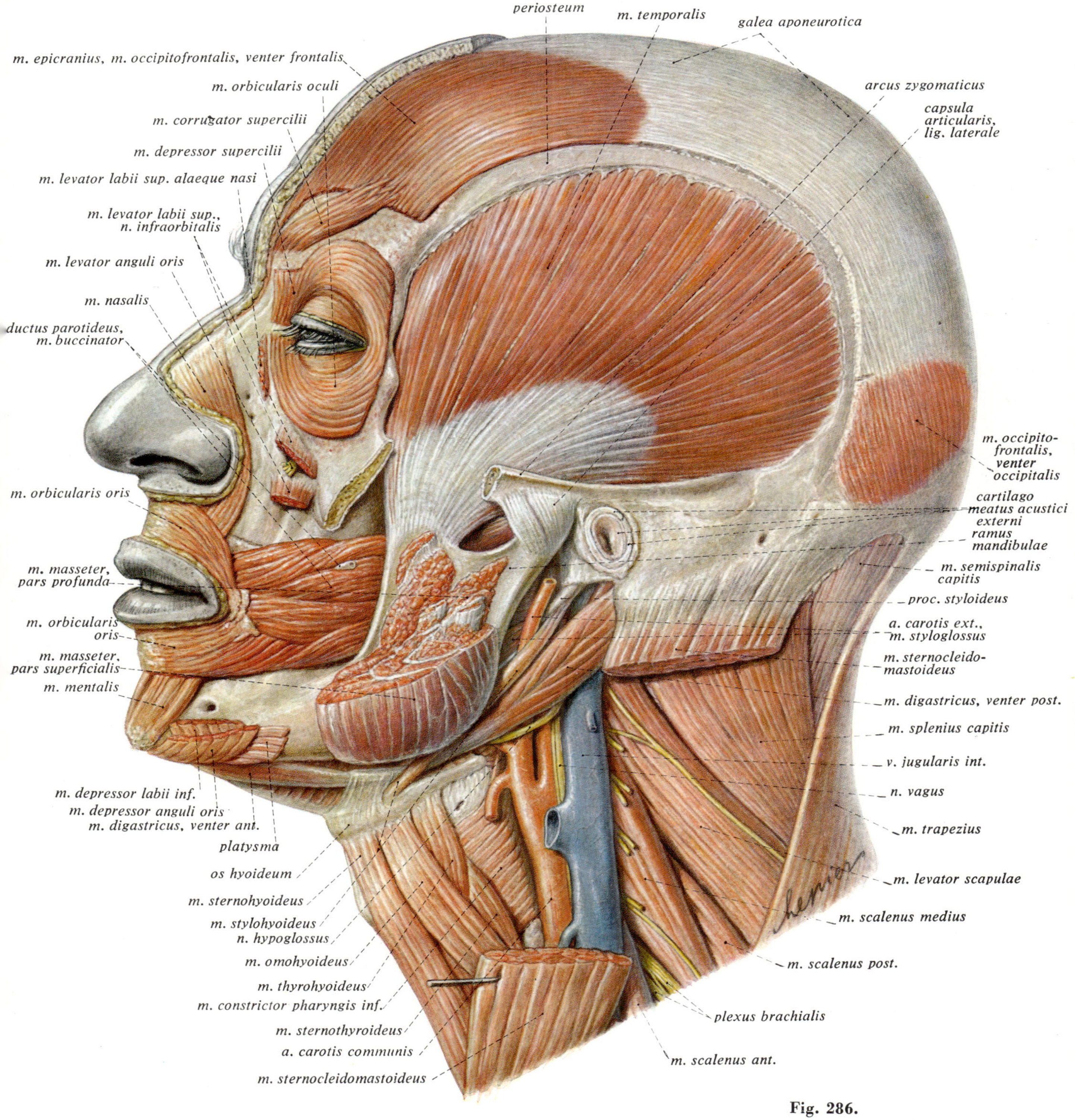
periosteum
m. temporalis
galea aponeurotica
m. epicranius, m. occipitofrontalis, venter frontalis
m. orbicularis oculi
arcus zygomaticus
capsula articularis, lig. laterale
m. corrugator supercilii
m. depressor supercilii
m. levator labii sup. alaeque nasi
m. levator labii sup., n. infraorbitalis
m. levator anguli oris
m. nasalis
ductus parotideus, m. buccinator
m. occipito-frontalis, venter occipitalis
m. orbicularis oris
cartilago meatus acustici externi
ramus mandibulae
m. masseter, pars profunda
m. semispinalis capitis
proc. styloideus
m. orbicularis oris
a. carotis ext., m. styloglossus
m. masseter, pars superficialis
m. sternocleido-mastoideus
m. mentalis
m. digastricus, venter post.
m. splenius capitis
v. jugularis int.
m. depressor labii inf.
n. vagus
m. depressor anguli oris
m. digastricus, venter ant.
m. trapezius
platysma
os hyoideum
m. levator scapulae
m. sternohyoideus
m. scalenus medius
m. stylohyoideus
n. hypoglossus
m. omohyoideus
m. scalenus post.
m. thyrohyoideus
m. constrictor pharyngis inf.
plexus brachialis
m. sternothyroideus
a. carotis communis
m. scalenus ant.
m. sternocleidomastoideus

Fig. 286.

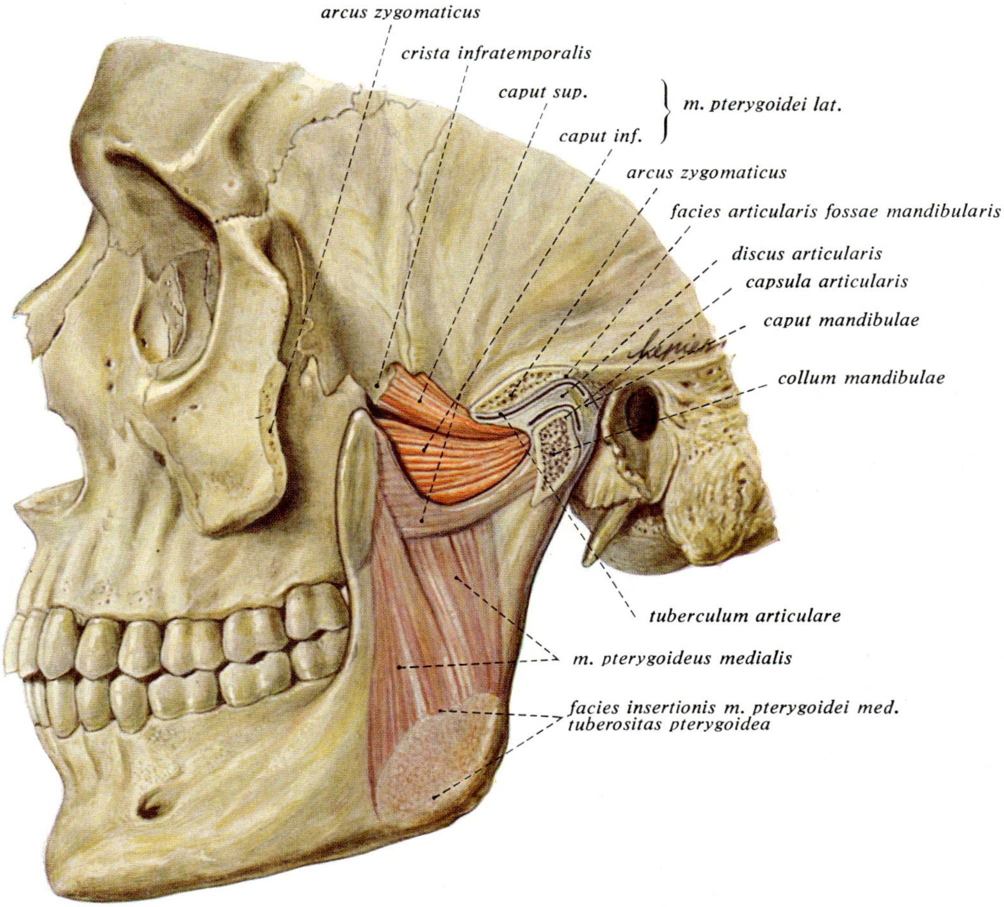

Fig. 287. Articulatio temporomandibularis, eröffnet, mm. pterygoidei lat. et med. Der arcus zygomaticus hinter dem processus zygomaticus maxillae durchsägt. Der hintere Schnitt beim tuberculum articulare annähernd sagittal geführt, so daß das collum mandibulae und die Gelenkkapsel mit dem discus articularis zu sehen sind. Der ramus mandibulae ist durchsichtig dargestellt, um Verlauf und Ansätze der mm. pterygoidei lat. et med. zu zeigen.

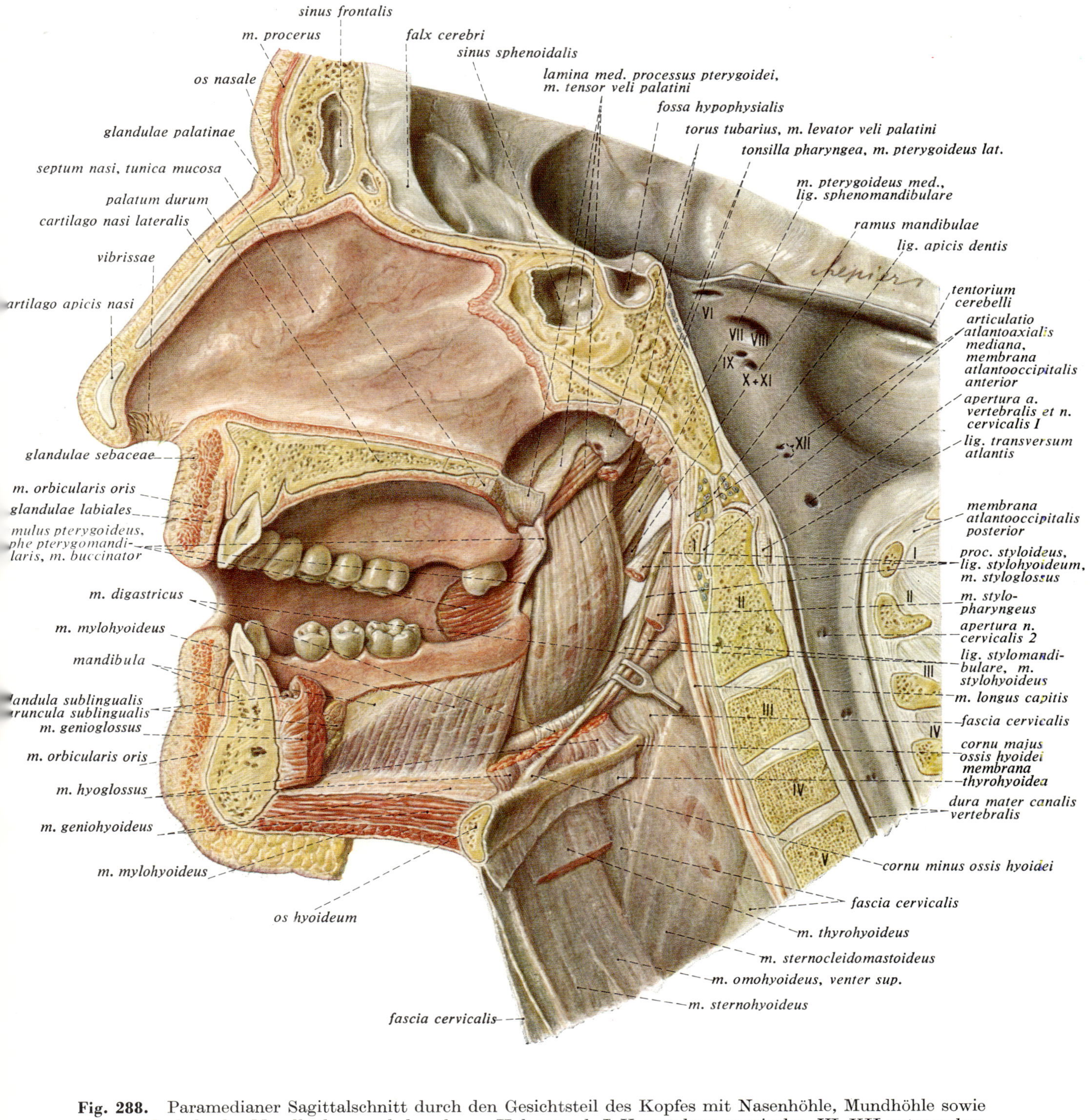

Fig. 288. Paramedianer Sagittalschnitt durch den Gesichtsteil des Kopfes mit Nasenhöhle, Mundhöhle sowie einigen Muskeln des Mundbodens und der oberen Halsgegend. I–V vertebrae cervicales, VI–XII entsprechen den Durchtrittsstellen des VI.–XII. Gehirnnerven durch die dura mater.

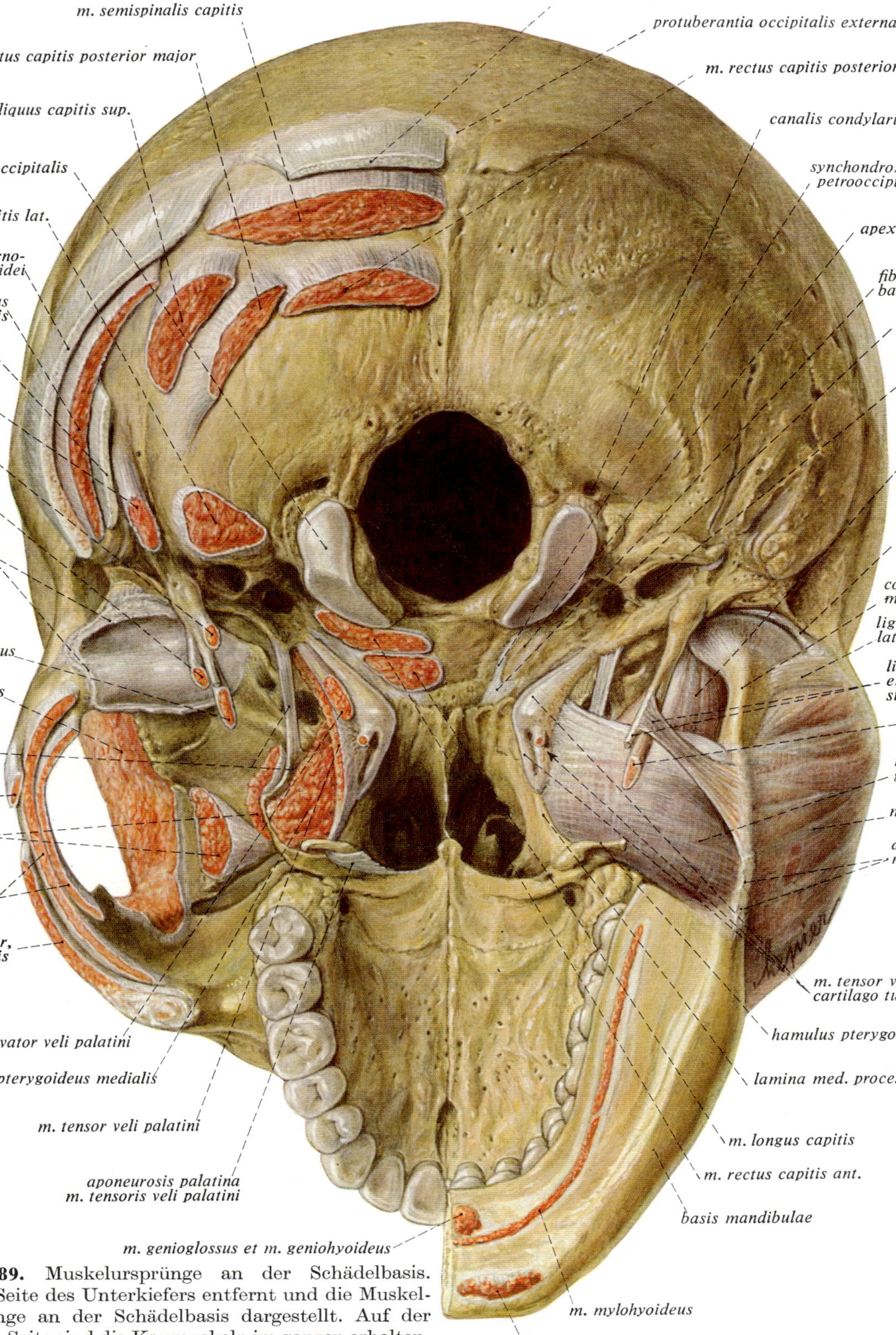

Fig. 289. Muskelursprünge an der Schädelbasis. Linke Seite des Unterkiefers entfernt und die Muskelursprünge an der Schädelbasis dargestellt. Auf der rechten Seite sind die Kaumuskeln im ganzen erhalten.

Muskeln

Obere Extremität

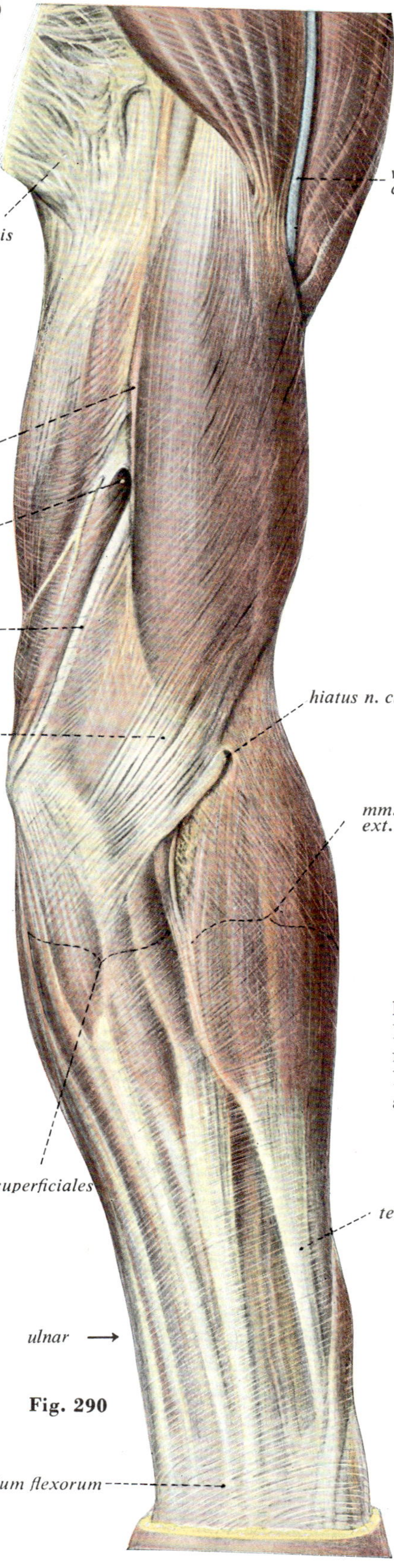

Fig. 290

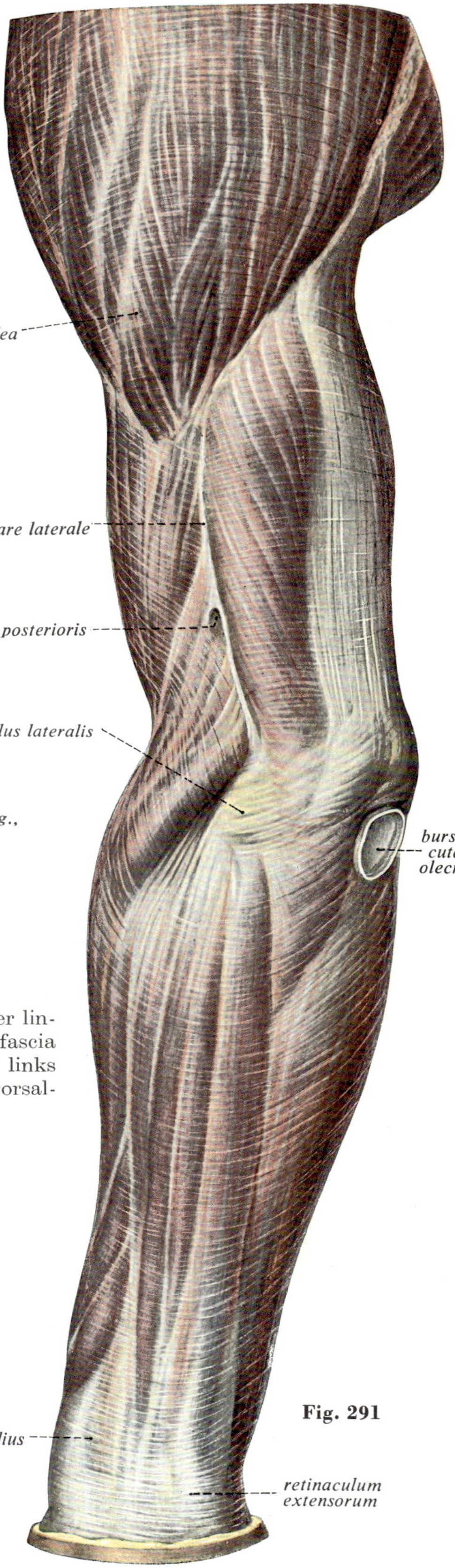

Fig. 291

Fig. 290 u. 291. Faszie der linken oberen Extremität, fascia membri superioris sin., links Palmaransicht, rechts Dorsalansicht.

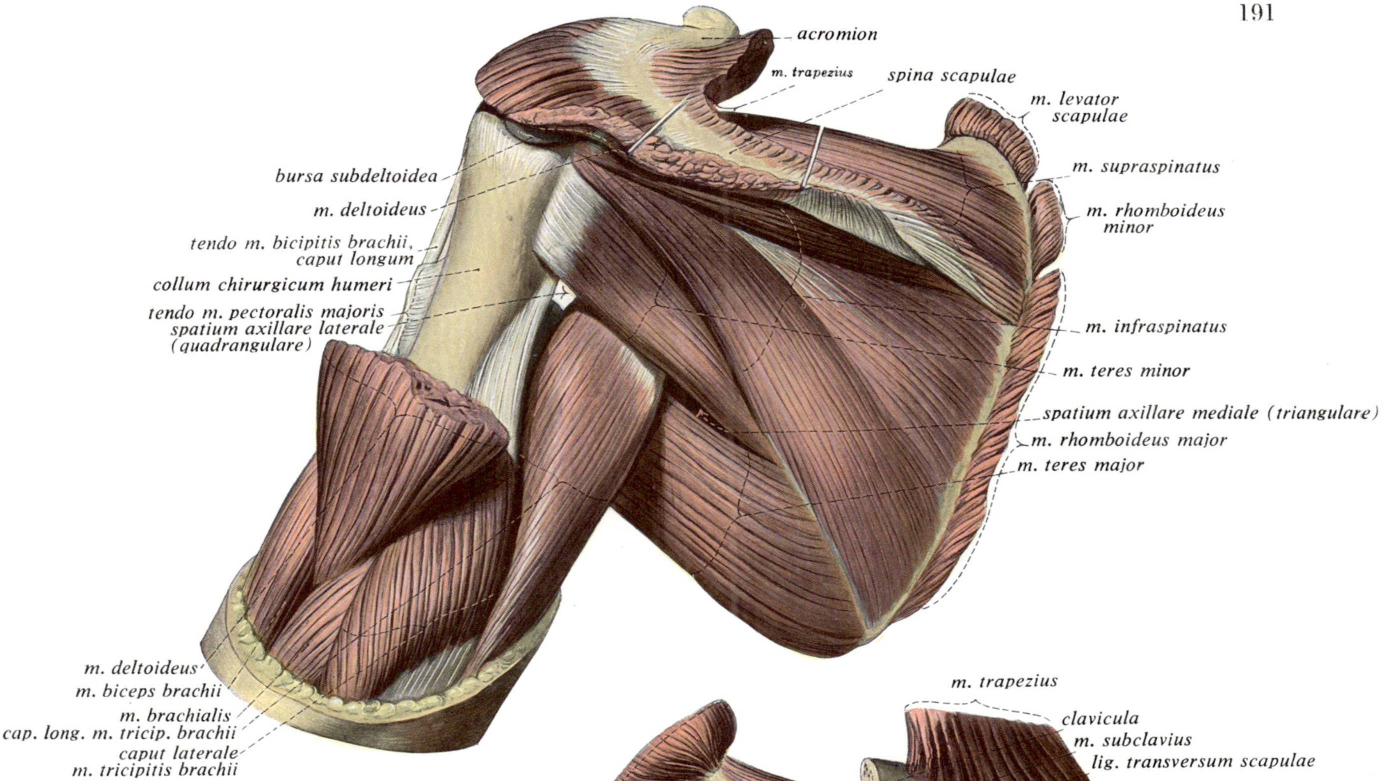

Fig. 292. Muskeln der Dorsalfläche der scapula.

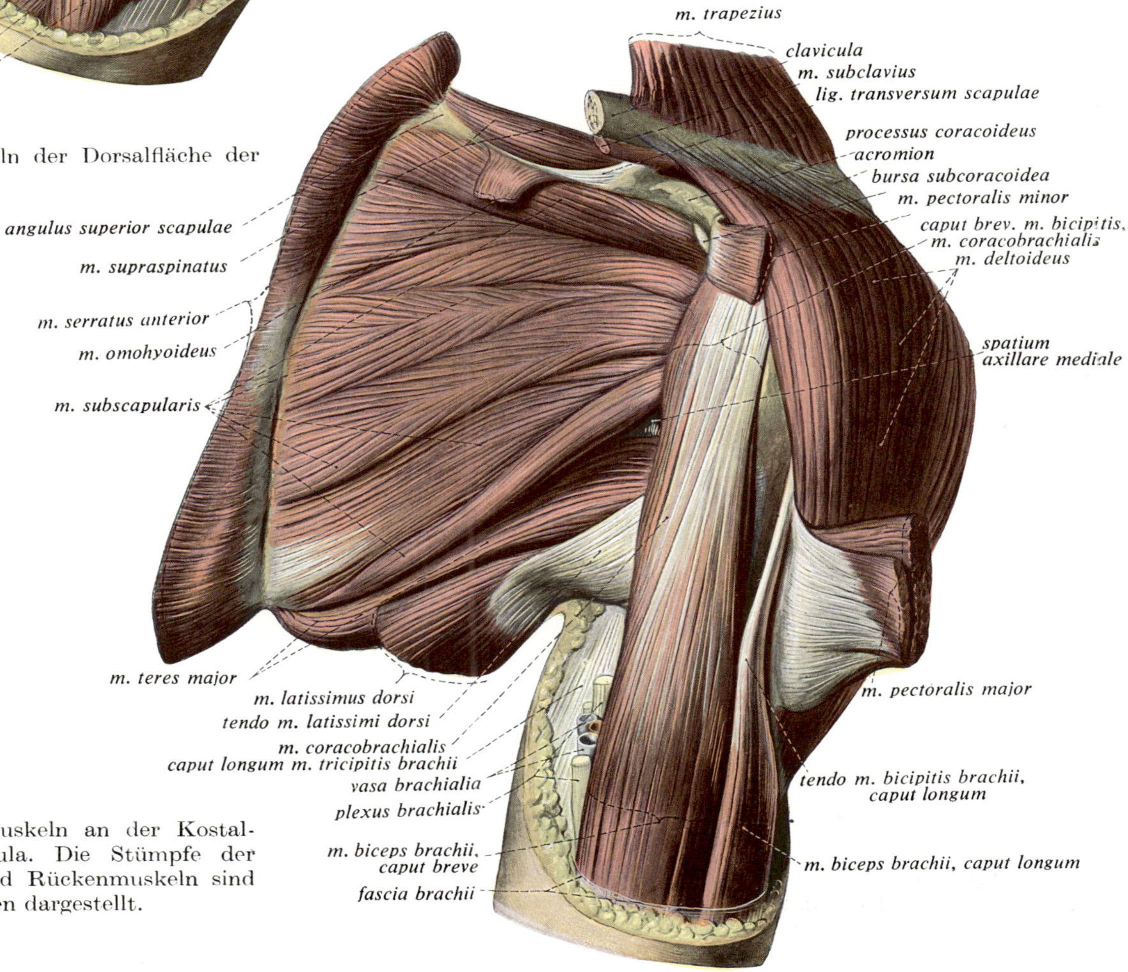

Fig. 293. Die Muskeln an der Kostalfläche der scapula. Die Stümpfe der Brust-, Hals- und Rückenmuskeln sind kurz abgeschnitten dargestellt.

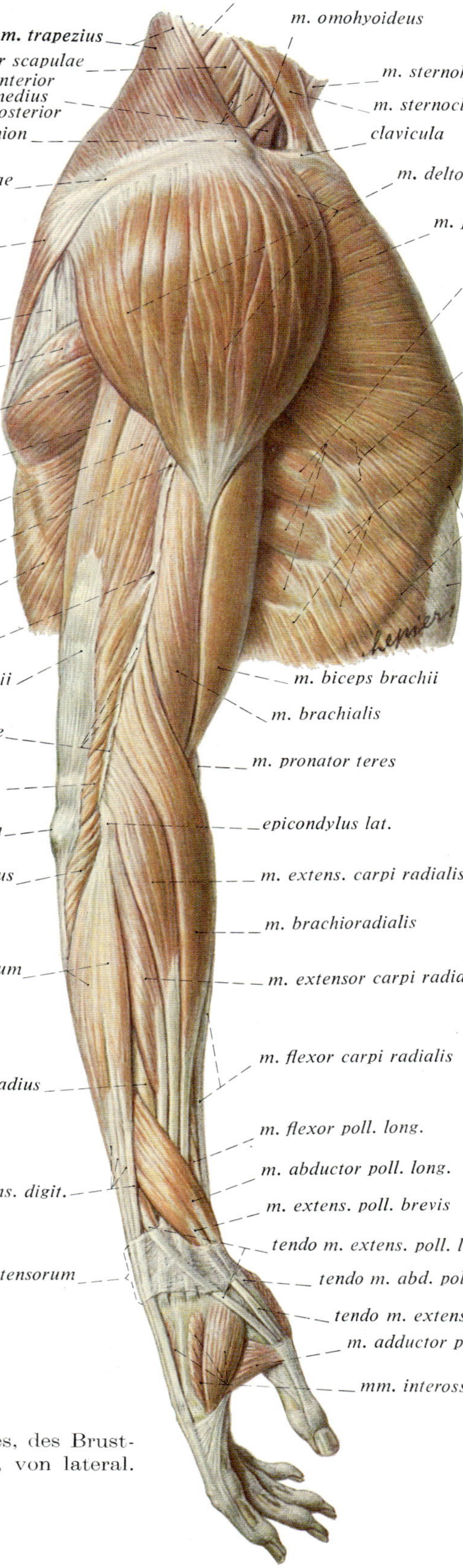

Fig. 294. Muskeln des rechten Armes, des Brustkorbes und der unteren Halsgegend, von lateral.

Schultermuskeln (Fig. 293, 295, 296, 302, 303)

Name	*Ursprung*	*Ansatz*
1. m. supraspinatus	fossa supraspinata scapulae	proximale Facette des tuberculum majus humeri (sehnig)
2. m. infraspinatus	kaudaler Rand der spina scapulae, fossa infraspinata und fascia infraspinata	mittlere Facette des tuberculum majus humeri (sehnig)
Innervation:	n. suprascapularis aus dem plexus brachialis	
Funktion:	m. supraspinatus abduziert (hebt) im Schultergelenk (unterstützt m. deltoideus), dreht auch nach außen; m. infraspinatus dreht im Schultergelenk auswärts (Außenroller); daneben abduziert er (kraniale Portion)	
3. m. teres minor	kaudaler Abschnitt der fossa infraspinata und margo lateralis scapulae (laterale $^{2}/_{3}$), fascia infraspinata	distale Facette des tuberculum majus humeri (sehnig)
Innervation:	n. axillaris aus dem plexus brachialis	
Funktion:	rollt den Arm im Schultergelenk nach außen (außerdem adduziert er)	
4. m. teres major	margo lateralis scapulae (mediales Drittel)	sehnig an der crista tuberculi minoris, dorsal vom m. latissimus dorsi (von ihm durch die bursa m. latissimi dorsi subtendinea getrennt)
Innervation:	n. thoracodorsalis aus dem plexus brachialis	
Funktion:	adduziert (senkt den erhobenen Arm), rollt nach innen, unterstützt m. latissimus dorsi	
5. m. subscapularis (unter dem Ansatz die *bursa tendinis m. subscapularis*)	facies costalis scapulae, fossa subscapularis	kurz und breitsehnig am tuberculum minus und an dem angrenzenden Teil der crista tuberculi minoris humeri
Innervation:	n. subscapularis aus dem plexus brachialis	
Funktion:	rollt den Arm nach innen, adduziert ihn; hilft ventralwärts, z. T. auch dorsalwärts pendeln	
6. m. deltoideus	akromiales Drittel der clavicula, acromion und spina scapulae, ventral kurz-, dorsal längersehnig	tuberositas deltoidea humeri (bursa subdeltoidea zwischen Muskel und tuberculum majus humeri)
Innervation:	n. axillaris	
Funktion:	vordere Partie pendelt ventralwärts und rollt nach innen, die starke mittlere abduziert den Arm kräftig (hebt ihn bis zur Horizontalen); dorsale Partie wirkt dorsalwärts pendelnd und außenrollend	

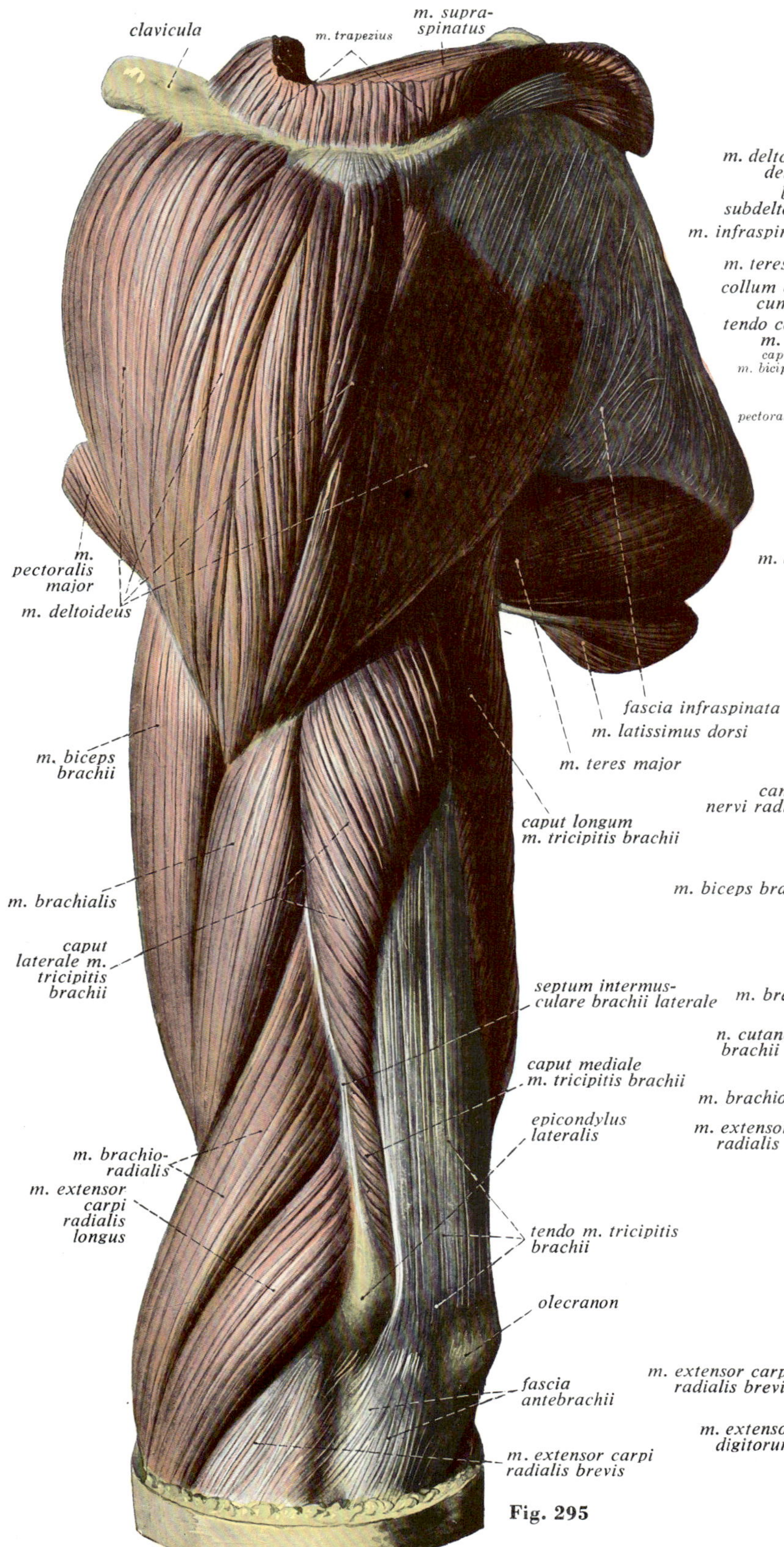

Fig. 295

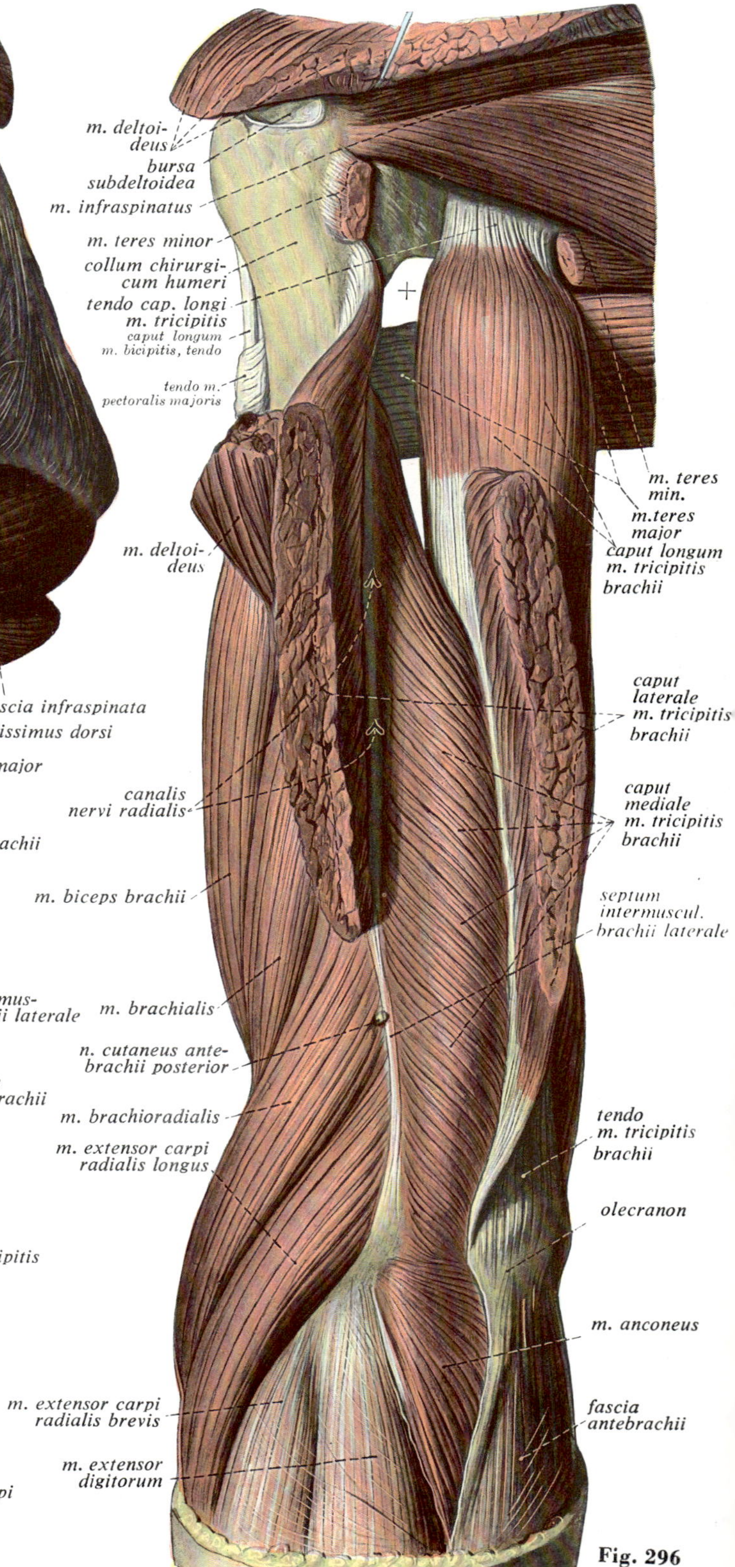

Fig. 296

Streckmuskeln des Unterarms, musculus triceps brachii (Fig. 294-296, 302, 308, 313)

Name	*Ursprung*	*Ansatz*
caput longum (zweigelenkig)	tuberculum infraglenoidale scapulae; trennt die beiden Achsellücken, bildet einen deutlichen Sehnenspiegel	mit senkrecht distalwärts laufenden Fasern zum olecranon
caput laterale (eingelenkig)	lateraler und dorsaler Umfang des proximalen Abschnitts des corpus humeri, proximale $^2/_3$ des septum intermusculare laterale	mit medial- und distalwärts gerichteten, steilen Fasern zum olecranon
caput mediale (eingelenkig)	ganze Länge des septum intermusculare mediale, dorsaler Umfang des corpus humeri (distal von der crista tuberculi majoris, dem sulcus nervi radialis folgend), distales Drittel des septum intermusculare laterale (bis zum epicondylus lateralis)	mit seitlichen, verschieden gerichteten, aber sämtlich schräg distalwärts ziehenden (und wenig steilen) Fasern in die Endsehne zum olecranon
m. anconeus (liegt bereits am Unterarm)	epicondylus lateralis humeri (kurzsehnig); im Anschluß an den lateralen Abschnitt des caput mediale m. tricipitis brachii	facies posterior ulnae, etwas distal vom olecranon

Innervation: n. radialis

Funktion: Streckung des Unterarms; hilft bei der dorsalwärts gerichteten Pendelbewegung im Schultergelenk (caput longum), versteift (mit den Beugern zusammen) das Ellbogengelenk

Achsellücken

1. *Laterale Achsellücke*, vierseitig begrenzt: lateral humerus, medial Sehne des langen Trizepskopfes, oben m. teres minor, unten m. teres major.
   Durchtritt: n. axillaris, a., v. circumflexa humeri posterior.
2. *Mediale Achsellücke*, dreiseitig begrenzt: unten m. teres major, oben m. teres minor, lateral Sehne des langen Trizepskopfes.
   Durchtritt: a. circumflexa scapulae.

Fig. 295. M. deltoideus und Muskeln des linken Oberarms, Ansicht von lateral und dorsal.

Fig. 296. Muskeln des linken Oberarms, von lateral und dorsal gesehen; tiefere Schicht. Der m. deltoideus ist durchschnitten und z. T. entfernt, die fascia antebrachii ist da, wo sie den m. anconeus bedeckt, gespalten, m. teres minor und caput laterale m. tricipitis brachii sind durchschnitten und beiderseits zurückgeschlagen. + spatium axillare laterale, viereckig.

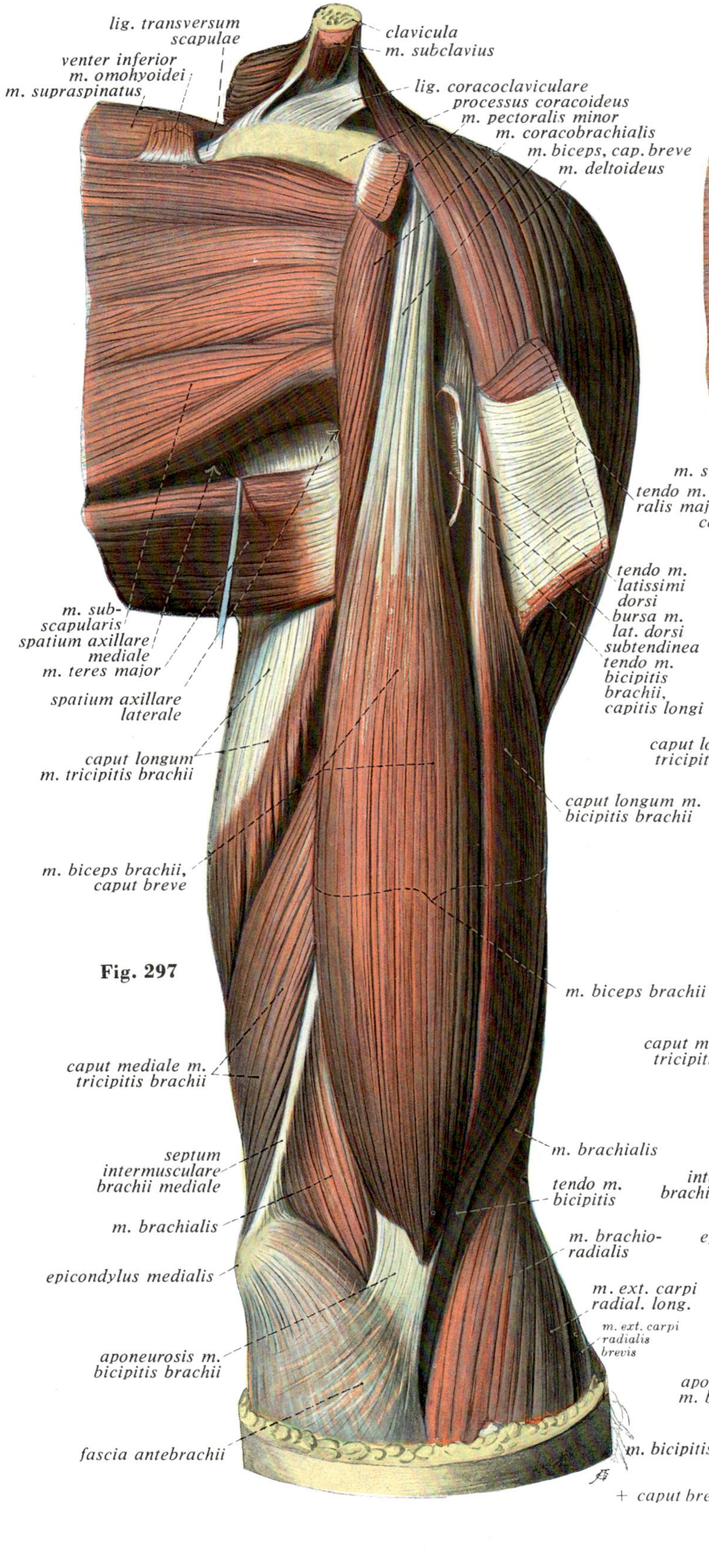

Fig. 297

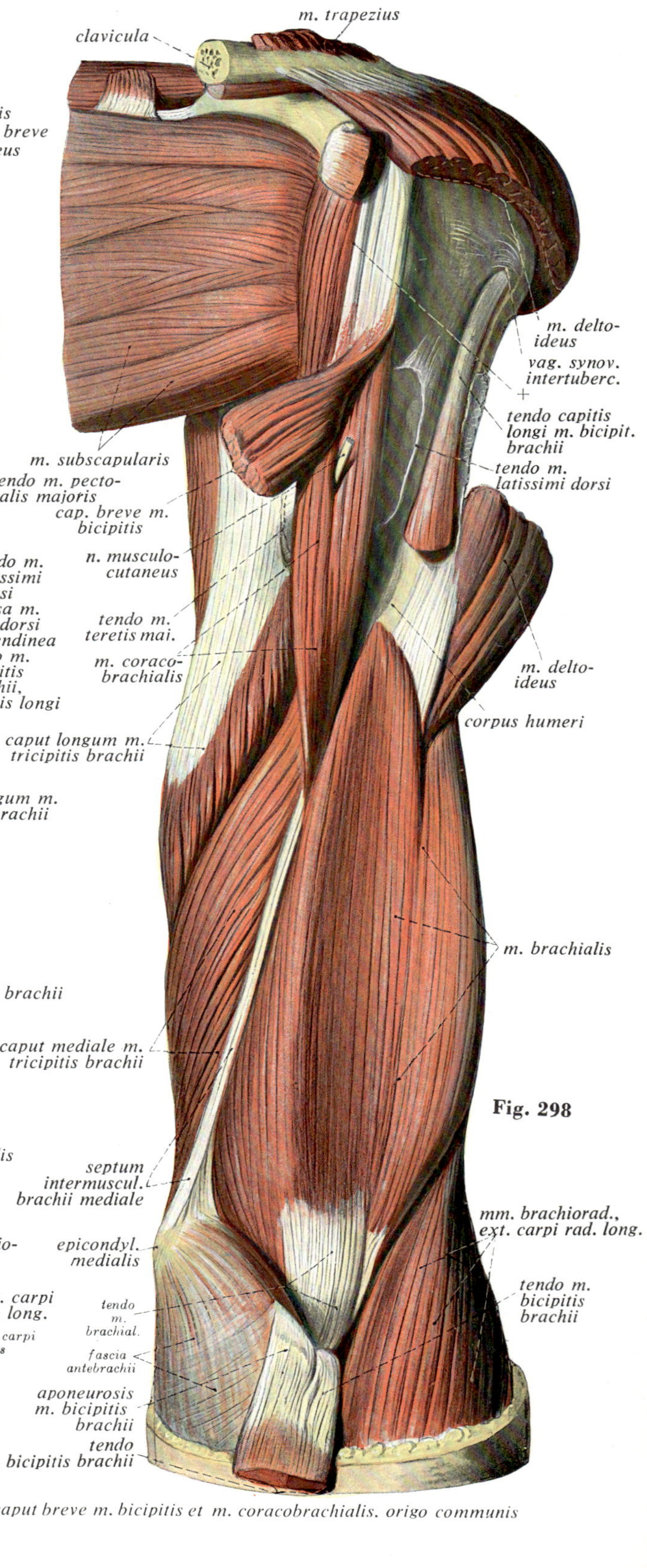

Fig. 298

\+ caput breve m. bicipitis et m. coracobrachialis, origo communis

Muskeln des Oberarms, Muskeln der Beugeseite (Fig. 294, 297, 298, 300, 303, 312)

Name		*Ursprung*	*Ansatz*
1. m. biceps brachii	*caput longum*	tuberculum supraglenoidale scapulae (langsehnig), Endstrecke der Sehne zieht frei durch das Schultergelenk	tuberositas radii *(bursa bicipitoradialis)* und mittels der aponeurosis m. bicipitis brachii an der fascia antebrachii
(zweigelenkig)	*caput breve*	kurzsehnig von der Spitze des processus coracoideus scapulae	
Funktion:	beugt Unterarm, supiniert, spannt fascia antebrachii; wirkt auch auf das Schultergelenk: das caput longum abduzierend (Arm hebend), der kurze Kopf adduzierend		
2. m. coracobrachialis (wird meist vom nervus musculocutaneus durchbohrt)		Spitze des processus coracoideus scapulae (verwachsen mit caput breve m. bicipitis)	ventraler und medialer Umfang der Mitte des humerus (distal der crista tuberculi minoris)
Funktion:	dreht im Schultergelenk einwärts, adduziert den erhobenen Arm		
3. m. brachialis (eingelenkig)		ventraler, medialer Umfang des humerus, distal der tuberositas deltoidea, im Raum zwischen den septa intermuscularia brachii mediale und laterale	geht als dicke Muskelmasse dicht über die palmare Fläche der Ellbogengelenkskapsel hinweg zur tuberositas ulnae (kurzsehnig)
Funktion:	ausschließlich Beugung des Unterarms		
Innervation:	n. musculocutaneus (für alle 3 Beuger)		

Fig. 297. Muskeln an der Beugeseite des linken Oberarms, oberflächliche Schicht.

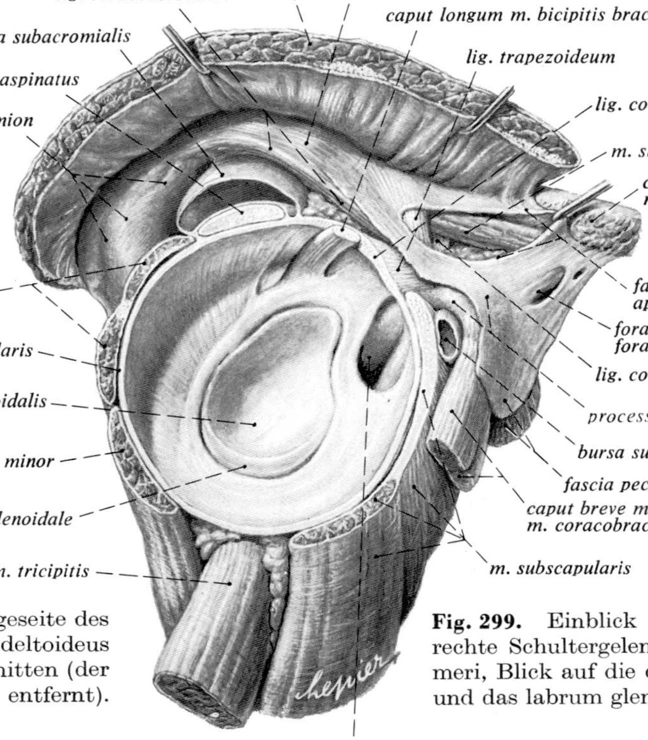

Fig. 298. Muskeln an der Beugeseite des Oberarms, tiefe Schicht. M. deltoideus und m. biceps sind durchgeschnitten (der mittlere Teil des m. biceps ist entfernt).

Fig. 299. Einblick in das eröffnete rechte Schultergelenk, articulatio humeri, Blick auf die cavitas glenoidalis und das labrum glenoidale.

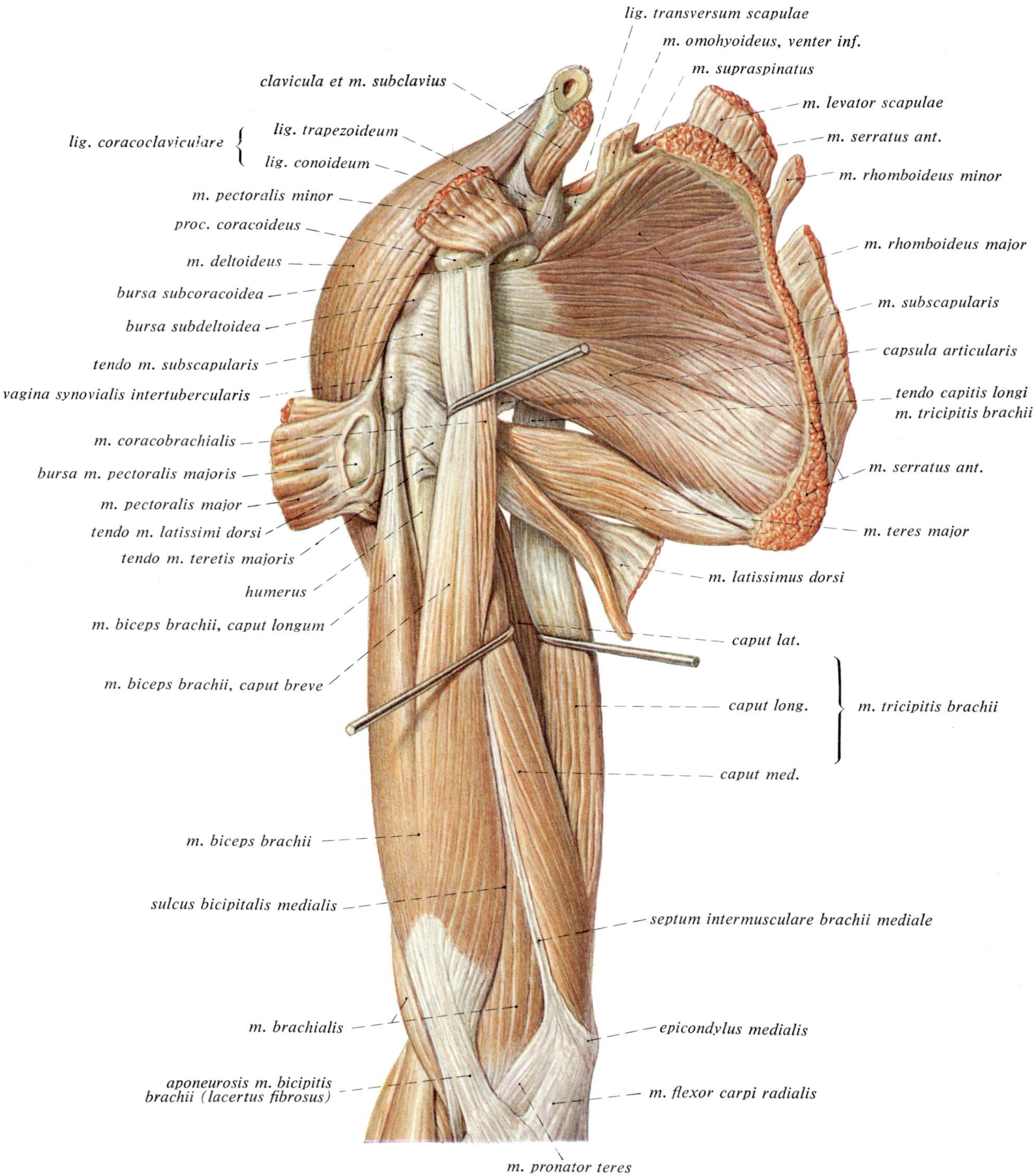

Fig. 300. Muskeln der Kostalfläche des Schulterblattes und Muskeln an der Beugeseite des Oberarms, oberflächliche Schicht.

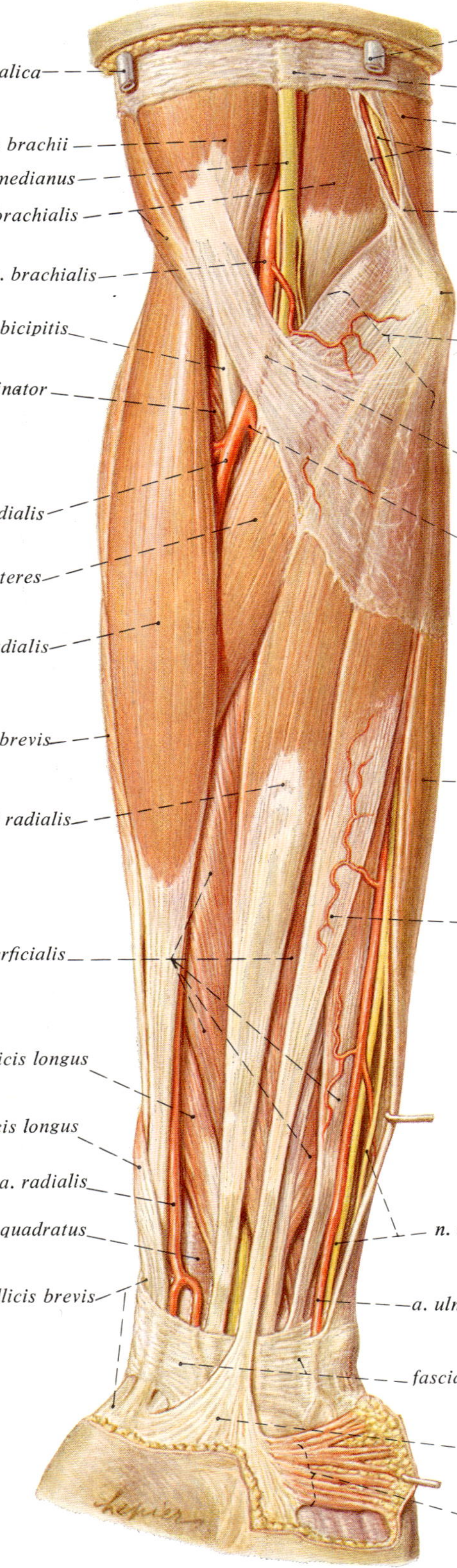

Fig. 301. Oberflächliche Schicht der Muskeln der Beugeseite des Unterarms und m. brachioradialis in Palmaransicht.

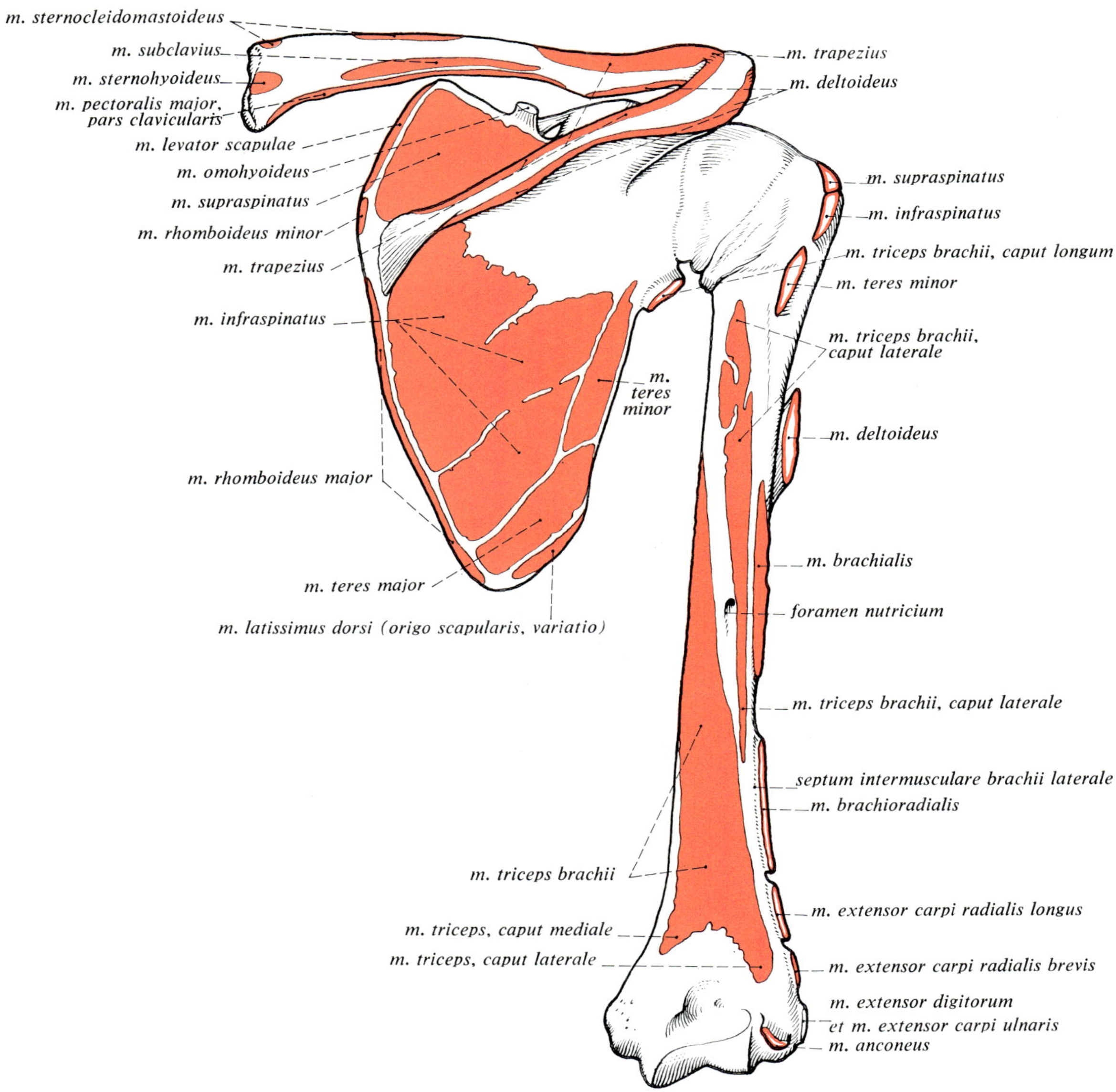

Fig. 302. Muskelursprünge und -ansätze an clavicula, scapula, humerus. Dorsalseite. Rechte obere Extremität.

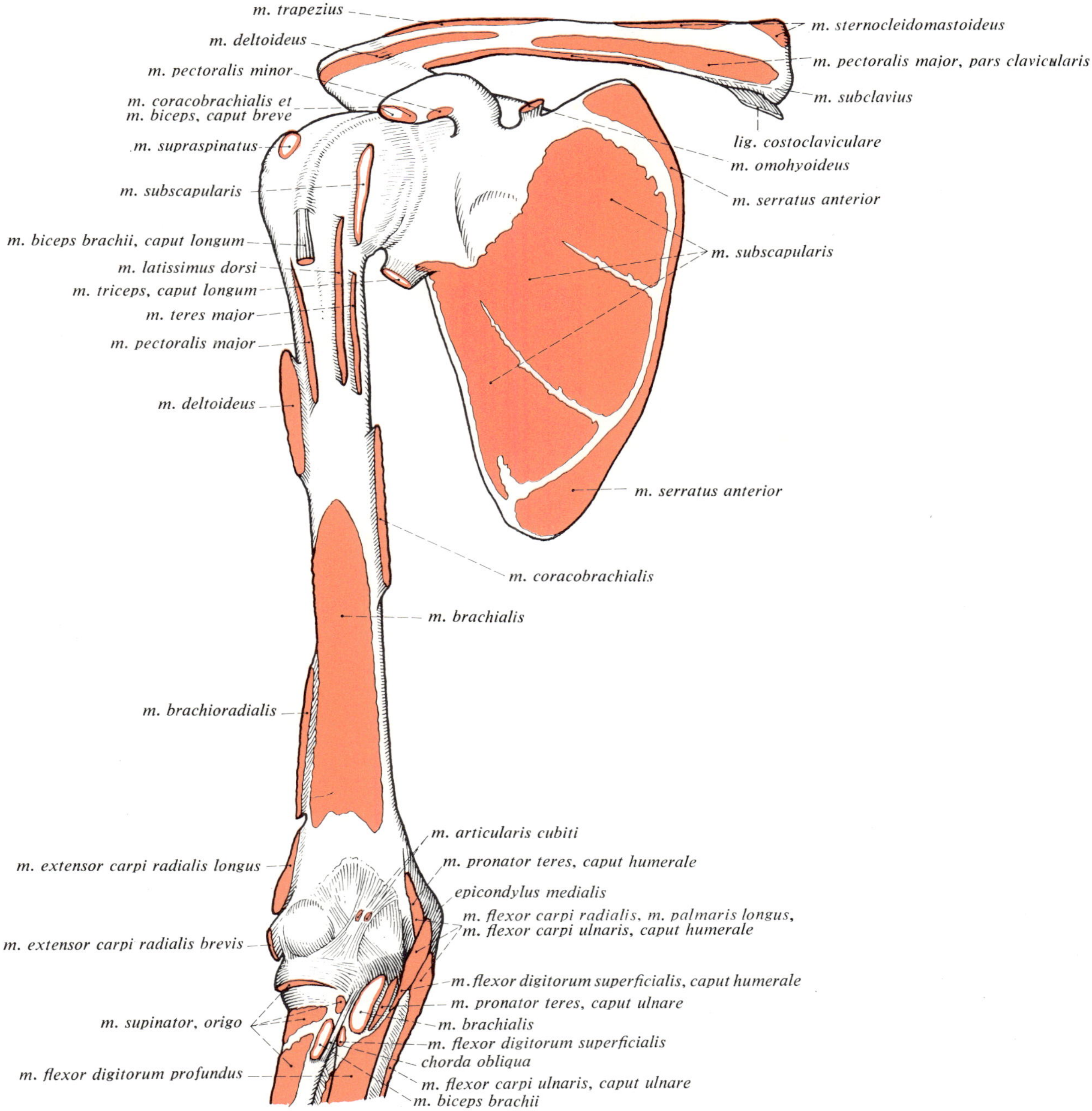

Fig. 303. Muskelursprünge und -ansätze an clavicula, scapula, humerus und kranialem Ende von ulna und radius. Ventralseite. Rechte obere Extremität.

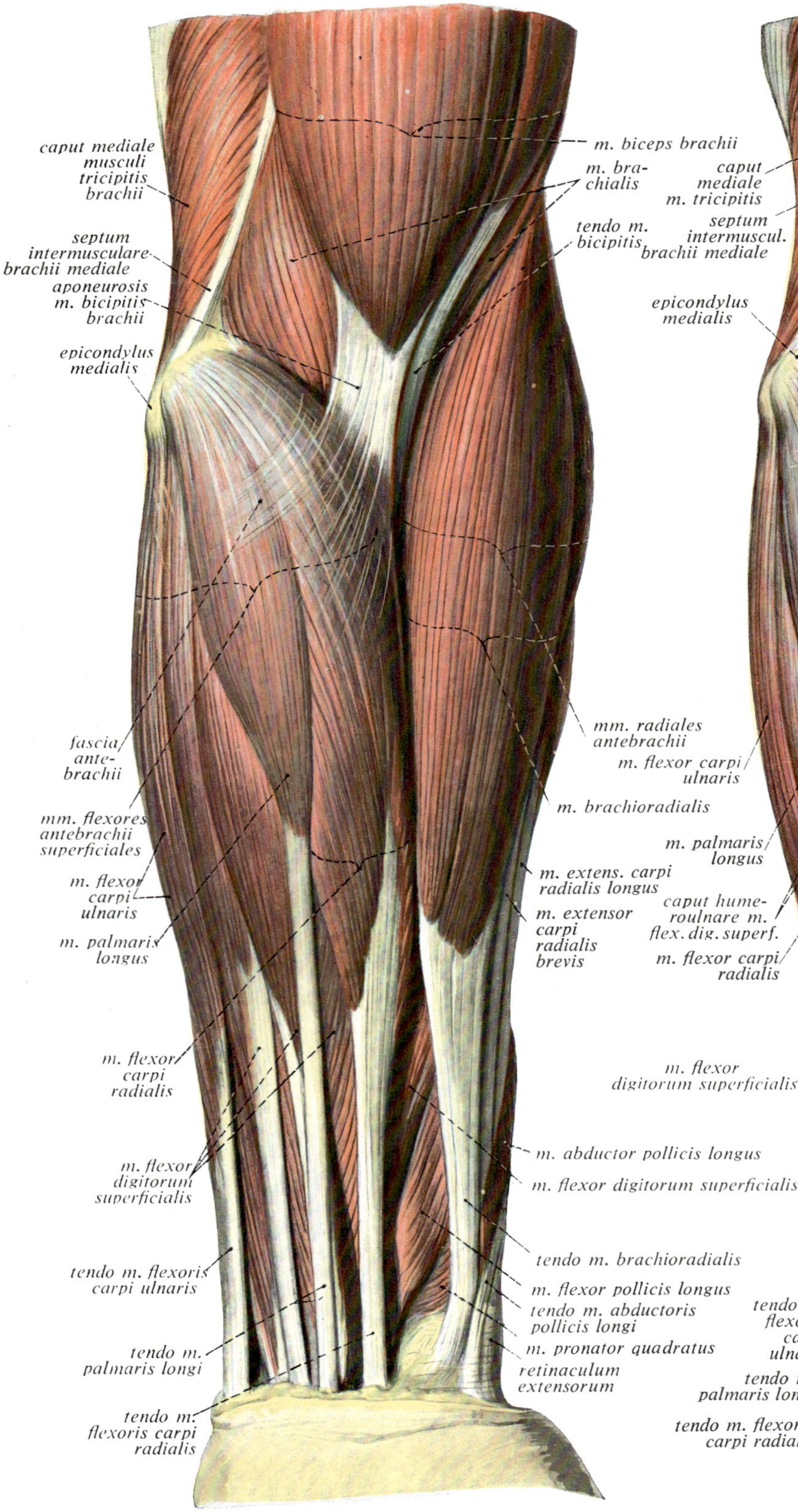

Fig. 304

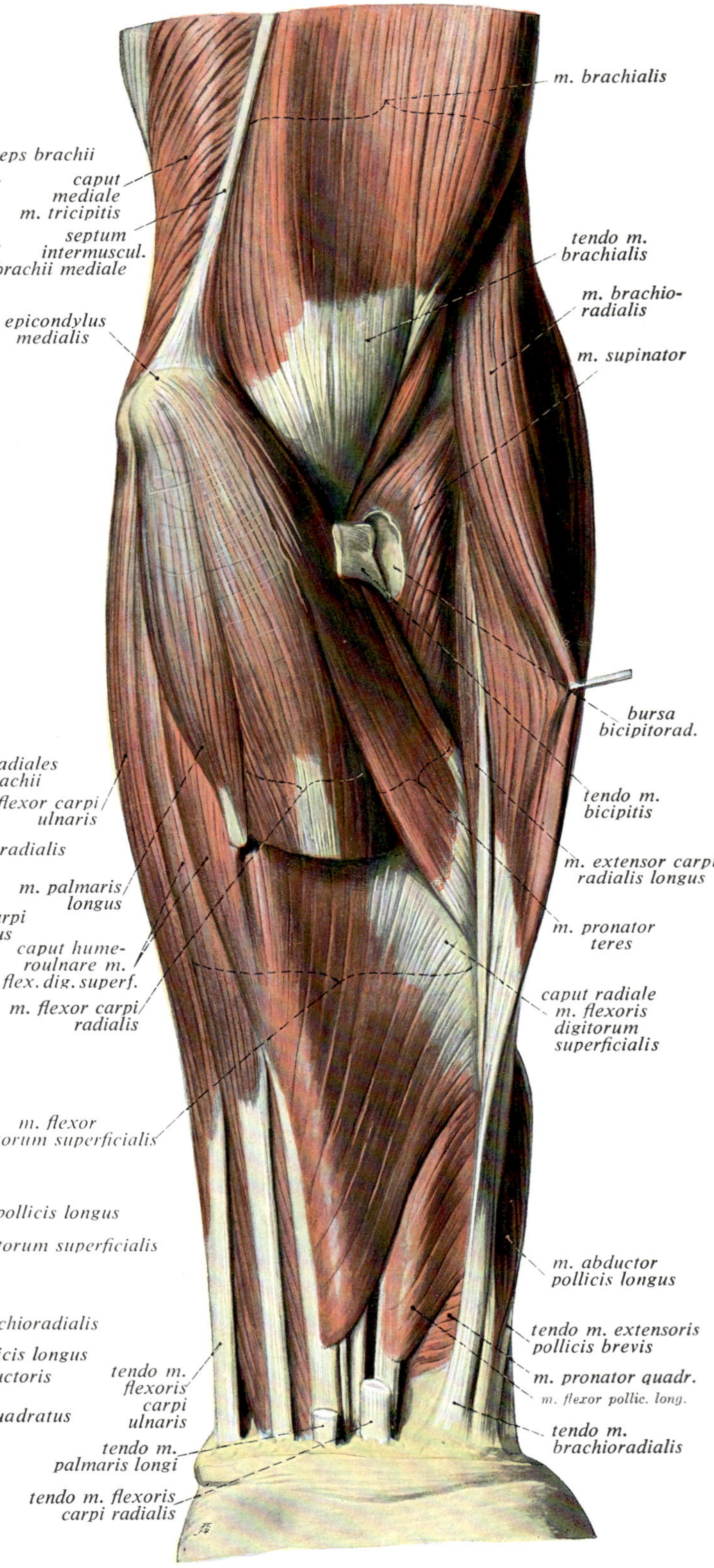

Fig. 305

Muskeln des Vorderarms. Muskeln der Beugeseite, oberflächliche Schicht (Fig. 301, 304, 305, 312, 315, 318)

Name	*Ursprung*	*Ansatz*
1. m. pronator teres		
caput humerale (stark)	epicondylus medialis humeri, fascia antebrachii	kurzsehnig an der lateralen und dorsalen Fläche des radius (mittleres $^1/_3$)
caput ulnare (schwach)	processus coronoideus ulnae	
Innervation:	n. medianus; durchbohrt den Muskel zwischen seinen beiden Köpfen	
Funktion:	Pronation, Beugung des Unterarms	
2. m. flexor carpi radialis	epicondylus medialis humeri und fascia antebrachii	palmare Fläche der basis ossis metacarpalis II
Innervation:	n. medianus	
Funktion:	Palmarflexion und (geringe) radiale Abduktion; (bei gestrecktem Ellbogengelenk) Pronation	
3. m. palmaris longus (inkonstant)	epicondylus medialis humeri und fascia antebrachii	aponeurosis palmaris
Innervation:	n. medianus	
Funktion:	Spannung der aponeurosis palmaris, hilft bei der Beugung im Ellbogen- und Handgelenk	
4. m. flexor digitorum superficialis	stellt den tiefen Anteil der oberflächlichen Flexorengruppe dar	
caput humeroulnare	epicondylus medialis humeri, processus coronoideus ulnae	mit vier langen Sehnen an den mittleren Phalangen des 2. bis 5. Fingers
caput radiale	facies anterior und margo anterior radii (plattsehnig)	
Innervation:	n. medianus	
Funktion:	Beugung der Mittelphalangen der vier medialen Finger; hilft Vorderarm beugen und Hand medial (ulnar) abduzieren	
5. m. flexor carpi ulnaris	verwächst am stärksten von allen Flexoren mit der Faszie	
caput humerale	epicondylus medialis humeri	os pisiforme und über die Erbsenbeinbänder (Fig. 223) an der basis ossis metacarpalis V und am os hamatum
caput ulnare	olecranon; (mittels der fascia antebrachii) obere $^2/_3$ des margo posterior ulnae	
Innervation:	n. ulnaris	
Funktion:	Palmarflexion und mediale (ulnare) Abduktion (zusammen mit m. flexor carpi radialis bzw. m. extensor carpi ulnaris)	

◀ **Fig. 304.** Oberflächliche Schicht der Muskeln der Beugeseite des linken Unterarms in Palmaransicht.
Fig. 305. Dasselbe nach Durchtrennung der mm. palmaris longus und flexor carpi radialis.

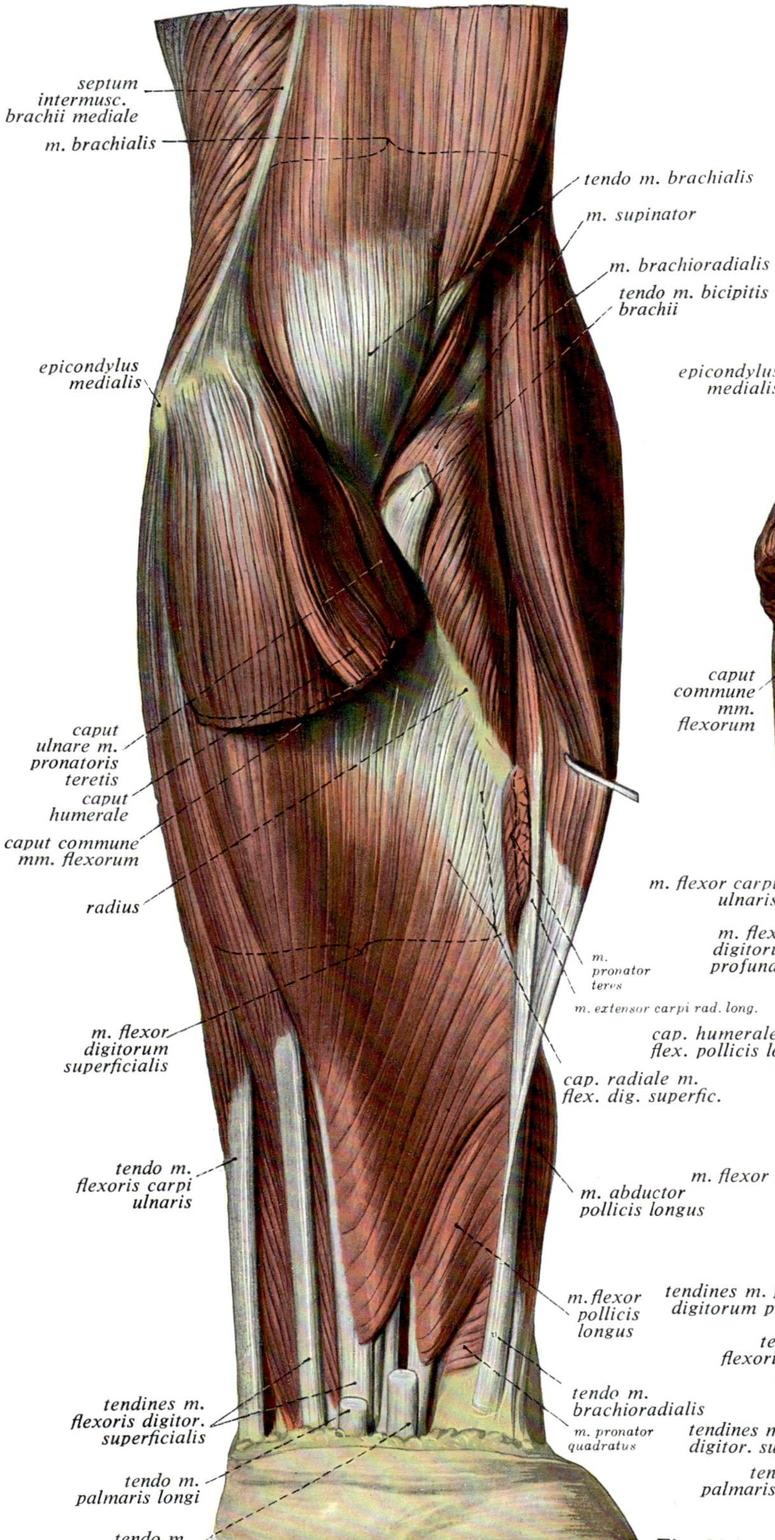

Fig. 306

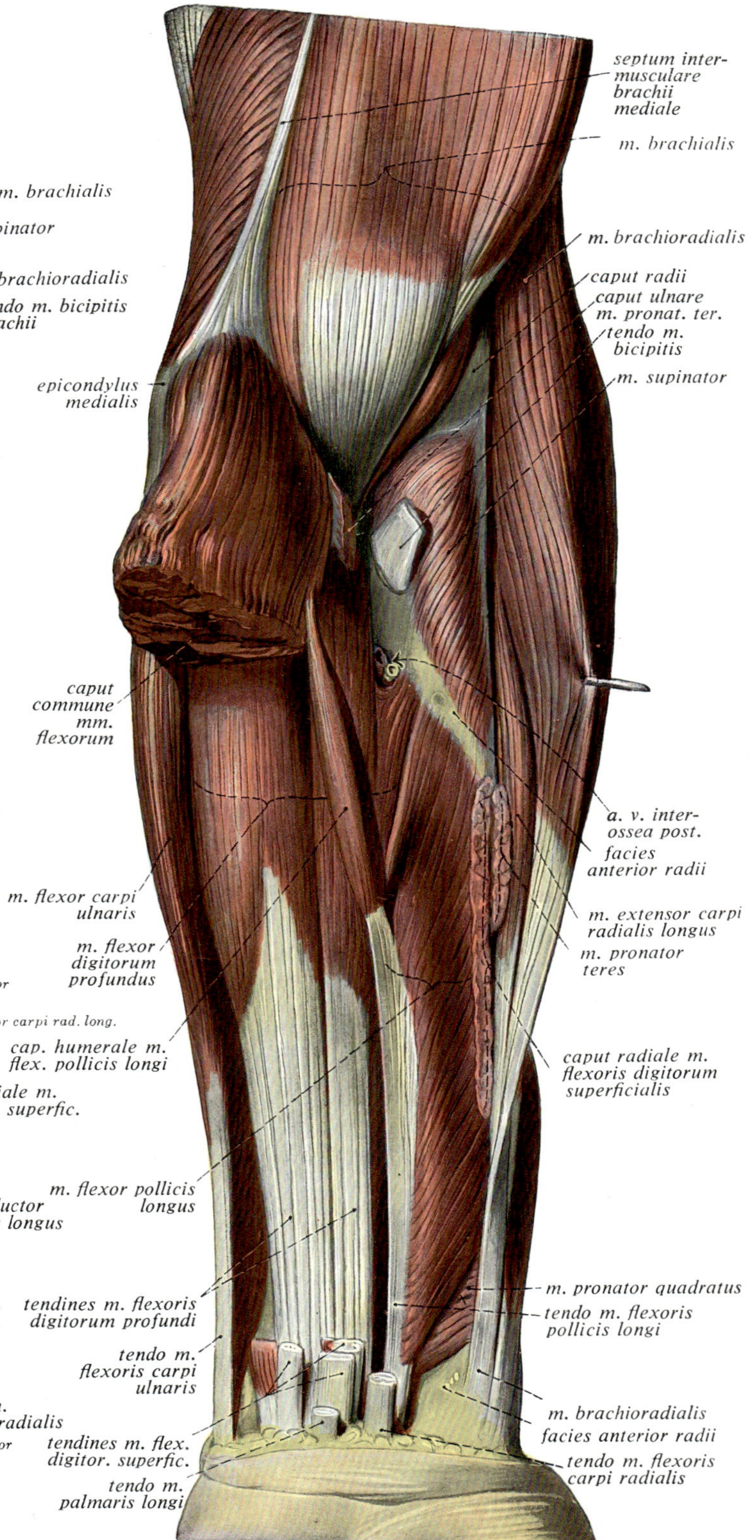

Fig. 307

Muskeln des Vorderarms. Muskeln der Beugeseite, tiefe Schicht (Fig. 306, 307, 312)

Name	*Ursprung*	*Ansatz*
1. m. flexor digitorum profundus	facies anterior ulnae und membrana interossea	Endphalangen des 2. bis 5. Fingers

Innervation: n. ulnaris für den ulnaren Teil; n. medianus für den radialen Teil

Funktion: Beugung des 2. bis 5. Fingers (besonders der Endphalangen, aber auch der übrigen Fingergelenke); flektiert auch in den Handgelenken palmarwärts

Name	*Ursprung*	*Ansatz*
2. m. flexor pollicis longus		
caput radiale (Hauptteil)	facies anterior radii (distal vom Ansatz des m. supinator beginnend), membrana interossea	Endphalanx des Daumens
caput humerale	epicondylus medialis humeri	

Innervation: n. medianus

Funktion: beugt den Daumen (Nagelphalanx), flektiert auch die ganze Hand palmarwärts

Name	*Ursprung*	*Ansatz*
3. m. pronator quadratus (Fig. 320)	margo anterior ulnae, distales ¼	margo und facies anterior radii

Innervation: n. medianus (n. interosseus anterior)

Funktion: Pronation

◀ **Fig. 306.** Mittlere Schicht der Muskeln der Beugefläche des linken Unterarms. M. pronator teres, m. flexor carpi radialis und m. palmaris longus sind durchschnitten, um den m. flexor digitorum superficialis zu zeigen, der Rand des m. brachioradialis ist zurückgelegt.

Fig. 307. Tiefe Schicht der Beugemuskeln des linken Unterarms. Alle oberflächlichen Flexoren bis auf den m. flexor carpi ulnaris sind durchschnitten.

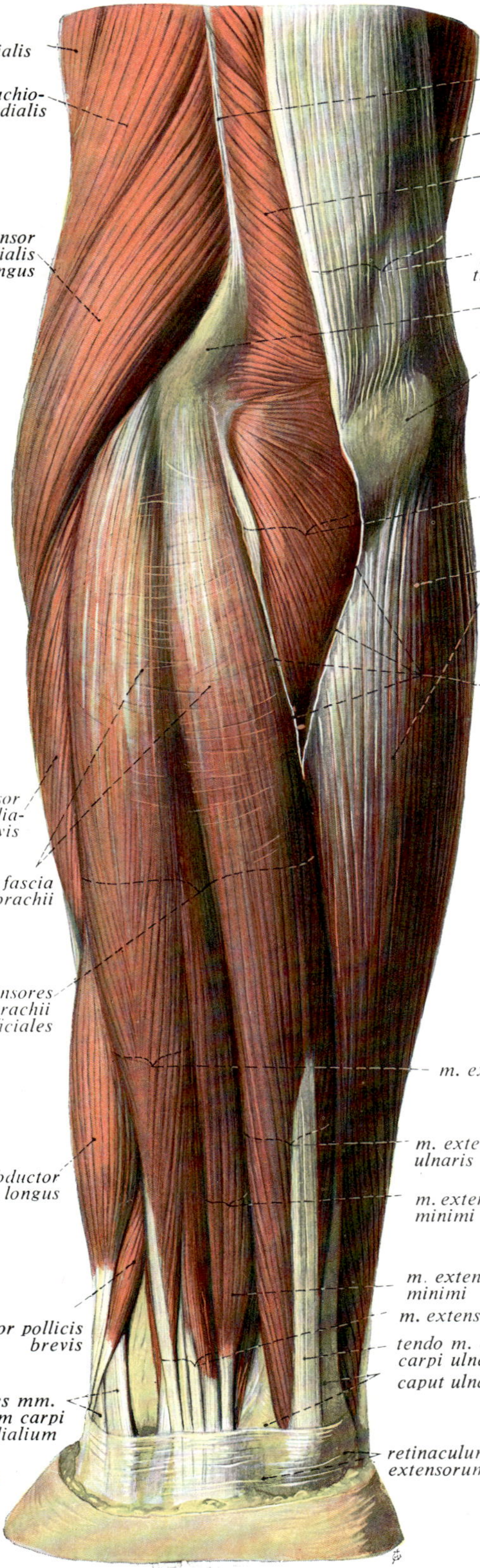

Fig. 308

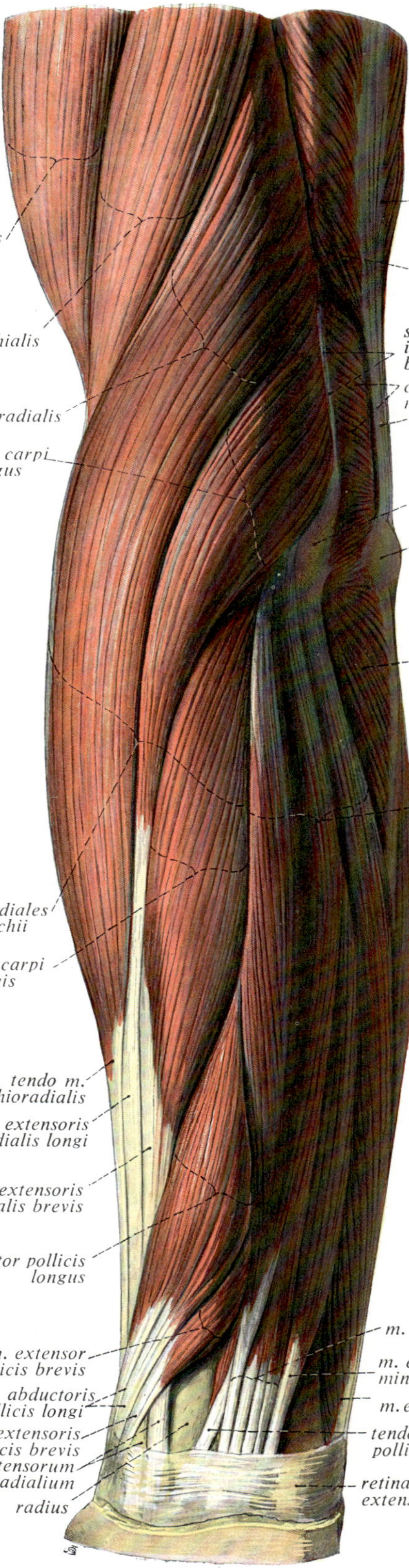

Fig. 309

Muskeln des Vorderarms. Radialgruppe und Extensoren. Radialgruppe der Vorderarmmuskeln (Fig. 302-304, 308, 309, 312, 313)

Name	*Ursprung*	*Ansatz*
1. m. brachioradialis	margo lateralis humeri und septum intermusculare brachii laterale	mit platter Sehne am proximalen Ende des processus styloideus radii

Innervation: n. radialis

Funktion: beugt Unterarm (besonders in Mittelstellung); Pronation (in gebeugter Stellung), außerdem (geringe) Supination (aus äußerster Pronationsstellung)

2. m. extensor carpi radialis longus	distales Ende des margo lateralis, des epicondylus lateralis humeri und septum intermusculare brachii laterale	dorsale Fläche der basis ossis metacarpalis II
3. m. extensor carpi radialis brevis	epicondylus lateralis humeri, lig. anulare radii	dorsale Fläche der basis ossis metacarpalis III

Innervation: n. radialis

Funktion: Dorsalflexion (hauptsächlich m. extensor brevis), laterale (radiale) Abduktion; m. extensor longus supiniert bei gestrecktem Vorderarm (proniert bei gebeugtem) und wirkt beugend auf das Ellbogengelenk

Oberflächliche Schicht der Extensoren (Fig. 308, 309, 316)

1. m. extensor digitorum	epicondylus lateralis humeri und fascia antebrachii	geht in die Dorsalaponeurosen des 2. bis 5. Fingers über
2. m. extensor digiti minimi	wie der vorige	Dorsalaponeurose des 5. Fingers

Innervation: n. radialis

Funktion: Streckung der Finger (namentlich der proximalen Phalangen); indirekt auch der Hand (Dorsalflexion); daneben mediale (ulnare) Abduktion.

3. m. extensor carpi ulnaris (durch ein angedeutetes septum intermusculare von 1 und 2 getrennt)	epicondylus lateralis humeri und fascia antebrachii	dorsale Fläche der basis des 5. Mittelhandknochens

Innervation: n. radialis

Funktion: (geringe) Dorsalflexion und (starke) mediale (ulnare) Abduktion

◀ **Fig. 308.** Oberflächliches Muskelbild der Streckfläche des linken Unterarms (in Dorsalansicht) und des distalen Abschnitts des Oberarms. Der den m. anconeus bedeckende Teil der Unterarmfaszie ist entfernt.

Fig. 309. Oberflächliches Muskelbild des linken Unterarms und des distalen Teils des Oberarms in der Ansicht von der lateralen (radialen) Seite.

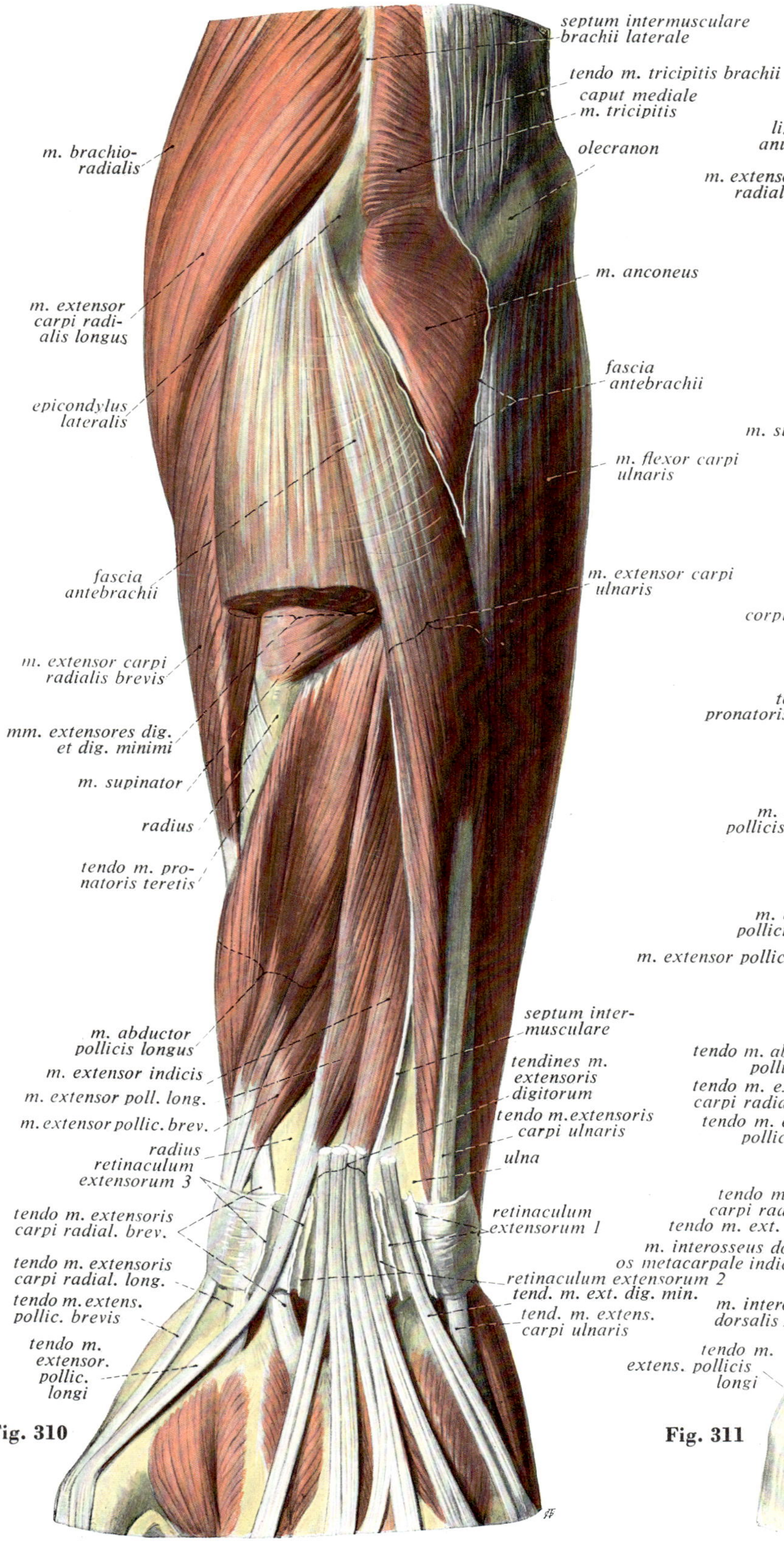

Fig. 310

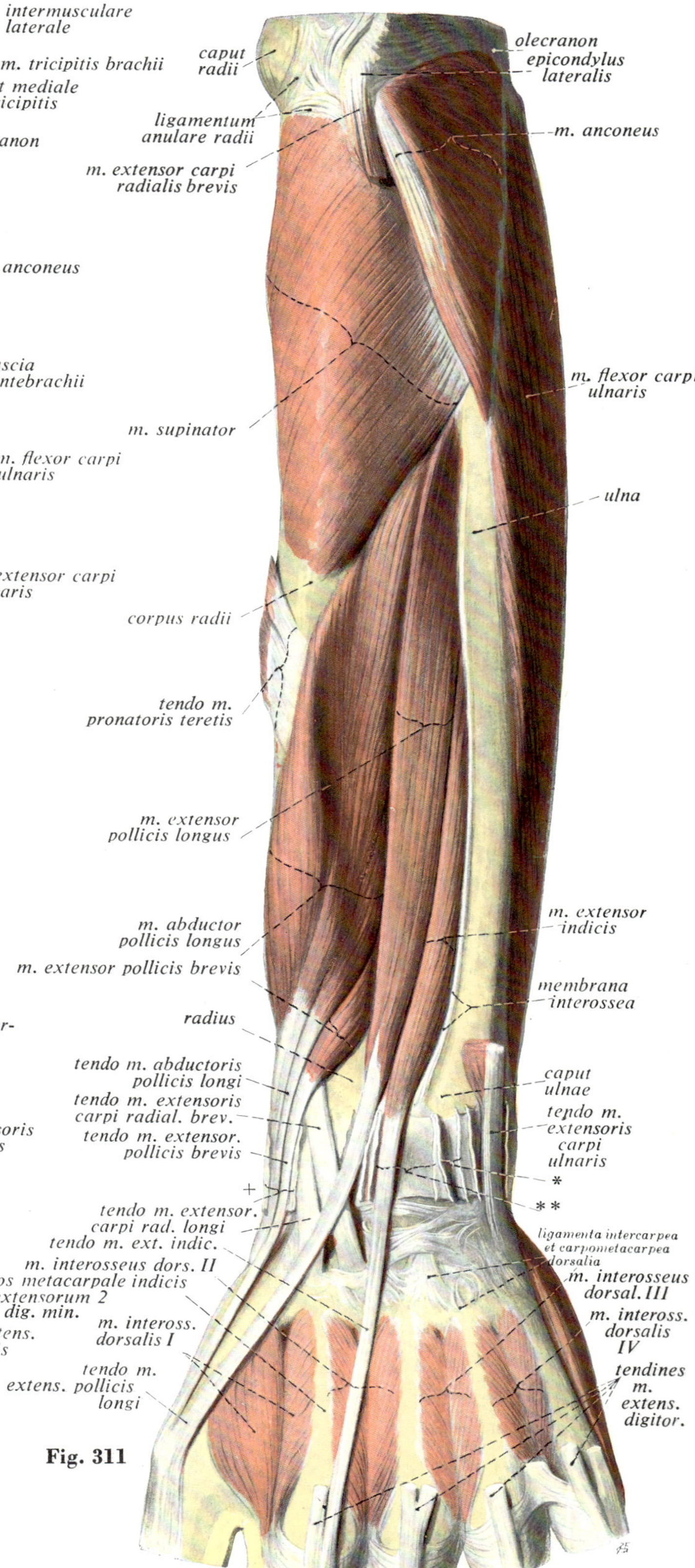

Fig. 311

Muskeln des Unterarms. Extensoren (Fortsetzung), **m. supinator**

Tiefe, radiale (schräge) Gruppe der Extensoren (Fig. 310, 311, 313, 316)

Name	*Ursprung*	*Ansatz*
1. m. abductor pollicis longus	facies posterior ulnae, membrana interossea, facies posterior radii	basis ossis metacarpalis pollicis, os trapezium
2. m. extensor pollicis brevis	facies posterior radii und membrana interossea	proximale Phalanx des Daumens

Innervation: n. radialis

Funktion: abduzieren bzw. strecken Daumen, bewirken auch laterale (radiale) Abduktion der Hand (neben Palmarflexion); ersterer hilft auch supinieren, letzterer streckt und abduziert die proximale Phalanx des Daumens

Tiefe, ulnare (gerade) Gruppe der Extensoren (Fig. 310, 311, 313, 316)

1. m. extensor pollicis longus	facies posterior ulnae, membrana interossea	Endphalanx des Daumens
2. m. extensor indicis	wie der vorige	Dorsalaponeurose des Zeigefingers

Innervation: n. radialis

Funktion: strecken Daumen bzw. Zeigefinger; ersterer hilft die ganze Hand dorsalflektieren und den Daumen abduzieren

Musculus supinator (Fig. 306, 311-313)

m. supinator wird vom tiefen Ast des n. radialis durchbohrt und dadurch in eine oberflächliche und tiefe Lage gespalten	epicondylus lateralis humeri, ligamenta collaterale radiale und anulare radii, crista m. supinatoris ulnae	facies anterior, margo anterior, facies lateralis, margo posterior radii, proximal und distal der tuberositas radii

Innervation: n. radialis

Funktion: Supination

Fig. 310. Muskeln der Streckfläche des linken Unterarms in Dorsalansicht. Mm. extensor digitorum und digiti minimi sind durchschnitten, die Sehnenfächer des retinaculum extensorum z. T. eröffnet; 1 Fach für m. extensor digiti minimi; 2 Fach für m. extensor digitorum und m. extensor indicis; 3 Fach für m. extensor pollicis longus.

Fig. 311. Tiefe Schicht der Extensorenmuskulatur des linken Unterarms in Dorsal- und Lateralansicht. Die oberflächliche Schicht der Extensoren und die Muskeln der Radialgruppe sind bis auf die Sehnenstümpfe entfernt, die Sehnenfächer des retinaculum extensorum sämtlich eröffnet. * Fach für den m. extensor digiti minimi; ** Fach für den m. extensor digitorum und m. extensor indicis; + Fach für den m. abductor pollicis longus und m. extensor pollicis brevis.

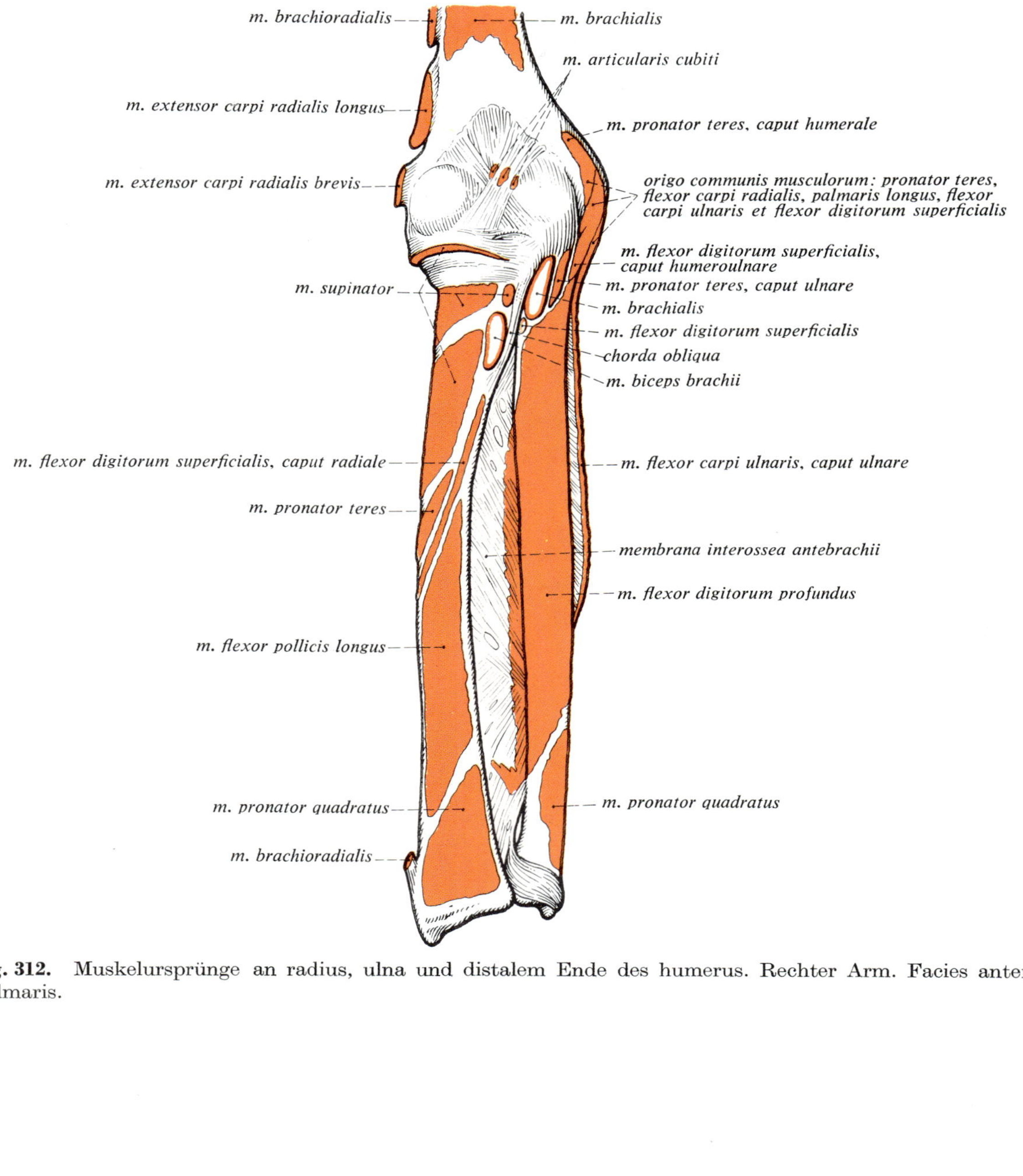

Fig. 312. Muskelursprünge an radius, ulna und distalem Ende des humerus. Rechter Arm. Facies anterior, palmaris.

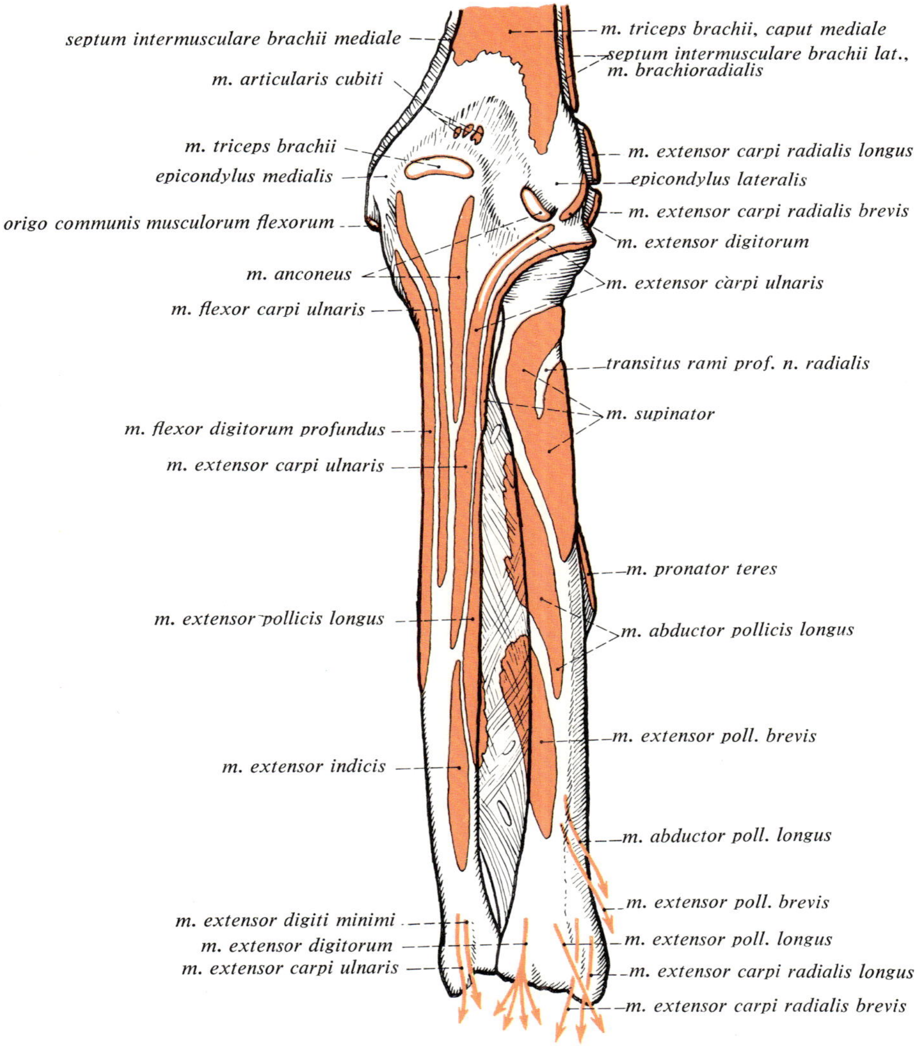

Fig. 313. Muskelursprünge an radius, ulna und distalem Ende des humerus. Sehnenfächer am distalen Ende von radius und ulna durch Pfeile gekennzeichnet. Rechter Arm. Facies posterior, dorsalis.

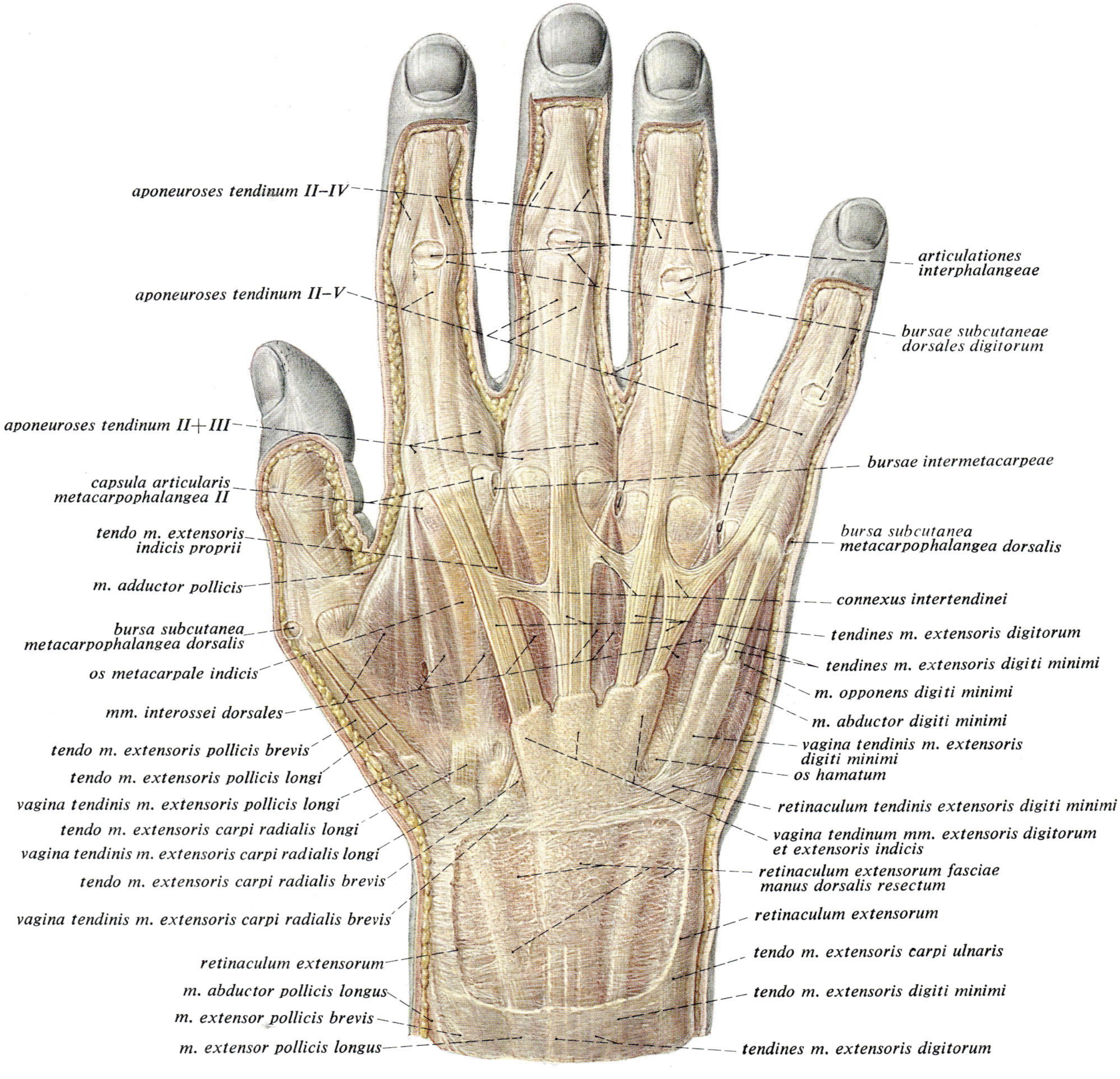

Fig. 314. Sehnen und Sehnenscheiden des rechten Handrückens, mm. interossei dorsales, Muskeln des Daumen- und Kleinfingerballens, retinaculum extensorum teilweise eröffnet.

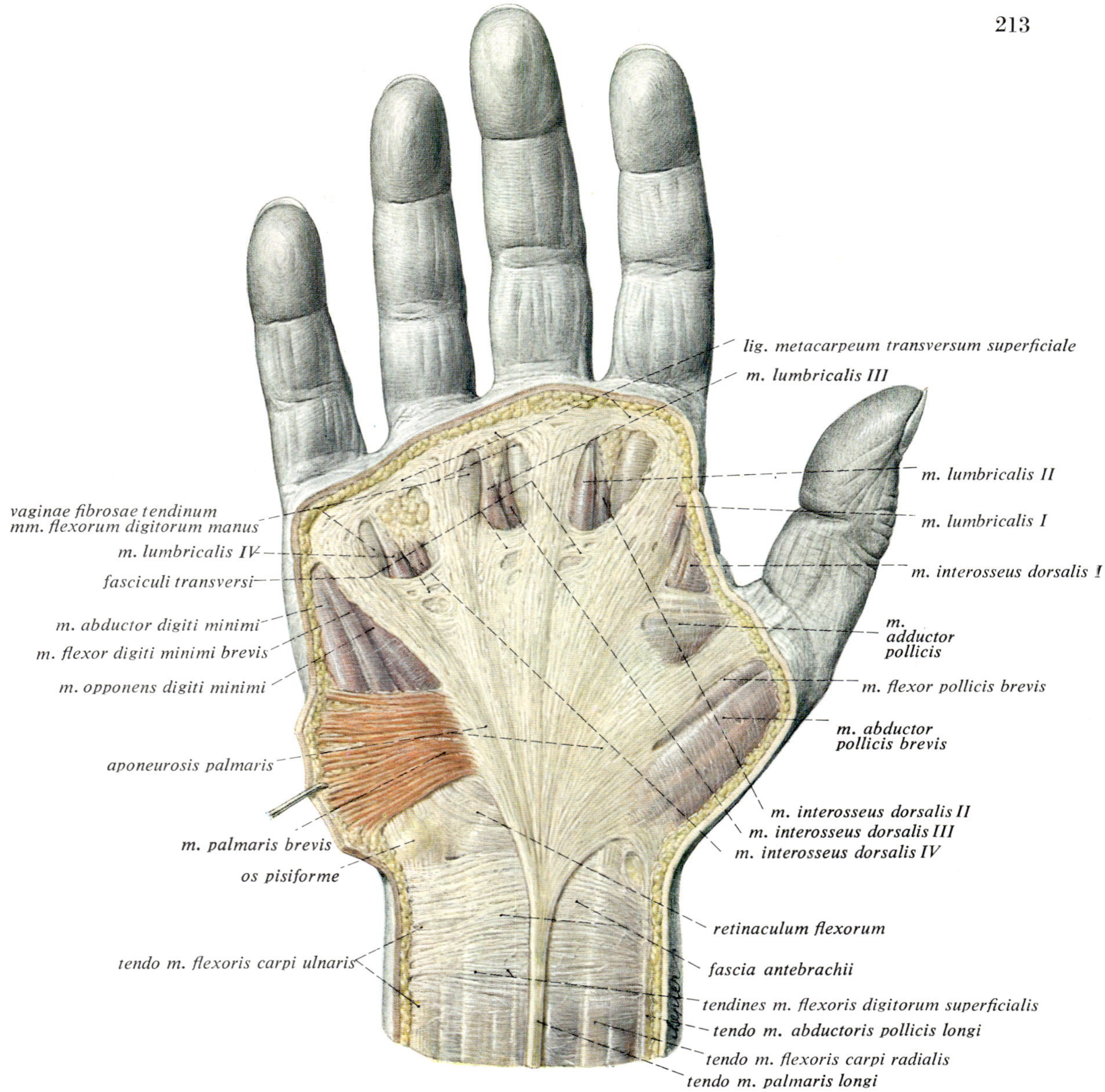

Fig. 315. Muskeln und Faszien der rechten Hohlhand. Palmaraponeurose und m. palmaris brevis nach Entfernung der Haut und des Unterhautfettgewebes der palma manus.

Name	*Ursprung*	*Ansatz*
m. palmaris brevis Hautmuskel; mehrere getrennte Bündel	medialer Rand der aponeurosis palmaris (selten os trapezium)	Haut der palma manus am medialen Rande

Innervation: n. ulnaris (ramus superficialis)

Funktion: spannt die Haut der palma manus an der medialen Seite

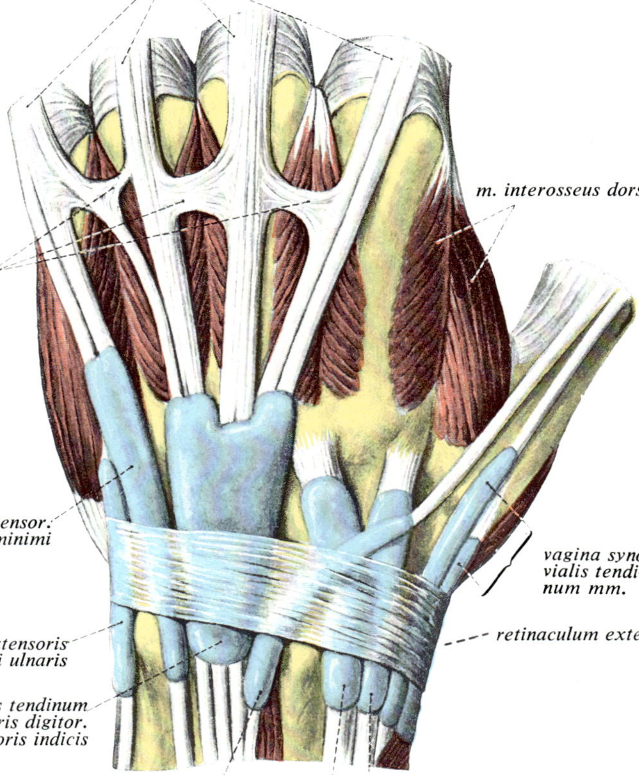

Fig. 316. Sehnen und Sehnenscheiden des dorsum manus links. Die Sehnenscheiden, vaginae synoviales, für die Sehne des m. extensor pollicis brevis und m. abductor pollicis longus sowie die Sehnenscheide für die Sehne des m. extensor carpi radialis longus und m. extensor carpi radialis brevis sind meist ganz oder teilweise gemeinsam. So bestehen auf dem Handrücken im ganzen sechs Sehnenfächer: Das erste (radiale) enthält die Sehnen des m. abductor pollicis longus und m. extensor pollicis brevis, das zweite die Sehnen des m. extensor carpi rad. long. und brevis, das dritte die Sehne des m. extensor pollicis longus, das vierte die Sehnen des m. extensor digitorum und des m. extensor indicis, das fünfte die Sehne des m. extensor digiti minimi, das sechste (ulnare) die Sehne des m. extensor carpi ulnaris.

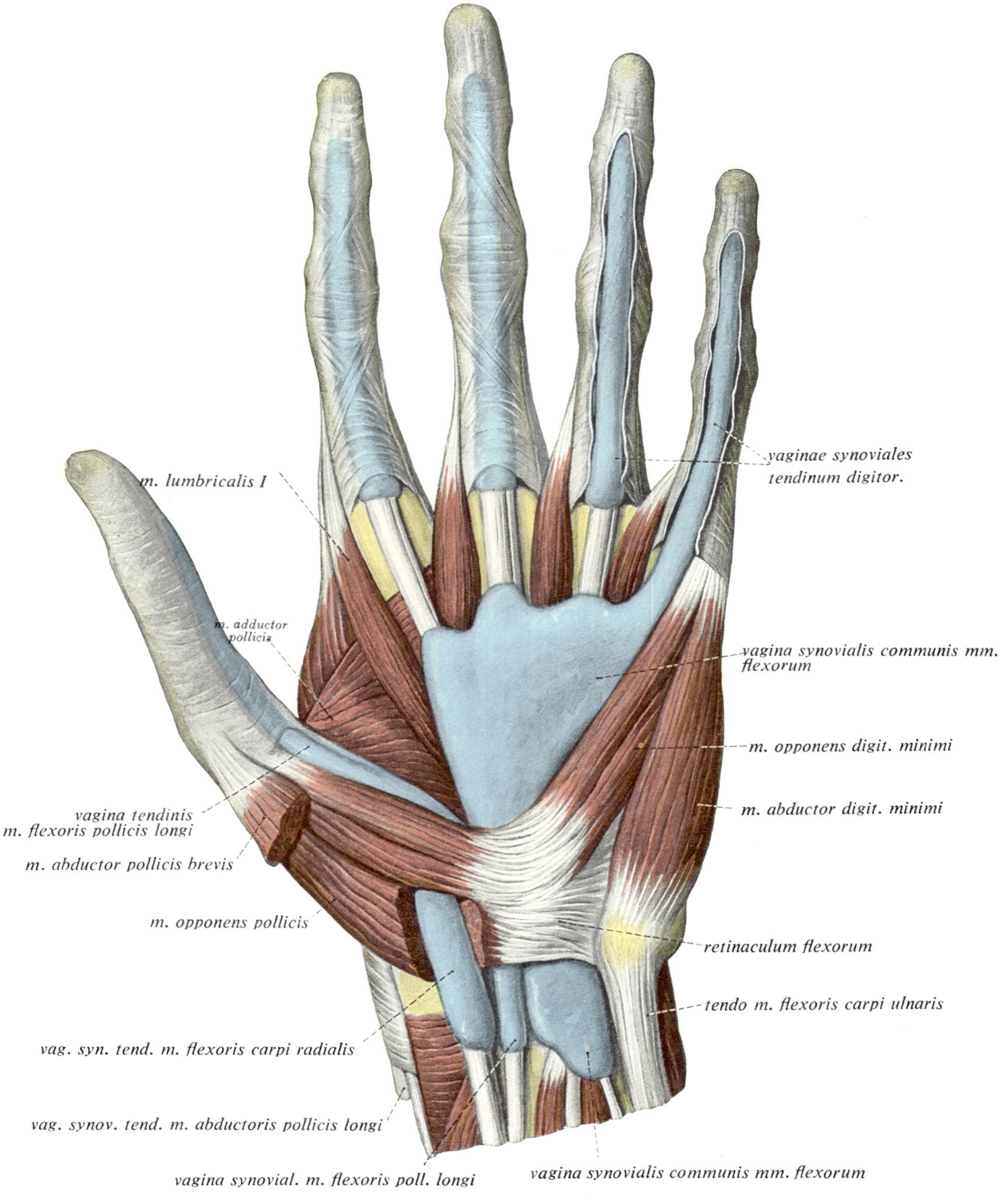

Fig. 317. Sehnenscheiden, vaginae synoviales, der palma manus links. Die Synovialscheide der Sehne des m. flexor carpi radialis ist unter Durchschneidung der Daumenballenmuskulatur eine Strecke weit freigelegt. Die ligamenta vaginalia des 4. und 5. Fingers sind gespalten. Die Sehnenscheiden sind durch Injektion einer blauen Gummimasse dargestellt. Beim Lebenden sind sie mit klarer, farbloser Synovia erfüllt.

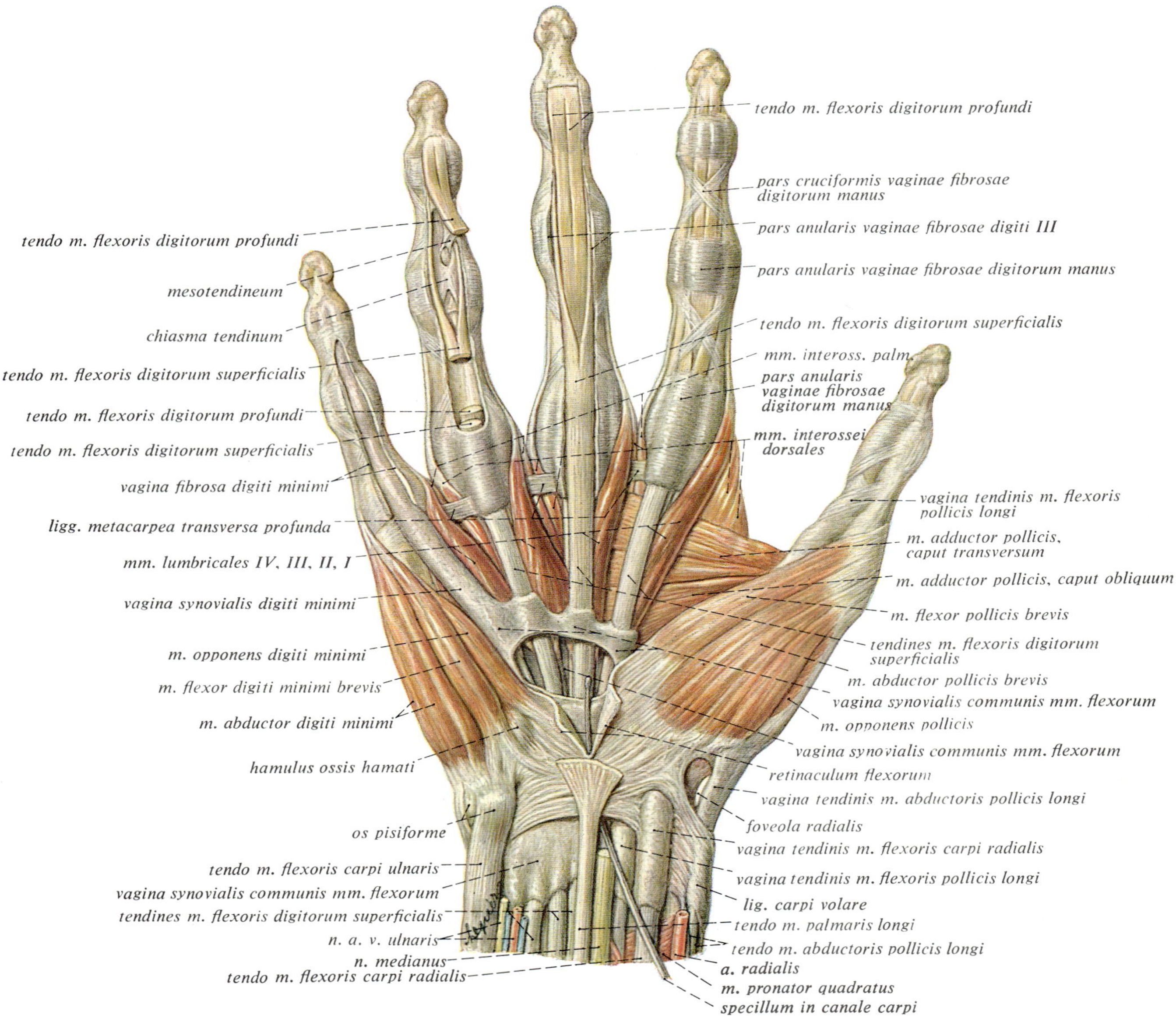

Fig. 318. Muskeln der Hohlhand nach Entfernung des größten Teils der Palmaraponeurose. Sehnenscheide des Mittelfingers der Länge nach gespalten. Retinaculum flexorum eingeschnitten.

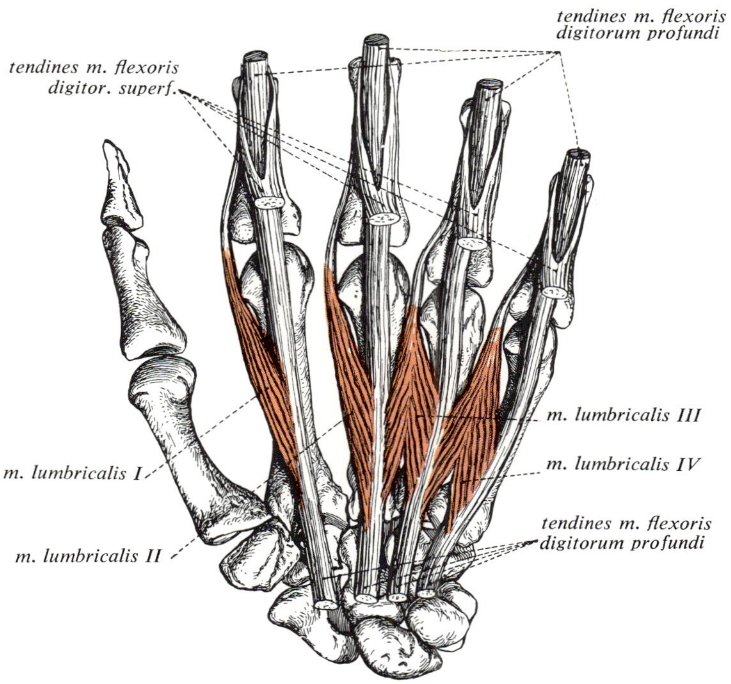

Fig. 319. Schema der musculi lumbricales. Palmaransicht, linke Hand.

Mm. lumbricales (Fig. 319, 320)

Ursprung:	Sehnen des m. flexor digitorum profundus
Ansatz:	Dorsalaponeurosen des 2. bis 5. Fingers
Innervation:	n. medianus und n. ulnaris
Funktion:	Beugen in den Fingergrundgelenken, Strecken im Mittel- und Endgelenk

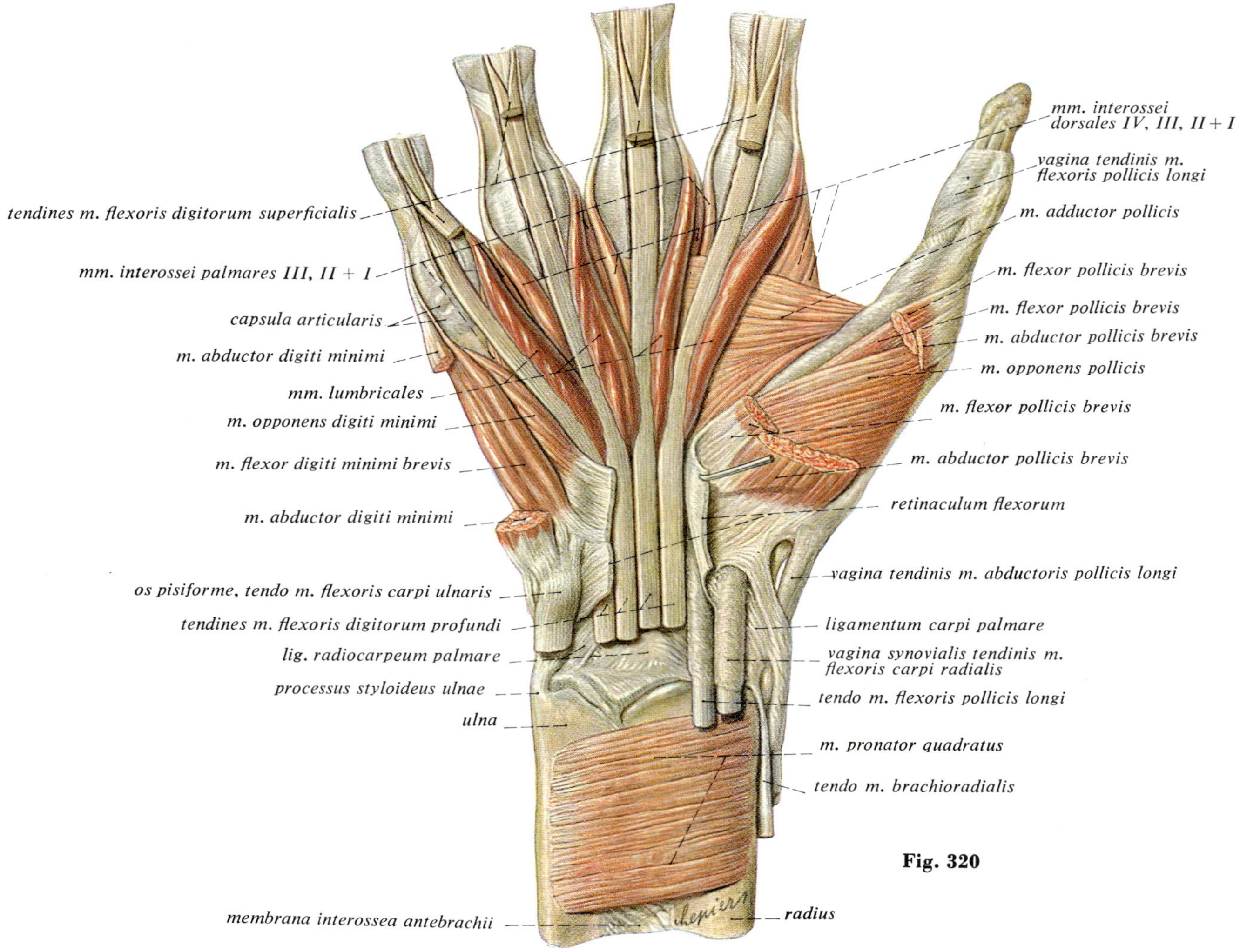
mm. interossei dorsales IV, III, II + I
vagina tendinis m. flexoris pollicis longi
m. adductor pollicis
m. flexor pollicis brevis
m. flexor pollicis brevis
m. abductor pollicis brevis
m. opponens pollicis
m. flexor pollicis brevis
m. abductor pollicis brevis
retinaculum flexorum
vagina tendinis m. abductoris pollicis longi
ligamentum carpi palmare
vagina synovialis tendinis m. flexoris carpi radialis
tendo m. flexoris pollicis longi
m. pronator quadratus
tendo m. brachioradialis
radius
tendines m. flexoris digitorum superficialis
mm. interossei palmares III, II + I
capsula articularis
m. abductor digiti minimi
mm. lumbricales
m. opponens digiti minimi
m. flexor digiti minimi brevis
m. abductor digiti minimi
os pisiforme, tendo m. flexoris carpi ulnaris
tendines m. flexoris digitorum profundi
lig. radiocarpeum palmare
processus styloideus ulnae
ulna
membrana interossea antebrachii

Fig. 320

Muskeln des Kleinfingerballens (hypothenar) (Fig. 318, 320, 321, 325, 326)

Name	*Ursprung*	*Ansatz*
1. m. abductor digiti minimi	os pisiforme	Dorsalaponeurose des fünften Fingers
2. m. flexor digiti minimi brevis (inkonstant)	retinaculum flexorum, hamulus ossis hamati	proximale Phalanx des fünften Fingers
3. m. opponens digiti minimi	wie der vorige	metacarpale V

Innervation:	ramus profundus n. ulnaris (versorgt alle Hypothenarmuskeln)
Funktion:	ergibt sich aus der Benennung

◀ **Fig. 320.** Tiefere Schichten der Muskulatur der Hohlhand und m. pronator quadratus. Das retinaculum flexorum ist durchschnitten. Die Flexorensehnen des 2. bis 5. Fingers an der Kreuzung der oberflächlichen und tiefen Fingerbeuger durchtrennt, die mm. lumbricales dargestellt. Die Muskeln des Daumen- und des Kleinfingerballens z. T. entfernt.

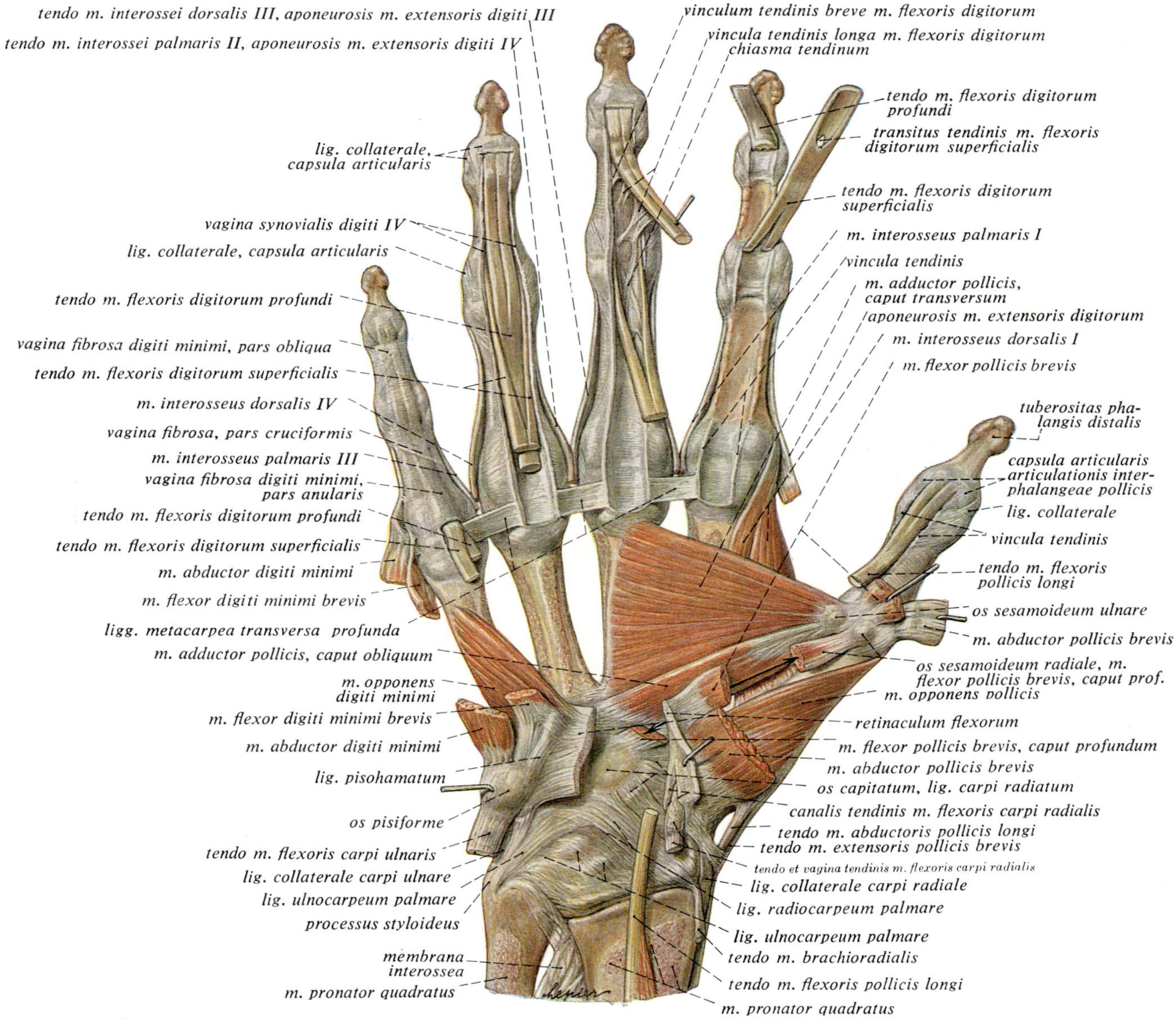

Fig. 321. Tiefste Schicht der Muskulatur der Hohlhand. Der canalis carpi ist eröffnet (Durchtrennung des retinaculum flexorum). Ursprung und Ansatz des m. pronator quadratus unmittelbar am distalen Ende von ulna und radius abgeschnitten. Die Sehne des m. flexor pollicis longus auf längerer Strecke erhalten. Die Beugersehnen der Finger sind nach Eröffnung der Sehnenscheiden bis zu ihrem Ansatz dargestellt. Die Muskulatur des thenar und des hypothenar, der mm. interossei in verschiedenen Präparationsstufen abgebildet, ebenso die Beugersehnen in ihren Ansätzen und Überkreuzungen.

Muskeln des Daumenballens (thenar) (Fig. 318, 320, 321, 325, 326)

M. abductor pollicis brevis, m. opponens pollicis und der oberflächliche Kopf des m. flexor pollicis brevis bilden die oberflächliche, der tiefe Kopf des m. flexor pollicis brevis und der m. adductor pollicis die tiefe Schicht der Daumenballenmuskeln.

Name	*Ursprung*	*Ansatz*
1. m. abductor pollicis brevis	retinaculum flexorum, tuberositas ossis scaphoidei (hängt mit dem m. abductor pollicis longus zusammen)	an der proximalen Phalanx des Daumens (Seitenrand), am lateralen (radialen) Sesambein
Innervation:	n. medianus, mitunter z. T. n. radialis (r. superficialis)	
Funktion:	abduziert den Daumen, hilft opponieren	
2. m. opponens pollicis	retinaculum flexorum und os trapezium	an der ganzen Länge des lateralen (radialen) Randes des os metacarpale pollicis (bis zum caput)
Innervation:	n. medianus (und n. ulnaris)	
Funktion:	opponiert Daumen, hilft abduzieren	
3. m. flexor pollicis brevis		
caput superficiale	retinaculum flexorum	mittels des lateralen (radialen) Sesambeins an der proximalen Phalanx des Daumens
caput profundum	in der Tiefe des canalis carpi von den ossa trapezium, trapezoideum und capitatum	
Innervation:	caput superficiale: n. medianus, caput profundum: ramus profundus n. ulnaris	
Funktion:	beugt Grundphalanx des Daumens	
4. m. adductor pollicis **a) caput obliquum** **b) caput transversum**	a) in der Tiefe des canalis carpi: os capitatum und os hamatum b) palmare Fläche des os metacarpale III (II)	mittels des medialen (ulnaren) Sesambeins an der proximalen Phalanx des Daumens
Innervation:	ramus profundus n. ulnaris	
Funktion:	Adduktion des Daumens, hilft opponieren	

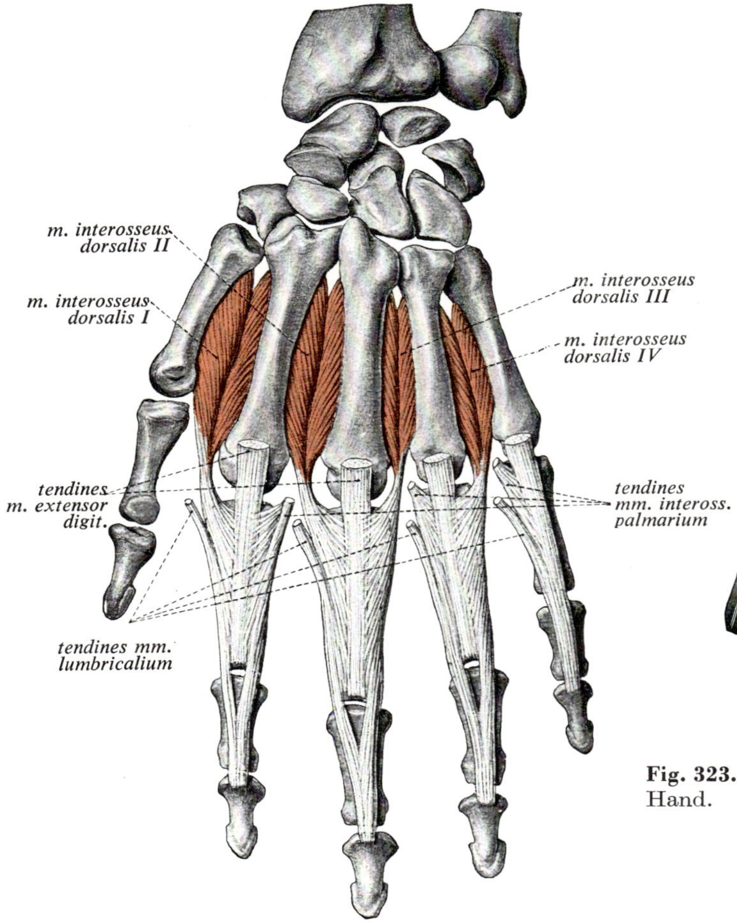

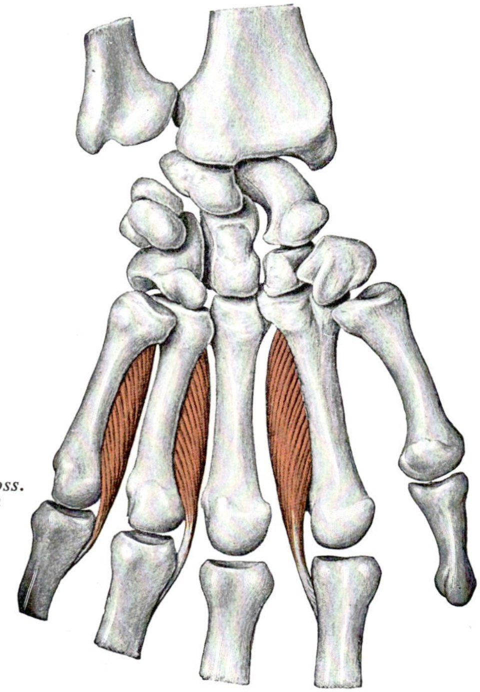

Fig. 323. Schema der mm. interossei palmares, linke Hand.

Fig. 322. Schema der mm. interossei dorsales manus und der Dorsalaponeurosen der Finger, linke Hand.

Mm. interossei dorsales et palmares (Fig. 316, 322-326)

Funktion:	Die dorsalen mm. interossei abduzieren, die palmaren adduzieren die Finger
Innervation:	n. ulnaris

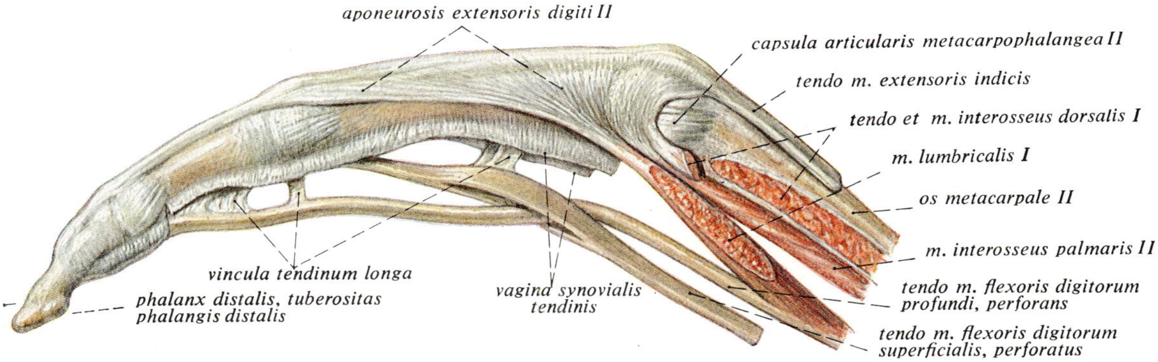

Fig. 324. Zeigefinger der rechten Hand mit Dorsalaponeurose sowie den Sehnen seiner Beuge- und Streckmuskeln.

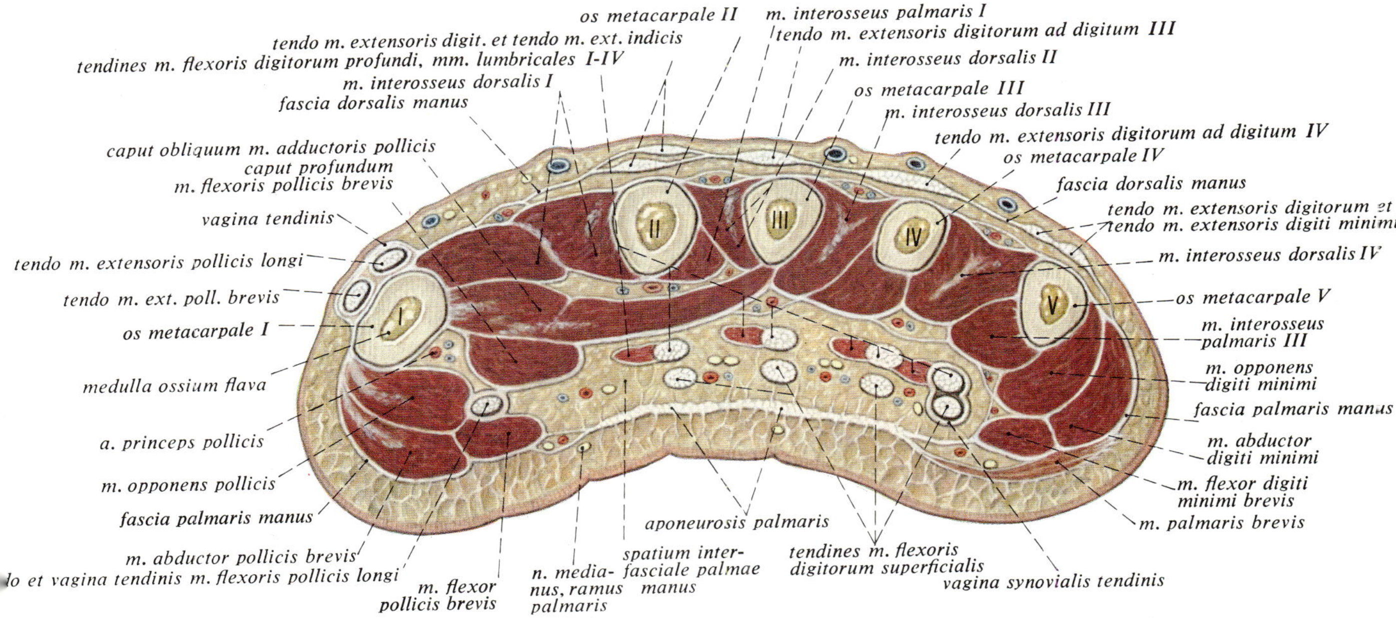

Fig. 325. Querschnitt durch die rechte Hand im Bereich des metacarpus. Ossa metacarpalia I–V.

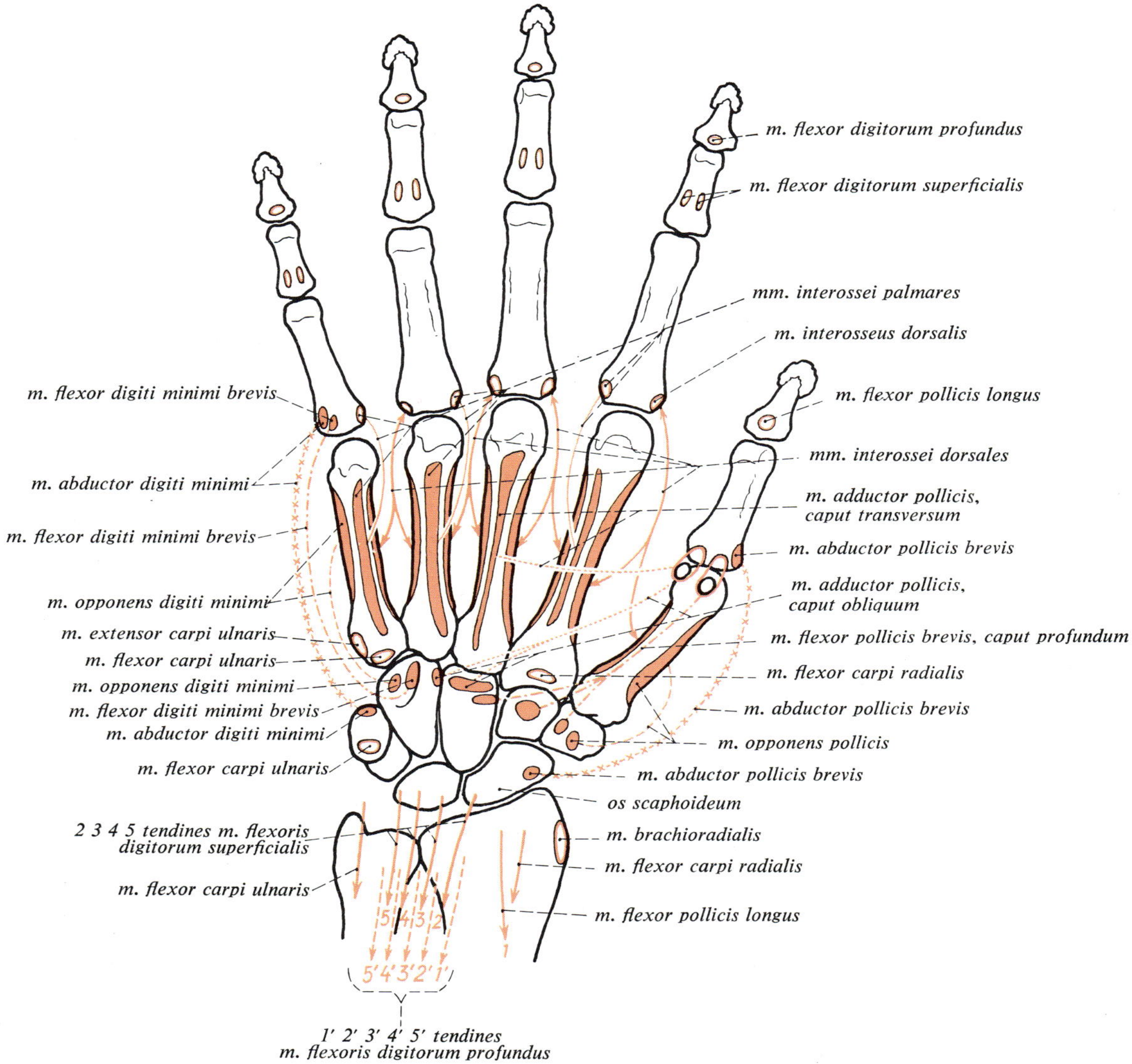

Fig. 326. Muskelursprünge und -ansatzstellen an der Palmarseite der rechten Hand. Sehnenfächer der articulatio radiocarpea durch proximal gerichtete Pfeile bezeichnet. Die Sehnen des m. flexor digitorum superficialis (2–5): durchgehend rote Pfeile; die Sehnen des m. flexor digitorum profundus (1'–5'): gestrichelte rote Pfeile.

Muskeln

Untere Extremität

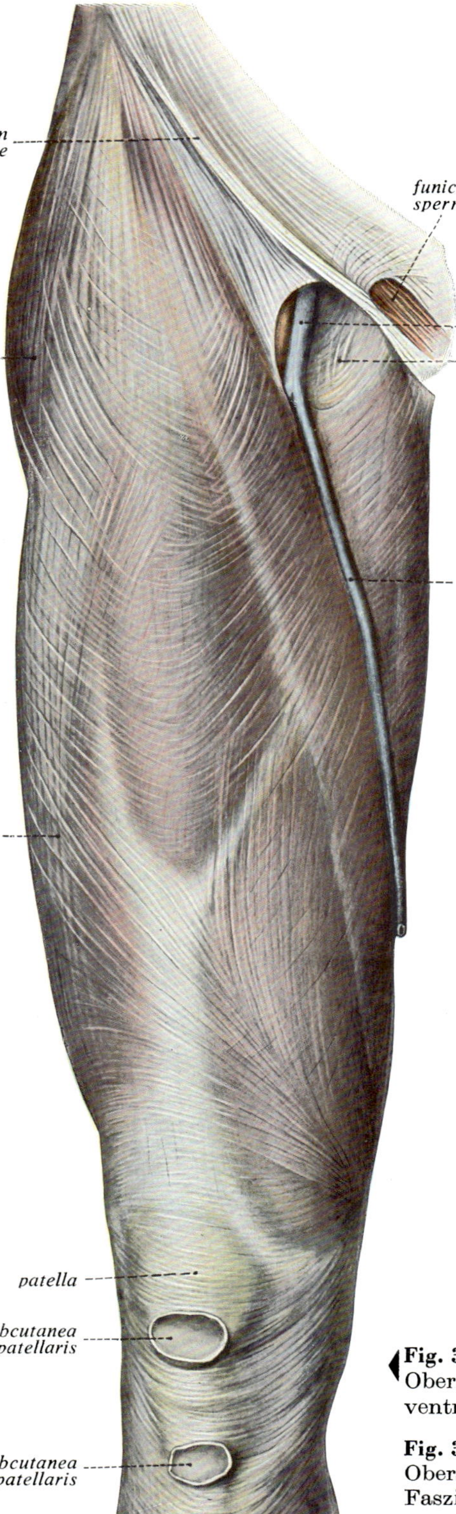

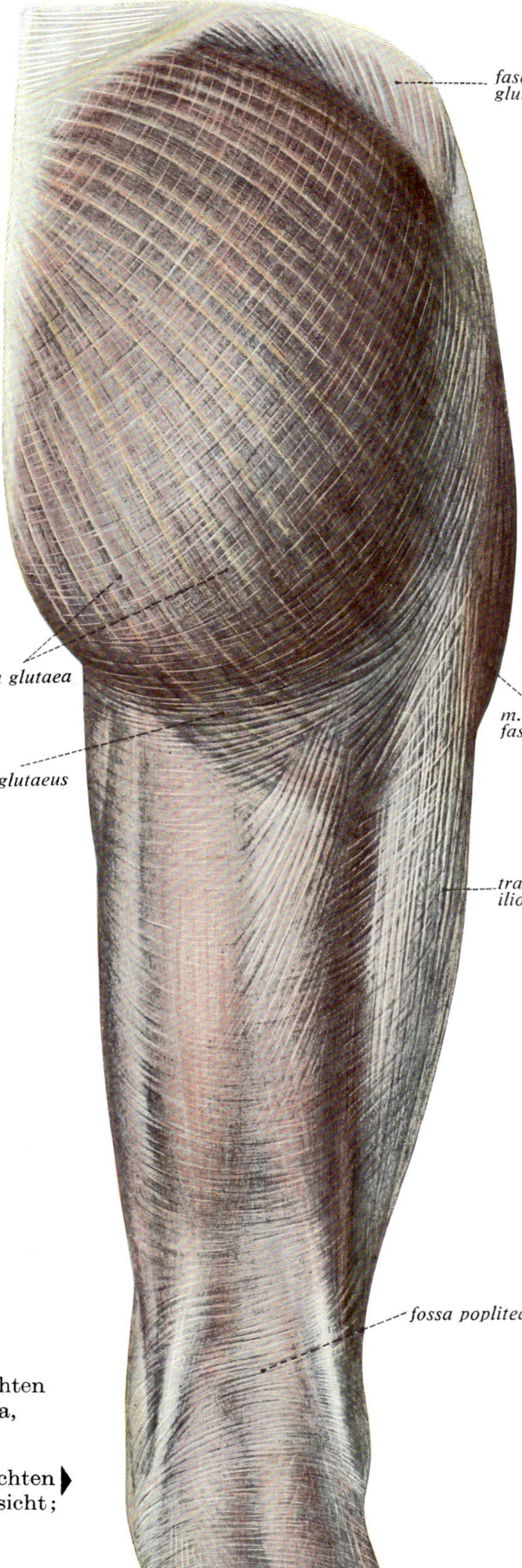

Fig. 327. Faszie des rechten Oberschenkels, fascia lata, ventrale Ansicht.

Fig. 328. Faszie des rechten Oberschenkels, Dorsalansicht; Faszie der regio glutaea.

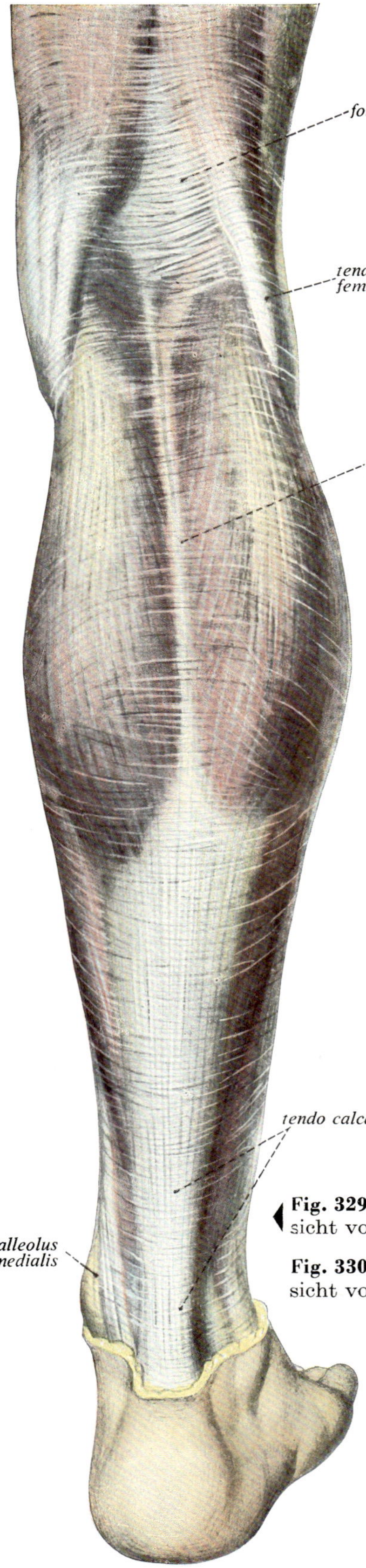

Fig. 329. Faszie des Unterschenkels in der Ansicht von hinten, fascia cruris.

Fig. 330. Faszie des Unterschenkels in der Ansicht von vorne und fascia dorsalis pedis.

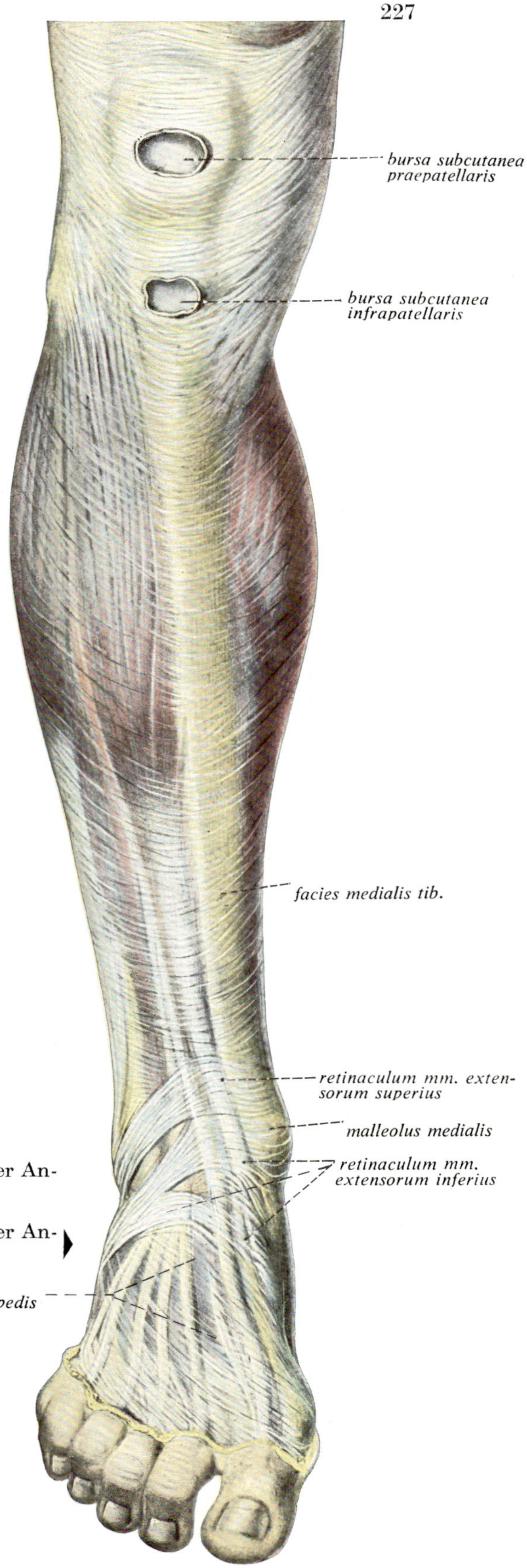

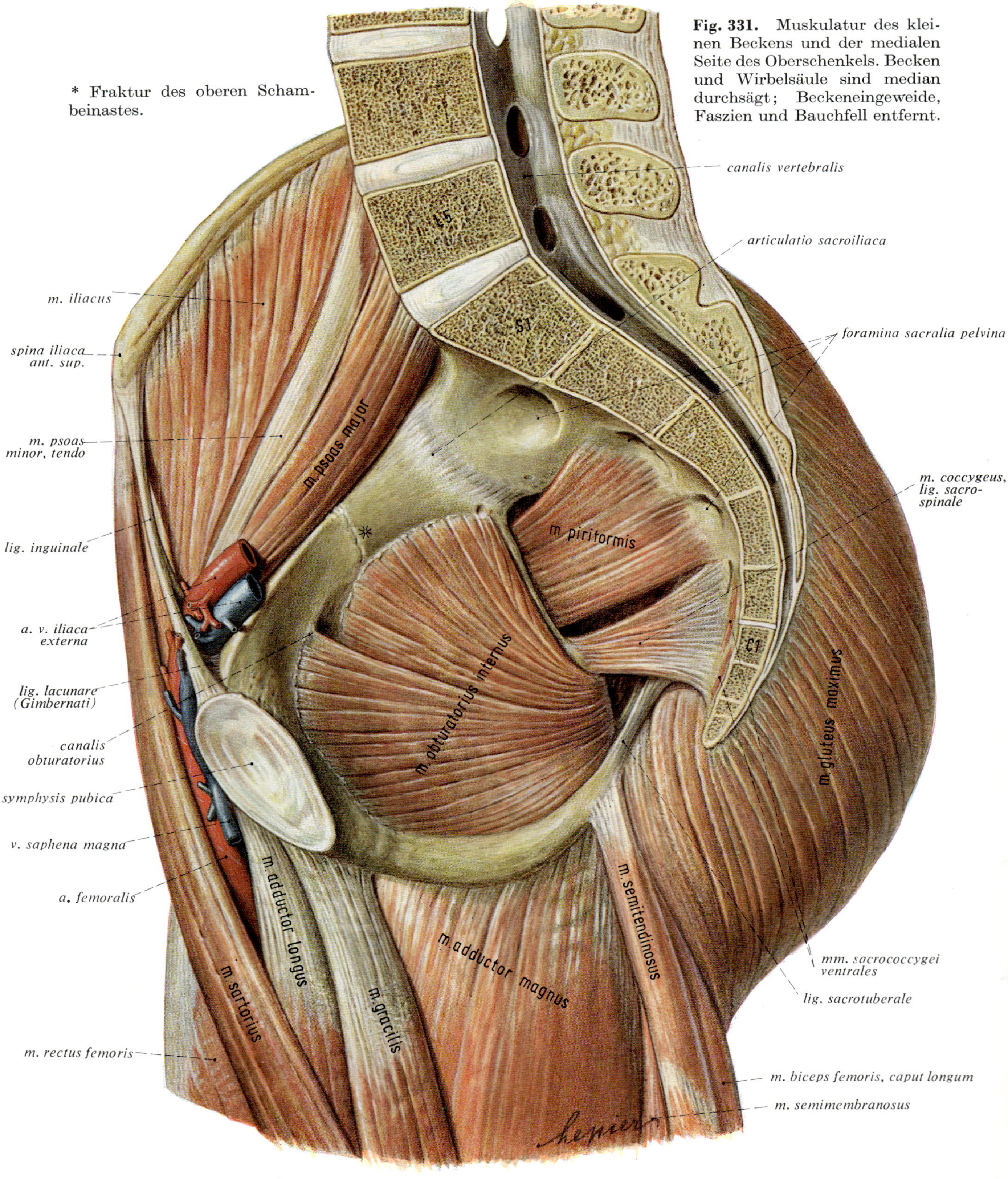

Fig. 331. Muskulatur des kleinen Beckens und der medialen Seite des Oberschenkels. Becken und Wirbelsäule sind median durchsägt; Beckeneingeweide, Faszien und Bauchfell entfernt.

* Fraktur des oberen Schambeinastes.

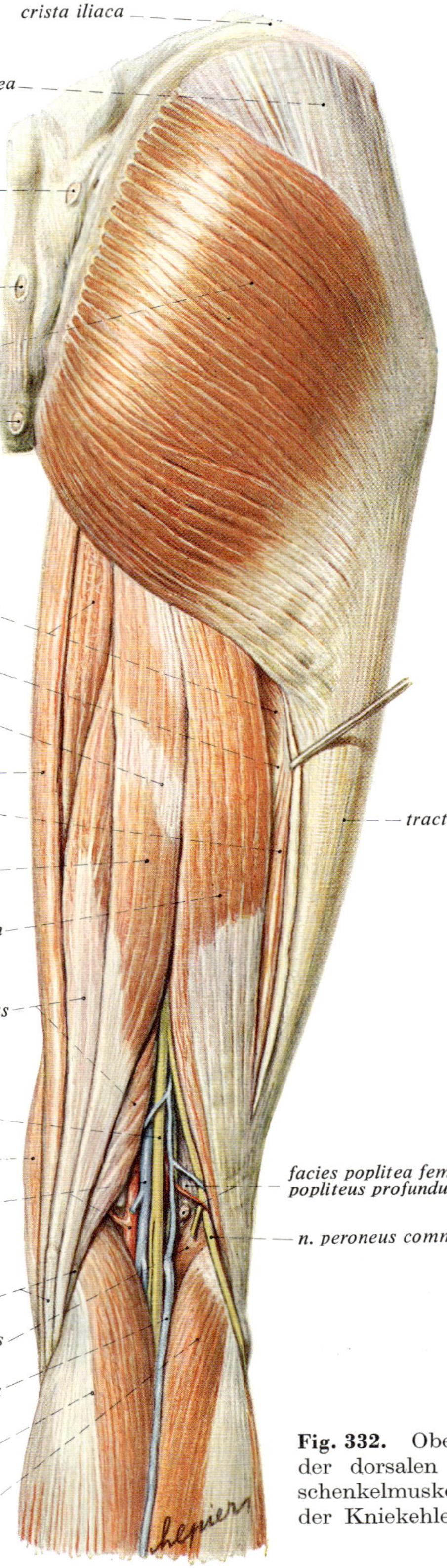

Fig. 332. Oberflächliche Schicht der dorsalen Hüft- und Oberschenkelmuskeln einschließlich der Kniekehle.

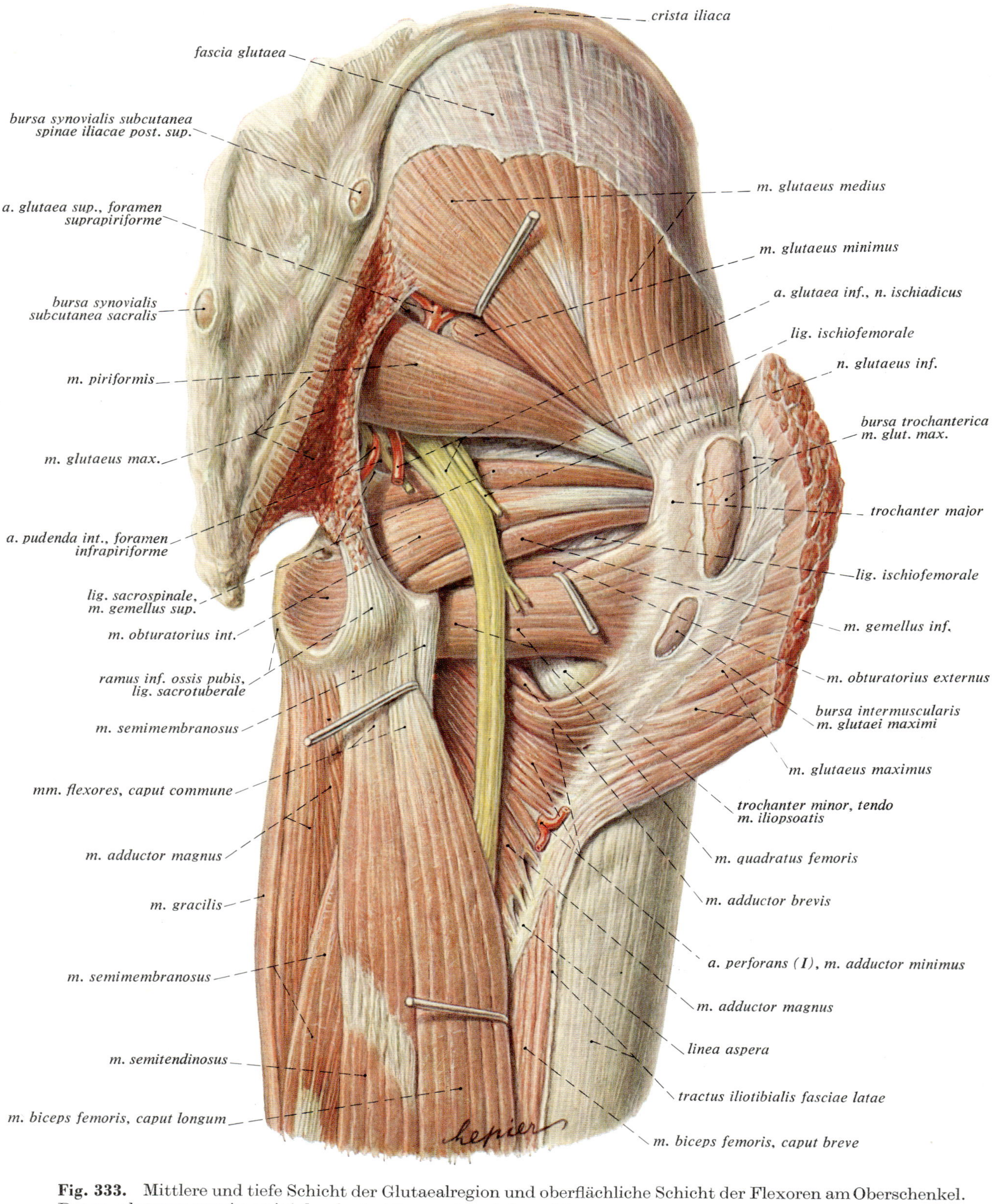

Fig. 333. Mittlere und tiefe Schicht der Glutaealregion und oberflächliche Schicht der Flexoren am Oberschenkel. Der m. glutaeus maximus ist durchschnitten und zurückgeschlagen.

Dorsale Hüftmuskeln (Fig. 331, 338–340)

<table>
<tr><th>Name</th><th>Ursprung</th><th>Ansatz</th></tr>
<tr><td>1. m. glutaeus maximus (mächtiger, grobbündeliger Muskel)</td><td>dorsaler Abschnitt der Darmbeinschaufel (hinter linea glutaea posterior), fascia thoracolumbalis, facies dorsalis ossis sacri, ligamentum sacrotuberale</td><td>tuberositas glutaea, tractus iliotibialis fasciae latae</td></tr>
<tr><td>Innervation:</td><td colspan="2">n. glutaeus inferior</td></tr>
<tr><td>Funktion:</td><td colspan="2">Streckung des Oberschenkels; unterstützt Abduktion (kranialer Teil) und Adduktion (kaudaler Teil), ferner Außenrotation; Fasern zum tractus iliotibialis strecken Kniegelenk. Hält den Rumpf beim aufrechten Stehen, wirkt beim Gehen, Treppensteigen, versteift Hüft- und Kniegelenk</td></tr>
<tr><td>2. m. glutaeus medius</td><td>facies lateralis alae ossis ilium (zw. crista iliaca, linea glutaea posterior und anterior)</td><td>lateraler Umfang des trochanter major (sehnig)</td></tr>
<tr><td>Innervation:</td><td colspan="2">n. glutaeus superior</td></tr>
<tr><td>Funktion:</td><td colspan="2">Abduktion des Oberschenkels, daneben teils Innen- (ventraler bzw. lateraler Teil), teils Außenrollung (dorsaler bzw. medialer Teil)</td></tr>
<tr><td>3. m. glutaeus minimus</td><td>facies lateralis alae ossis ilium (zw. linea glutaea anterior u. inferior)</td><td>Spitze des trochanter major (sehnig)</td></tr>
<tr><td>Innervation:</td><td colspan="2">n. glutaeus superior</td></tr>
<tr><td>Funktion:</td><td colspan="2">ähnlich wie 2, Abduktion, Innenrollung; beide Muskeln neigen das Becken gegen das Standbein</td></tr>
<tr><td>4. m. piriformis</td><td>facies pelvina ossis sacri (Gegend der 2. bis 4. foramina sacralia pelvina)</td><td>langsehnig an der Spitze des trochanter major</td></tr>
<tr><td>Innervation:</td><td colspan="2">n. ischiadicus oder direkte Äste aus dem plexus sacralis</td></tr>
<tr><td>Funktion:</td><td colspan="2">Abduktion des Oberschenkels, daneben auch Außenrollung im Hüftgelenk</td></tr>
<tr><td>5. m. obturatorius internus</td><td>innerer Umfang des foramen obturatum, membrana obturatoria</td><td>langsehnig in der fossa trochanterica</td></tr>
<tr><td>6. m. gemellus superior</td><td>spina ischiadica</td><td rowspan="2">Sehne des m. obturatorius internus</td></tr>
<tr><td>7. m. gemellus inferior</td><td>tuber ischiadicum</td></tr>
<tr><td>Innervation:</td><td colspan="2">direkte Äste des plexus sacralis</td></tr>
<tr><td>Funktion:</td><td colspan="2">Außenroller</td></tr>
<tr><td>8. m. quadratus femoris</td><td>lateraler Rand d. tuber ischiadicum</td><td>crista intertrochanterica</td></tr>
<tr><td>Innervation:</td><td colspan="2">n. ischiadicus</td></tr>
<tr><td>Funktion:</td><td colspan="2">Außenroller; hilft auch bei der Adduktion</td></tr>
<tr><td>9. m. tensor fasciae latae</td><td>spina iliaca anterior superior</td><td>tractus iliotibialis fasciae latae</td></tr>
<tr><td>Innervation:</td><td colspan="2">n. glutaeus superior</td></tr>
<tr><td>Funktion:</td><td colspan="2">spannt fascia lata, hilft Oberschenkel beugen und abduzieren; ferner Unterschenkel strecken.</td></tr>
</table>

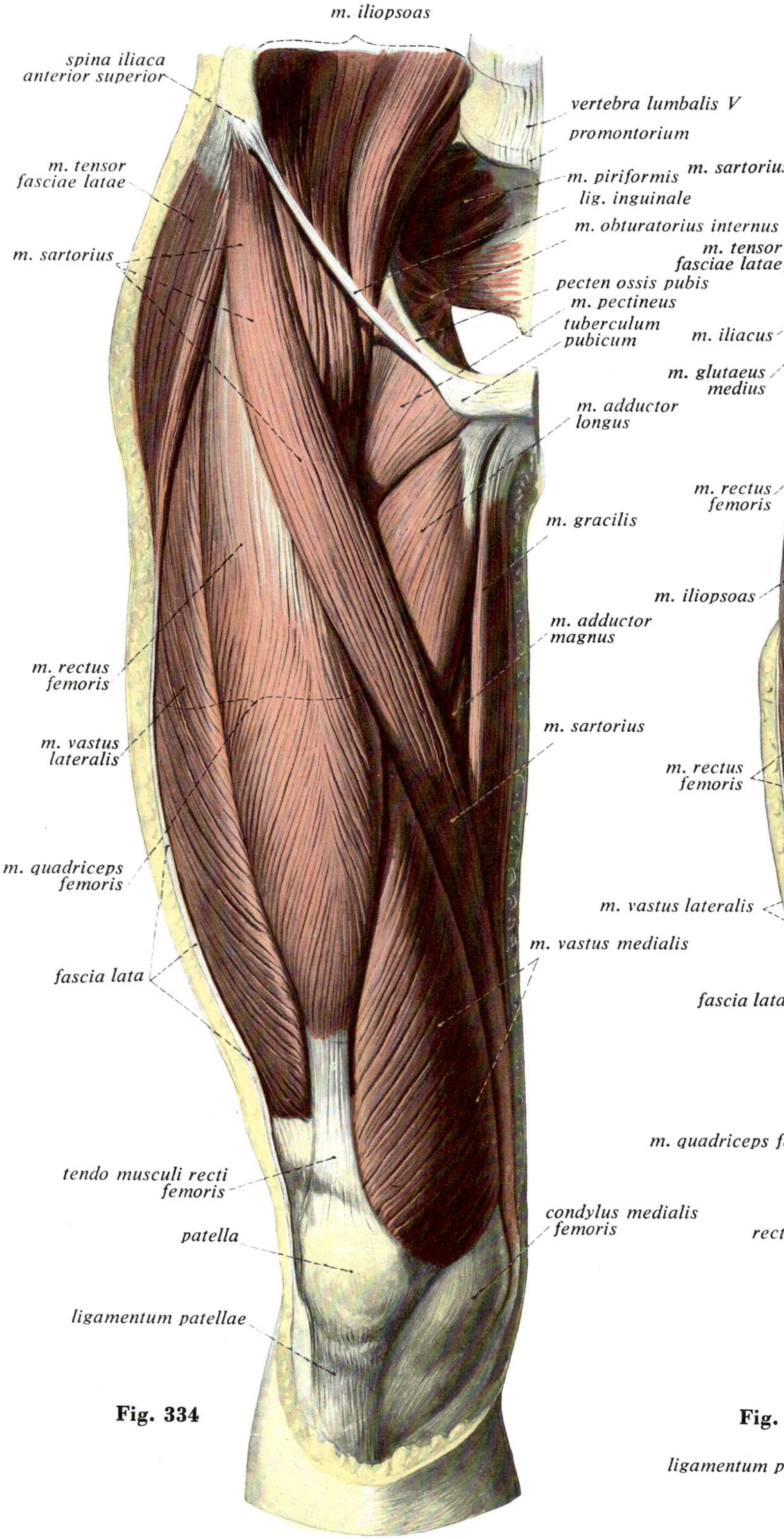

Fig. 334

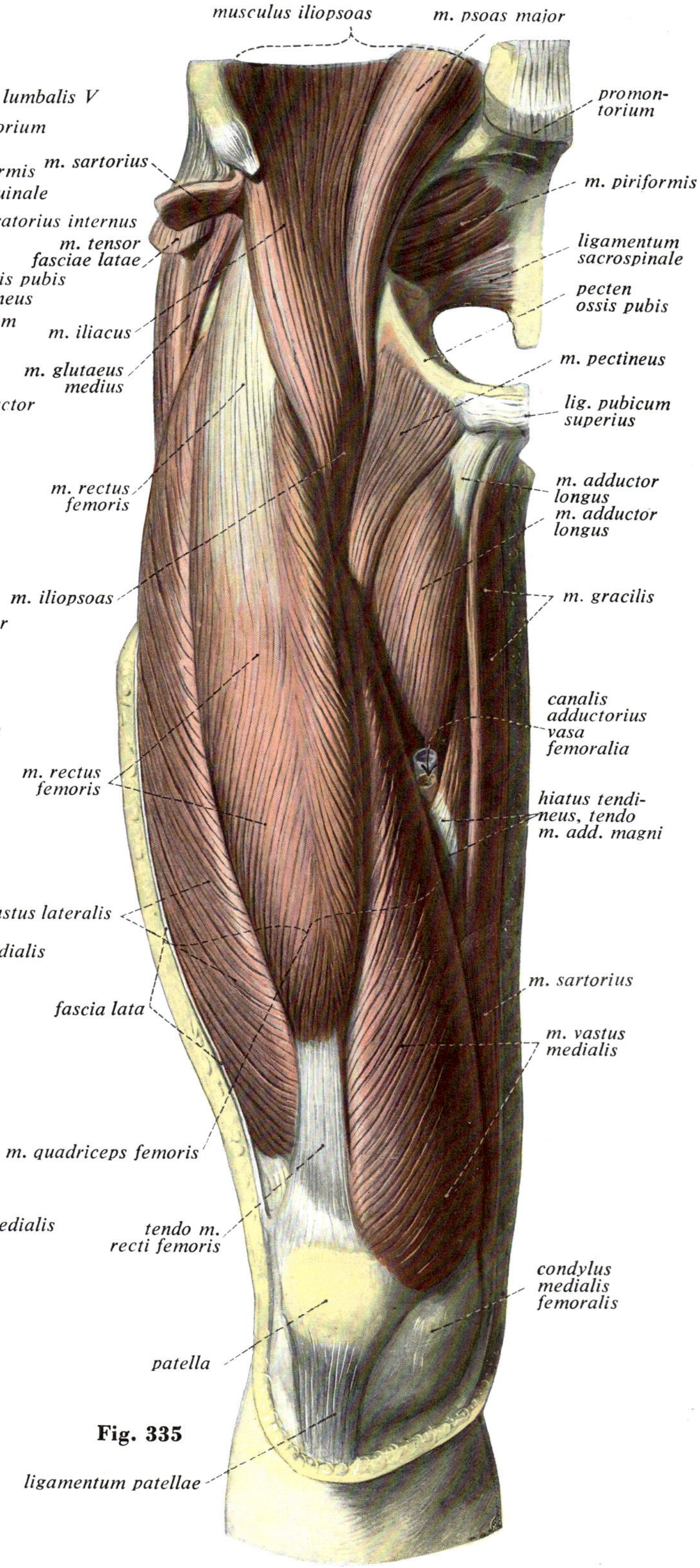

Fig. 335

Muskeln des Oberschenkels

Muskeln der Ventralfläche (Fig. 334–336)

Name	*Ursprung*	*Ansatz*
m. sartorius	spina iliaca anterior superior	medialer Rand der tuberositas tibiae

Innervation: n. femoralis

Funktion: hilft bei Beugung, Abduktion und Außenrollung des Oberschenkels, beugt (schwach) Unterschenkel, rollt gebeugten Unterschenkel im Kniegelenk einwärts

M. quadriceps femoris

m. rectus femoris (zweigelenkig)	spina iliaca anterior inferior und kranialer Rand des acetabulum (sehnig, gegabelt)	Die gemeinsame Sehne des mächtigsten Muskels des Menschen inseriert sehnig am proximalen und den seitlichen Rändern der patella und (endgültig) mit dem lig. patellae und den retinacula patellae an der tuberositas tibiae
m. vastus medialis (eingelenkig)	labium mediale lineae asperae, distal stärker als proximal	
m. vastus lateralis (eingelenkig)	labium laterale lineae asperae (bis zum trochanter major herauf);	
m. vastus intermedius (eingelenkig)	ventraler Umfang des femur (verwächst seitlich mit den beiden anderen Vasti)	
m. articularis genus (eingelenkig)	distale Fasern des vorigen	Kniegelenkkapsel

Innervation: n. femoralis

Funktion: streckt den Unterschenkel; m. rectus femoris unterstützt Beugung im Hüftgelenk

Die Lakunen der Inguinalregion

Da sich das ligamentum inguinale von der spina iliaca anterior superior zur Symphyse ausspannt, entstehen zwischen Ligament und Knochen 2 Lakunen, die durch den *arcus iliopectineus* geschieden sind.

1. *lacuna musculorum*, lateral, für den Durchtritt des m. iliopsoas und des n. femoralis auf den Oberschenkel.

2. *lacuna vasorum*, medial, für den Durchtritt der vasa femoralia, des r. femoralis n. genitofemoralis und der Lymphgefäße in das trigonum femorale am Oberschenkel bzw. von diesem in das Becken.

Begrenzung: oben ligamentum inguinale, unten ligamentum pectineale, medial ligamentum lacunare, lateral arcus iliopectineus.

Topographische Anordnung: ganz medial Lymphgefäße, dann die v. femoralis und lateral die a. femoralis.

hernia femoralis: Die „innere Bruchpforte“ ist die schwache Stelle zwischen v. femoralis und ligamentum lacunare, die von Lymphgefäßen und Bindegewebe (septum femorale = septum CLOQUETI) ausgefüllt ist.
Die „äußere Bruchpforte“ ist die fossa ovalis (hiatus saphenus) der fascia lata für den Eintritt der vena saphena magna und der oberflächlichen Lymphgefäße in die Tiefe. Letztere bedingen die Lücken in der fascia cribrosa des hiatus.

◀ **Fig. 334.** Oberflächliche Schicht der Muskeln der Ventralfläche des rechten Oberschenkels. Das ligamentum inguinale ist erhalten.

Fig. 335. Muskeln der Ventralfläche des rechten Oberschenkels nach Durchschneidung des m. sartorius und Entfernung des ligamentum inguinale.

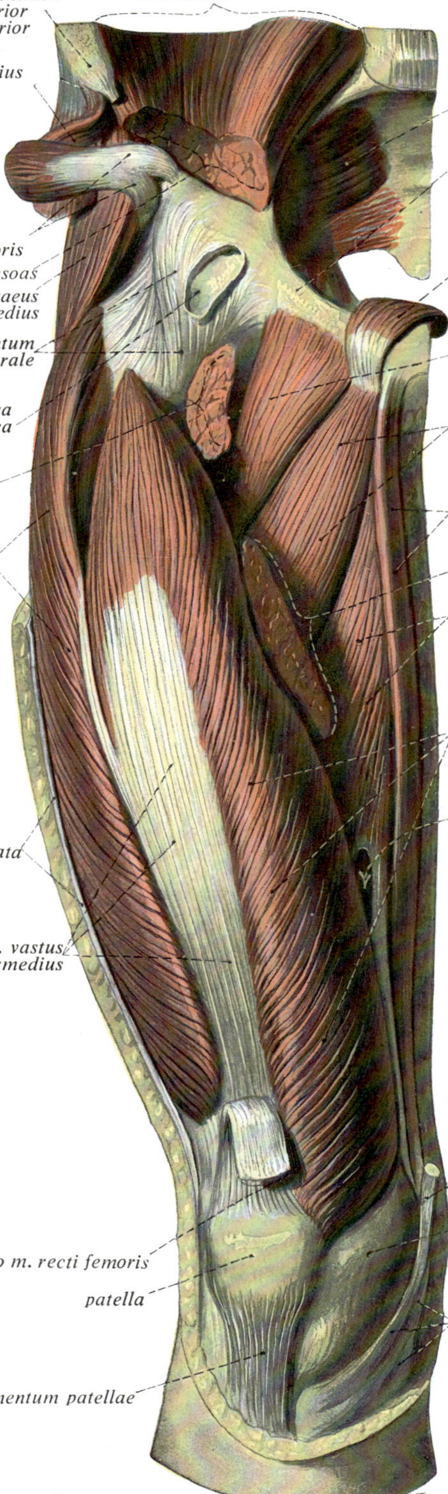

Fig. 336

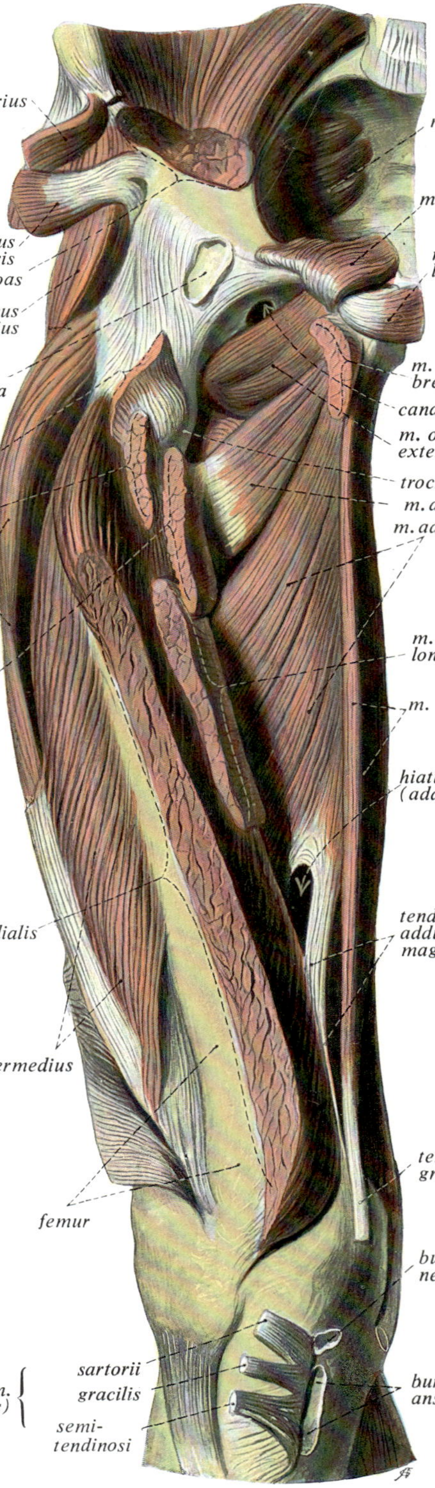

Fig. 337

Muskeln des Oberschenkels (Adduktoren) (Fig. 338, 339, 344, 345, 352)

Name	*Ursprung*	*Ansatz*
1. m. pectineus	pecten ossis pubis	linea pectinea femoris
Innervation: n. femoralis und/oder n. obturatorius		
Funktion: adduziert Oberschenkel, hilft bei der Beugung und Außenrollung im Hüftgelenk		
2. m. adductor longus	sehnig von der Grenze des ramus superior und ramus inferior ossis pubis	mittleres $^1/_3$ des labium mediale lineae asperae (kurzsehnig)
Innervation: n. obturatorius		
Funktion: Adduktion des Oberschenkels, hilft im Hüftgelenk beugen		
3. m. gracilis (bildet die mittlere Sehne des pes anserinus)	plattsehnig am ramus inferior ossis pubis längs der symphysis ossium pubis	langsehnig am medialen Rand der tuberositas tibiae (pes anserinus)
Innervation: n. obturatorius		
Funktion: adduziert Oberschenkel, hilft im Kniegelenk beugen und Unterschenkel einwärts rollen		
4. m. adductor brevis	ramus inferior ossis pubis (näher dem foramen obturatum als m. adductor longus)	proximales $^1/_3$ des labium mediale lineae asperae
Innervation: n. obturatorius		
Funktion: Adduktion des Oberschenkels, hilft ihn strecken und beteiligt sich an der Außenrollung im Hüftgelenk		
5. m. adductor magnus* (liegt wie m. adductor brevis in tieferer Schicht als 1–3)	ramus ossis ischii und kaudaler Rand des tuber ischiadicum (grenzt mit seiner Dorsalfläche an die Flexoren)	fleischig: proximale $^2/_3$ der linea aspera, labium mediale (bis herauf zur tuberositas glutaea); sehnig: epicondylus medialis femoris (dazw. *hiatus tendineus [adductorius])*
Innervation: n. obturatorius und daneben auch n. ischiadicus (n. tibialis)		
Funktion: Adduktion des Oberschenkels, hilft ihn strecken, beteiligt sich bei der Einwärtsrollung		
6. m. obturatorius externus	äußerer Umfang des foramen obturatum (medialer Teil), membrana obturatoria	sehnig an der fossa trochanterica
Innervation: n. obturatorius		
Funktion: Außenroller des femur; daneben Beugung im Hüftgelenk		

* Der proximale, fast quer gerichtete Abschnitt des Muskels hieß in der B. N. A. m. adductor minimus; er wirkt etwas abweichend vom Hauptmuskel (sog. Außenrollung im Hüftgelenk).

Fig. 336. Mittlere Schicht der Muskeln der Ventralfläche des Oberschenkels. Durchschnitten sind mm. sartorius, iliopsoas, rectus femoris, adductor longus.

Fig. 337. Tiefe Schicht der Muskeln der Ventralfläche des Oberschenkels. Präparation wie bei Fig. 336; außerdem durchschnitten: m. pectineus, m. adductor brevis, m. vastus medialis, m. gracilis.

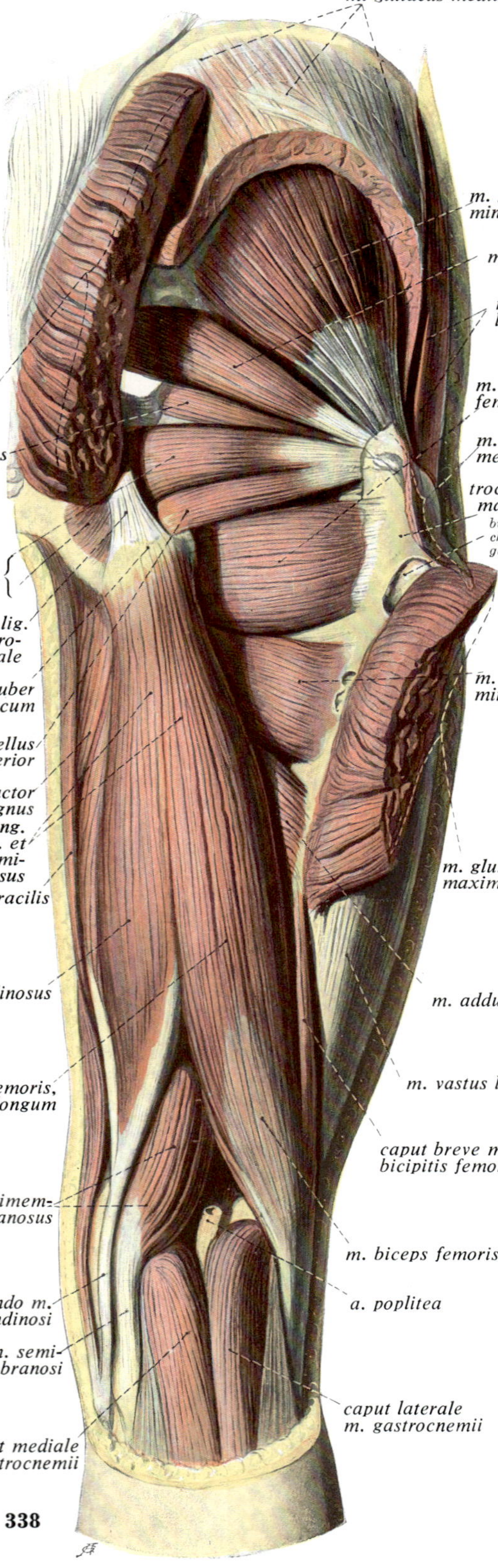

Fig. 338

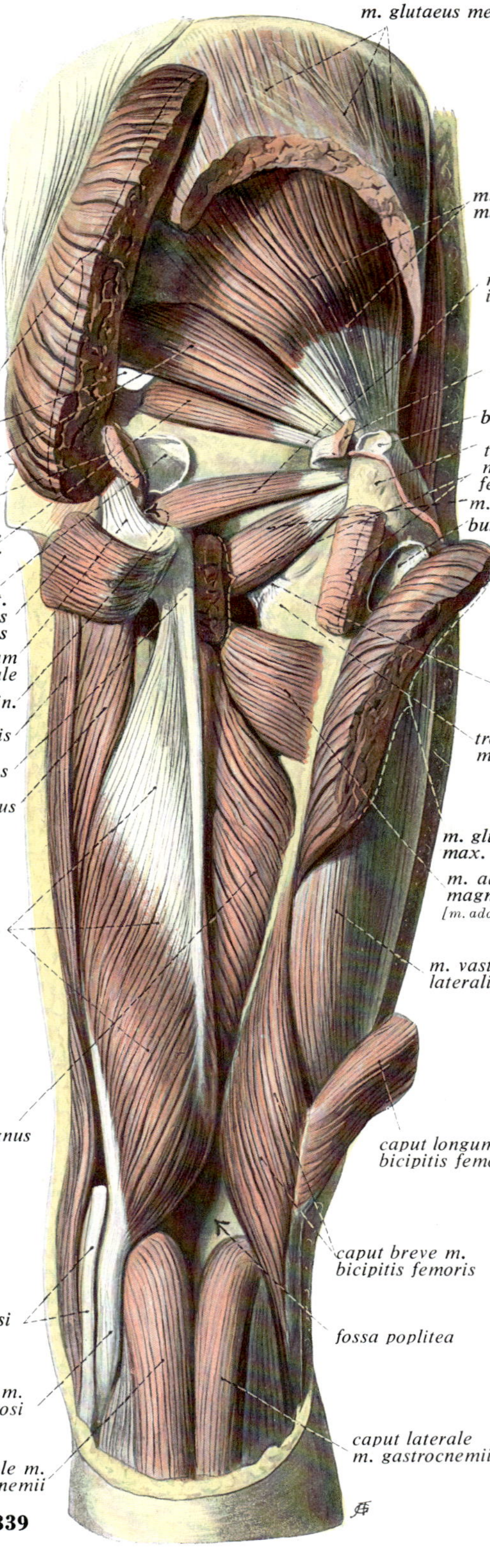

Fig. 339

Ischio-crurale Muskeln des Oberschenkels. Dorsale Gruppe (Flexoren) (Fig. 338–345)

Name	*Ursprung*	*Ansatz*
1. m. biceps femoris		
caput longum (zweigelenkig)	tuber ischiadicum (kurzsehnig verwachsen mit 2)	caput fibulae (starksehnig)
caput breve (eingelenkig)	distale Hälfte des labium laterale lineae asperae	
Innervation:	für caput longum n. tibialis, für caput breve n. peroneus communis	
Funktion:	Beugung des Unterschenkels, verbunden mit sog. Außenrollung (außerdem Streckung im Hüftgelenk)	
2. m. semitendinosus (bildet die dritte Sehne des pes anserinus; zweigelenkig)	kurzsehnig vom tuber ischiadicum, verwachsen mit dem caput longum m. bicipitis femoris	langsehnig; die Endausbreitung der Sehne erfolgt an dem medialen Rand der tuberositas tibiae als pes anserinus
Innervation:	n. tibialis	
Funktion:	Beugung des Unterschenkels, verbunden mit Innenrollung; daneben Streckung im Hüftgelenk	
3. m. semimembranosus (zweigelenkig)	tuber ischiadicum (breitsehnig; im Zwischenraum von 1. u. 2. und m. adductor magnus)	dick- und kurzsehnig am condylus medialis tibiae (und lig. popliteum obliquum)
Innervation:	n. tibialis	
Funktion:	Beugung des Unterschenkels und sog. Innenrollung, daneben Streckung im Hüftgelenk	

I. foramen ischiadicum majus. Begrenzung: incisura ischiadica major, ligamentum sacrospinale und ligamentum sacrotuberale.
Durch den Durchtritt des m. piriformis verbleiben zwei kleinere Lücken:

1. **foramen infrapiriforme** für den Durchtritt des n. ischiadicus, der vasa glutaea inferiora, des n. cutaneus femoris posterior, der vasa pudenda interna, des n. pudendus.
2. **foramen suprapiriforme** für den Durchtritt der vasa glutaea superiora und des n. glutaeus superior.

II. foramen ischiadicum minus. Begrenzung: incisura ischiadica minor, ligamentum sacrospinale und sacrotuberale (hier treten die vasa pudenda interna und der n. pudendus in den „*Alcockschen Kanal*" ein. Der „Alcocksche Kanal" liegt in der Tiefe der fossa ischiorectalis und wird von der Faszie des m. obturatorius internus gebildet (Fig. 272).

◀ **Fig. 338.** Tiefe Schicht der dorsalen Hüftmuskeln und oberflächliche Schicht der Flexoren am Oberschenkel, Muskeln der Kniekehle. Durchschnitten und zurückgeschlagen sind m. glutaeus maximus und m. glutaeus medius.

Fig. 339. Tiefe Schicht der dorsalen Hüftmuskeln und tiefe Schicht der Flexoren am Oberschenkel. Durchschnitten sind (außer mm. glutaeus maximus und medius) m. quadratus femoris, m. obturatorius internus, m. biceps femoris (caput longum) und m. semitendinosus (letzterer ist bis auf die Endsehne abgetragen).

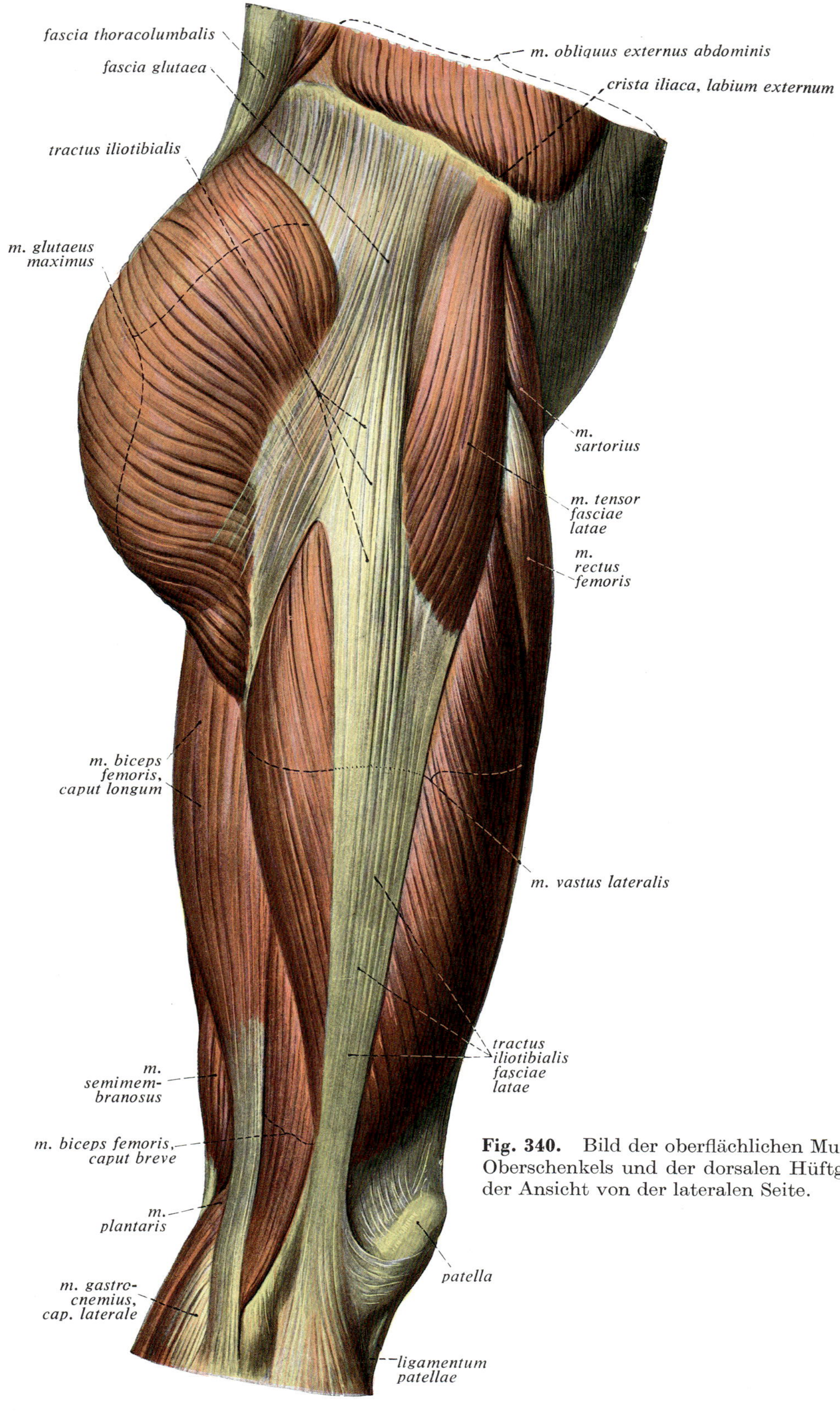

Fig. 340. Bild der oberflächlichen Muskeln des Oberschenkels und der dorsalen Hüftgegend in der Ansicht von der lateralen Seite.

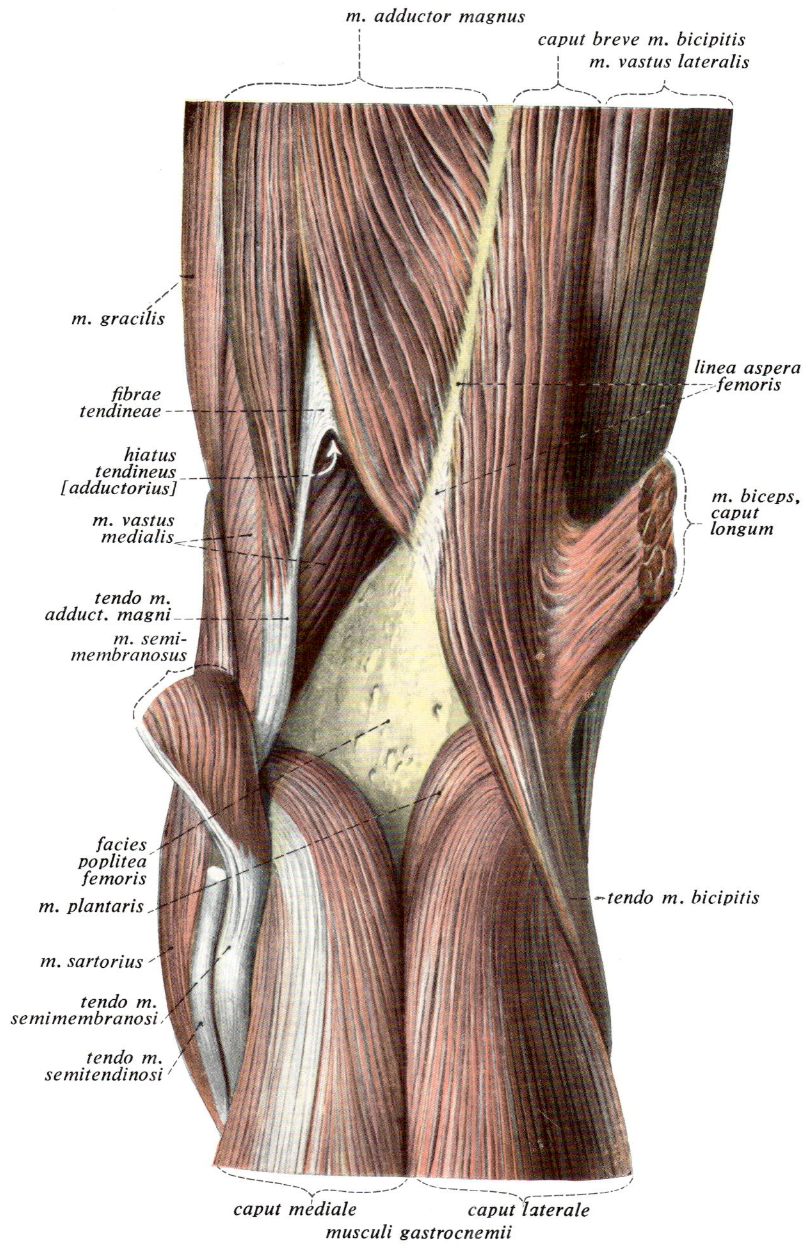

Fig. 341. Bild der tieferen Muskeln der Kniekehle, der Dorsalansicht des m. adductor magnus und des hiatus tendineus [adductorius]. Nach Durchschneidung der mm. semimembranosus, semitendinosus und des langen Bizepskopfes.

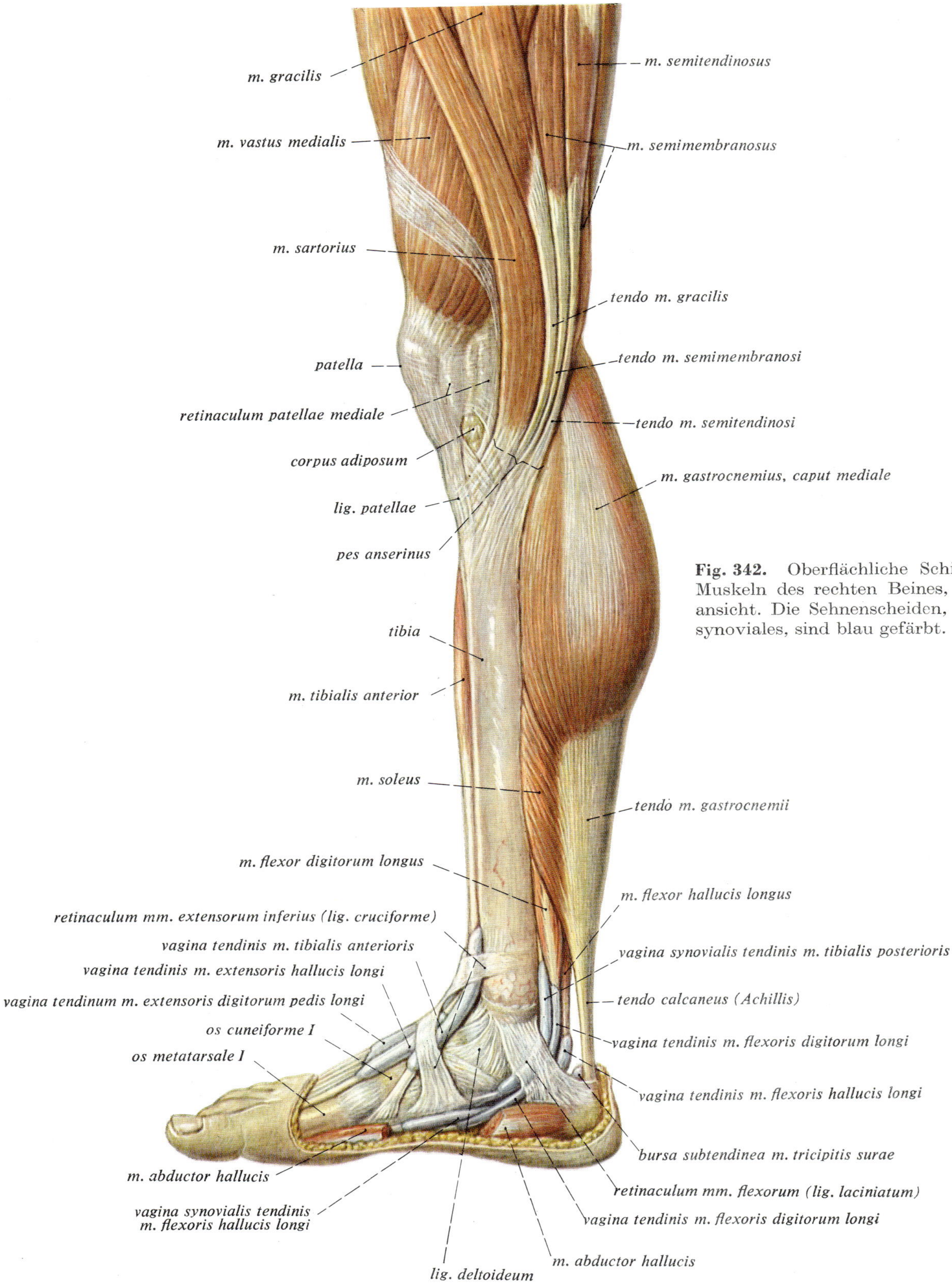

Fig. 342. Oberflächliche Schicht der Muskeln des rechten Beines, Medialansicht. Die Sehnenscheiden, vaginae synoviales, sind blau gefärbt.

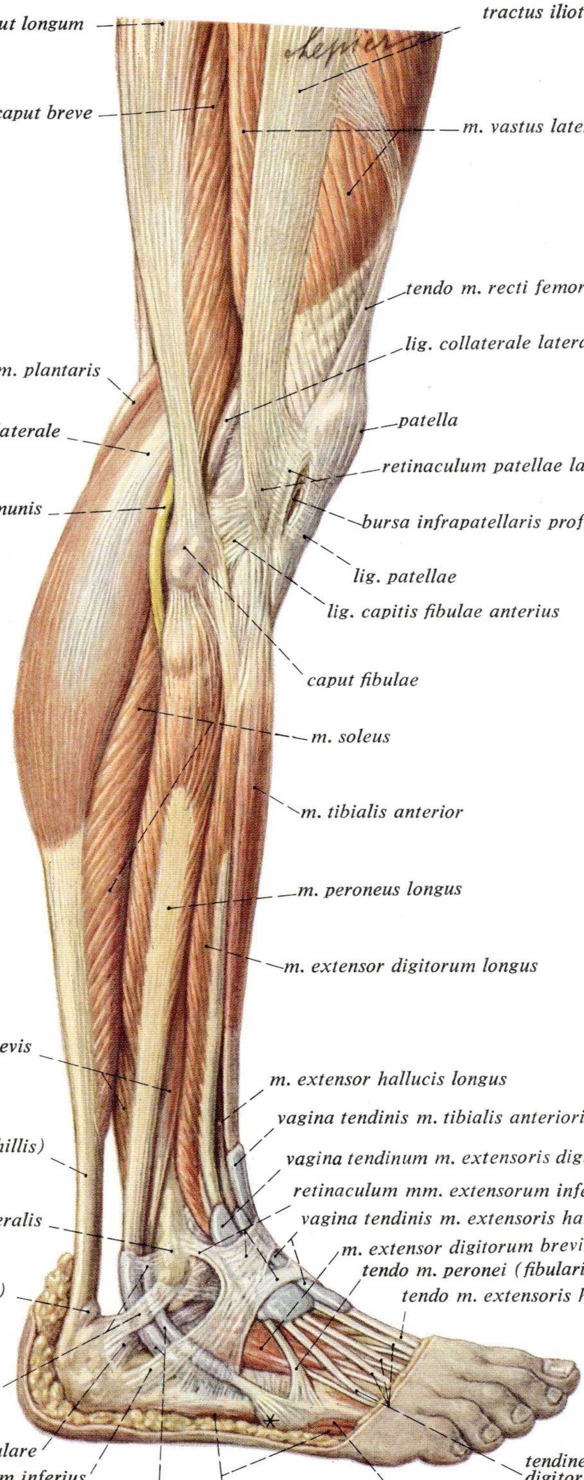

Fig. 343. Oberflächliche Schicht der Muskeln des rechten Beines, Lateralansicht. Die Sehnenscheiden, vaginae synoviales, sind blau gefärbt. *Tuberositas ossis metatarsalis V.

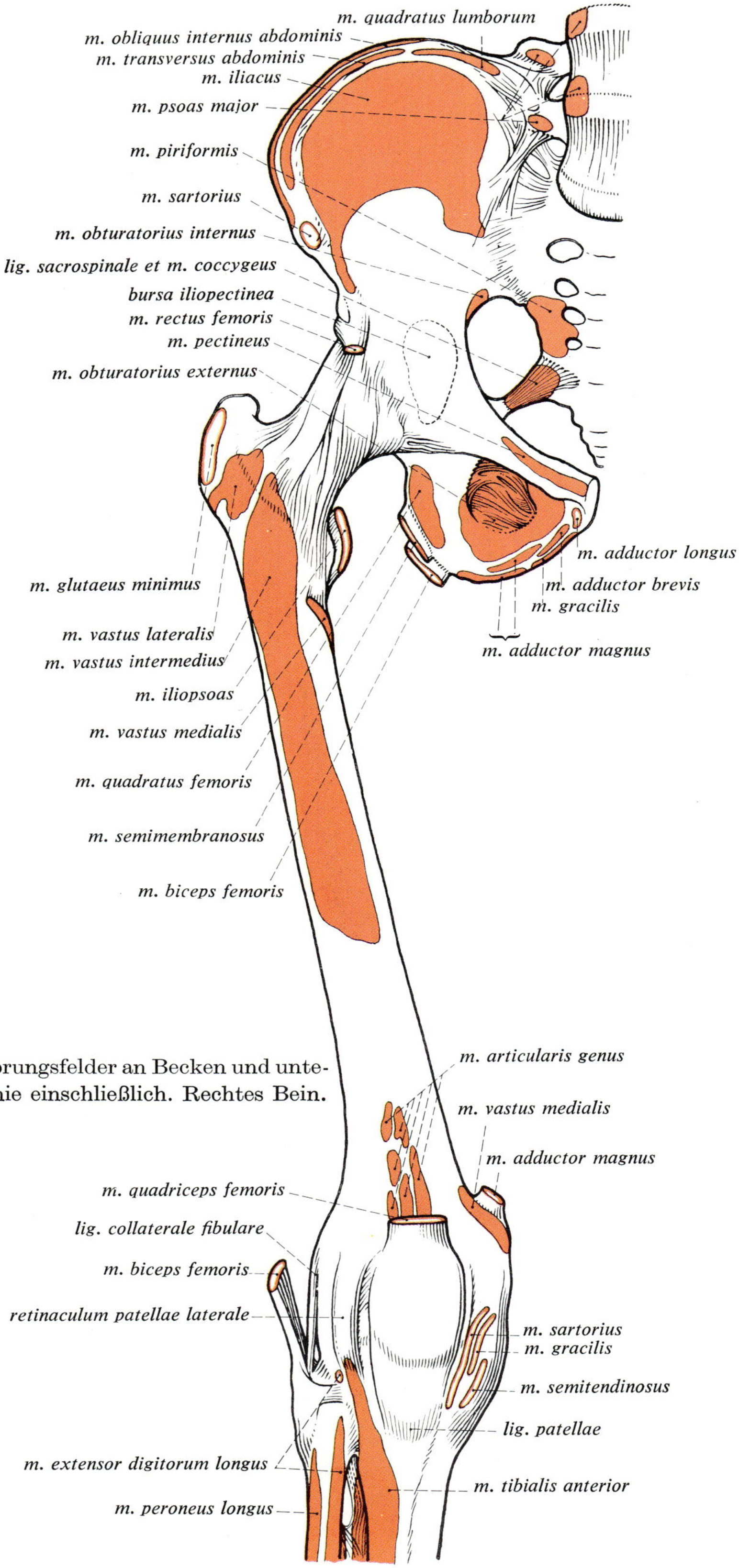

Fig. 344. Muskelursprungsfelder an Becken und unterer Extremität bis Knie einschließlich. Rechtes Bein. Ventralseite.

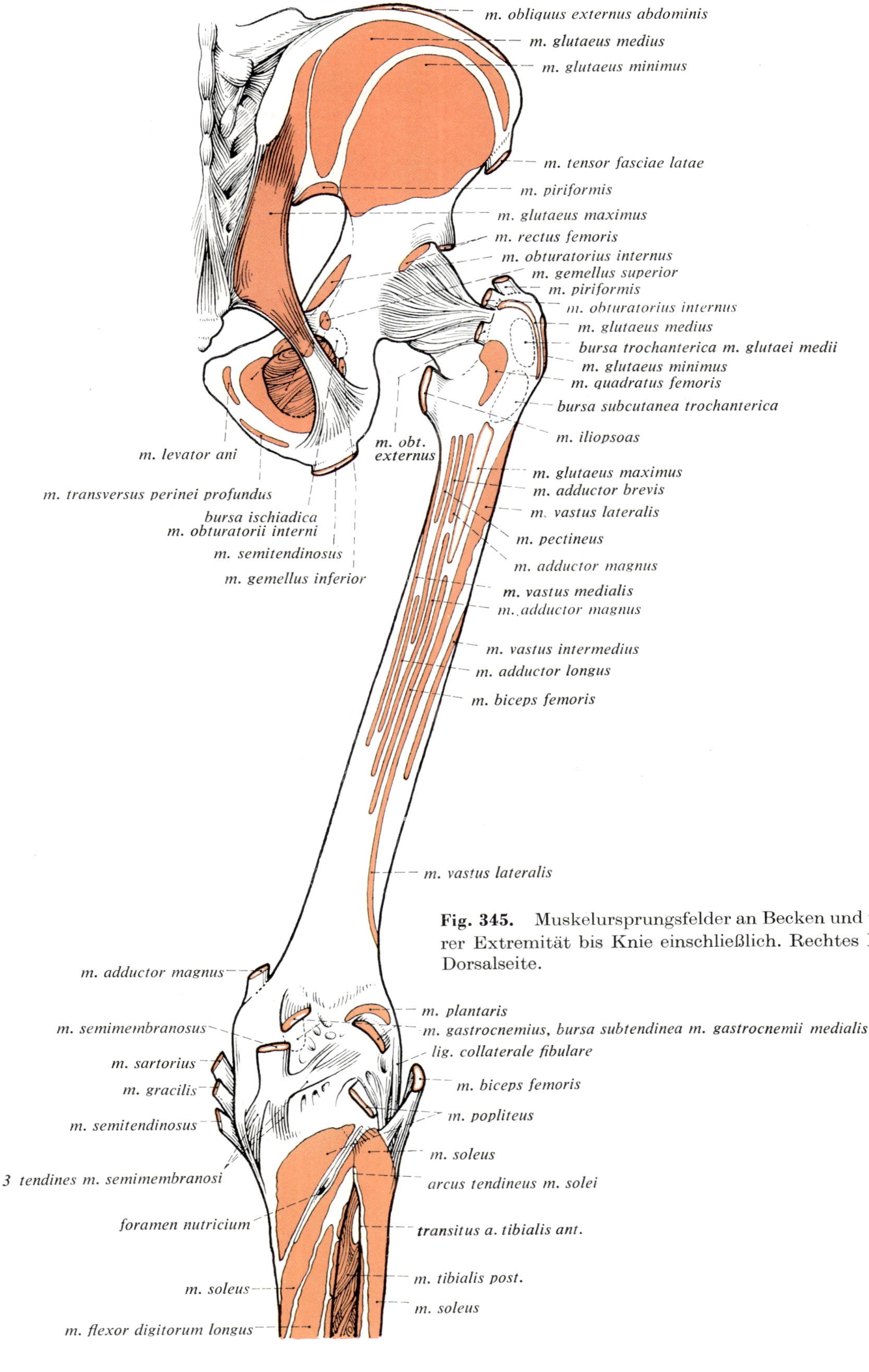

Fig. 345. Muskelursprungsfelder an Becken und unterer Extremität bis Knie einschließlich. Rechtes Bein. Dorsalseite.

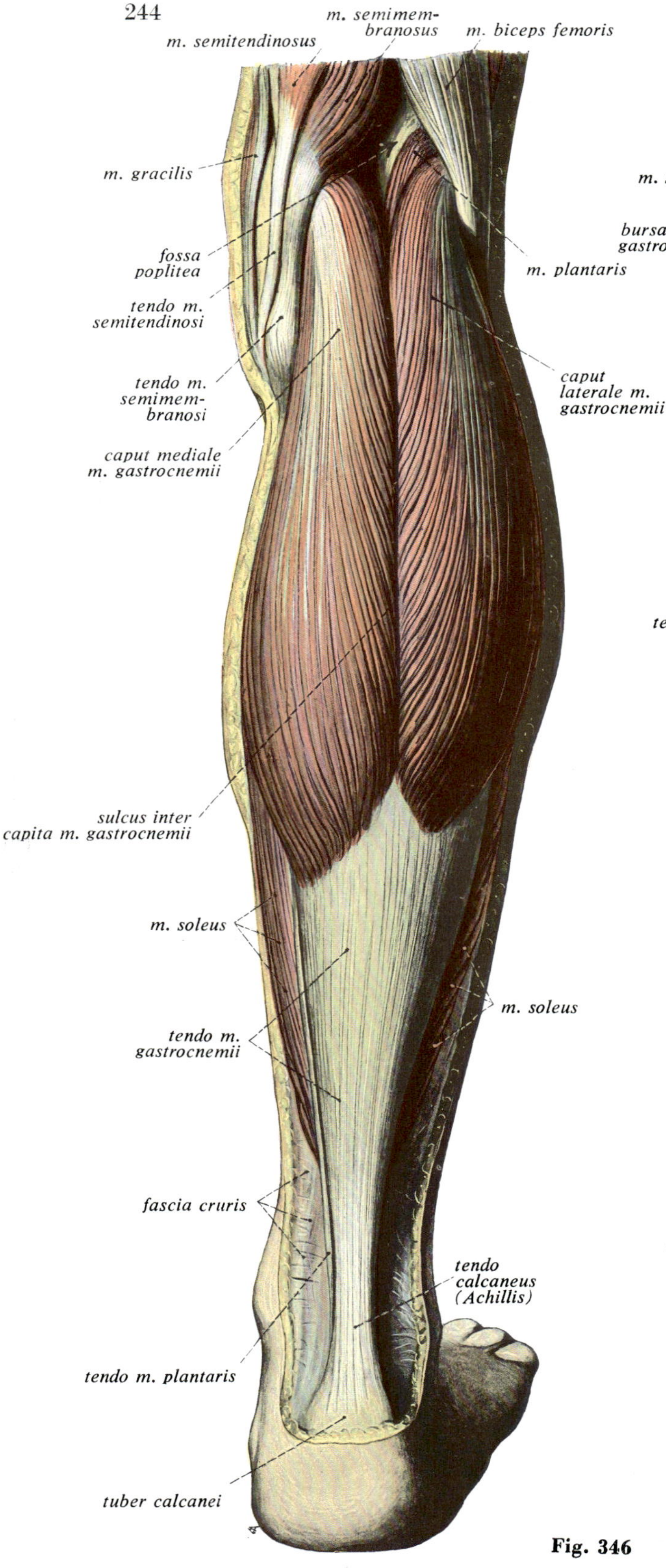

Fig. 346

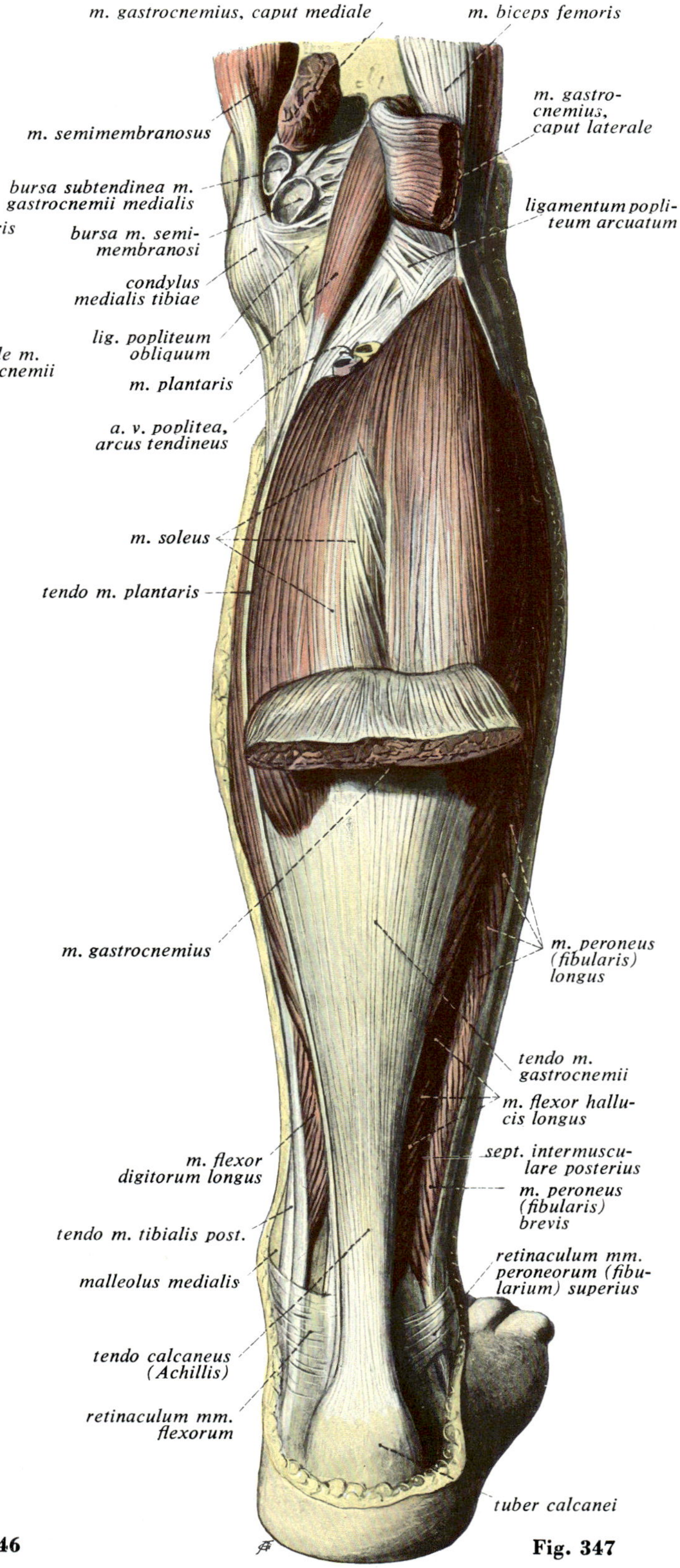

Fig. 347

Muskeln des Unterschenkels. Muskeln der hinteren Fläche (Fig. 341–343, 345–347)

M. triceps surae und *m. popliteus*

Name	*Ursprung*	*Ansatz*
1. m. gastrocnemius		
caput mediale	epicondylus medialis femoris	tuber calcanei mittels des tendo calcaneus (Achillis)
caput laterale	epicondylus lateralis femoris	
2. m. soleus	caput, facies posterior und margo posterior fibulae, facies posterior tibiae (an und distal der linea m. solei), arcus tendineus m. solei zwischen tibia und fibula	
3. m. plantaris	epicondylus lateralis femoris	tiefes Blatt der fascia cruris und tendo calcaneus (mit langer, dünner Sehne)
Innervation:	n. tibialis	
Funktion:	Plantarflexion des Fußes, Supination; m. gastrocnemius beugt im Kniegelenk; die beiden mm. tricipites surae sind – beiderseits innerviert – Hilfsmuskeln beim Stehen; sie versteifen das Bein im Knie- und in den Sprunggelenken	
m. popliteus	sehnig am epicondylus lateralis femoris, meniscus lateralis und caput fibulae	facies posterior tibiae oberhalb der linea m. solei (Fig. 353)
Innervation:	n. tibialis	
Funktion:	Beugung des Unterschenkels und Einwärts-Rotation im Kniegelenk	

Beachte: Der schräge Ursprung des m. soleus bildet durch einen arcus tendineus m. solei einen Spalt, durch den die vasa poplitea und der n. tibialis die Kniekehle distalwärts verlassen und in die tiefe Wadenregion gelangen.

Fig. 346. Oberflächliche Schicht der Wadenmuskulatur.

Fig. 347. Zweite Schicht der Wadenmuskulatur. Der m. gastrocnemius ist durchschnitten und zurückgeschlagen, das tiefe Blatt der fascia cruris bis auf die retinacula entfernt.

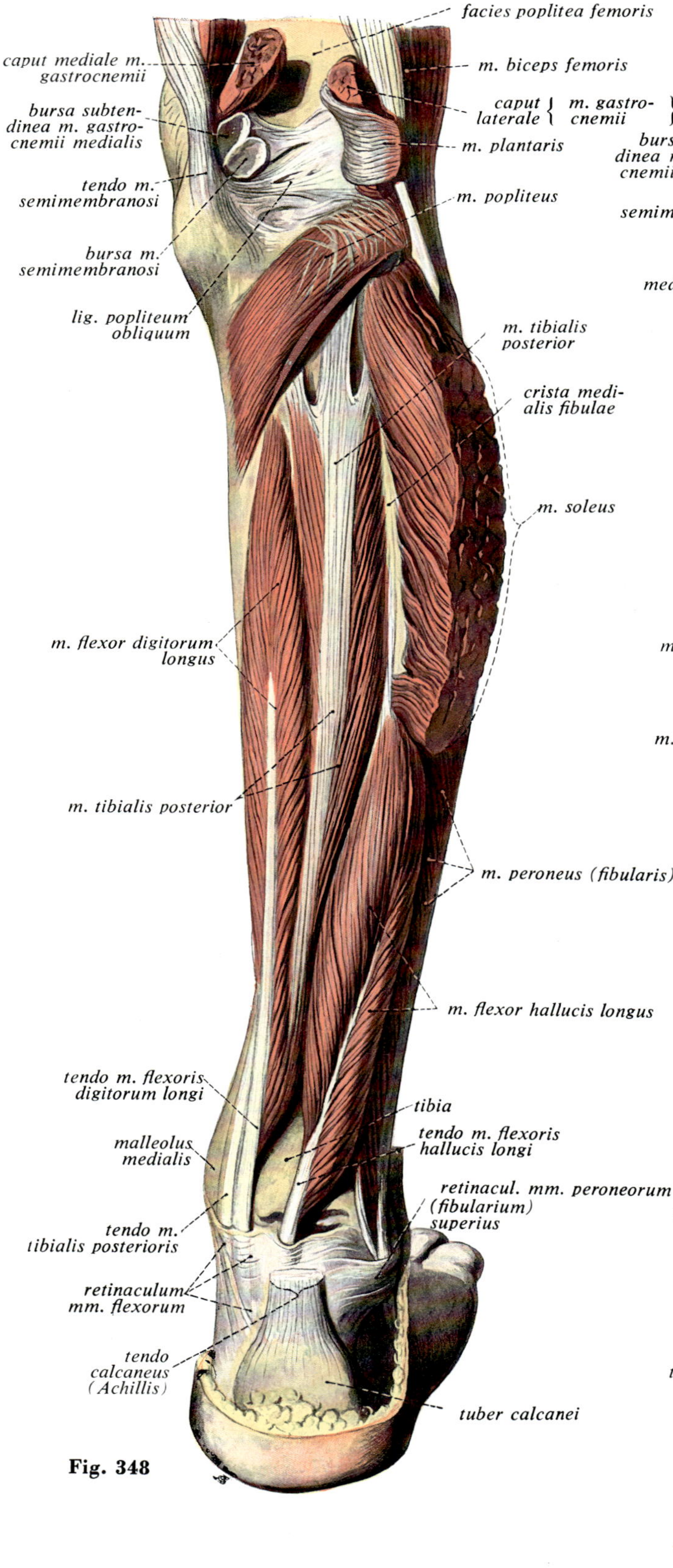

Fig. 348

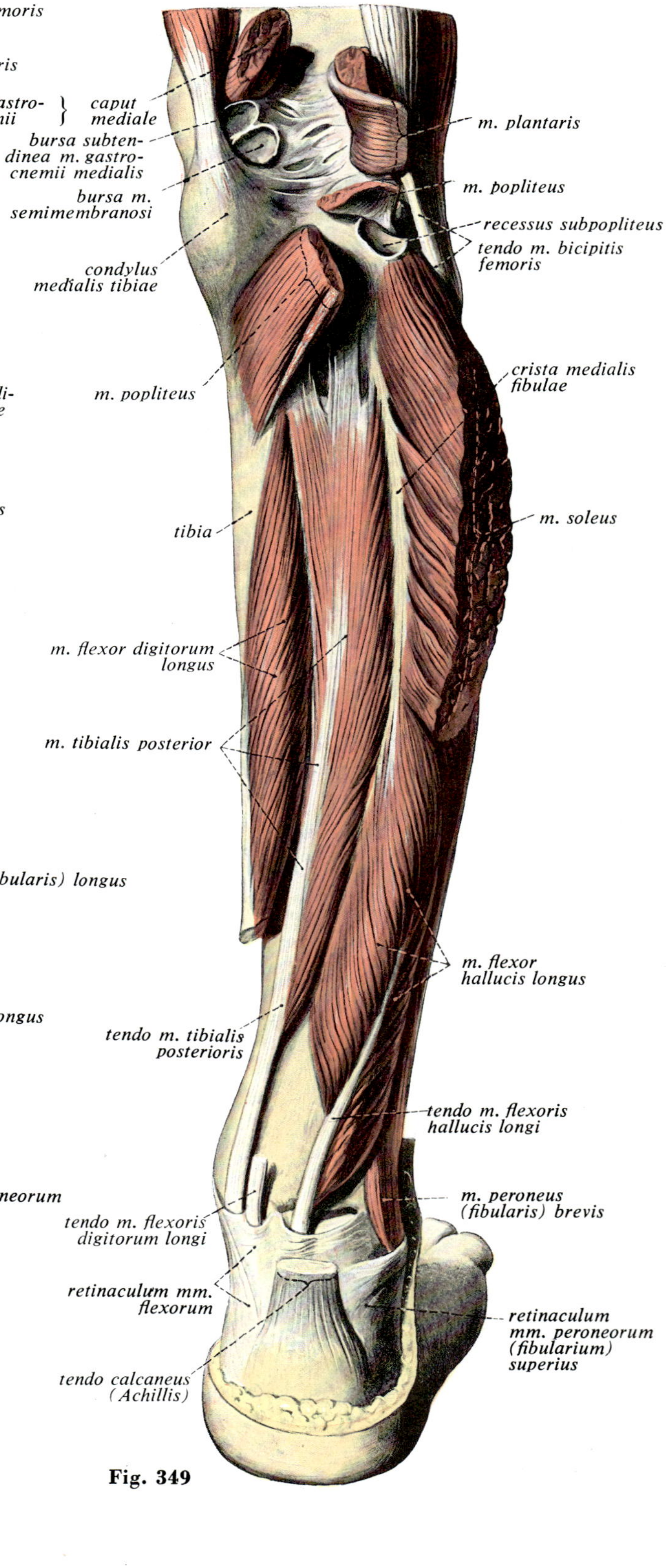

Fig. 349

Muskeln der hinteren Fläche des Unterschenkels; tiefe Schicht (Fig. 348, 349, 353)

Name	*Ursprung*	*Ansatz*
1. m. tibialis posterior	facies posterior tibiae (proximaler Teil), membrana interossea cruris, facies medialis fibulae	tuberositas ossis navicularis; Plantarfläche des os cuneiforme mediale (I), z. T. auch der ossa cuneiformia intermedium (II) und laterale (III), basis ossis metatarsalis II, III, IV
Funktion:	Plantarflexion, Supination (Hebung des medialen Fußrandes) und Adduktion des Fußes	
2. m. flexor digitorum longus	facies posterior und margo interossea tibiae, mit einem arcus tendineus vom distalen Drittel der fibula	Endphalangen der 2.–5. Zehen
Funktion:	beugt Endglieder der vier lateralen Zehen; wirkt auf den Fuß stark plantarwärts flektierend, supinierend und adduzierend	
3. m. flexor hallucis longus	facies posterior und margo posterior fibulae (distale $^2/_3$), membrana interossea cruris, septum intermusculare posterius	Endphalanx der großen Zehe
Innervation:	n. tibialis für alle drei Muskeln	
Funktion:	beugt große Zehe; wirkt aber auch kräftig auf den ganzen Fuß plantarflektierend, supinierend und adduzierend	

Beachte: Der mediale Retromalleolarraum (regio malleolaris medialis) enthält von vorne nach hinten: die Sehne des m. tibialis posterior, die Sehne des m. flexor digitorum longus, die vasa tibialia posteriora, den n. tibialis und ganz hinten in der Tiefe die Sehne des m. flexor hallucis longus. Er ist ein durch das retinaculum gebildeter kurzer Tunnel, durch den die Gebilde der tiefen Wadenregion zur planta pedis verlaufen (Fig. 365).
Der laterale Retromalleolarraum (regio malleolaris lateralis) enthält die Sehnen der mm. peronei longus et brevis, die durch ein retinaculum superius und inferius fixiert sind (Fig. 364).

Fig. 348. Tiefere Schicht der Wadenmuskulatur. Durchschnitten sind m. gastrocnemius, m. soleus und m. plantaris.

Fig. 349. Tiefste Schicht der Wadenmuskulatur.

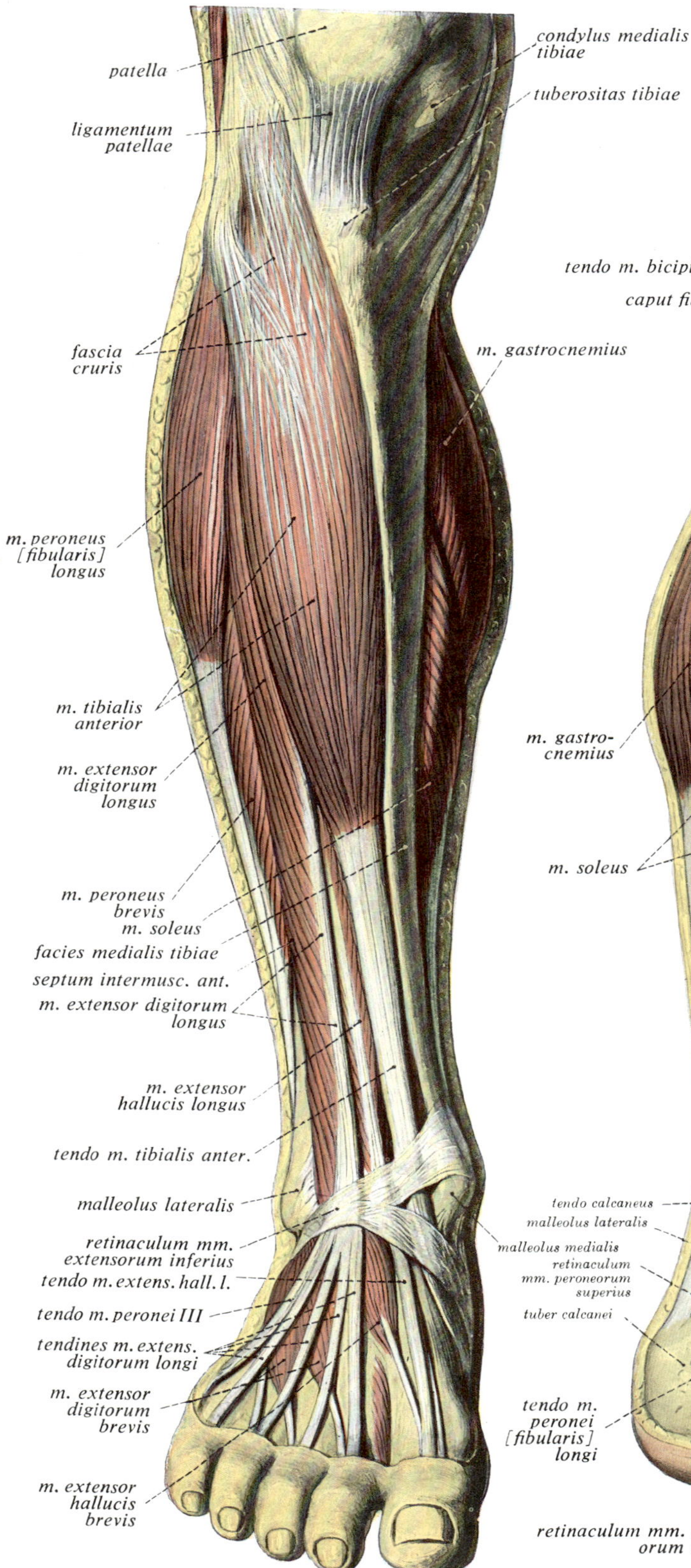

Fig. 350

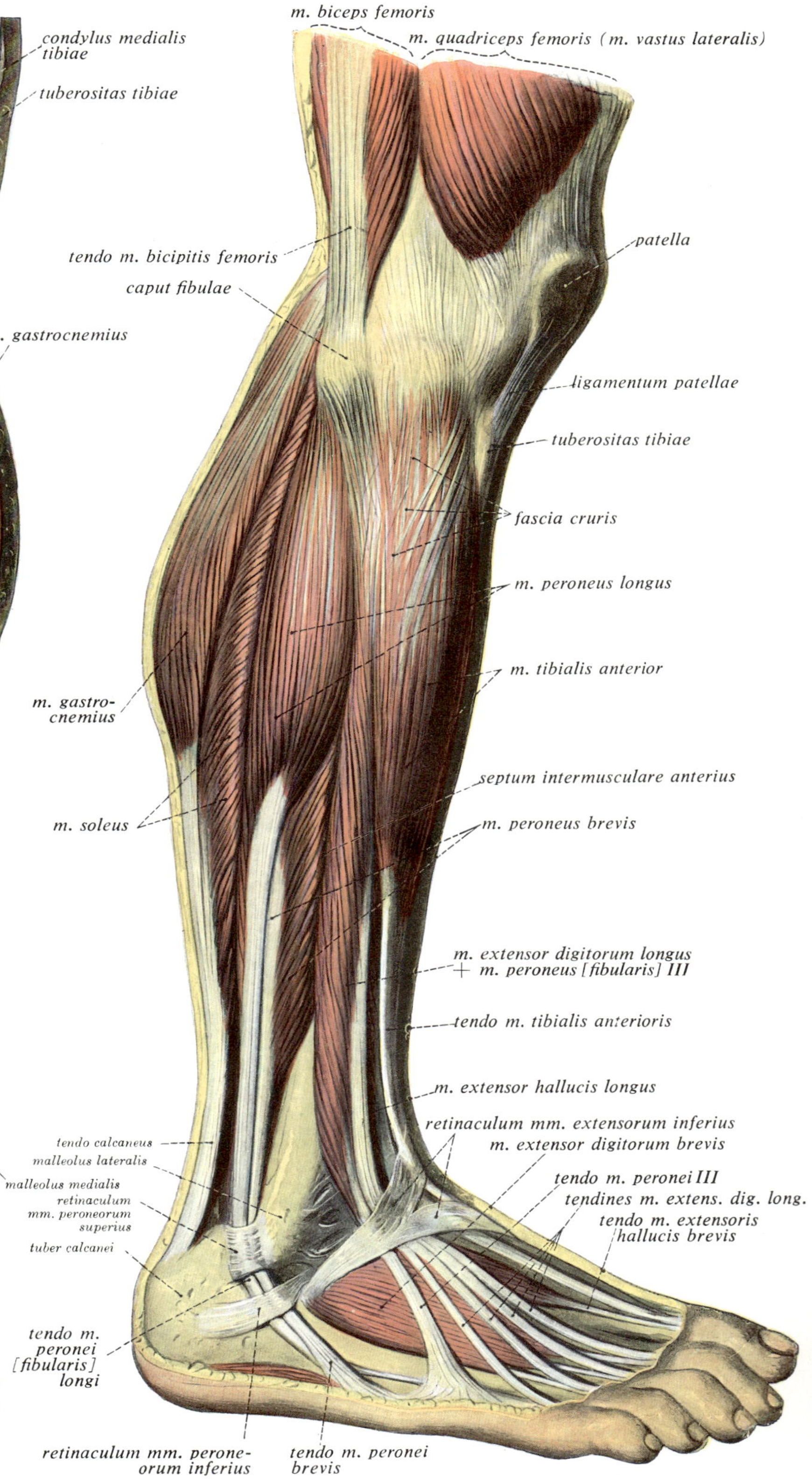

Fig. 351

Muskeln des Unterschenkels. Vordere Gruppe (Fig. 350–352, 364)

Name	*Ursprung*	*Ansatz*
1. m. tibialis anterior verläuft mit langer Sehne unter den retinacula mm. extensorum superius und inferius	epicondylus lateralis und facies lateralis tibiae, membrana interossea, fascia cruris	basis ossis metatarsalis I (medialer Rand) und os cuneiforme mediale (I) (plantare Fläche)

Innervation: n. peroneus (fibularis) profundus

Funktion: in erster Linie Dorsalflexion; daneben auch Supination

2. m. extensor hallucis longus	facies medialis fibulae, membrana interossea, fascia cruris	Dorsalfläche der großen Zehe (sehnig)
3. m. extensor digitorum longus Sehne wird von den retinacula mm. extensorum superius et inferius fixiert	epicondylus lateralis tibiae, margo anterior fibulae, membrana interossea, fascia cruris, septum intermusculare anterius cruris	geht mit vier Sehnen in die Dorsalaponeurosen der vier lateralen Zehen über
4. m. peroneus (fibularis) tertius	geht aus dem distal-lateralen Abschnitt des vorigen hervor	dorsale Fläche des os metatarsale V (plattsehnig)

Innervation: n. peroneus (fibularis) profundus

Funktion: Streckung der Zehen; Dorsalflexion im oberen Sprunggelenk; daneben Pronation und Abduktion (m. ext. dig. long.), auch Supination im unteren Sprunggelenk (m. ext. hall. long.)

Laterale Gruppe (Mm. peronei [fibulares]) (Fig. 350, 351, 353, 365)

1. m. peroneus longus Die Sehne besitzt in der planta pedis (an der tuberositas ossis cuboidei) eine knorplige Verdickung	caput fibulae, fascia cruris, proximale $^2/_3$ der facies lateralis und des margo posterior fibulae, septa intermuscularia anterius und posterius cruris	**langsehnig durch die Tiefe der planta pedis und den sulcus tend. m. peronei longi zur tuberositas ossis metatarsalis I, (II), os cuneiforme mediale (I) (Fig. 354)**
2. m. peroneus brevis	distale Hälfte der facies lateralis und des margo anterior fibulae, septa intermuscularia anterius und posterius cruris	**tuberositas ossis metatarsalis V, Sehnenstreifen zur kleinen Zehe (Streckfläche) (Fig. 357)**

Innervation: n. peroneus [fibularis] superficialis

Funktion: beide mm. peronei (fibulares) heben lateralen Fußrand (pronieren) und abduzieren; ferner unterstützen sie die Plantarflexion des vorderen Fußabschnittes

◀ **Fig. 350.** Muskeln der Vorderfläche des Unterschenkels und des Fußrückens. Das retinaculum mm. extensorum superius ist entfernt, das retinaculum mm. extensorum inferius ist erhalten.

Fig. 351. Muskeln des Unterschenkels und Fußrückens von der lateralen Seite gesehen. Die Faszie ist bis auf die retinacula entfernt.

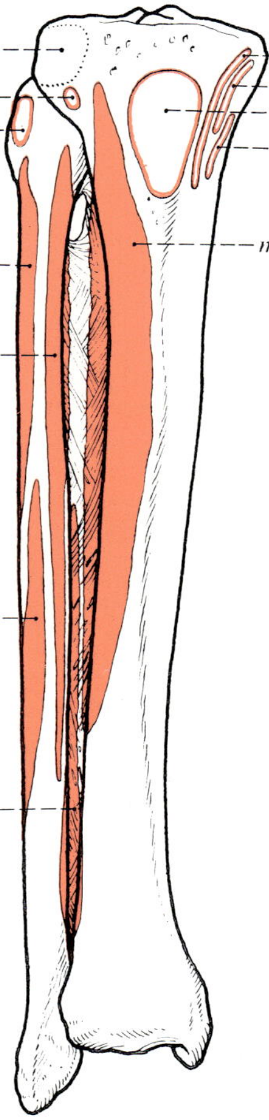

Fig. 352. Muskelursprünge und -ansätze am Unterschenkel von ventral. Rechtes Bein.

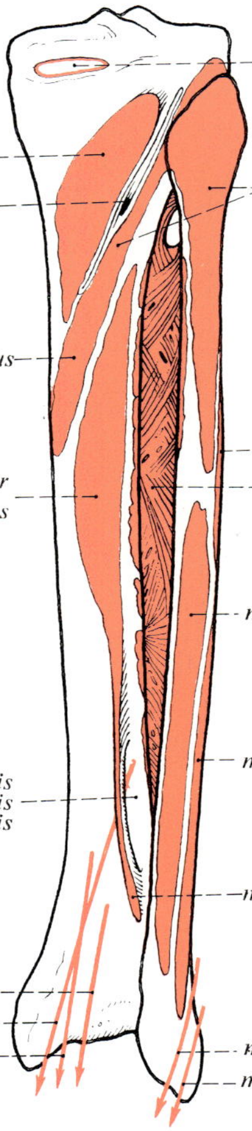

Fig. 353. Muskelursprünge und -ansätze am Unterschenkel von dorsal. Rechtes Bein.

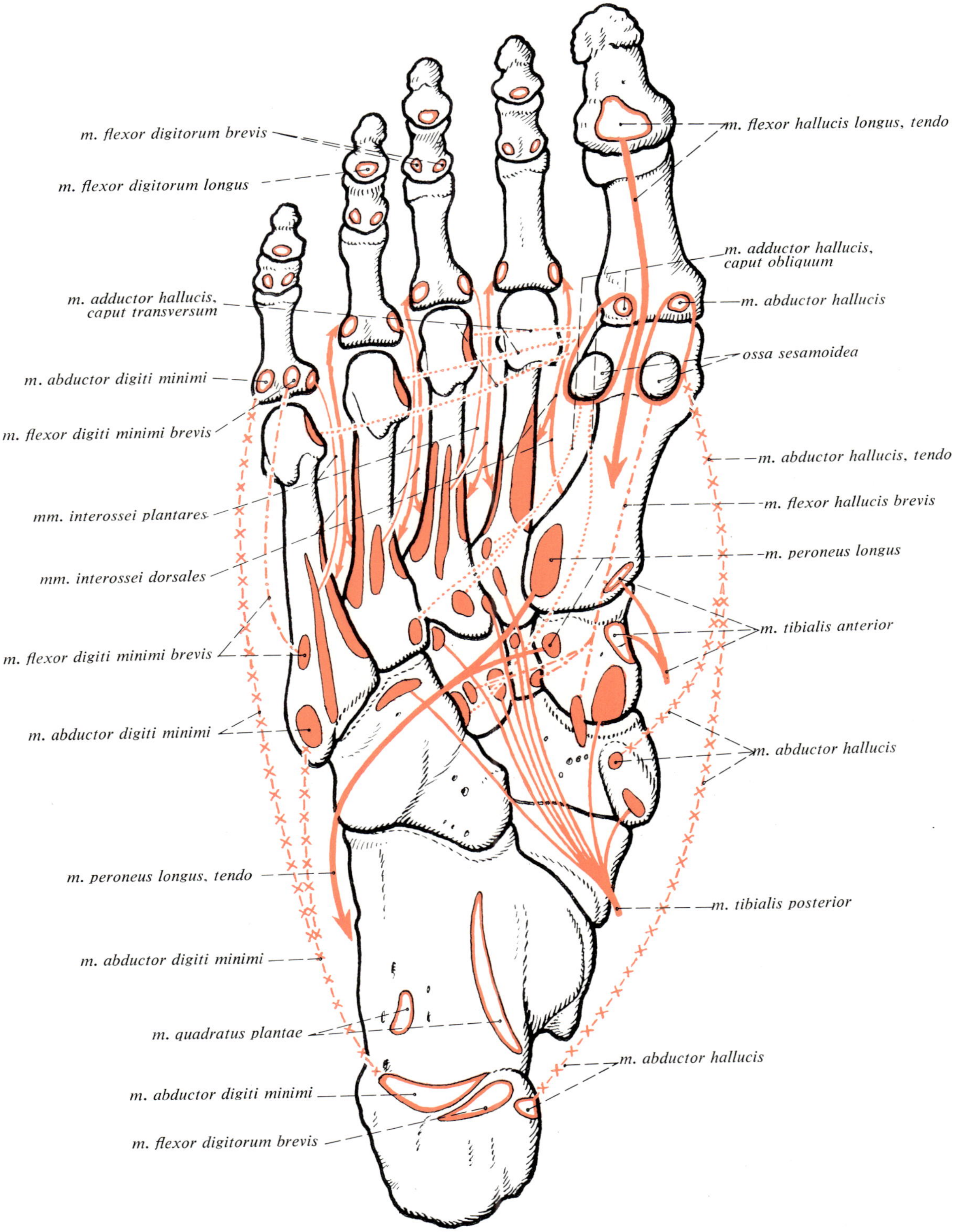

Fig. 354. Muskelursprünge und -ansätze an der Fußsohle. Rechter Fuß.

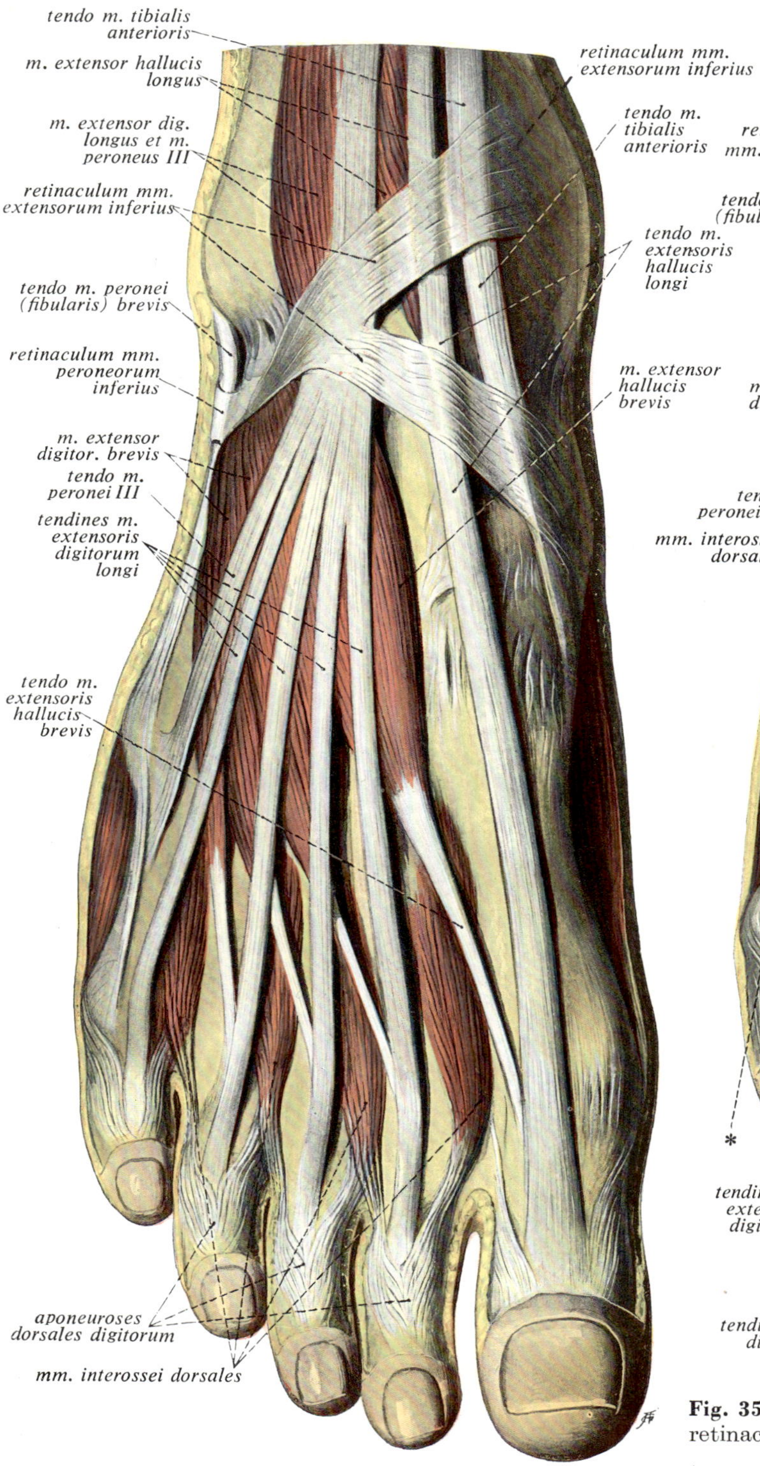

Fig. 355. Oberflächliches Muskelbild des Fußrückens.

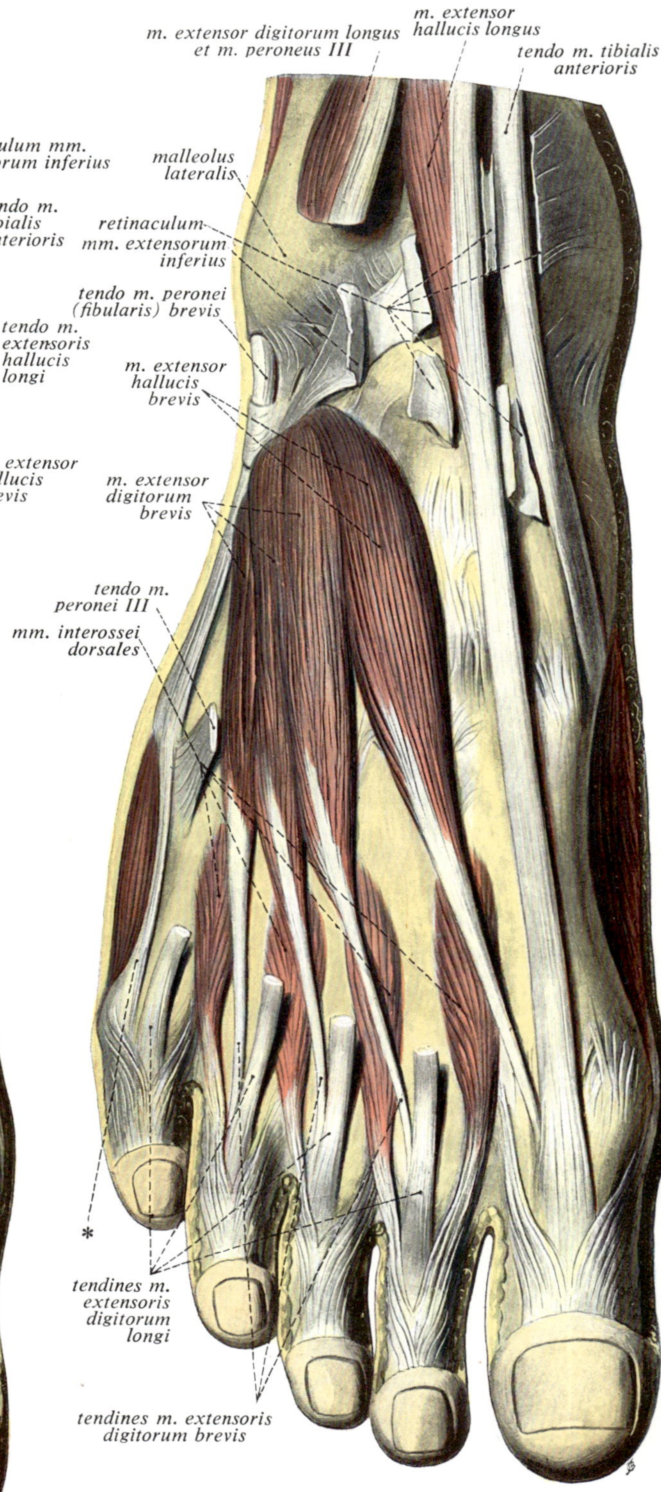

Fig. 356. Muskeln und Sehnen des Fußrückens. Das retinaculum mm. extensorum inferius ist gespalten.

* Fortsetzung der Sehne des m. peroneus (fibularis) brevis auf die kleine Zehe (Var.).

Muskeln des Fußrückens (dorsum pedis) (Fig. 355–357)

Name	*Ursprung*	*Ansatz*
m. extensor digitorum brevis	facies dorsalis und lateralis calcanei	Dorsalaponeurose der mittleren Zehen (3 dünne Sehnen)
m. extensor hallucis brevis	facies dorsalis calcanei	große Zehe

Innervation: n. peroneus (fibularis) profundus

Funktion: strecken (dorsalflektieren) Zehen

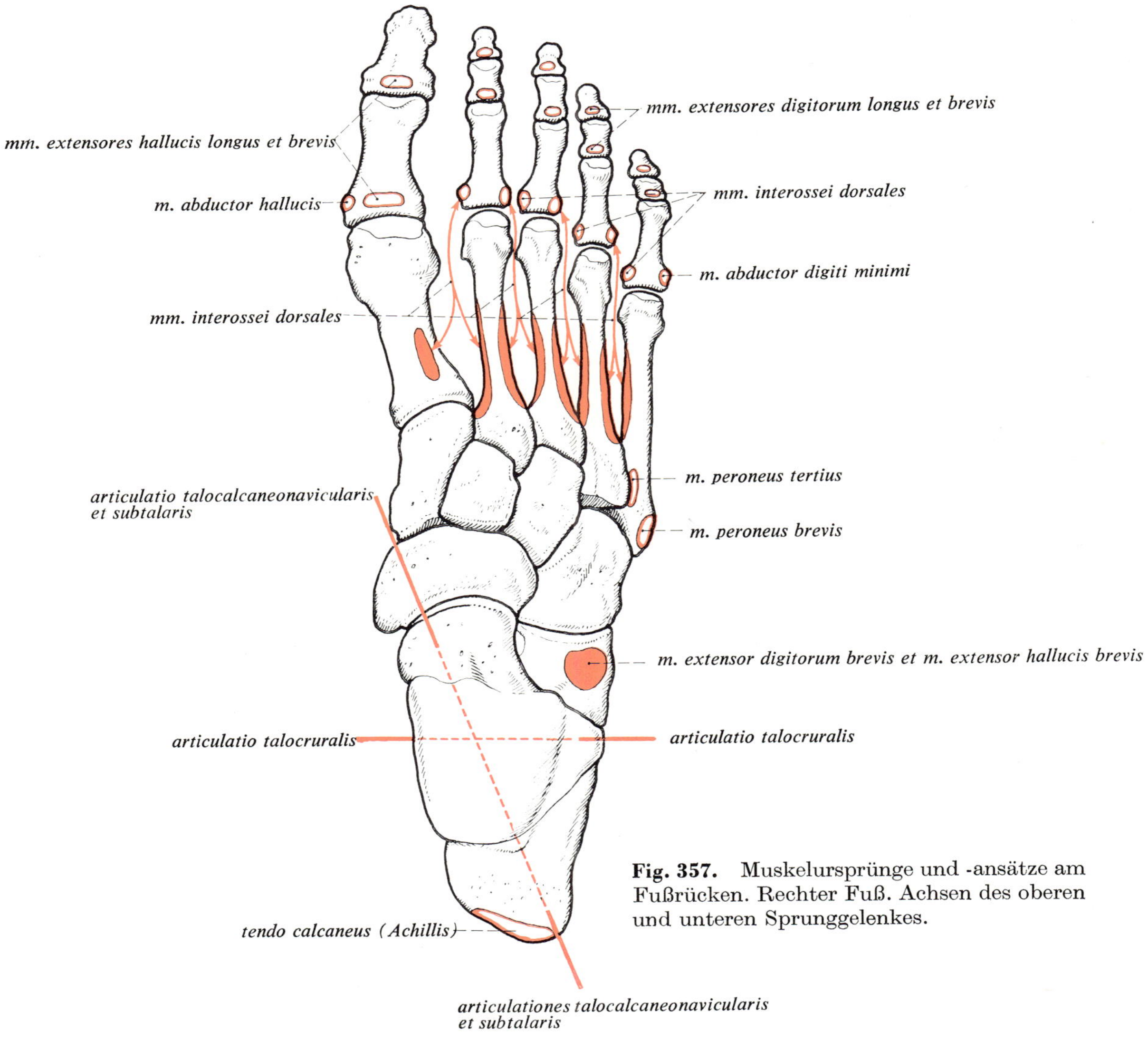

Fig. 357. Muskelursprünge und -ansätze am Fußrücken. Rechter Fuß. Achsen des oberen und unteren Sprunggelenkes.

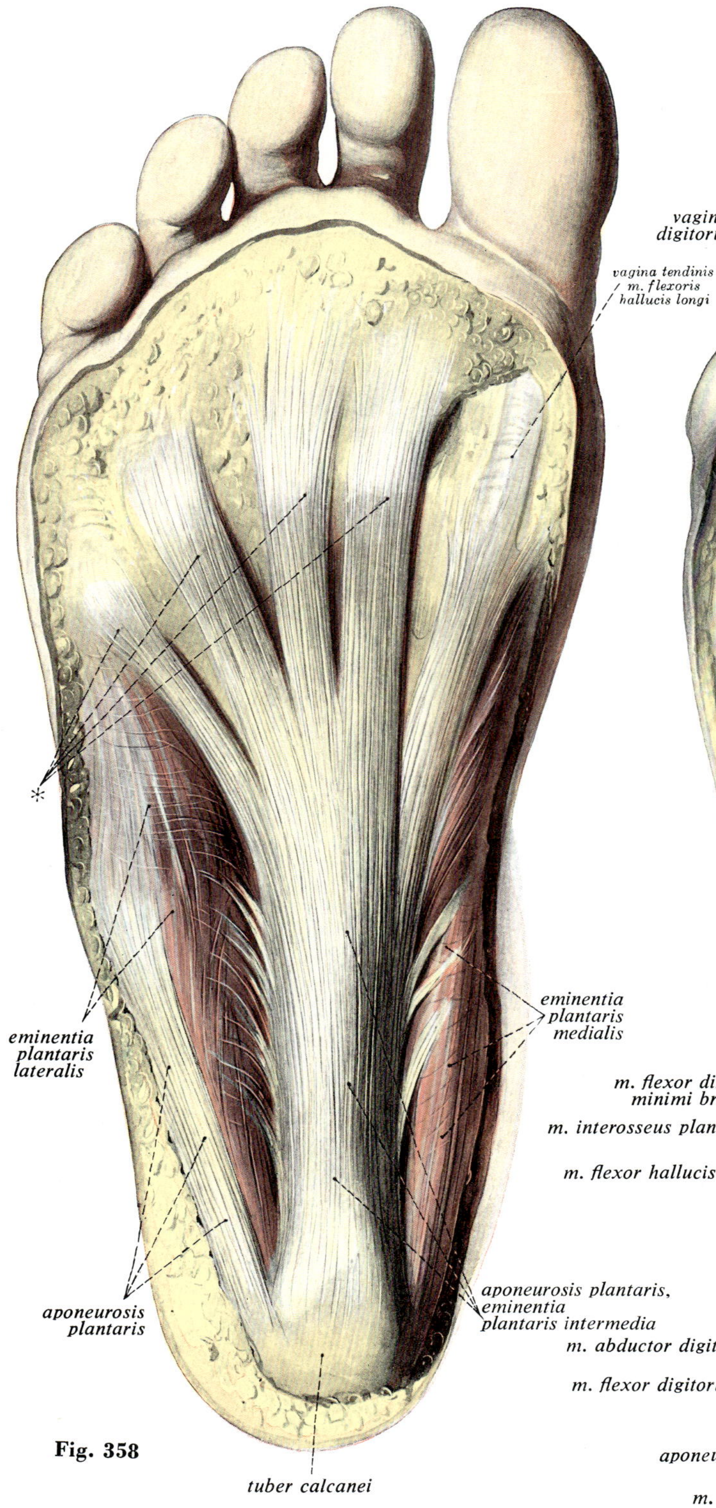

Fig. 358

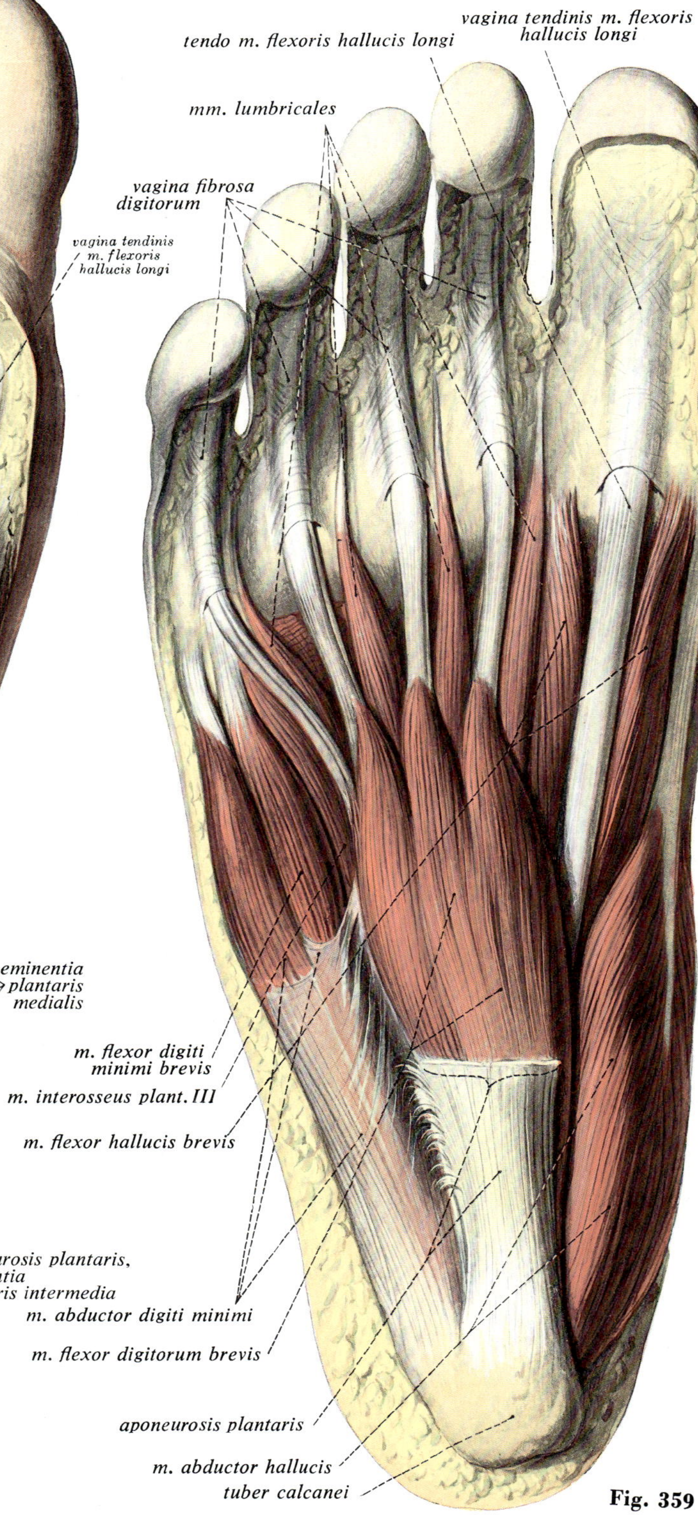

Fig. 359

Muskeln der Fußsohle *(planta pedis)* **(Fig. 354, 359–361)**

Name	*Ursprung*	*Ansatz*
m. flexor digitorum brevis (Muskel der planta, bildet die eminentia plantaris intermedia)	processus medialis tuberis calcanei und aponeurosis plantaris (medialer Hauptabschnitt)	mit vier, von den Sehnen des m. flexor digitorum longus durchbohrten dünnen Sehnen zu den Mittelphalangen der vier lateralen Zehen

Innervation: n. plantaris medialis

Funktion: beugt (Mittelglieder der) Zehen

m. quadratus plantae (flexor accessorius)	zweiköpfig von der plantaren Fläche des calcaneus und vom ligamentum plantare longum	lateraler Rand der Sehne des m. flexor digitorum longus (vor ihrer Teilungsstelle)

Innervation: n. plantaris lateralis

Funktion: unterstützt m. flexor digitorum longus, korrigiert dessen schräge Zugrichtung

Beachte:
Das Muskelrelief der planta pedis wird von 3 längsverlaufenden Vorwölbungen (eminentiae plantares medialis, intermedia und lateralis) gebildet. Dazwischen ergeben sich 2 Längsfurchen, sulci plantares medialis und lateralis.
Die eminentia plantaris medialis enthält den Muskelbauch des m. abductor hallucis und vorne die Sehne des m. flexor hallucis longus und den m. flexor hallucis brevis. Die eminentia plantaris intermedia wird durch den Muskelbauch des m. flexor digitorum brevis gebildet, der von der aponeurosis plantaris bedeckt ist. Die eminentia plantaris lateralis birgt den m. abductor digiti minimi und m. flexor digiti minimi brevis.
Die dazwischenliegenden Längsfurchen (sulci plantares) enthalten die vasa plantaria lateralia bzw. medialia und die gleichnamigen Nerven (Fig. 358).

◀ **Fig. 358.** Plantaraponeurose rechter Fuß. * Ausstrahlung des medialen Hauptteils der Plantaraponeurose auf die Zehen.

Fig. 359. Oberflächliche Muskulatur der rechten Fußsohle. Der Hauptteil der Plantaraponeurose ist bis auf den hinteren, aponeurotischen Teil entfernt.

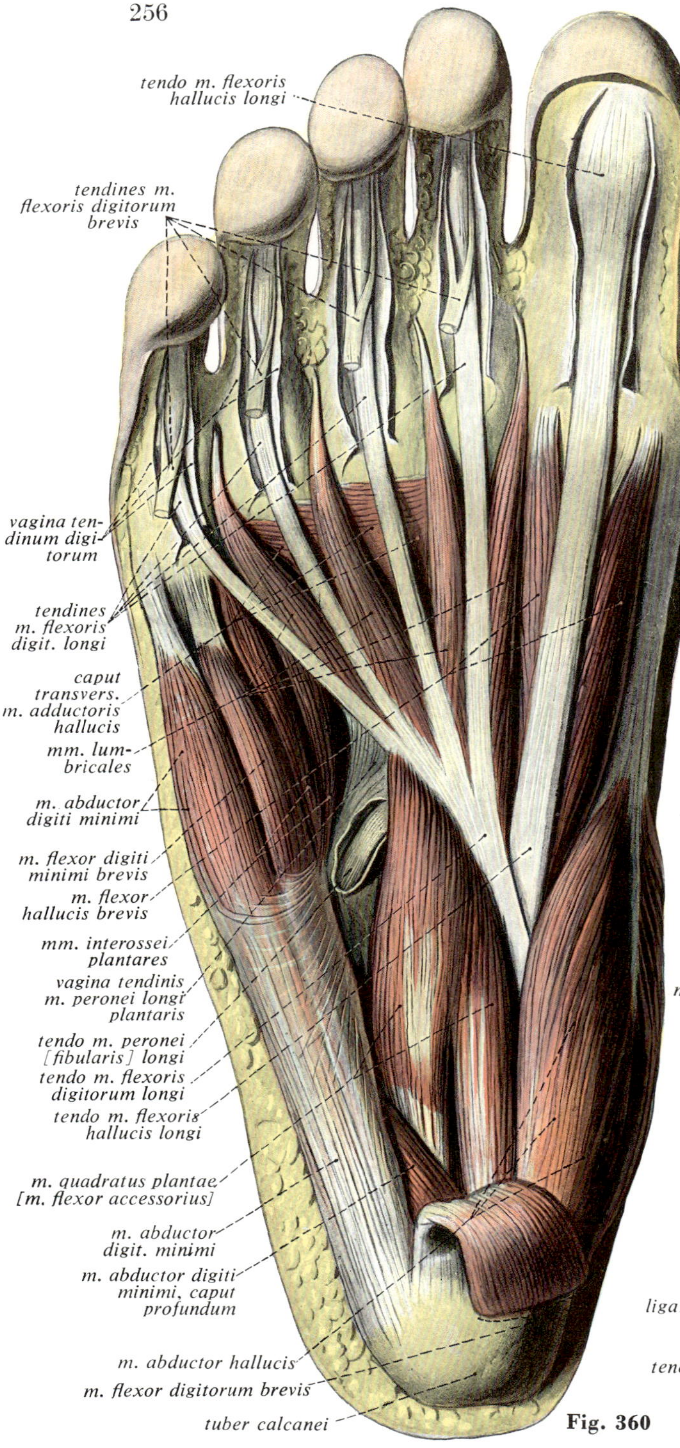

Fig. 360

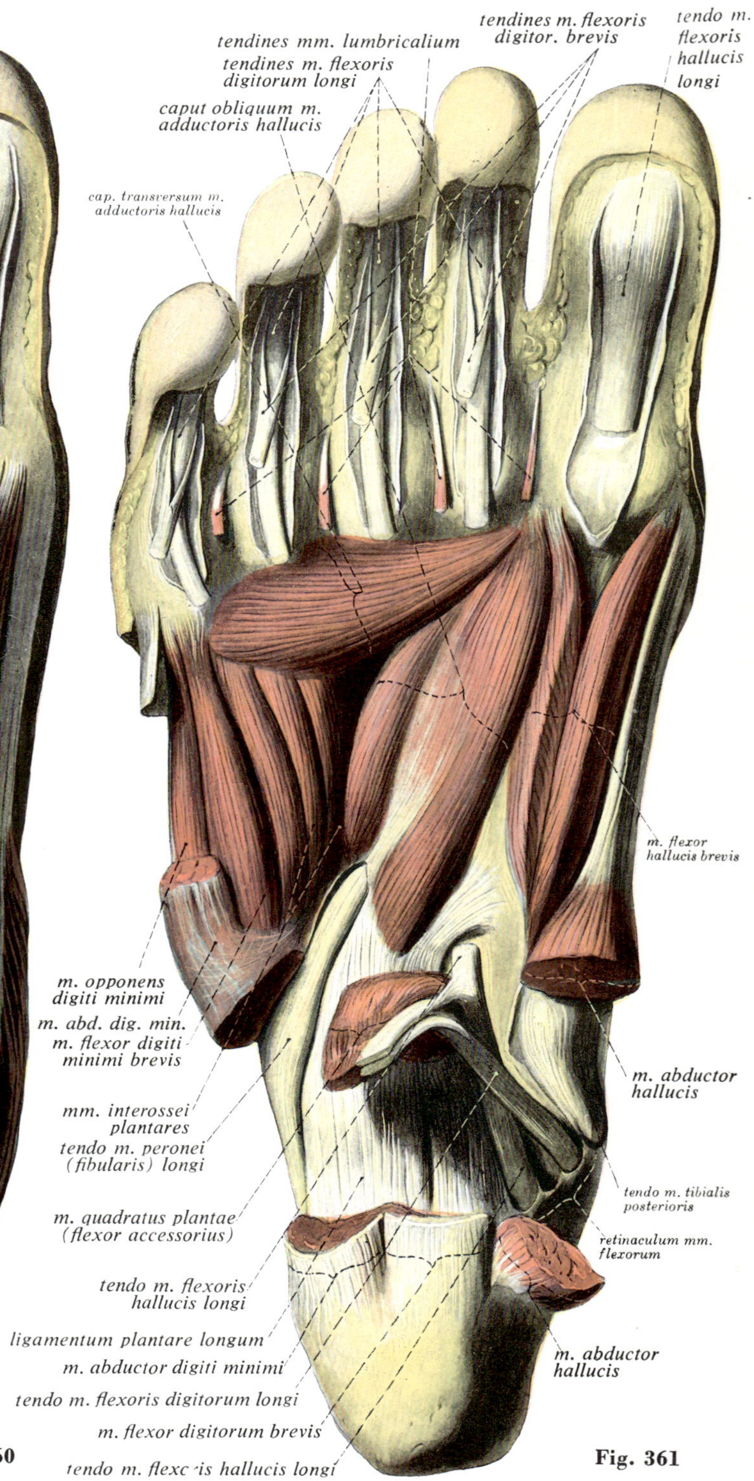

Fig. 361

Fig. 360. Mittlere Schicht der Muskulatur der Fußsohle. Der m. flexor digitorum brevis ist z. gr. T. abgetragen.

Fig. 361. Tiefe Schicht der Muskulatur der Fußsohle. Außer dem m. flexor digitorum brevis sind durchgeschnitten: Sehnen des m. flexor digitorum longus, m. quadratus plantae (m. flexor accessorius), m. abductor digiti minimi und m. abductor hallucis, Sehne des m. flexor hallucis longus. Die Sehnenscheide des m. peroneus (fibularis) longus ist der ganzen Länge nach gespalten.

Muskeln des Großzehenballens (Fig. 359–361)

Name	*Ursprung*	*Ansatz*
1. m. abductor hallucis (Muskel der planta, bildet die eminentia plantaris medialis)	processus medialis tuberis calcanei und aponeurosis plantaris	an der proximalen Phalanx der großen Zehe (Fig. 354)
2. m. flexor hallucis brevis	plantare Fläche der ossa cuneiformia mediale (I), intermedium (II) und laterale (III), ligamentum plantare longum	zweiköpfig an beiden Sesambeinen und der proximalen Phalanx der großen Zehe (Fig. 354)
3. m. adductor hallucis		
caput obliquum	plantare Fläche des os cuneiforme laterale (III) und ligamentum plantare longum	laterales Sesambein und proximale Phalanx der großen Zehe (Fig. 354)
caput transversum	Gelenkkapsel der Zehengrundgelenke der 3. bis 5. Zehen	

Innervation: für den m. abductor hallucis und m. flexor hallucis brevis n. plantaris medialis; für den m. adductor hallucis (und zum Teil den m. flexor hallucis brevis) n. plantaris lateralis

Funktion: aus den Namen ersichtlich (Abduktion, Flexion, Adduktion der großen Zehe); vor allem aber aktive Quer- und Längsverspannung der Fußgewölbe

Muskeln des Kleinzehenballens (Fig. 354, 359–361)

1. m. abductor digiti minimi (Muskel der planta; eminentia plantaris lateralis)	processus lateralis tuberis calcanei und aponeurosis plantaris, außerdem (tiefer Kopf) processus medialis tuberis calcanei	lateraler Rand der proximalen Phalanx der kleinen Zehe (und tuberositas ossis metatarsalis V)
2. m. flexor digiti minimi brevis	vorderer Teil des ligamentum plantare longum	proximale Phalanx der Zehe
3. m. opponens digiti minimi (inkonstant)		lateraler Rand des os metatarsale V

Innervation: n. plantaris lateralis

Funktion: Abduktion, Flexion, Opposition der kleinen Zehe; vor allem Verspannung der Fußgewölbe

Die **mm. lumbricales pedis** entspringen von den Sehnen des *m. flexor digitorum longus*, der erste einköpfig vom medialen Rande der ersten Sehne (der zweiten Zehe), die anderen drei zweiköpfig. Sie gehen in der Gegend der Zehengrundgelenke von der medialen Seite her in die Dorsalaponeurosen der Zehen über. An ihren Ansatzstellen liegen meist kleine Schleimbeutel, *bursae mm. lumbricalium*. Sie werden in wechselnder Weise teils vom *n. plantaris lateralis*, teils vom *n. plantaris medialis* versorgt und wirken wie an der Hand.

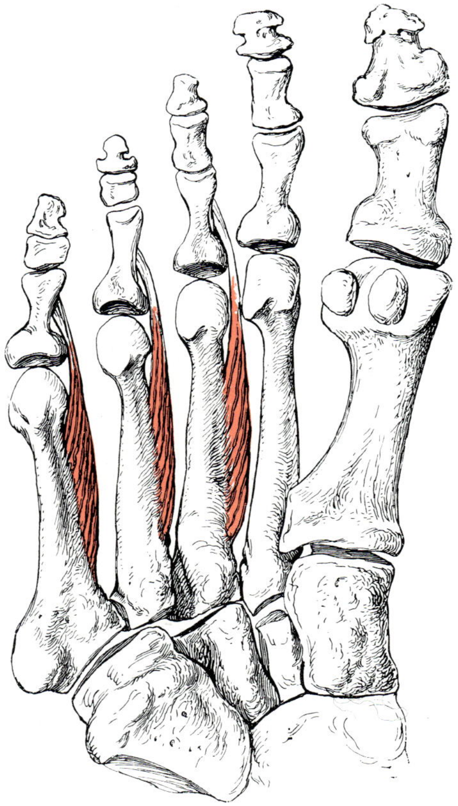

Fig. 362. Mm. interossei plantares.

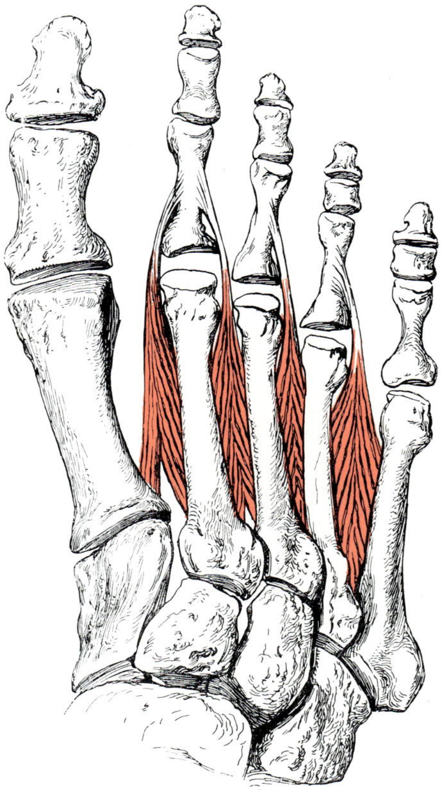

Fig. 363. Mm. interossei dorsales.

Die **mm. interossei** des Fußes verhalten sich sehr ähnlich wie die der Hand; es gibt vier **dorsales** und drei **plantares**. Die letzteren sind relativ stark (und z. T. stärker als die dorsalen) im Gegensatz zur Hand; ferner sind sie alle drei gleichgerichtet und entspringen an den medialen Rändern der *ossa metatarsalia* III, IV und V; sie gehen alle drei von der gleichen Seite her in die Dorsalaponeurosen der Zehen über. Die (relativ schwachen) dorsalen Interossei entspringen wie bei der Hand zweiköpfig; die Sehnen sind (wie bei jener) ungleich gerichtet, insofern als die des I. und II. zur zweiten Zehe gehen.

Die *Innervation* geschieht durch den *n. plantaris lateralis.*

Die *Funktion* ist ähnlich der der Muskeln an der Hand: Abduktion bzw. Adduktion und Flexion.

Fig. 364. Sehnenscheiden der lateralen Knochelgegend und des dorsum pedis. Die Sehnenscheiden, vaginae synoviales, sind beim Lebenden mit klarer, farbloser Synovia erfüllt. Die blaue Farbe ist zur deutlichen Abhebung gegen die Sehnen und Bänder gewählt.

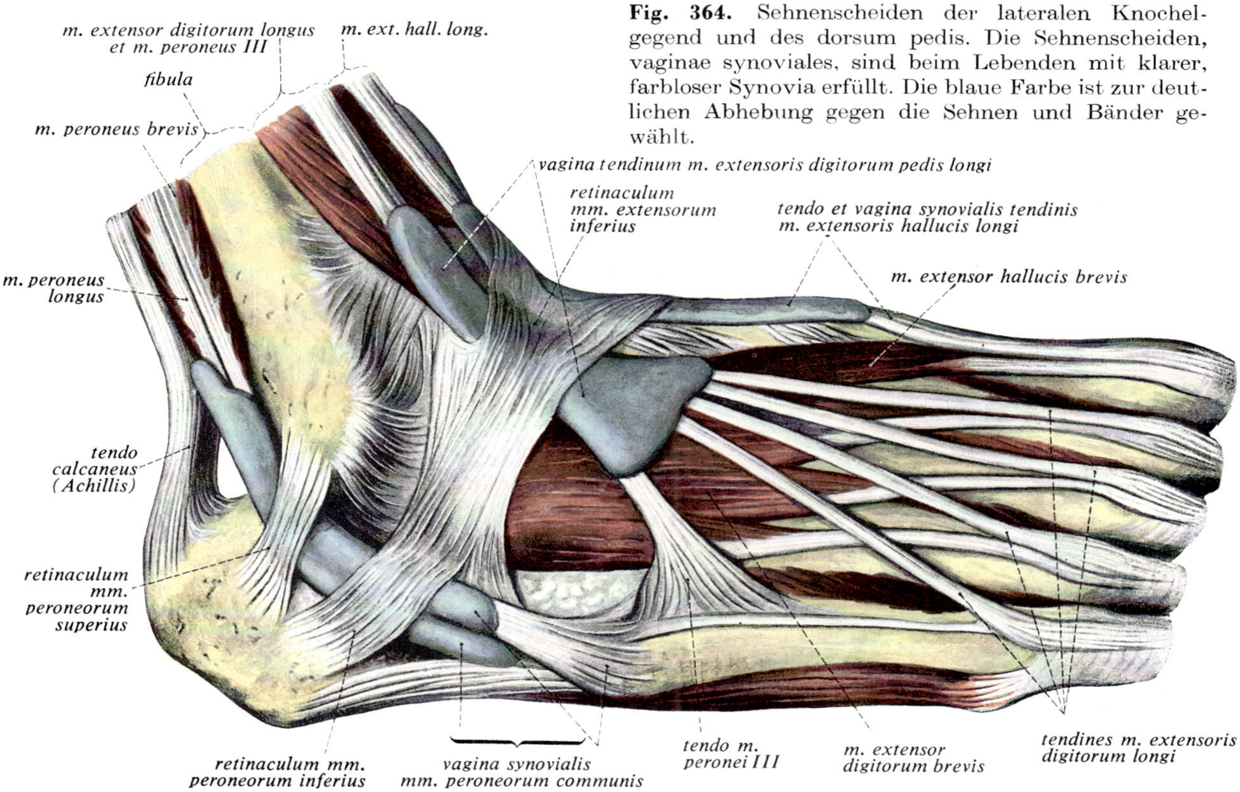

Fig. 365. Sehnenscheiden der medialen Knöchelgegend, der planta und des dorsum pedis. Halbschematisch. Der m. abductor hallucis und der m. flexor digitorum brevis sind teilweise abgetragen.

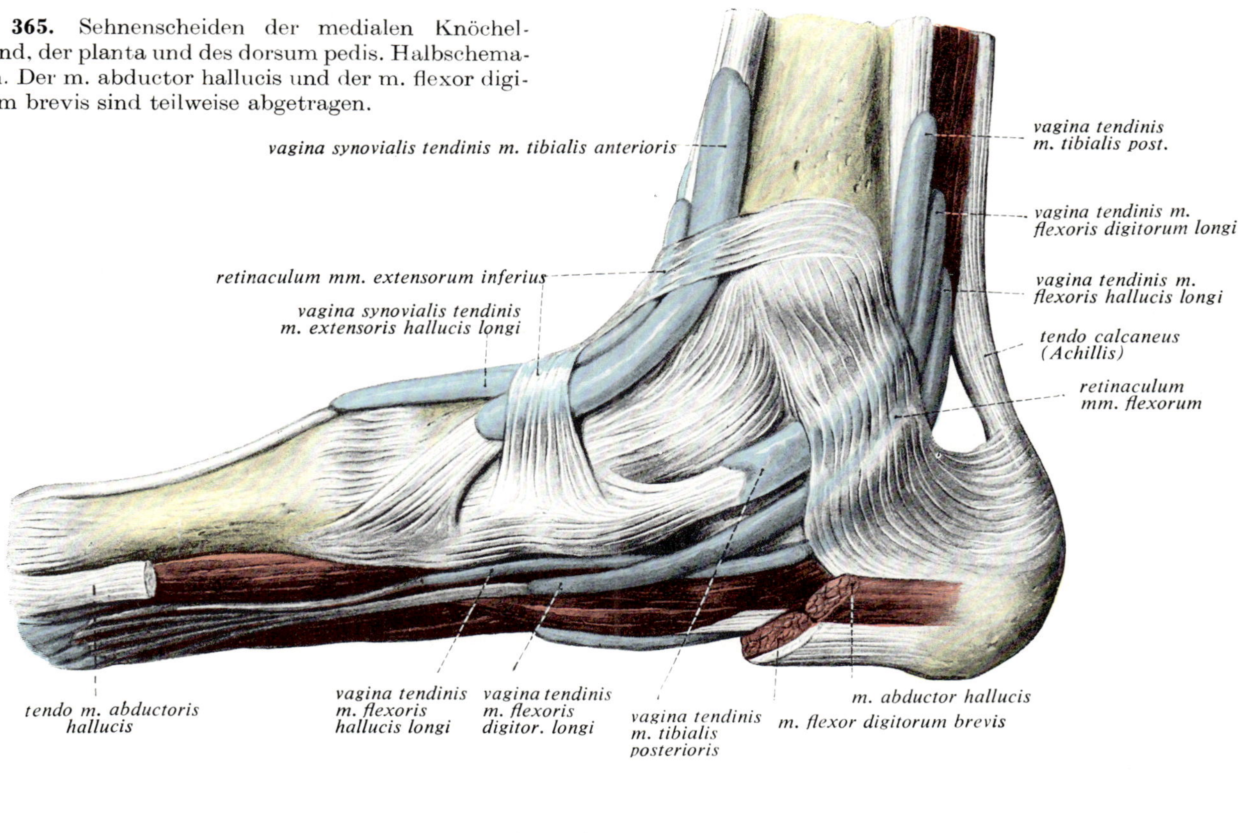

Alphabetisches Stichwortverzeichnis

(Alle Zahlen entsprechen Seitenzahlen)

A

acetabulum 80–82
Achsellücken 142, 191, 195
acromion scapulae 66, 109–111, 197
adminiculum lineae albae 160
ala cristae galli 54
– major ossis sphenoidalis 45, 46
– minor ossis sphenoidalis 45, 46
– ossis ilii 80–83
– vomeris 55, 56, 62
Alcockscher Kanal 165
angulus costae 22
– frontalis ossis parietalis 53
– inferior scapulae 66
– lateralis scapulae 66
– mandibulae 59, 60
– mastoideus ossis parietalis 53
– occipitalis ossis parietalis 53
– sphenoidalis ossis parietalis 53
– sterni 24
– superior scapulae 66
ansa tendinis m. digastrici 172
antrum mastoideum 49, 50
anulus fibrosus (disci intervertebralis) 98
– inguinalis profundus 160
– – superficialis 154, 159
– tympanicus 40, 49
anus 165
aorta 166, 176
apertura externa aquaeductus vestibuli 47
– – canaliculi cochleae 48
– interna canalis carotici 50
– nasalis canalis incisivi 35
– piriformis 63
– sinus frontalis 52, 63
– – sphenoidalis 46, 54, 63
apex capitis fibulae 87
– ossis sacri 20, 21
– partis petrosae ossis temporalis 47, 48
aponeuroses tendinum digit. dorsales manus = aponeuroses m. extens. digit. manus 220, 223
aponeurosis m. bicipitis brachii 190, 196, 198, 199
– m. obliqui abdominis ext. 154, 159, 161
– – – – int. 158, 161
– – transversi abdominis 161
– palatina m. tensoris veli palatini 185
– palmaris 199, 213, 223
– plantaris 254
arcus alveolaris mandibulae 59
– anterior atlantis 16
arcus axis 16
– costalis 27
– iliopectineus 166
– posterior atlantis 16
– pubis 119
– superciliaris ossis frontalis 51, 52
– tendineus m. psoatis 166
– tendineus (fasciae obturatoriae) m. levatoris ani 164
– – m. solei 243
– vertebrae 17–19
– zygomaticus 37
area intercondylaris anterior tibiae 87
– – posterior tibiae 87
arteria axillaris 174
– brachialis 199
– carotis communis 169, 174–176, 185
– – externa 175, 185
– – interna 175
– collateralis ulnaris sup. 199
– facialis 174
– femoralis 228
– glutaea inferior 230
– – superior 230
– iliaca externa 228
– nutricia humeri 8
– perforans 230
– poplitea 229
– pudenda interna 230
– radialis 199, 216
– subclavia 175, 176
– temporalis superficialis 181
– thoracica interna 176
– tibialis posterior 243
– ulnaris 199, 216
– vertebralis 150
articulatio acromioclavicularis 109
– atlantoaxialis lateralis 96
– – mediana 96
– atlantooccipitalis 94, 95
– calcaneocuboidea 135
– capitis costae 102
– carpometacarpea 113
– – pollicis 113, 115
– costotransversaria 102
– coxae 124, 125
– cubiti 112, 113
– cuneonavicularis 135
– genus 92, 126–129
– humeri 109–111, 197
– humeroulnaris 113
– incudomallearis 49
– intercarpea 113
– (nes) manus 113–115
– mediocarpea 113
– metacarpophalangea pollicis 72–75
– radiocarpea 113
articulatio radioulnaris distalis 112, 113, 115
– sacroiliaca 124
– sternoclavicularis 108
– (nes) sternocostales 103
– subtalaris 92, 133–135, 253
– talocalcaneonavicularis 92, 133–135, 253
– talocruralis 92, 130, 134, 253
– talonavicularis 135
– (nes) tarsometatarseae 135
– tarsometatarsea hallucis 135
– temporomandibularis 104, 105, 186
– tibiofibularis 128
atlas 16,17
Augenhöhle 61, 62
axis (epistropheus) 16, 17
– pelvis 124

B

Bandscheibe 98, 101
basis cranii externa 36, 37
– – interna 38, 39
– mandibulae 33, 188
– ossis sacri 20, 21
– (es) ossium metacarpalium 72, 73
– – metatarsalium 88
– patellae 85
– phalangis (digit. manus) 72–75
– – (digit. pedis) 88
Bauchmuskulatur 154–160
Bauchpresse 157
Beckenachse 124
Beckenboden 164, 165
Beckendurchmesser 79, 124
Beckenneigungswinkel 124
Brustbein 9, 10, 24, 103
Brustkorb 25–27
Brustwirbel 14
Brustwirbelsäule 97, 98, 100
bulbus v. jugularis inferior 169
bursa anserina 234
– bicipitoradialis 202
– coccygea subcutanea 229
– iliopectinea 234
– infrapatellaris profunda 126, 128, 129
– (ae) intermetacarpeae 212
– (ae) intermusculares mm. glutaeorum 230
– ischiadica m. obturatorii interni 243
– m. latissimi dorsi subtendinea 196
– – pectoralis majoris 198
– – semimembranosi 244
– – subscapularis subtendinea 197

bursa subacromialis 111, 197
– subcoracoidea 191, 198
– (ae) subcutaneae dorsales digitorum (manus) 212
– subcutanea infrapatellaris 226, 227
– – metacarpophalangea dorsalis 212
– subcutanea olecrani 113, 190
– – praepatellaris 128, 129, 226, 227
– – sacralis 229, 230
– – spinae iliacae post. sup. 229, 230
– – trochanterica 243
– subdeltoidea 191, 194, 197, 198
– subtendinea m. gastrocnemii medialis 243, 244
– (ae) subtendineae m. sartorii 234
– – – tricipitis surae 240
– suprapatellaris 126–129
– tendinis calcanei (Achillis) 241
– trochanterica m. glutaei maximi 142, 230, 236
– – – – medii 243

C

calcaneus 9, 10, 88–91
calvaria 41, 43
canaliculus caroticotympanicus 48
– mastoideus 37
canalis adductorius 232
– arteriae vertebralis (atlantis) 16
– caroticus 48–50, 188
– carpi 216, 218, 220
– condylaris 37, 39, 44, 188
– facialis 49, 50
– hypoglossi 35, 37, 39, 44, 45
– incisivus 55, 63
– infraorbitalis 61, 62
– inguinalis 156
– musculotubarius 48–50
– nasofrontalis 63
– nasolacrimalis 58, 63
– n. radialis 194
– nutricius 8
– obturatorius 164, 228
– opticus 39, 45, 61, 62
– palatinus major 62
– pterygoideus 46, 62
– sacralis 20, 21, 124
– semicircularis lateralis 50
– tendinis m. flexoris carpi radialis 220
– vertebralis 27
capitulum humeri 68, 71
caput costae 22
– femoris 84, 85
– fibulae 87
– humeri 67, 68
– longum m. bicipitis brachii 109, 111, 197
– – – tricipitis brachii 109–111, 192, 195–197
– mandibulae 59, 60
– radii 70, 71
caput tali 88, 89
– ulnae 69, 73
carpus 72–75
cartilago costalis 23
– cricoidea 174
– thyroidea 174
cavitas glenoidalis scapulae 61, 111, 197
cavum thoracis 166
– tympani 49, 50
cellulae ethmoidales 51, 54, 61
– mastoideae 9, 49, 50
centrum tendineum (diaphragmatis) 160, 163, 166
– – perinei 165
chiasma opticum 51
– tendinum 216
chorda obliqua 112, 201, 210
circumferentia articularis radii 70, 112
– – ulnae 69
clavicula 67
clivus 39
collum anatonicum humeri 68
– chirurgicum humeri 68, 191
– costae 22, 102
– femoris 84, 85, 125
– mandibulae 60
– radii 70
– scapulae 66
– tali 89
columna vertebralis 15
concha nasalis inferior 31, 61, 63
– – media 54, 61, 63
– – superior 63
– sphenoidalis 54
condylus lateralis femoris 84, 85
– – tibiae 86, 87
– medialis femoris 84, 85
– medialis tibiae 86
– occipitalis 44
conjugata (vera) 79, 124
connexus intertendinei (mm. extensorum digit. manus) 212, 214
cornu coccygeum 21
– majus ossis hyoidei 60
– minus ossis hyoidei 60
corpus adiposum buccae 169, 178, 183
– – infrapatellare 128
– costae 22
– femoris 84
– fibulae 87
– humeri 68
– mandibulae 59
– ossis hyoidei 60
costae 22, 23, 27
cranium 30–43
crista capitis costae 22
– colli costae 22
– conchalis maxillae 57
– – ossis palatini 57
– ethmoidalis maxillae 57, 63
– – ossis palatini 56, 63
– frontalis ossis frontalis 52
crista galli 35, 39, 55, 61
– iliaca 80–83
– infratemporalis ossis sphenoidalis 46, 186
– intertrochanterica femoris 84, 85
– lacrimalis anterior 57, 61, 62
– – posterior 61, 62
– medialis fibulae 87
– m. supinatoris ulnae 69
– nasalis maxillae 35
– obturatoria 81, 82
– occipitalis externa 44
– – interna 39, 44, 45
– orbitalis ossis sphenoidalis 46
– sacralis intermedia 20, 21
– – lateralis 20
– – mediana 20, 21
– sphenoidalis 46
– tuberculi majoris humeri 68
– – minoris humeri 68
crus dextrum part. lumbal. diaphragmatis 166
– intermedium part. lumbal. diaphragmatis 163, 166
– laterale 163
– – anuli inguinalis superficialis 159
– mediale part. lumbal. diaphragmatis 163, 166
– – anuli inguinalis superficialis 154, 159
– sinistrum part. lumbal. diaphragmatis 166
cupula pleurae 166

D

dens axis 16, 17, 96
diameter aperturae pelvis inferioris 124
– diagonalis (conjugata diagonalis) 124
– mediana 79
– obliqua 79
– transversa 79
diaphragma 160, 163
– oris 172
– pelvis 164, 165
– urogenitale 164, 165
diploë 10, 43
discus articularis articulationis radioulnaris distalis 113
– – – sternoclavicularis 108
– – – temporomandibularis 186
– interpubicus 118, 124
– intervertebralis 96–98, 101
dorsum sellae turcicae 39, 46
ductus parotideus 169, 178, 183, 185

E

Elle 69
Ellenbogengelenk 112, 113
eminentia arcuata ossis temporalis 35, 47–50
iliopubica 80, 82

eminentia intercondylaris tibiae 86
– plantaris intermedia 254, 255
– – lateralis medialis 254, 255
– pyramidalis 49
emissarium parietale 35
epicondylus lateralis femoris 84, 85
– – humeri 68, 112
– medialis femoris 68, 84, 85
– – humeri 8, 112
Epiphysenlinien 8, 71, 75, 76, 90
extremitas acromialis claviculae 67
– sternalis claviculae 67
– – costae 22

F

facies anterior lateralis humeri 68
– – medialis humeri 68
– – partis petrosae 48
– – radii 71
– – ulnae 71
– articularis acromialis claviculae 67
– – acromii scapulae 66, 111
– – anterior dentis 16
– – calcanea anterior tali 89
– – – media tali 89
– – – posterior tali 89
– – capitis costae 22
– – – fibulae 87
– – carpea radii 70, 112
– – cuboidea 90
– – fibularis tibiae 86
– – inferior tibiae 86, 87
– – – vertebrae 19
– – malleoli fibulae 87
– – – tibiae 86
– – navicularis tali 89
– – patellae 85, 127, 128
– – posterior (dentis) axis 16
– – sternalis claviculae 67
– – superior axis 16
– – – tibiae 86
– – – vertebrae 97
– – talaris anterior calcanei 90
– – – media calcanei 90
– – – posterior calcanei 90
– – tuberculi costae 22
– auricularis ossis ilii 82, 83
– – – sacri 20, 21
– cerebralis alae majoris ossis sphenoidalis 46
– – partis squamosae ossis temporalis 47
– costalis scapulae 66
– dorsalis ossis sacri 20
– – scapulae 66
– inferior partis petrosae 48
– infratemporalis maxillae 57
– lateralis fibulae 87
– – radii 71
– – tibiae 86
– lunata (acetabuli) 81, 82, 125
– malleolaris lateralis trochleae tali 89
facies maxillaris laminae perpendicularis ossis palatini 56
– – – – – sphenoidalis 46
– medialis fibulae 87
– – tibiae 86
– – ulnae 71
– nasalis maxillae 57
– orbitalis alae majoris ossis sphenoidalis 31, 46, 61
– – maxillae 57
– orbitalis partis orbitalis ossis frontalis 51, 52
– – ossis sphenoidalis 54
– – – zygomatici 61
– patellaris femoris 84, 85, 127
– pelvina ossis sacri 21
– poplitea femoris 84
– posterior fibulae 87
– – humeri 68
– – partis petrosae 39
– – tibiae 86
– – ulnae 71
– symphysialis ossis pubis 82, 83
– temporalis alae majoris 46
falx inguinalis 160
fascia antebrachii 190
– axillaris 190
– brachii 190
– cervicalis 173
– –, lamina superficialis 168, 173
– –, – praetrachealis 173, 174
– clavipectoralis 154, 174
– cruris 227
– diaphragmatis pelvis inferior 165
– – urogenitalis inferior 165
– infraspinata 192
– lata 226
– m. levatoris ani 165
– m. obturatorii interni 164
– obturatoria 164, 165
– pectinea 226
– temporalis 183
– thoracolumbalis 141, 142, 144, 148, 152, 153
– transversalis 153, 161
fasciculi mamillotendinei 146
– transversi aponeurosis palmaris 213
femur 10, 84, 85
fenestra cochleae 40
– vestibuli 48–50
Fersenbein 9, 10, 88–90
fibrae intercrurales 154, 159, 162
fibrocartilago basalis 188
fibula 87
Fingergelenke 113–115
fissura orbitalis inferior 31, 37, 61
– – superior 31, 39, 45, 46, 51, 61
– petrooccipitalis 39
– petrosquamosa 39, 48
– petrotympanica ossis temporalis 47, 48, 50
– tympanomastoidea 47, 50
Flügelgaumengrube 62
fonticulus anterior 40
– anterolateralis 40
– posterior 40
– posterolateralis 40
foramen caecum ossis frontalis 39, 52
– costotransversarium 16, 17
– ethmoidale anterius ossis frontalis 51, 61
– – posterius ossis frontalis 51, 61, 62
– incisivum 35, 37, 58
– infraorbitale 31, 57
– infrapiriforme 230, 236, 237
– intervertebrale 15, 98
– ischiadicum majus 120, 122, 237
– – minus 120, 122, 237
– jugulare 37, 39, 188
– lacerum 37
– magnum 37, 39, 44, 45
– mandibulae 60
– mastoideum 35, 37, 39, 47, 48
– mentale 59
– obturatum 81–83
– ovale ossis sphenoidalis 37, 39, 45, 63
– palatinum majus 37, 56, 58
– parietale 41, 42, 53
– rotundum 39, 45, 46, 62
– sphenopalatinum 62, 63
– spinosum ossis sphenoidalis 37, 39, 45
– stylomastoideum 37, 48, 49
– supraorbitale 31, 52
– suprapiriforme 230, 236, 237
– transversarium 14, 16, 17
– v. cavae 160, 163, 166
– vertebrale 16, 17, 19
– zygomaticofaciale 54, 61, 63
– zygomaticoorbitale 54, 62
– zygomaticotemporale 54
foramina alveolaria maxillae 57, 63
– palatina minora 58
– sacralia dorsalia 20
– – pelvina 20
fossa acetabuli 80–82
– axillaris 2
– canina 57
– condylaris ossis occipialis 44
– coronoidea humeri 68, 113
– cranii anterior 39
– – media 39
– – posterior 39
– digastrica mandibulae 60, 172
– glandulae lacrimalis 55
– hypophysialis 39, 45, 51
– iliaca 82, 83
– infraclavicularis 168
– infraspinata 66
– infratemporalis 63
– intercondylaris 84, 85
– jugularis 4, 37, 48, 168
– malleoli lateralis 87
– mandibularis ossis temporalis 37, 47, 48

fossa occipitalis cerebellaris 45
– – inferior 44
– – superior 44
– olecrani 8, 68, 113
– poplitea 226, 227, 236
– pterygoidea 46
– pterygopalatina 62, 63
– radialis humeri 68
– scaphoidea ossis sphenoidalis 46
– subarcuata ossis temporalis 39, 47, 48
– supraclavicularis major 168, 173
– – minor 4, 168, 173
– supraspinata 66
– temporalis 32, 33
– trochanterica 84, 85
fossula petrosa 37, 48
fovea articularis inferior atlantis 16
– – superior atlantis 16
– capitis femoris 84, 85
– – radii 70
– costalis inferior vertebrae 18
– – superior vertebrae 18, 19
– – transversalis 18, 19
– dentis atlantis 16
– pterygoidea proc. condylaris mandibulae 59
– sublingualis 60
– submandibularis 60
– trochlearis ossis frontalis 51
foveola radialis 216
foveolae ethmoidales ossis frontalis 51
– granulares 43, 52
funiculus spermaticus 154, 158, 226
Fußgelenke 130–135
Fußknochen 88–91

G

Galea aponeurotica 178, 181, 183, 185
Gaumenbein 56–58
Gehörknöchelchen 49
Gesichtsmuskulatur 178–185
glabella 51, 52
glandula(e) palatina(e) 187
– parotis 169, 175, 178, 183
– – accessoria 169
– sublingualis 187
– submandibularis 169, 174, 175, 183
– thyroidea 169

H

Halsfaszie 173
Halsmuskeln 168–177
Halswirbel 14
Halswirbelsäule 17
hamulus ossis hamati 73, 74, 115
– pterygoideus 37, 46, 62, 187
Handgelenke 113–115
Handknochen 72–76
helix 173
hernia femoralis 233
hiatus aorticus diaphragmatis 163, 166
– canalis n. petrosi majoris 48
– maxillaris 63
– oesophageus 166
– sacralis 20, 21
– saphenus 226
– tendineus adductorius 232, 234, 239
– urogenitalis et ani 164
Hinterhauptsbein 44, 45
Hüftbein 80–83
Hüftgelenk 124, 125
humerus 8, 11, 68, 71
hypothenar 219

I

impressio lig. costoclavicularis 67
– (nes) digitatae 35, 39, 49
incisura acetabuli 81
– clavicularis sterni 24
– costalis 24
– ethmoidalis ossis frontalis 51
– fibularis tibiae 86
– frontalis ossis frontalis 52
– ischiadica major 81, 83
– – minor 81, 83
– jugularis ossis occipitalis 45
– – sterni 24
– lacrimalis maxillae 57
– mandibulae 59, 60
– mastoidea ossis temporalis 37, 42, 47, 48
– nasalis maxillae 57
– parietalis ossis temporalis 47, 48
– poplitea extensoria femoris 85
– – flexoria femoris 85
– pterygoidea 46
– radialis ulnae 69
– scapulae 66
– ethmoidalis ossis frontalis 51
– sphenopalatina ossis palatini 56, 57
– supraorbitalis ossis frontalis 51, 55
– trochlearis ulnae 69, 70
– ulnaris radii 70
– vertebralis inferior 18
inclinatio pelvis 124
incus 49
intersectiones (inscriptiones) tendineae m. recti abdom. 156, 158, 160

J

Jochbein 54, 61
juga alveolaria mandibulae 59
– – maxillae 57
– cerebralia 39, 49

K

Kahnbein (Fußwurzel) 88–90
Kaumuskulatur 183–188
Keilbein (Kopf) 45, 46, 58, 61, 62
– (Fußwurzel) 88–91
Kiefergelenk 104, 105, 186
Kieferhöhle 58, 61, 62
Kniegelenk 92, 126–129
Kniekehle 226, 227, 239
Kniescheibe 85
Knochenmark 8
Knöchelbänder 130–132, 134
Körperregionen 2–5
Kreuzbein 14, 20, 21

L

labium externum cristae iliacae 82
– internum cristae iliacae 81–83
– laterale lineae asperae femoris 84, 85
– mediale lineae asperae femoris 84, 85
labrum acetabulare 125
– glenoidale 111, 197
labyrinthus ethmoidalis 54, 61, 63
lacertus fibrosus 198, 199
lacuna musculorum 233
– vasorum 233
lamina cribrosa ossis ethmoidalis 39, 55, 63
– externa 43
– horizontalis ossis palatini 37, 55, 56, 58
– interna 43
– lateralis processus pterygoidei 46, 62
– medialis processus pterygoidei 46, 63
– orbitalis ossis ethmoidalis 54, 61, 62
– perpendicularis ossis ethmoidalis 54, 61
– – – palatini 56, 57, 63
– praetrachealis fasciae cervicalis 173
– superficialis fasciae cervicalis 173
– tragi (auris externae) 173
Lendenwirbel 11, 14, 19
Lendenwirbelsäule 101
ligamentum acromioclaviculare 109, 110, 111, 197
– (a) alaria (axis) 95
– anulare radii 112
– anococcygeum 165
– apicis dentis (axis) 95
– arcuatum laterale (diaphragmatis) 163, 166
– – mediale (diaphragmatis) 163
– – pubis 118, 122–124, 165
– auriculare anterius 173
– – superius 173
– bifurcatum 132
– calcaneocuboideum dorsale 132, 133

ligamentum calcaneocuboideum ligamenti bifurcati 132
– – plantare 131, 136, 137
– calcaneofibulare 130, 132, 134, 136
– calcaneonaviculare (lig. bifurcati) 132
– – plantare 133, 136, 137
– capitis costae intraarticulare 98
– – – radiatum 97, 102
– – femoris 124, 125
– – fibulae anterius 127, 128, 241
– – – posterius 126
– carpi palmare (volare) 216, 218
– – radiale 220
– – radiatum 115, 220
– – ulnare 220
– collaterale 114
– – fibulare 242, 243
– – carpi radiale 113
– – radiale 112
– (a) collateralia (artic. interphal. manus) 114
– – (– metacarpophalangeae) 114, 115
– conoideum (lig. coraco-clavicularis) 109, 111, 197
– coracoacromiale 109, 110, 111, 197
– coracoclaviculare 109, 110, 197
– coracohumerale 109, 110, 197
– costotransversarium 99, 100
– – laterale 97–99, 102, 152
– – superius 97–99, 102, 148
– costoxiphoidea 154
– cricothyroideum 174
– cruciatum anterius (art. genus) 127
– – posterius (art. genus) 127
– cruciforme atlantis 95
– – (cruris) 240, 241
– (a) cuneonaviculare (ia) dorsale (ia) 132, 133
– (a) cuneonaviculare (ia) plantare (ia) 136
– deltoideum 130, 131, 134
– flavum 98–100, 102
– fundiforme penis 154. 162
– (a) glenohumeralia 109
– iliofemorale 118–121, 125
– iliolumbale 118–121, 123, 166
– inguinale 118–122, 156, 159, 160
– (a) intercarpeum (a) dorsale (ia) 114
– interclaviculare 108
– (a) intercuneiformia dorsalia 133
– interfoveolare 160
– interspinale 98, 148
– intertransversarium 97, 99, 148
– ischiofemorale 125
– laciniatum 240
– lacunare 228
– laterale (art. temporo-mandibularis) 104, 185
ligamentum longitudinale anterius (columnae vertebral.) 94, 97, 118–121
– – posterius (columnae vertebral.) 101
– (a) metacarpeum (a) dorsale (ia) 114
– – interosseum (a) 113
– – palmarium (a) 115
– – transversum profundum 115, 216
– – – superficiale 115
– (a) metatarseum (a) dorsale (ia) 132
– – interosseum (a) 135
– – plantare (ia) 137
– – transversum profundum 132, 137
– – – superficiale 136
– nuchae 142, 144, 146, 175
– (a) palmaria (interphalang.) 115
– palpebrale mediale 178, 183
– patellae 126–129, 232, 234, 238
– (a) pelvis 118–124
– pisohamatum 115, 220
– pisometacarpeum 115
– plantare longum 131, 132, 134, 136, 256
– (a) plantaria 137
– popliteum arcuatum 126, 244
– – obliquum 126, 244, 246
– pterygospinale 105
– pubicum superius 118–120
– pubofemorale 125
– radiocarpeum dorsale 114
– – palmare 115, 218, 220
– reflexum 154, 159, 162
– sacrococcygeum dorsale profundum 122
– – – superficiale 122, 123
– – laterale 120, 124
– – ventrale 120, 124, 164
– (a) sacroiliacum (a) dorsale (ia) 123, 124
– – interosseum (a) 124, 164
– – ventrale (ia) 118–120, 124
– sacrospinale 122–124, 164, 230, 242
– sacrotuberale 122–124, 164, 165, 230, 236
– sphenomandibulare 105, 187
– sternoclaviculare anterius 108
– sternocostale intraarticulare 103
– (a) – (ia) radiatum (a) 108
– stylohyoideum 172, 187, 188
– stylomandibulare 104, 105, 187, 188
– supraspinale 99, 123
– suspensorium penis 154
– talocalcaneum interosseum 133, 135
– – laterale 132
– – mediale 130
– – posterius 130
ligamentum talofibulare anterius 132
– – posterius 130
– (a) tarsi interosseum (a) 135
– (a) tarsi plantare (ia) 137
– (a) tarsometatarseum (a) dorsale (ia) 131–133
– tarsometatarseum interosseum 135
– – plantare 136, 137
– thyrohyoideum medianum 174
– tibiofibulare anterius 128, 132
– – posterius 130
– transversum acetabuli 125, 165
– – atlantis 96
– – genus 127
– – perinei 165
– – scapulae 109, 110
– trapezoideum (lig. coraco-clavicularis) 109, 111, 197
– ulnocarpeum palmare 115, 220
linea alba 154, 160, 161
– arcuata 83, 158, 160
– – ossis ischii 83
– aspera femoris 84, 239
– epiphyseos 8, 71, 75, 76, 91
– glutaea anterior 81
– – inferior 81
– – posterior 81, 231
– intercondylaris femoris 84
– intermedia cristae iliacae 81–83
– intertrochanterica 84, 85
– muscularis 66
– musculi solei 86
– mylohyoidea 60
– nuchae inferior 42, 44
– – superior 42, 44
– – suprema 44
– obliqua mandibulae 59
– pectinea femoris 84, 85
– semilunaris 158
– temporalis inferior ossis parietalis 41, 53
– – – – temporalis 47
– – ossis frontalis 52
– – superior ossis parietalis 41, 53
– terminalis (pelvis) 20, 120, 164, 166
– (ae) transversae ossis sacri 20
– trapezoidea 67
lingula mandibulae 60, 105
– sphenoidalis 45, 46

M

malleolus lateralis 87
– medialis 86, 87
malleus 49
mandibula 59, 60
manubrium sterni 24
margo anterior fibulae 87
– – radii 71
– – tibiae 86
– – ulnae 71
– frontalis alae majoris ossis sphenoidalis 46
– – ossis parietalis 53

margo infraorbitalis 31, 54, 57
– interosseus fibulae 87
– – radii 71
– – tibiae 86
– – ulnae 69, 71
– lacrimalis maxillae 57
– lambdoideus ossis occipitalis 44, 45
– lateralis humeri 68
– – scapulae 66
– mastoideus ossis occipitalis 44,45
– medialis humeri 68
– – scapulae 66
– – tibiae 86
– occipitalis ossis parietalis 53
– – – temporalis 47, 48
– parietalis alae majoris ossis sphenoidalis 45, 46
– – ossis frontalis 52
– – – temporalis 47
– posterior fibulae 87
– – partis petrosae ossis temporalis 47, 48
– – radii 71
– – ulnae 71
– sagittalis ossis parietalis 53
– sphenoidalis ossis frontalis 52
– – – temporalis 47, 48
– squamosus ossis parietalis 53
– – alae majoris ossis sphenoidalis 45, 46
– superior partis petrosae ossis temporalis 39, 47
– – scapulae 66
– supraorbitalis 31, 51, 52
– zygomaticus alae majoris ossis sphenoidalis 46
massa lateralis atlantis 16
maxilla 34, 57, 58, 62
meatus acusticus externus 37, 47, 48, 50
– – internus 39, 48
– nasi inferior 61, 63
– – medius 63
– – superior 63
membrana atlantooccipitalis anterior 94
– – posterior 94, 187
– interossea antebrachii 71, 112, 210, 211
– – cruris 128
– obturatoria 118, 119, 124, 125
– tectoria 94, 96
meniscus lateralis art. genus 92, 127–129
– medialis art. genus 92, 127, 129
mesotendineum 216
metacarpus 72–76
metatarsus 88, 89, 91
mimische Muskulatur 178–185
Mittelohr 49, 50
Mohrenheimsche Grube 154
musculus abductor digiti minimi (manus) 212, 215, 216, 219, 223, 224
– – – – (pedis) 241, 251, 253, 254, 256, 257
musculus abductor hallucis 240
– – pollicis brevis 213, 216, 218, 220, 223, 224
– – – longus 208, 209, 211, 212, 214, 224
– adductor brevis 230, 234, 235, 236, 242, 243
– – hallucis 251, 253, 256, 257
– – longus 232, 234, 235, 242, 243
– – magnus 234, 236, 239, 242, 243
– – minimus 230, 234, 236
– – pollicis 215, 216, 221, 223, 224
– anconeus 194, 195, 200, 206, 208, 211
– articularis cubiti 201, 210, 211
– – genus 126, 242
– auricularis anterior 171, 181
– – posterior 171
– – superior 173
– biceps brachii **113, 196–198,** 201, 210
– – femoris 229, 230, 236–239, 242, 243
– brachialis **113, 196–198,** 200–202, 210
– brachioradialis 199, 201, 206, 207, 210, 211
– buccinator 182, 183, 185, 187
– coccygeus 164, 165, 242
– coracobrachialis 196–198, 201
– corrugator supercilii 178, 179, 183
– cremaster 154, 156, 158, 162
– cricothyroideus 174
– deltoideus 192–194, 197, 200, 201
– depressor anguli oris 178, 181–183, 185
– – labii inferioris 178, 181–183, 185
– – septi 178, 180
– – supercilii 178, 179, 181–183
– digastricus 169, 172–175, 188
– epicranius 178, 180, 181, 183
– erector spinae 144, 146, 147, 152, 153
– extensor carpi radialis brevis 200, 201, 206–208, 210–212
– – – – longus 200, 201, 206–208, 210–212
– – – ulnaris 200, 206–208, 211, 212
– – digiti minimi 207, 211, 212, 214
– – digitorum (manus) 192, 200, 206, 207, 211, 212, 214
– – – brevis (pedis) 252, 253, 259
– – – longus (pedis) 92, 241, 242, 248, 249, 250, 253, 259
– – hallucis brevis 252, 253, 259
– – – longus 92, 248, 249, 252
– – indicis 209, 211, 212, 214, 223
– – pollicis brevis 208, 209, 211, 212, 214
musculus extensor pollicis longus 208, 209, 211, 212, 214, 223
– flexor carpi radialis 199, 201, 203, 204, 210
– – – ulnaris 199, 201, 203, 204, 210, 211, 216
– – digiti minimi brevis (manus) 218–220, 223, 224
– – – – pedis 251, 253, 256, 257
– – digitorum brevis (pedis) 251, 253, 255, 256
– – – longus (pedis) 92, 243, 246, 247, 250, 251, 256
– – – profundus 201, 204, 205, 210, 211, 220, 224
– – – superficialis 201, 203, 204, 210, 216, 224
– – hallucis brevis 251, 253, 256, 257
– – – longus 92, 246, 247, 250, 251, 256
– – pollicis brevis 218, 221, 223, 224
– – – longus 202, 204, 205, 210
– gastrocnemius 239, 240, 244, 245
– gemellus inferior 230, 231, 236, 243
– – superior 230, 231, 236, 242
– genioglossus 170, 172, 188
– geniohyoideus 172, 188
– glutaeus maximus 229–231, 238, 242, 243
– – medius 230, 231, 236, 243
– – minimus 230, 231, 236, 242, 243
– gracilis 232, 234–236, 242, 243, 250
– helicis major 173
– – minor 173
– hyoglossus 174, 187
– iliacus 166, 228, 242
– iliocostalis cervicis 146, 147, 175
– – lumborum 146
– – thoracis 144, 146, 147, 152
– iliopsoas 166, 232, 234, 242, 243
– infraspinatus 142, 191, 193, 197, 200
– intercostalis cervicis 176
– (i) intercostales externi 152
– – interni 152
– – intimi 148, 152
– interossei dorsales (manus) **212, 214, 222–224**
– – – (pedis) 251–253, 258
– – palmares 216, 220, 222–224
– – plantares 251, 253, 256, 258
– interspinales cervicis 148
– – lumborum 148
– intertransversarii anteriores cervicis 176
– – laterales lumborum 148, 152
– – mediales lumborum 148, 152
– – posteriores cervicis 148
– – thoracis 148, 152
– latissimus dorsi 141–144, 153, 198, 200, 201

musculus levator anguli oris 178, 182, 183
– – ani 164, 165, 243
– (i) levatores costarum 146, 152
– – – breves 148, 152
– – – longi 148, 152
– levator labii superioris 178, 181–183
– – – – alaeque nasi 178, 181–183
– – scapulae 142–144, 176, 200
– – veli palatini 187, 188
– longissimus capitis 146–148, 175, 176, 188
– – cervicis 146–148, 175
– – thoracis 144, 146, 147, 152
– longus capitis 176, 177
– – colli 176, 177
– (i) lumbricales (manus) 216–218, 222, 223
– – (pedis) 254, 256
– masseter 183–185, 188
– mentalis 178, 181–183, 185
– (i) multifidi 148–150, 152
– mylohyoideus 170, 172–174, 187, 188
– nasalis 178, 180, 181, 183
– obliquus capitis inferior 150, 151
– – – superior 148, 150, 151, 188
– – externus abdominis 153, 154, 156, 157, 160, 161
– – internus abdominis 141, 156, 157, 158, 160, 161
– obturatorius externus 230, 235, 236, 242, 243
– – internus 165, 228, 230, 231, 242, 243
– occipitofrontalis 178–181, 183
– omohyoideus 169, 171, 173, 174, 200, 201
– opponens digiti minimi (manus) 215, 218–220, 223, 224
– – – – (pedis) 256, 257
– – pollicis 215, 220, 221, 223, 224
– orbicularis oculi 178, 179, 181, 183
– – oris 178, 181–183, 187
– palmaris brevis 199, 213, 223
– – longus 199, 213
– pectineus 232, 234, 235, 242, 243
– pectoralis major 141, 154, 162, 200, 201
– – minor 162, 191, 198
– peroneus (fibularis) brevis 92, 132, 248–250, 253
– – – longus 241, 246, 249–251, 256
– – – tertius 248, 249, 259
– piriformis 228, 230, 231, 242, 243
– plantaris 239, 241, 243–245
– popliteus 126, 129, 243, 245, 246, 250
– procerus 178, 179, 183
– pronator quadratus 218, 220
– – teres 199, 201, 203, 210, 211
– psoas major 153, 166, 228, 232, 242
musculus psoas minor 166, 228
– pterygoideus lateralis 184, 186–188
– – medialis 184, 186–188
– pyramidalis 156, 158, 159
– quadratus femoris 230, 231, 242, 243
– – lumborum 153, 163, 164, 166
– – plantae (flexor accessorius) 251, 255, 256
– quadriceps femoris 232–234, 242, 250
– rectococcygeus 164
– rectus abdominis 156, 158–161
– – capitis anterior 176, 177, 178
– – – lateralis 150, 151, 176, 185
– – – posterior major 148, 150, 151, 188
– – – – minor 148, 150, 151
– – femoris 125, 232–234, 242, 243
– rhomboideus major 142, 143, 200
– – minor 142, 143, 200
– risorius 178, 181–183
– (i) rotatores 148, 149, 152
– – breves 148, 149, 152
– – longi 148, 149, 152
– – thoracis 148, 149, 152
– sacrococcygeus ventralis 164
– sartorius 232, 233, 240, 242, 243
– scalenus anterior 175–177
– – medius 168, 169, 175–177
– – posterior 176, 177
– semimembranosus 229, 236, 237, 240, 243
– semispinalis capitis 142, 144, 146, 148, 175, 188
– – cervicis 146, 148, 175
– – thoracis 152
– semitendinosus 229, 236, 237, 240, 242, 243
– serratus anterior 141, 154–156, 162, 201
– – posterior inferior 144–146
– – – superior 142, 144, 145
– soleus 240, 241, 243–245
– sphincter ani externus 165
– spinalis thoracis 144, 146, 147, 152
– splenius capitis 144–146, 148, 150, 175, 188
– – cervicis 142, 144–146, 175
– sternocleidomastoideus 169, 171, 173, 174, 188
– sternohyoideus 171
– sternothyroideus 171, 174
– styloglossus 185, 187, 188
– stylohyoideus 169, 170, 172–175, 188, 200
– stylopharyngeus 187, 188
– subclavius 162, 197, 198, 200, 201
– (i) subcostales 166
– subscapularis 191, 193, 198, 201
– supinator 201, 204, 208–211
– supraspinatus 142, 191, 193, 197, 200
musculus temporalis 184, 185, 188
– temporoparietalis 178, 180, 181
– tensor fasciae latae 231, 232, 236, 238, 242
– – veli palatini 187, 188
– teres major 144, 191, 193, 198, 200, 201
– – minor 144, 191, 193, 197, 200
– thyrohyoideus 171, 174
– tibialis anterior 92, 131, 242, 248–251
– – posterior 92, 131, 137, 242, 246, 247, 250, 251
– tragicus 173
– transversus abdominis 153, 157, 158, 160, 161
– – perinei profundus 165, 243
– – – superficialis 165
– – thoracis 160
– trapezius 141–144, 188, 200, 201
– triceps brachii 192, 194, 195, 200, 201, 211
– vastus intermedius 233, 234, 242, 243
– – lateralis 232–234, 238, 242, 243
– – medialis 232–234, 240, 242, 243
– zygomaticus major 178, 181–183, 188

N

Nackenmuskeln 150, 151
nares 4
Nasenhöhle 61
Nasennebenhöhlen 51, 63
Nasenscheidewand 55
nervus auricularis magnus 168
– facialis 179
– glutaeus inferior 230
– ischiadicus 142
– medianus 199, 216, 223
– musculocutaneus 196
– peroneus communis 229, 241
– tibialis 229
– ulnaris 199, 216
– vagus 185
nucleus pulposus 98

O

Oberarmbein 68
Oberkiefer 57, 58
Oberschenkelbein 84, 85
olecranon ulnae 69, 71
orbita 61, 62
os capitatum 72–76, 113–115
– coccygis 15, 21
– coxae 80–83
– cuboideum 88–91
– cuneiforme intermedium 88–91
– – laterale 88–91
– – mediale 88–91
– ethmoidale 34, 54, 55, 62
– frontale 31, 34, 51, 52, 55
– hamatum 72–76, 113, 114

os hyoideum 60, 172, 174, 187
– ilium 80
– incisivum 40
– interparietale 42
– ischii 80
– lacrimale 31, 61, 62
– lunatum 72–76, 113, 115
– metacarpale pollicis 72–76
– nasale 31, 61, 62
– naviculare 88–91
– occipitale 34, 39, 44, 45
– palatinum 34, 56–58
– parietale 34, 37, 39, 41, 53
– pisiforme 72–75, 115
– pubis 80
– sacrum 15, 20, 21
– scaphoideum (naviculare) 72–75, 113, 114
– sesamoideum phalangis prox. pollicis 75
– sphenoidale 34, 39, 45, 46, 58
– temporale 9, 34, 47–50
– trapezium (multangulum majus) 72–75, 113, 114
– trapezoideum (multangulum minus) 72–75, 113, 114
– triquetrum 72–76, 113, 114
– zygomaticum 31, 61
ossa carpi 72–76
– manus 72–76
– pedis 88–91
– metacarpalia 72–76, 113–115
– metatarsalia 88, 89, 91
– sesamoidea (manus) 73–75, 115, 220
– – (pedis) 88, 251
– suturarum 42
– tarsi 88–91
ostium canalis nasofrontalis 63

P

palatum durum 187
palma manus 213, 215
pars alveolaris mandibulae 59
– anularis vaginae fibrosae digiti manus 216, 220
– basilaris ossis occipitalis 44
– costalis diaphragmatis 163
– cruciforme vaginae fibrosae digiti manus 216, 220
– lateralis ossis occipitalis 44, 45
– – – sacri 21
– lumbalis diaphragmatis 163
– mastoidea ossis temporalis 47
– nasalis ossis frontalis 52
– orbitalis ossis frontalis 52
– petrosa ossis temporalis 47–50
– sacralis lineae terminalis 20
– squamosa ossis temporalis 47–49, 61
– sternalis diaphragmatis 163
– tibiocalcanearis ligamenti deltoidei 130, 131
– tibionavicularis ligamenti deltoidei 131
pars tibiotalaris anterior ligamenti deltoidei 131
– – posterior ligamenti deltoidei 130, 131
– tympanica ossis temporalis 47–50
patella 85, 126, 128
pecten ossis pubis 81, 82
pediculus arcus vertebrae 18, 19
pelvis 79, 118–124
perineum 5
periosteum 8
pes anserinus 234, 240
Pflugscharbein 55, 56
phalanges digitorum manus 72–76
– – pedis 88, 89, 91
planta pedis 254, 256
planum nuchale 44
– occipitale 44
platysma 168, 178, 181
plexus brachialis 169, 174, 175, 185
– parotideus 179
plica alaris 127
– synovialis infrapatellaris 127
porus acusticus externus 33
– – internus 39, 47
– et meatus acusticus internus 35
processus accessorius vertebrae 18, 19
– alveolaris maxillae 57, 61, 62
– articularis inferior vertebrae 16, 18, 19
– – superior vertebrae 16–20
– clinoideus anterior 39, 45, 46
– – medius 45
– – posterior 39, 45, 46
– condylaris mandibulae 59, 60
– coracoideus scapulae 66, 109–111
– coronoideus mandibulae 59, 60
– – ulnae 69, 71
– costarius 19
– ethmoidalis conchae nasalis inferioris 63
– falciformis lig. sacrotuberalis 123
– frontalis ossis ethmoidalis 54
– frontalis maxillae 57
– – ossis zygomatici 54
– intrajugularis 35
– – ossis occipitalis 39, 45
– – – temporalis 47, 48
– jugularis ossis occipitalis 44, 45
– lateralis tali 89
– – tuberis calcanei 88, 90
– mamillaris ossis palatini 18, 19, 56
– mastoideus 37, 47–50
– medialis tuberis calcanei 88, 90
– orbitalis ossis palatini 56, 61, 62
– palatinus maxillae 37, 57, 58, 61
– posterior tali 89
– pterygoideus ossis sphenoidalis 37, 46, 58, 62
– pyramidalis ossis palatini 56, 58, 63
– spinosus 16–19
– – axis (bipartitus) 16
processus sphenoidalis ossis palatini 56
– styloideus ossis temporalis 37, 47–50
– – radii 70, 72–75
– – ulnae 69, 70, 72–75
– temporalis 54
– – vertebrae 16–18
– uncinatus ossis ethmoidalis 54, 63
– vaginalis ossis sphenoidalis 46
– xyphoideus 24
– zygomaticus maxillae 57, 62
– – ossis frontalis 52
– – – temporalis 47, 48
prominentia canalis semicircularis lateralis 50
promontorium ossis sacri 15, 27, 79, 124
– – temporalis 49, 50
protuberantia mentalis 59
– occipitalis externa 34, 37, 42, 44
– – interna 39, 44, 45

R

radius 70, 71
ramus inferior ossis pubis 80–83
– mandibulae 60
– ossis ischii 80–83
– superior ossis pubis 80, 82, 83
raphe mylohyoidea 172
– pterygomandibularis 187
recessus epithympanicus 49
regio cubiti 2, 3, 71, 72
– malleolaris medialis 247
– – lateralis 247
Regionen (Damm) 5
– (Kopf und Hals) 4
regiones corporis dorsales 3
– – ventrales 2
retinaculum extensorum 208, 212, 214
– flexorum 213, 215, 216, 218, 220
– mm. extensorum inferius 227, 240, 241, 248, 252, 259
– – – superius 227
– – flexorum (ligamentum laciniatum) 240, 256, 259
– – peroneorum (fibularium) inferius 241, 248, 259
– – (–) superius 241, 248, 252, 259
– patellae laterale 126, 241, 242
– – mediale 126, 240
Rippen 22, 23
Rippengelenke 102
Rippenknorpel 103
Rippenrudimente 14, 18, 19
rostrum sphenoidale 46
Rückenmuskulatur 142–153
Rumpfskelet 14–27

S

Scalenuslücke 174–176
scapula 25, 66, 111

Schädel (Neugeborenes) 40
– (neurocranium) 32–35
– (splanchnocranium) 32–35
Schädelbasis 36–39, 188
Schädeldach 41, 43
Scheitelbein 53
Schienbein 86, 87
Schläfenbein 47–50, 67
Schulterblatt 66
Schultergelenk 109–111, 197
sella turcica 35, 39, 45
semicanalis m. tensoris tympani 49
– tubae auditivae 49
septum CLOQUETI 233
– femorale 233
– intermusculare anterius cruris 248
– – brachii laterale 190, 192, 194, 211
– – – mediale 190, 196, 211
– – posterius cruris 242
– nasi 55, 187
– – osseum 56
Siebbein 54, 55, 61, 62
sinus frontalis 35, 51, 63
– maxillaris 58, 61, 62
– paranasalis 51
– sigmoideus 50
– sphenoidalis 35, 51, 55, 62, 63
– tarsi 89
spatium praetracheale 174
SPIEGHELsche Linie 158
spina ethmoidalis ossis sphenoidalis 45
– iliaca anterior inferior 81–83
– – – superior 81–83
– – posterior inferior 81, 83
– – – superior 81, 83
– ischiadica 81–83
– mentalis 60
– m. genioglossi 60
– – recti lateralis 62
– nasalis anterior maxillae 57
– – ossis frontalis 51, 52
– – posterior ossis palatini 37, 56, 57
– ossis sphenoidalis 39, 46
– (ae) palatinae 58
– scapulae 66
– suprameatum 47
– trochlearis (Var.) ossis frontalis 51
spino-costale Muskeln 144, 145
Spongiosabälkchen 10, 11
Sprungbein 88, 89
Sprunggelenk, oberes 92, 130, 134
– unteres 92, 133, 134
squama frontalis 52
– occipitalis 44
stapes 49
Steißbein 21
sternum 9, 10, 24, 103
Stirnbein 51, 55, 57
substantia spongiosa 10, 11
sulci arteriosi 43, 53
sulcus arteriae subclaviae costae I 22
– – temporalis mediae 47
– – vertebralis atlantis 16, 94
– bicipitalis medialis 190
– calcanei 90
– caroticus ossis sphenoidalis 39, 45, 46
– costae 22
– infraorbitalis 57, 61
– intertubercularis humeri 67
– lacrimalis maxillae 57
– malleolaris medialis 86
– – lateralis 87
– mylohyoideus 60
– n. petrosi majoris 39, 48
– – – minoris 39, 48
– – radialis 68
– – spinalis 17
– – ulnaris 67, 68
– obturatorius 83
– opticus ossis sphenoidalis 45
– palatinus major ossis palatini 56
– popliteus 85
– pterygopalatinus ossis sphenoidalis 46
– sagittalis ossis parietalis 53
– sinus petrosi inferioris ossis occipitalis 39
– – – – – temporalis 47
– – – superioris 39
– – sagittalis superioris ossis frontalis 39, 43, 52
– – – – – occipitalis 44
– – sigmoidei ossis occipitalis 39, 44, 45
– – – partis petrosae ossis temporalis 48
– – transversi ossis occipitalis 39, 44, 45
– tali 89
– tendinis m. flexoris hallucis longi calcanei 90, 136
– – – – – – tali 89
– tendinum mm. peroneorum (fibularium) calcanei 90
– tendinis m. peronei (fibularis) longi ossis cuboidei 88
– tubae auditivae 46
– venae subclaviae costae I 22
sustentaculum tali 88–90, 131
sutura coronalis 31, 33, 35, 40, 41, 43
– frontalis 40
– frontoethmoidalis 39
– frontolacrimalis 31
– frontomaxillaris 31, 61
– frontonasalis 31
– frontozygomatica 33
– incisiva 58
– infraorbitalis 61, 62
– internasalis 31
– lacrimoethmoidalis 62
– lacrimomaxillaris 33
– lambdoidea 33, 35, 37, 40–43
– nasomaxillaris 31, 33
– occipitalis transversa (Var.) 40, 42
sutura occipitomastoidea 33, 37, 39, 42
– palatina mediana 37, 58
– – transversa 37, 57, 58
– parietomastoidea 33, 42
– sagittalis 40–43
– sphenofrontalis 31, 33, 39, 62
– sphenosquamosa 33, 39
– sphenozygomatica 31, 33
– squamosa 33, 35
– temporozygomatica 33
– zygomaticomaxillaris 31, 61
symphysis pubica 123, 124
synchondrosis (es) sacrales 21
– sphenooccipitalis 39, 45
– sternalis 24, 103, 108
– sternocostalis costae I 103
syndesmosis (articulatio) tibiofibularis 128–130
Synostose der Wirbel 14
synostosis epiphysialis 8

T

talus 88–91
tarsus 88–91
tegmen tympani 48
tendo calcaneus (Achillis) 240, 241, 244, 259
thenar 221
thorax 25–27
tibia 11, 86, 87
tonsilla pharyngea 187
torus tubarius 187
tractus angularis fasciae cervicalis 173
– iliotibialis 226, 229, 238, 241, 250
Tränenbein 61, 62
trajektorielle Systeme 10, 11
trigonum caroticum 4
– deltoideopectorale 2, 4, 154, 168, 169, 174
– femorale 2
– lumbale 141, 142, 144, 153
– lumbocostale 163
– omoclaviculare 4
– retromolare 60
– sternocostale 163
– submandibulare 4
trochanter major 84, 85
– minor 84, 85
trochlea humeri 67, 68, 113
– peronealis (fibularis) 89, 90
– tali 88, 89, 134
Trommelfell 49
truncus brachiocephalicus 176
tuber calcanei 88–90
– frontale 40
– ischiadicum 80–83
– parietale 40, 41, 53
tuberculum anterius atlantis 16, 17
– – axis 16
– – proc. transversum 17
– – vertebrarum cervicalium 17
– articulare ossis temporalis 47, 48, 186

tuberculum caroticum vertebrae cervicalis VI 176
– conoideum 67
– costae 22, 102
– infraglenoidale 66
– intercondylare laterale tibiae 87
– – mediale tibiae 87
– jugulare ossis occipitalis 39, 44, 45
– laterale processus posterioris tali 89
– majus humeri 67, 68
– mediale processus posterioris tali 89
– mentale 59
– minus humeri 67, 68
– m. scaleni anterioris 22
– obturatorium anterius 81
– – posterius 81–83
– pharyngeum 37
– posterius atlantis 16, 17
– – processus transversum 17
– – vertebrarum cervicalium 17
– pubicum 81, 82
– sellae 39, 45
tuberositas deltoidea 68
– glutaea 85
– iliaca 82, 83
– masseterica 59
– m. glutaei maximi 81
– m. scaleni medii 22
– – serrati anterioris costae 22
– **ossis cuboidei 88, 137**
– – metatarsalis V 88, 89
– – – hallucis 88
– – **navicularis 88, 90**
– – scaphoidei 74
– phalangis distalis (digit. manus) 72–74
– pronatoria radii 70
– pterygoidea 60
– radii 70
– sacralis 20, 21
– tibiae 86, 87
– ulnae 69

U

ulna 69–71
Unterkiefer 59, 60
umbilicus 154

V

vagina fibrosa digit. (manus) 220
– – – (pedis) 254
– (ae) fibrosae tendin. mm. flex. digit. manus 216
– m. recti abdominis 154, 156, 158, 160, 161
– processus styloidei 47, 48, 50
– synovialis communis mm. flexorum 215, 216
– (ae) synoviales digit. manus 212, 214–216, 220, 223
– synovialis intertubercularis 109, 111, 196, 198
– – mm. peroneorum communis 241, 259
– – tendinis m. abductoris pollicis longi 215, 216
– – – – flexoris carpi radialis 215, 216
– – – – – hallucis longi 216, 240, 254, 259
– tendinis m. extensoris carpi ulnaris 212, 214
– – – – digiti minimi (manus) 212, 214
– – – – hallucis longi 240, 241, 259
– – – – pollicis longi 212, 214
– – – flexoris pollicis longi 215, 216
– – – peronei longi plantaris 256
– – – tibialis anterioris 240, 241, 259
– – – – posterioris 240, 259
– tendinum mm. abductoris pollicis longi et extensoris pollicis brevis 212, 214
vagina (ae) tendinum m. extensoris digit. pedis longi 240, 241, 259
– – – flexoris digit. (pedis) longi 240, 259
vena axillaris 174
– basilica 190
– brachiocephalica 176
– cava inferior 176
– cephalica 154, 169
– facialis 174
– femoralis 226
– iliaca externa 228
– jugularis anterior 168
– – externa 168, 173
– – interna 169, 174, 175, 185
– poplitea 229
– saphena magna 226, 228
– – parva 229
– subclavia 175, 176
– temporalis superficialis 181
– thoracica interna 176
– ulnaris 216
vertebra prominens 17, 27
vertebrae cervicales 14, 17
– coccygeae 21
– lumbales 11, 14, 19
– sacrales 14
– thoracicae 14, 18
vinculum tendinum 220, 223
vomer 34, 35, 37, 55, 56

W

Wadenbein 87
Wirbelsäule 15, 27
Würfelbein 90

Z

Zungenbein 60
Zungenbeinmuskeln (kaudale) 169, 171, 174, 175
– (kraniale) 170, 172, 174, 188
Zwerchfell 160, 163
Zwischenwirbelscheiben 98, 101

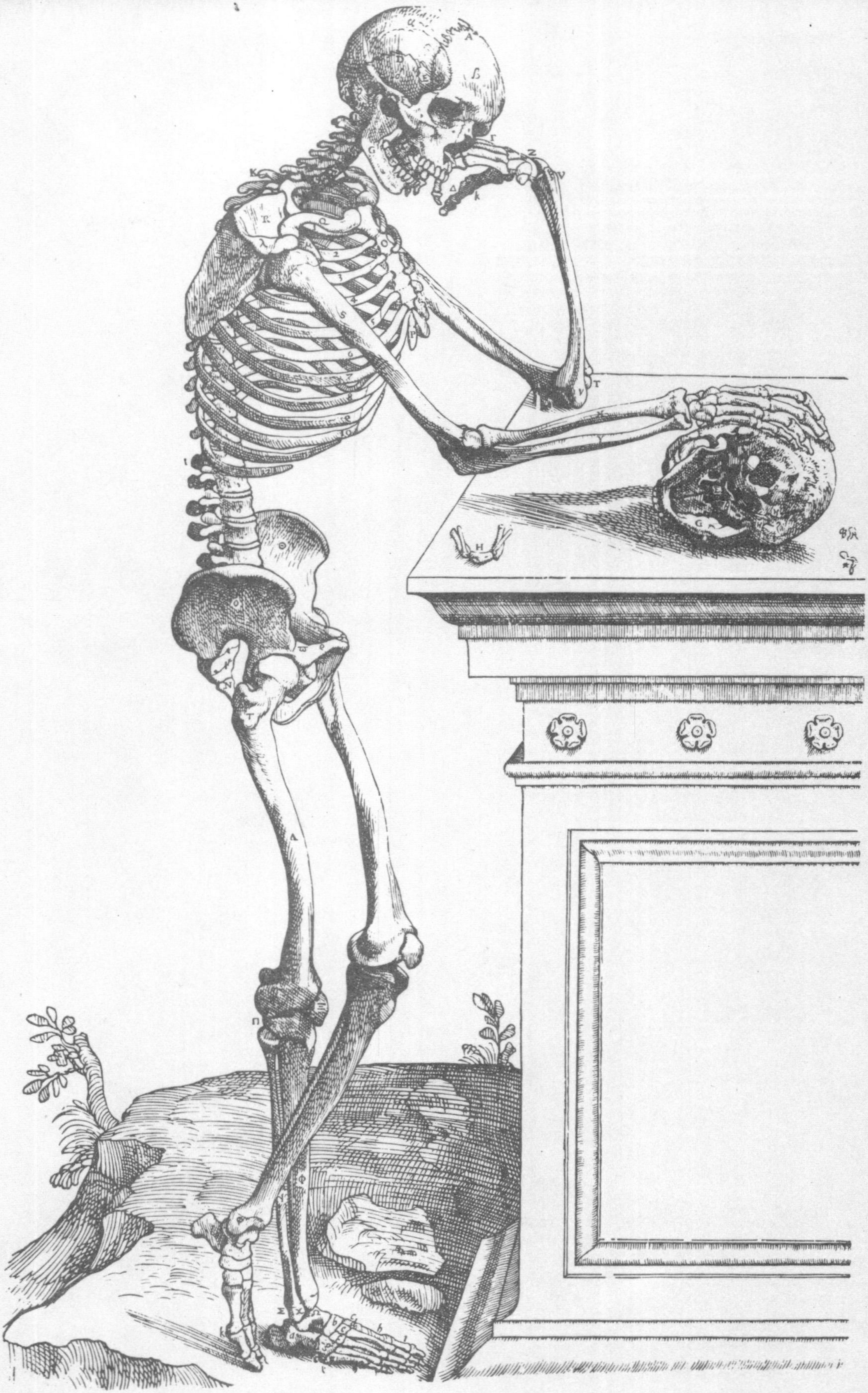